Praktische Infektiologie

Erreger
Diagnose Therapie
Prävention

Hofmann · Tiller

PRAKTISCHE INFEKTIOLOGIE

Erreger · Diagnose · Therapie Prävention

2., überarbeitete und erweiterte Auflage

ecomed

Hinweis:
Die Wiedergabe von Gebrauchsnamen, Handelsnamen, Warenbezeichnungen usw. in diesem Werk berechtigt auch ohne besondere Kennzeichnung nicht zu der Annahme, daß solche Namen im Sinne der Warenzeichen- und Markenschutzgesetzgebung als frei zu betrachten und daher von jedermann benutzt werden dürften. Medizin als Wissenschaft ist ständig im Fluß. Forschung und klinische Erfahrungen enweitern unsere Kenntnisse, insbesondere was Behandlung und medikamentöse Therapie anbelangt. Soweit in diesem Werk eine Dosierung oder eine Applikation erwähnt wird, darf der Leser zwar darauf vertrauen, daß Autor und Verlag größte Mühe darauf verwandt haben, daß diese Angaben genau dem Wissensstand bei Fertigstellung des Werkes entspricht. Dennoch ist jeder Benutzer aufgefordert, die Beipackzettel zu lesen und zu konntrollieren, ob die Dosierungen oder Kontaindikationen gegenüber der Angabe in diesem Buch abweichen. Eine solche Prüfung ist besonders wichtig bei selten verwendeten Präpaten oder solchen, die neu auf den Markt gebracht worden sind. Für etwaige Inhaltliche Unrichtigkeit des Buches übernehmen Herrausgeber und Verlag keinerlei Verantwortung oder Haftung.

ecomed-Umweltinformationen
Dieses Buch wurde auf chlor- und säurefreigebleichtem Papier gedruckt.
Unsere Verlagsprodukte bestehen aus umweltfreundlichen und ressourcenschonenden Materialien. Wir sind bemüht, die Umweltfreundlichkeit unserer Werke im Sinne wenig belastender Herstellverfahren der Ausgangsmaterialien sowie Verwendung ressourcenschonender Rohstoffe und einer umweltverträglichen Entsorgung ständig zu verbessern. Dabei sind wir bestrebt, die Qualität beizubehalten bzw. zu verbessern.
Schreiben Sie uns, wenn Sie hierzu Anregungen oder Fragen haben..

Die Deutsche Bibliothek - CIP-Einheitsaufnahme
Hofmann, Friedrich:
Praktische lnfektiologie : Erreger, Diagnostik, Therapie, Prävention / Hofmann ; Tiller. - 2., überarb. Aufl. – Landsberg : ecomed, 2001
ISBN 3-609-63333-6

Hofmann, Tiller
Praktische Infektiologie

Justus-von-Liebig-Str. 1, 86899 Landsberg
Tel. 08191/125-0, Telefax 08191/125-292, Internet-Adresse: http://www.ecomed.de

Satz: FotoSatz Pfeifer GmbH, 82166 Gräfelfing
Druck: Ebner Ulm
Printed in Germany: 630333/601775
ISBN 3-609-63333-6

Vorwort zur 2. Auflage

Eine Neuauflage der „Praktischen Infektiologie“ ist aufgrund der erfreulichen Nachfrage beim Verlag schon ein Jahr nach Erscheinen notwendig geworden. Die Überarbeitung hat vor allem die Inhalte des seit 01.01.01 in Deutschland geltenden Infektionsschutz-Gesetzes sowie der Biostoffverordnung berücksichtigt. Letztere wurde neben dem Beschluss des Ausschusses für Biologische Arbeitsstoffe zur BSE sowie den Empfehlungen der DVV zur Bekämpfung der Virushepatitis im Gesundheitsdienst auch im Wortlaut in den Anhang übernommen. Aus gegebenem Anlass aktualisiert wurde der Beitrag über die Creutzfeldt-Jakob-Krankheit (I – 29). Unseren Lesern ist für zahlreiche weitere Hinweise zum Buch zu danken, auch wenn diese noch nicht in diese kurzfristige Neuauflage Eingang gefunden haben. Ganz besonderer Dank gebührt den Mitarbeitern des ecomed-Verlags für die angenehme, unkomplizierte Zusammenarbeit.

Friedrich Hofmann — Friedrich-Wilhelm Tiller

Freiburg und München, September 2001

Vorwort zur 1. Auflage

Die „Praktische Infektiologie“ ist hervorgegangen aus dem 1993 von gleichen Verlag editierten Taschenbuch „Infektiologie in Stichworten“. Damals erschien es noch notwendig, in einem längeren Vorwort auf Entwicklungstendenzen der weltweiten Infektionsmorbidität hinzuweisen und die Notwendigkeit schnell verfügbarer Information auf allen Gebieten der Infektiologie zu unterstreichen, um das Erscheinen unseres infektiologischen Kompendiums quasi zu legitimieren.
Mittlerweile ist eine solche Argumentation überflüssig geworden. Die Bedeutung von Infektionen und Infektionskrankheiten in Klinik und Arztpraxis, im öffentlichen Gesundheitsdienst und in der Arbeitsmedizin wird nicht mehr in Frage gestellt. Vielmehr ist das Gebiet umfangreicher und komplexer geworden.
Was früher als „Zusatzwissen“ galt, kann heute jederzeit und an jedem Ort zur Grundlage praktischen Handelns werden – man denke an Lassa-Fieber und andere inportierte Infektionen.

Das Grundkonzept der „Infektiologie in Stichworten“ haben wir, bestärkt durch viele zustimmende Meinungsäußerungen, beibehalten. Vertieft wurde insbesondere die für die praktische Arbeit wichtigen klinischen und epidemiologischen Informationsgehalte. Die Kapitel Antiinfektiva und Impfstoffe unterliegen besonders raschem Wandel, hier kann das aktuellste Taschenbuch die laufende Weiterbildung nicht ersetzen.
Das Kapitel Labordiagnostik wurde bewußt beibehalten und aktualisiert. Das Verständnis für Möglichkeiten und Grenzen der Methoden ist Grundlage der Zusammenarbeit von Klinik und Labor.

Die „Praktische Infektiologie“ ist kein Lehrbuch für den Medizinstudenten. Anliegen des Buches ist es, dem praktisch und klinisch tätigen Arzt, dem Mitarbeiter im Gesundheitsdienst, in der Arbeitsmedizin und im Labor ein Kompendium an die Hand zu geben, mit dem das gesamte Gebiet der Infektiologie überschaubar wird.
In diesem Sinne sind wir für kritische Hinweise und Anregungen jederzeit offen und dankbar.

Friedrich Hofmann — Friedrich-Wilhelm Tiller
Freiburg und Müchen, April 2000

Inhaltsverzeichnis

I–1 Adenovirus-Infektionen

Erreger: Adenoviren (DNA-Viren), mehr als 80 Serotypen, davon mehr als 30 humanpathogen. Einstufung in Risikogruppe 2 nach Biostoffverordnung (BioStoffV)

Epidemiologie: Weltweite Verbreitung

Übertragungswege: In der Regel durch Tröpfcheninfektion, aber auch Schmierinfektion möglich, bei Keratokonjunktivitis iatrogene Übertragungen bei Glaukomuntersuchung (Tonometer) und Hornhauttransplantation bekannt, Übertragungsfälle in Schwimmbädern gesichert.

Inkubationszeit: 5–10 Tage, Ansteckungsfähigkeit während der ersten Krankheitshälfte am größten.

Krankheitsbilder:
- Akute respiratorische Erkrankung(Serotypen 1, 2, 4, 5, 6),
- Pharyngokonjunktivalfieber (Serotypen 3, 7),
- Pneumonie (5,34,35,39),
- epidemische (Kerato)konjunktivitis (8, 19, 37),
- aseptische Meningitis, Enzephalitis,
- Meningoenzephalitis (1, 6, 7, 12, 32),
- hämorrhagische Zystitis (5, 34, 39),
- Gastroenteritis (40,41)

Differentialdiagnosen: Erkrankungen durch Infektionen mit Influenzavirus, Parainfluenzavirus, EBV-, Coxsackie-Virus-, Chlamydien, (v.a. Ornithose), weiterhin Q-Fieber; bei Gastroenteritis Rotavirus-, Astrovirus- sowie Norwalkvirus-Infektion

Labordiagnostik: Serodiagnostik durch Nachweis des Anstiegs spezifischer IgM – bzw IgG-Antikörper mittels ELISA (III–5.2) oder Serokonversion in der KBR (III–5.7); bei Gastroenteritis Antigennachweis im ELISA (III–3.6); Virusnachweis nach Virusanzucht (III–3.5) in der Zellkultur vor allem bei ZNS-Symptomatik zu empfehlen.

Therapie: Bei schwerem Verlauf Immunglobulintherapie (i.m. bzw. i.v.)

Prophylaxe: Chlorierung von Schwimmbädern, ansonsten präexpositionell Schutzimpfung (bislang nur im Militärbereich möglich)

Gesetzliche Regelungen: Meldepflicht bei epidemischem Auftreten (z.B. Keratokonjunktivitis); Meldepflicht des Labors auch in Einzelfällen bei Erregernachweis im Konjunktivalabstrich

Bedeutung als Berufskrankheit: Kein Datenmaterial verfügbar.

Bemerkungen: Onkogene Eigenschaften von Adenoviren derzeit Gegenstand der Forschung

I–2 AIDS (SIDA)

Erreger: Humanes Immundefizienzvirus Typ 1 (HIV1) mit den Subtypen der M („major")-Gruppe A, B usw. und O („outlier")-Gruppe und Typ 2 (HIV2); humane Retroviren mit hoher Mutationsfrequenz. Bei HIV1 Zielzellen v.a. Lymphozyten (Immundefizienz durch Zerstörung von T-Helfer/CD-4-Zellen) und Nervenzellen. Einstufung in Risikogruppe 3 (**) nach BioStoffV

Epidemiologie: HIV1 weltweit verbreitet mit bislang ca. 12 Millionen Toten und einer geschätzten Zahl von > 30 Millionen Infizierten, HIV2 endemisch in Westafrika und im westlichen Zentralafrika

Übertragungswege: Über Blut und Blutprodukte sowie sexuell, diaplazentar und unter der Geburt, durch gemeinsam benutzte Fixerbestecke

Inkubationszeit und Ansteckungsfähigkeit: In der Regel bis zu 12 Wochen, selten länger, in der Regel lebenslange Infektiosität

Krankheitsbilder: Seit 1993 gültige Stadieneinteilung nach Zahl der CD-4-Lymphozyten pro mm^3 ($1 \geq 500$, $2 = 200-500$, $3 \leq 200$, keine Symptome = A, Symptome = B, opportunistische Krankheiten (z.B. Infektionen durch CMV, HSV, EBV, Pneumocystis carinii, weiterhin Toxoplasmose, Tuberkulose, Kryptokokkose, Candidose, Kaposisarkom) = C. In Europa AIDS-Definition : C1–3, in den USA C1, C2 und A, B oder C3

Differentialdiagnosen: Infektionen: EBV, CMV, Toxoplasmose, Parasitosen, Lues, darüber hinaus Neoplasien

Labordiagnostik: Serologische Stufendiagnostik: Antikörper-Suchtest mit ELISA (III–5.2), bei positivem Ausfall Bestätigung mit Immunoblot (III–5.4) und /oder Immunfluoreszenz (III–5.6); Verlaufskontrolle durch Kontrolle der sog. Viruslast (viral-load : Zahl der pro ml Serum nachweisbaren RNA -Kopien des HIV1) mittels quantitativer PCR, NASBA oder bDNA- Technik (III–3.8.), sowie der Zahl der CD-4- Zellen; direkter Nachweis der Virus -RNA oder -DNA (zellständiges Provirus) mittels PCR (III–3..8) indiziert zum Nachweis der Infektion bei Neugeborenen; die Viruslast-Bestimmung hat andere virale Marker (p24-Antigen, -Antikörper) und sog. Surrogat-Marker (Neopterin, ß2-Mikroglobulin) überflüssig gemacht; phänotypische und/oder genotypische Resistenzbestimmung bei relapse unter Therapie

Therapie:

Die Indikation zur antiviralen Therapie besteht sicher

- bei symptomatischer HIV-Infektion
- bei CD-4 Zellzahlen < $350/mm^3$

- bei Patienten mit einer Viruslast von 10–20.000 Kopien/ml unabhängig von der CD-4 Zellzahl üblich ist z.Z. eine Dreiertherapie durch Kombination von zwei Hemmstoffen der reversen Transkriptase (Zidovudin(84)+ Lamivudin (86) (häufigste Kombination, auch als Combivir (86) verfügbar)
- (2.)Zidovudin+Didanosin (85)
- (3.)Zidovudin + Zalcitabin (85)
- (4.)Stavudin(86) + Didanosin
- (5.)Stavudin + Lamivudin

mit

a) einem Proteinasehemmer Saquinavir (93) Indinavir (93), Ritonavir (93)) oder Nelfinavir (94)
   oder
b) einem Nicht-Nukleosid-Reverse-Transkriptase-Inhibitor Nevirapin (90), oder Delaviridin (91); Vierer-Kombinationen werden z.Z.in Studien erprobt.

Als Therapie-Erfolg gilt der Abfall der Viruslast um mindestens eine, besser 2 log-Stufen; ein Therapie-Wechsel ist angezeigt bei Versagen der Initialtherapie oder signifikantem Anstieg der Viruslast, ggf. nach vorheriger Resistenzbestimmung;

Cave: transiente Anstiege der Viruslast durch Impfungen und interkurrente Infekte!

Prophylaxe: Da geringes Übertragungsrisiko bei Kanülenstichverletzungen, postexpositionelle Prophylaxe nur bei tiefen Schnitt- oder Stichverletzungen mit HIV-kontaminierten Instrumenten, Verletzungen mit einer Hohlnadel, die zuvor in einer Vene oder Arterie eines HIV-infizierten Patienten plaziert war und Kontamination von Schleimhaut oder entzündlich veränderten Hautarealen, wenn die Kontamination großflächig ist und/oder die betroffenen Areale nicht unmittelbar gespült oder gesäubert werden konnten. Prophylaxe so schnell wie möglich, z.B. aber auch noch nach Tagen wirksam, da **Prognose bei HIV-Infektionen** von der **initial vorhandenen Viruslast** abhängig.

In den letzten Monaten der Schwangerschaft wird eine Zidovudin-Prophylaxe zur Verhinderung der vertikalen Übertragung empfohlen.

Gesetzliche Regelungen: Nichtnamentliche Meldepflicht bei direktem oder indirektem Erregernachweis

Bedeutung als Berufskrankheit: < 300 Fälle weltweit – davon auch einige trotz AZT-Prophylaxe

Bemerkungen: Virusinaktivierung mit 70% Ethanol

I–3 Aktinomykose

Erreger: Grampositive, nichtsporenbildende, mikroaerophile vzw. anaerob wachsende Stäbchen-Bakterien der Spezies Actinomyces israelii (häufigster Erreger) sowie weitere A.naeslundii, A.odontolyticus, A.viscosus. Einstufung (alle Actinomyces spec.) in Risikogruppe 2 nach BioStoffV

Epidemiologie: Weltweite Verbreitung, Morbidität 1/100.000–1/300.000; selten bei Patienten < 10 oder > 60 Jahren; Männer erkranken häufiger als Frauen (3:1); Auftreten häufiger in Populationen mit schlechter Mund-/Zahn-Hygiene

Übertragungswege: Endogener Infektionsweg. Actinomyces species gehören zur normalen Standortflora der Schleimhäute des Menschen und kommen in der Natur nicht vor; eine Mensch-zu-Mensch-Übertragung ist nicht bekannt;

Inkubationszeit: nicht definiert, bis zum Auftreten klinischer Symptome können Wochen, Monate oder Jahre (abdominale A.) vergehen.

Krankheitsbilder: nach Durchbrechen der Schleimhautbarriere langsam lokal fortschreitende Gewebs-Infiltration mit Bildung charaktistischer Abszesse und Mikroabszesse („Drusen") mit Schwefel-Granula im Zentrum der Neutrophilen-haltigen Einschmelzung:

a) oral-cervicofaziale Aktinomykose häufigste Form (etwa 55 % aller A.-Fälle); klassische Läsion im Kiefer-Winkel führt zur submandibulären A.; häufig auch periapikale A. vom Zahn ausgehend; Schwellung, Schmerzen, ggf. Fieber
b) thorakale Aktinomykose in etwa 15 % der Fälle durch Aspiration enstehend; Brustschmerz, Fieber, Gewichtsverlust; keine speziellen röntgenologischen Zeichen, Pleuraverdickung und Empyem, häufig spontane Drainage;
c) abdominale Aktinomykose etwa 20 % der Fälle; in 2/3 handelt es sich um die Spätfolge einer perforierten Appendix; unspezifische Symptomatik: Fieber, Gewichtsverlust, abdominale Sensationen
d) Aktinomykose des Beckens i.d.R. von einem intrauterinen Pessar (IUCD) ausgehende aszendierende Infektion; Liegedauer des IUCD > 2 Jahre; Fieber; beginnend als Endometritis, später „Verwachsungen" im Becken, Blutungs-Unregelmäßigkeiten;

Seltener kommt es zu einer ZNS-A. in Form eines Hirnabszesses oder zum Einbruch in das Skelettsystem (z.B. als Osteomyelitis der Mandibula), noch seltener zum Einbruch in die Blutbahn mit multipler Disseminierung

Differentialdiagnosen: Neoplasmen; extrapulmonale Tbc; ansonsten je nach Lokalisation

Labordiagnostik: Direkte Mikroskopie (III–3.2) aus bioptischem Material mit Identifikation der typischen „Drusen“ sichert die Diagnose nahezu 100%ig; kulureller Nachweis von Actinomyces spec. aus der Läsion hat bestätigenden Charakter; Der Nachweis von Actinomyces spec. aus normalem Gewebe ist ohne diagnostischen Wert!

Therapie: Penicillin G (1) 10–20 Mio E/d für 4–6 Wochen, anschließend Penicillin V (2) 2–5 Mio E/d p.o. über 6 Monate alternativ Ampicillin (3), Clindamycin (45), Ceftriaxon (19), Amoxicillin/Clavulansäure (a)

Prophylaxe: keine spezifische Prophylaxe

Gesetzliche Regelungen: keine

Bedeutung als Berufskrankheit: Ohne Bedeutung

I–4 Amöbiasis

Erreger: Entamoeba histolytica. Einstufung in Risikogruppe nach 2 BioStoffV

Epidemiologie: Weltweite Verbreitung mit Schwerpunkten in den Subtropen und Tropen, infiziert sind etwa 500 Millionen Menschen, Prävalenz in einigen tropischen Ländern > 30%; stetiger Anstieg der Durchseuchung im Kindesalter, Plateau der Prävalenz in der Adoleszenz.

Übertragungsweg: Fäkal-orale Übertragung: Ingestion von Amöbenzysten über kontaminierte Lebensmittel (Rohgemüse); Trink-/ Oberflächenwasser; jahrelange Infektiosität der Träger.

Inkubationszeit: Variabel, nach Infektionsdosis, wenige Tage bis vier Wochen.

Krankheitsbilder: Nur bei 10% der Infizierten kommt es zur Gewebsinvasion und damit zum typischen Krankheitsbild: Enteritische Beschwerden ohne Fieber mit zunehmend blutigen Stühlen und (himbeergeleeartigen) Schleimauflagerungen, schließlich schleimigbreiig-eitrige Stühle, Tenesmen; wichtigste lokale Komplikation: Peritonitis; weiterhin Darmperforation möglich; wichtigste extraintestinale Komplikation: Leberabszeß, Cave: Dabei nur in 40% der Patienten noch intestinaler Amöbennachweis möglich! Gefahr der Ruptur in Lunge oder Perikardbeutel.

Differentialdiagnosen: Shigellose, Campylobacter-Infektionen, entero-invasive E. coli-Infektionen, Salmonellose; Colitis ulcerosa, Morbus Crohn, Colon irritabile, Colonkarzinom, Appendizitis; bei extraintestinaler Amöbiasis Leberechinokokkose, hepatozelluläres Karzinom.

Labordiagnostik: Erregernachweis mikroskopisch(III–3.2.) im körperwarmen Stuhl: Nachweis von Erythrozyten innerhalb der Amöbenzelle (Nativpräparat!) und durch Anzucht aus konservierten Stuhlproben; Serodiagnostik vor allem bei chronischer Amöbiasis und extraintestinaler Manifestation durch Antikörpernachweis mittels IFT (III–5.6), ELISA (III–5.2) oder KBR (III–5.7).

Therapie: Metronidazol (54), 3 x 500 -750/d über 5 -10d , Kinder 30 kgKG · d wirkt intraluminal sowie im Gewebe (alternativ: Tinidazol (129) 1 x 2g für 3 d gefolgt von einer 10tägigen Therapie mit Diloxanidfuroat (124) 3 x 500 mg/d oder Paromomycin (126) 25–30 mg/kgKG · d über 10d.

Prophylaxe: keine spezifische Prophylaxe.

Gesetzliche Regelungen: Meldepflicht bei gehäuftem Auftreten.

Bedeutung als Berufskrankheit: In Mitteleuropa keine.

Bemerkungen: Nach neueren Untersuchungen besteht E. histolytica aus der invasiven Species E. dysenteriae und der nichtinvasiven Spezies E. dispar. Dies würde die geringe klinische Manifestationsrate (s. o.) erklären.

I–5 Anisakiasis (Anisakidose)

Erreger: Infektion durch Larven von den zur Familie der Anisakidae gehörenden Nematoden. Keine Einstufung in eine Risikogruppe nach BioStoffV

Epidemiologie: Die Infektion tritt überall dort auf, wo roher oder unzureichend gekochter Fisch verzehrt wird: höchste Inzidenz in Japan, danach kommen Holland, Skandinavien und Länder entlang der Pazifikküste Südamerikas.

Übertragungsweg: Meeressäugetiere (Wale) und Mensch infizieren sich durch den Genuß von Fischen, in deren Muskelfleisch sich die Larven befinden.

Inkubationszeit: 12–24 Stunden.

Krankheitsbilder: Durch die von den aufgenommenen Larven erzeugten Ulzerationen im Magen-/Darmtrakt kommt es zu Übelkeit, Erbrechen und epigastrischem Schmerz, gelegentlich Hämatemesis.

Differentialdiagnosen: Andere Formen unspezifischer, bakterieller Lebensmittelvergiftung.

Labordiagnostik: u. U. Gastroskopie: Entdeckung von Läsionen und Larven.

Therapie: Bei akuten Infektionen Entfernung der Larven durch Gastroskop; ggf. Avermectine (IvomecR), (Präparat in Deutschland nicht zugelassen)

Prophylaxe: Kein Verzehr von rohem Fisch in Endemiegebieten.

Gesetzliche Regelungen: Keine.

Bedeutung als Berufskrankheit: in Deutschland keine.

I–6 Argentinisches Hämorrhagisches Fieber

Erreger: Junin-Virus, RNA-Virus, Familie Arenaviridae. Einstufung in Risikogruppe 4 nach BioStoffV

Epidemiologie: Verbreitung vor allem in der argentinischen Pampa. Hier jährlich > 20.000 Erkrankungen, v.a. im Mai. Durchseuchung mit Antikörpern in Endemiegebieten ca. 12 %, vor allem bei Personen, die in der Landwirtschaft beschäftigt sind.

Übertragungsweg: Infektion durch Kontakt mit Nagern der Callomys-Spezies.

Inkubationszeit: Eine Woche

Krankheitsbild: Plötzlicher Erkrankungsbeginn mit hohem Fieber, Myalgien, Appetitlosigkeit, lumbalen Schmerzen sowie epigastrischen und retrobulbären Schmerzen mit Photophobie, Konjunktivitis, Gesichtserythem, Epistaxis, Hämatemesis, neurologische Symptomatik, Lungenödem und ausgedehnten Schleimhaut- und Hautblutungen, Letalität unbehandelt 15 – 30 %.

Differentialdiagnosen: Hämorrhagische Fieber anderer Ätiologie (bolivianisches hämorrhagisches Fieber), Leptospirose, Gelbfieber, Ruhr, Typhus abdominalis, Malaria, Virushepatitis.

Labordiagnostik: in Speziallaboratorien: Virusanzüchtung in Vero-E6-Zellen (III–3.5), RT-PCR (III–3.8). Virusanzüchtung auch möglich in neugeborenen Mäusen und Meerschweinchen (siehe „Bemerkungen").Nachweis der Thrombozytopenie und der Leukopenie, bisweilen Hämaturie. Serologie diagnostisch zweitrangig, ggf.Antikörpernachweis mit indirekter IFT (III–5..6), ELISA (III–5.2) und Neutralisationstest (III–5.9)

Therapie: Rehydratation, evtl. Therapie eines entgleisten Gerinnungsstatus, Therapieversuch mit Ribavirin(88) sowie Hyperimmunplasma.

Prophylaxe: Präexpositionell Schutzimpfung mit Lebendimpfstoff (II–3.11.2)

Gesetzliche Regelungen: Krankheitsverdacht, Erkrankung und Tod sowie der direkte und/oder indirekte Erregernachweis sind meldepflichtig; Tätigkeits- und Aufenthaltsbeschränkungen für Erkrankte/Krankheitsverdächtige sowie Personen in Wohngemeinschaft mit diesen für Gemeinschaftseinrichtungen

Bedeutung als Berufskrankheit: In Argentinien in der Landwirtschaft Beschäftigte.

Bemerkungen: Diagnostische Tierversuche nur in Labors der Sicherheitsstufe 4

I–7 Askariasis

Erreger: Ascaris lumbricoides, ein Nematode von 20–25 mm (Weibchen) bzw. 12–31 mm Länge (Männchen), Larven ca. 2 mm lang. Einstufung in Risikogruppe 2 nach BioStoffV

Epidemiologie: Weltweite Verbreitung mit 1,3 Milliarde Wurmträgern und 12.000 Todesfällen; die Würmer treten aber häufiger in feuchten und feuchtwarmen Klimazonen auf, Kinder haben höhere Wurmzahlen und damit eine höhere Erkrankungshäufigkeit.

Übertragungsweg: Aufnahme von infektiösen Wurmeiern durch kontaminierte Nahrungsmittel; nach der Eiaufnahme schlüpfen im menschlichen Dünndarm Larven aus und gelangen nach Penetration der Darmwand in den Portalkreislauf, von dort über Herz und A. pulmonalis in die Lunge. In den Lungenalveolen vollzieht sich eine weitere Reifung der Larven, die dann die Bronchien „hinaufklettern" und durch Verschlucken erneut in den Verdauungstrakt gelangen; im Dünndarm erfolgt die letzte Verwandlung zum sexuell reifen Wurm, Weibchen legen hier täglich 200–300.000 Eier, nach ca. 1 Jahr erfolgt die spontane Ausstoßung des Wurms.

Inkubationszeit: Die Zeit von der Eiaufnahme bis zur Eiablage durch einen reifen Wurm beträgt beim Lebenszyklus im Menschen etwa 60–70 Tage.

Krankheitsbilder: Neben allgemeinen Krankheitserscheinungen (Urtikaria, Darmkoliken, Erbrechen und Diarrhoe) durch den Wurmbefall führen Askariden zu folgenden klinischen Bildern:

a) Pneumonie und Bronchospasmen mit charakteristischer Eosinophilie (Löffler-Syndrom) als Ausdruck des Lungenbefalls durch die Larven.
b) Cholangitis und multiple Leberabszesse nach ektopischer Wanderung reifer Würmer.
c) Verlegung des intestinalen Lumens durch einen Bolus reifer Würmer.

Differentialdiagnosen: Andere Formen der Pneumonie, Ileus, Cholangitis und Gallenwegserkrankungen anderer Genese.

Labordiagnostik: Nachweis von Wurmeiern im Stuhl, gelegentlich Auffinden reifer Würmer im Stuhl oder von Larven im Sputum; Serodiagnostik mit ELISA (III-5.2) möglich, Spezifität der Tests z. T. unbefriedigend.

Therapie: Erwachsene: Mebendazol (100) 2x 100mg/d über 3 d Albendazol (98) Einmaldosis 400mg; Kinder 15 mg/kgKG

Prophylaxe: Im privaten Bereich Infektionsverhütung durch Vermeiden des Verzehrs von grünem Gemüse und Salaten, bei denen der Verdacht besteht, daß menschliche Faeces zur Düngung verwendet werden.

Gesetzliche Regelungen: Keine.

Bedeutung als Berufskrankheit: Keine.

I–8 Aspergillose

Erreger: Schimmelpilze des Genus Aspergillus, meist A. fumigatus, A. flavus und A. niger. *A. fumigatus* ist in Risikogruppe 2 nach BioStoffV eingestuft.

Epidemiologie: Aspergillus-Infektionen treten sporadisch, aber ubiquitär auf, invasive Verläufe sind häufig Folge bzw. Komplikation zytostatischer Behandlung bei Tumorleiden oder nach Transplantation; Myzetome wie z. B. das destruktive paranasale Granulom werden in den Tropen gesehen, Aspergillome der Lunge sowie die Otomykose durch A. niger sind weltweit verbreitet.

Übertragungsweg: Die genannten Aspergillus-Arten sind ubiquitär verbreitet, die Infektion erfolgt i. d. R, durch Inhalation der in der Raumluft vorhandenen Sporen.

Inkubationszeit: Eine Inkubationszeit kann nicht angegeben werden, da der Nachweis von Aspergillus-Arten im Sputum nur in seltenen Fällen mit einer Aspergillose bzw. einem Aspergillom korreliert.

Krankheitsbilder:

a) allergische bronchopulmonale Aspergillose: als Ausdruck der immunologischen Reaktion auf pulmonalen Pilzbefall bei Atopikern: Atemnot, chronisch produktiver Husten.
b) Aspergillom: Entstehung eines Pilzknotens in einer vorbestehenden pulmonalen Höhle: intermittierender Husten, Hämoptyse.
c) invasive Aspergillose: nach initial pulmonalem Befall Disseminierung in Gehirn, Leber, Niere und Haut bei Patienten mit stark reduziertem Allgemeinzustand sowie zytostatischer/immunsuppressiver und breiter antibiotischer Therapie, hohe Letalität!

Differentialdiagnosen:

a) andere allergische Erkrankungen des Respirationstraktes.
b) pulmonale Rundherde anderer Genese.
c) disseminierte Candidiasis, Sepsis anderer Genese.

Labordiagnostik:
a) Nachweis von Präzipitinen im Serum (II–5.10) und spezifischen IgE-Antikörpern im Radioimmunoassay (III–5.11).
b) positive Kulturen (III–3.1) im Sputum, hohe Antikörpertiter im Serum in KBR (III–5.7) und/oder Gegenstromelektrophorese (III–5.10).
c) bioptischer Pilznachweis in verdächtigen Herden, Blutkultur (III–3.1), Antigennachweis (III–3.6), Antikörpernachweis hier unzuverlässig!

Therapie:
a) Bronchodilatatoren, inhalierte Kortikosteroide.
b) chirurgische Entfernung des Herdes.
c) Amphotericin B (69).

Prophylaxe: keine spezifische Prophylaxe möglich.

Gesetzliche Regelungen: Keine.

Bedeutung als Berufskrankheit: ggf. Gefährdung im Entsorgungswesen, im Baubereich durch massive Exposition

Bemerkungen: Systemische Aspergillus-Infektionen gehören zu den häufigsten und am meisten gefürchteten Komplikationen in der Transplantationschirurgie (Knochenmarks-, Lebertransplantationen).

I–9 Babesiose

Erreger: Babesia microti; Babesia divergens; Babesia canis; Babesia bigemina; Piroplasmen – Arten mit unterschiedlichen Wirten; B.microti: Nager; B.divergens: Rind,Nager; B.canis: Hund; B.bigemina: Rind. *B. microti* und *B. divergens* sind in Risikogruppe 2 nach BioStoffV eingestuft

Epidemiologie: weltweite Verbreitung in Zeckengebieten, weit verbreitet in den USA; sicher dokumentierte Einzelfälle in Europa u.a. in Deutschland, Frankreich, Spanien; England, Irland, Schweden, Osteuropa

Übertragungswege: Perkutan durch Stich von Schildzecken der Gattung Ixodes (B.microti, B.divergens) bzw. anderer (B.canis, B.bigemina); Übetragung der Parasiten mit dem Speichel; Eindringen in Erythrozyten und intrazytoplasmatische Vermehrung mit nachfolgender Erythrolyse; nach 1 -2 Wo. Bildung von Gamonten, die nach Wiederaufnahme durch eine saugende Zecke im Zeckendarm eine geschlechtliche Vermehrung (Gametogonie) initiieren; in der Speicheldrüse der Zecken dann erneut Bildung von übertragungsbereiten Sporozoiten

Inkubationszeit: 1 – 4 Wochen

Krankheitsbilder:

a) **akuter Verlauf**
Auftreten bei Personen nach Milz-Extirpation durch B.divergens, unbehandelt tödlich verlaufend

b) **chronisch-latenter Verlauf**
bei gesunden oder immungeschwächten Personen

Bei beiden Formen kann sich ein der Malaria ähnliches Krankheitsbild entwickeln: initial Kopfschmerzen, Appetitlosigkeit, Durchfall, Brechreiz, Pulsbeschleunigung, Glieder-Rückenschmerz und/oder hämolytisch-urämisches Erscheinungsbild; Koma; Tod durch Hirn-oder Nierenversagen innerhalb von Stunden. Zahlreiche serologische Nachweise bei ansonsten gesunden Patienten weisen auf eine hohe Dunkelziffer milderer/asymptomatischer Infektionen hin.

Differentialdiagnosen: Malaria tropica

Labordiagnostik: Mikroskopischer Babesien-Nachweis(III–3.2) im „Dicken Tropfen" bei chron.-latentem Verlauf oder im Giemsa-Ausstrich-Präparat; bis zu 50% der Erythrozyten befallen

Therapie: bei schweren Verläufen 2 – 3maliger Blutaustausch von 1 – 1,5l Blut; Kombinationstherapie Clindamycin (45) i.v. 3 – 4x 600mg/d mit Chinin (113) 3 x 600mg/d über 10 -11 Tage

Prophylaxe: allgemeine Zeckenprophylaxe: geeignete Kleidung; Repellentien

Gesetzliche Regelungen: keine

Bedeutung als Berufskrankheit: bisher unbekannt

I–10 B-Enzephalitis (Japan-B-Enzephalitis)

Erreger: B-Enzephalitis-Virus (Genus Flavivirus, Familie Togaviren, Gruppe-B-Arbo-Virus) (Verwandschaft mit St. Louis-Enzephalitis-Virus, Gelbfieber-, FSME-, Dengue-Virus). Einstufung in Risikogruppe 3 nach BioStoffV

Epidemiologie: Verbreitung nicht nur in Japan, sondern im gesamten ost-, südost- und südasiatischen Raum – Vorkommen vor allem in Reisanbaugebieten/in Regionen mit Schweinezucht. Jährliche Erkrankungsinzidenz bis 20/100.000

Übertragungsweg: Reservoir Vögel, Säugetiere, Haustiere, insbesondere Schweine. Übertragung durch Mückenstich.

Inkubationszeit: 1 – 2 Wochen

Krankheitsbilder: Vieldeutige Symptome wie hohes Fieber, Schüttelfrost, Kopfschmerzen, schließlich Meningismus, Photophobie, Delirium, Krampfanfälle, lokalisierte Lähmungen, in bis zu 30 % tödlicher Verlauf, bis 80 % Defektheilungen.

Differentialdiagnosen: Andere Enzephalitiden, Poliomyelitis.

Labordiagnostik: Serologische Diagnostik durch Antikörpernachweis mit HHT (III-5.3) oder ELISA (III-5.2)

Therapie: Bis auf Behandlungsversuche mit Rekonvaleszentenserum keine bekannt

Prophylaxe: Mückenbekämpfung, bei längeren Aufenthalten in den genannten ländlichen Gebieten präexpositionell Schutzimpfung mit Totimpfstoff (II–3.11.3)

Gesetzliche Regelungen: Erkrankung und Tod sind meldepflichtig.

Bedeutung als Berufskrankheit: Nur im ost-, südost- und südasiatischen Raum für landwirtschaftlich Beschäftigte und Entwicklungshelfer in diesem Bereich

I–11 Bilharziose (Schistosomiasis)

Erreger: vier Trematodenarten: Schistosoma mansoni, S. japonicum, S.intercalatum und S. haematobium. Einstufung in Risikogruppe 2 nach BioStoffV

Epidemiologie: Die Infektion tritt in endemischen Gebieten der Tropen und Subtropen auf, weltweit sind etwa 200 Millionen Menschen befallen. S. mansoni und S. haematobium: Afrika, Südwestasien, S. japonicum: Ostasien (China, Japan, Taiwan, Philippinen), S.intercalatum: West-/Zentral – Afrika

Übertragungsweg: Die Infektion des Menschen erfolgt bei Kontakt mit Süßwasser, das infektiöse Larven (Zerkarien) enthält, die vom Intermediärwirt Schnecke ausgeschieden werden; diese Zerkarien durchdringen die Haut, die unreifen Schistosomen wandern über Lunge und Leber in die Venen des Darms oder der Harnblase.

Inkubationszeit: Frühsymptome („swimmers itch“) nach 5–12 Stunden,
bis zu 2 Tagen; klinische Manifestation der akuten Bilharziose
S.mansoni 2 -3 Wo
S.japonicum 1 -3 Wo
S.haematobium 2 – 20 Monate

Krankheitsbilder:

a) Schistosomen-Dermatitis: juckender papulöser Ausschlag durch in der Haut absterbende Zerkarien.

b) akute Schistosomiasis: Fieber, Schüttelfrost, Anorexie, Diarrhoe und Husten („Katayama-Fieber“), Eosinophilie von etwa 40%.
c) chronische Schistosomiasis: sie tritt auf als hepatosplenische oder pulmonale Schistosomiasis, häufig ist die Schistosomiasis der Harnwege (Ureterenobstruktion, Blasenfibrose), selten die schwer verlaufende Schistosomiasis des ZNS.

Differentialdiagnosen:
a) andere Dermatitiden, Hautallergien.
b) Typhus abdominalis, Malaria, Brucellose, Tbc.
c) Brucellose, Tbc, nichtinfektiöse Lebererkrankungen (Zirrhose), Lungenembolie.

Labordiagnostik: Nachweis von Schistosomeneiern in Stuhl oder Urin (mikroskopisch)(III–3.2) oder in bioptischem Material (Rektum, Blasenwand), Serumantikörpernachweis im ELISA (III–5.2).

Therapie: *S.mansoni:* Praziquantel (105) 2 Dosen a 20 mg/kgKG; alternativ Oxamniquin(103) 15 mg/kgKG p.o. als Einmaldosis; *S.haematobium*: Praziquantel , 40 mg/kgKG p.o. als Einmaldosis; alternativ Metrifonat (101) 7,5 – 10 mg/kgKG p.o. als Einmaldosis, 2x wiederholen in 14tägigem Abstand; *S.japonicum:* Praziquantel 3 Dosen a 20 mg/kgKG ; bei bedrohlichem Katayama-Fieber bzw. zerebraler Schistosomiasis Gabe von Kortikosteroiden; u. U. Chirurgie (portokavaler Shunt) bei hepatosplenischer Form.

Prophylaxe: Keine spezifische Prophylaxe möglich; Vermeidung von kontaminiertem, nicht fließendem Süßwasser in endemischen Gebieten, Abreiben vermeintlich kontaminierter Hautpartien mit Alkohol, Zerstörung der Intermediärwirte (Schnecken) durch Molluskizide (z. B. Kupfersalze, Natriumpentachlorophenoat).

Gesetzliche Regelungen: Keine.

Bedeutung als Berufskrankheit: Keine.

I–12 Blastomykose

Erreger: Blastomyces dermatitidis, ein dimorpher Sproßpilz. Einstufung in Risikogruppe 3 nach BioStoffV

Epidemiologie: Auftreten in Nordamerika: Gebiet der Großen Seen, Ohio- und Mississippi-Flußtäler, Zentralkanada, sporadische Fälle auch in Afrika, Mittel- und Südamerika.

Übertragungsweg: Die Infektion erfolgt durch Inhalieren von sporenhaltigem Staub, keine Übertragung von Mensch zu Mensch.

Inkubationszeit: Eine präzise Inkubationszeit kann nicht angegeben werden, Umwandlung der inhalierten Sporen in die Hefephase in der Lunge innerhalb weniger Tage, Auftreten von Nekrosen und Suppurationen nach ca. 7 Tagen.

Krankheitsbilder: Asymptomatische Verläufe sind bisher nicht bekannt, Manifestation als

a) pulmonale Blastomykose: Beginn mit milden respiratorischen Symptomen, Dyspnoe, Nachtschweiß, Fieber, miliare Läsionen und Knotenbildung im Röntgenbild.
b) kutane Blastomykose: papulös-pustulöse Läsionen an Gesicht, Unterarmen und Händen; Ulzerationen, Bildung verruköser Plaques, häufig Chronifizierung.
c) systemische Blastomykose: neben der Haut Einbeziehung des Skeletts, des ZNS und des Gastrointestinaltrakts sowie der Nebenhoden und der Prostata; rasche Progredienz mit schlechter Prognose quo ad vitam.

Differentialdiagnosen: Tuberkulose, Lungenkarzinom, Leishmaniasis, Parakokzidioidomykose.

Labordiagnostik: Lungenbiopsie, Hautbiopsie: pseudoepitheliale Hyperplasie, Akanthose, intradermale Abszesse mit Blastokonidien; kultureller Nachweis (III–3.1) aus Sputum, Eiter, Gewebe, Urin, Serologie und Hautteste ohne Bedeutung.

Therapie: Amphotericin B (69) 0.3 – 0.6 mg/kg · d oder Itraconazol (73) 2 x 200 mg p.o. bei schweren Verläufen; leichte Verläufe Itraconazol 1 – 2x200 mg p.o. oder Ketoconazol (71)1 x400 – 800 mg p.o. über 6 Monate

Prophylaxe: Keine spezifische Prophylaxe möglich.

Gesetzliche Regelungen: Keine.

Bedeutung als Berufskrankheit: In den Endemiegebieten besondere berufliche Infektionsgefährdung durch verstärkte Exposition: Jäger, Landarbeiter, Waldarbeiter.

I–13 Blastozystose

Erreger: Blastocystis hominis; einzelliges Protozoon (andere Theorie:Pilze), als Trophozoit (nur in flüssigem Stuhl) oder Zysten auftretend. Keine Einstufung nach BioStoffV

Epidemiologie: weltweit verbreitet, in Deutschland bis 15% Prävalenz bei Darmgesunden;

Übertragungswege: fäkal-oral

Inkubationszeit: unbekannt (2 – 3 d beim Tier)

Krankheitsbilder: Pathogenität umstritten, das Vorkommen als einziger Erreger bei akuten oder chronischen abdominalen Beschwerden mit breiigen Stühlen, Völlegefühl, Flatulenz, Inappetenz legt eine kausale Beziehung nahe; bei HIV-Patienten profuse wäßrige Diarrhoen

Differentialdiagnostik:
Labordiagnostik: Direkter mikroskopischer Nachweis von Trophozoiten und/oder Zysten im Frischpräparat bzw. nach Anreicherung (Flotation oder MIFC)(III–3.2)

Therapie:ggf. Metronidazol(54) 3x750 mg/d über 5–7 d

Prophylaxe:keine spezifische Prophylaxe

Gesetzliche Regelungen: keine

Bedeutung als Berufskrankheit: keine

I–14 Bornavirusinfektionen/erkrankungen

Erreger: 90 nm großes umhülltes Virus mit einsträngiger RNA. Noch nicht klassifiziertes Virus, bisher keine Einstufung in eine Risikogruppe nach BioStoffV

Epidemiologie: offensichtlich weltweite Verbreitung bei Gesunden (Seropositivität ca 2%)

Übertragungswege: die weite Verbreitung von Bornaviren bei Tieren (Schafen, Pferden u.a.) sowie erste Daten sprechen für eine Übertragung Tier zu Mensch

Inkubationszeit: unbekannt

Krankheitsbild: die von einigen Autoren mitgeteilte etwa 10fach höhere Rate der Seropositivität bei neuropsychiatrischen Patienten könnte auf eine kausale Beziehung der Virusinfektion zu Psychosen, insbesonders zur phasenhaft verlaufenden „endogenen“ Depression hinweisen

Differentialdiagnostik: alle anderen Formen der Psychosen bzw. Schizophrenie

Labordiagnostik: direkter Virusnachweis in den Leukozyten des peripheren Blutes mitels RT-PCR (III–3.8)(Untersuchungsmaterial Citratblut !) sowie Antikörper-Nachweis mittels ELISA (III–5.2) (Serodiagnostik nur im Speziallabor)

Therapie: Amantadin(96) einschleichend 2–4 mg/kg · d für 12 Wochen bei Depression

Prophylaxe: keine

Gesetzliche Regelungen: keine

Bedeutung als Berufskrankheit: unbekannt

I–15 Borreliose (Lyme-Borreliose)

Erreger: Borrelia burgdorferi, flexible, schraubenförmige Bakterien der Familie Treponemataceae, weitere damit verwandte Erreger: B. recurrentis (Erreger des Rückfallfiebers), B. duttoni und B. hermsii (endemisches Zeckenrückfallfieber). Einstufung in Risikogruppe 2 nach BioStoffV

Epidemiologie: Verbreitung in der gesamten nördlichen Hemisphäre, sporadische Erkrankungen, Gruppenerkrankungen selten. In Deutschland rechnet man derzeit mit ca. 100.000 Neuinfektionen /Jahr. Antikörperprävalenz in Deutschland bis 30 %, bei exponierten Gruppen (Waldarbeiter) z.T. deutlich mehr. Zecken in „hot spots" in bis zu 10 % infektiös.

Übertragungswege: Zoonose mit Erregerreservoir bei Wildtieren, Vektor in Europa Ixodes-Zecken ("Gemeiner Holzbock"), Übertragung auf den Menschen durch Zeckenstich.

Inkubationszeit: Variabel, wenige Tage bis mehrere Wochen.

Krankheitsbilder: Klinische Manifestationen sehr variabel. Einteilung entweder in eine
- frühe und eine
- späte Verlaufsform oder in drei Stadien:
- Stadium 1 (lokalisierte Symptome) Erythema migrans (bei ca. 50 % der Infizierten) Beginn 7–10 Tage nach Infektion, papulös oder makulös, zentrifugale erythematöse Ausbreitung, in seltenen Fällen mit Bläschen,
- Stadium 2 (disseminierte Symptome) akute Borreliose mit Lymphadenosis cutis benigna, akute Neuroborreliose (Bannwarth-Syndrom mit Meningitis, Radikuloneuritis, Hirnnervenparesen), Arthritis v.a. Befall der großen Gelenke wie Knie-, Sprung- und Handgelenke, weichteilrheumatische Beschwerden, wandernde Arthralgien, Karditis (AV-Block, Vorhofflimmern, ventrikuläre Extrasystolen). Dauer der unbehandelten Arthritis bei 90 % der Patienten bis zu 8 Jahren, bei 10 % länger. Gelegentlich ophthalmologische Erkrankungen mit follikulärer Konjunktivitis, interstitieller Keratitis, Iridozyklitis etc.
- Stadium 3 umfaßt die chronische Neuroborreliose (ZNS-Symptome, v.a. Myelitis mit spastisch-ataktischer Gang- und Blasenentleerungsstörung, Enzephalitis mit Bewußtseinsstörungen, fokalen und generalisierten Anfällen, Hemiparesen, Hemianopsien, Aphasien, Dysarthrien und Koordinationsstörungen), die Acrodermatitis chronica atrophicans (zu 90 % Frauen im höheren Lebensalter betroffen, asymmetrisch, oft einseitig, Streckseiten von Beinen oder Armen betroffen, livid-rote, ödematös verdickte Haut, Neigung zur subkutanen Fibrosierung), im Endstadium sensible Polyneuropathie und Arthritis.

Differentialdiagnosen: je nach Stadium und Manifestation: andere Infektionen mit Arthritis oder Erkrankungen durch neurotrope Viren (wie FSME), Erkrankungen des rheumatischen Formenkreises, chronische Enzephalopathien, Multiple Sklerose, Lupus Erythematodes. hohe Zahl falsch positiver Diagnosen vor allem in späteren Stadien bei unspezifischen, degenerativen Affektionen des Nervensystems und des Bewegungsapparats (z.B. Fibromyositis; Arthrosen)

Labordiagnostik:
Erythema migrans: bei eindeutiger Klinik und Anamnese keine Labordiagnostik indiziert

Neuroborreliose: Liquorelektrophorese einschl. Nachweis oligoklonaler Banden; Nachweis von IgG-/IgM-Antikörpern im Liquor-Serum-Paar und Bestimmung des Antikörper-Spezifischen- Index

Lyme-Arthritis: ggf. direkter Erreger-Nachweis in der Synovialflüssigkeit mittels NAT/PCR(III–3.8) Stufenweise Serodiagnostik EIA (III–5.2), bestätigt durch Immunoblot (III–5.4), erfordert bei der DD der Lyme-Arthritis wie bei allen anderen Spätmanifestationen zurückhaltende Interpretation und engen Kontakt Labor-Klinik

Therapie: Erythema migrans: Doxycyclin(47) 2x100 mg p.o. oder Amoxicillin(3) 3 x 500mg p.o. (bei Kindern 50 mg/kgKG · d) für2 – 3 Wochen; alternativ: Cefuroximaxetil(16) 2 x 500 mg p.o. oder Clarithromycin(38) 2 x 500 mg p.o.

Neuroborreliose, Lyme-Arthritis,-Karditis: Ceftriaxon(19) 1x2g/d i.v. oder Penicillin G (1) 20 Mio E/d für mindestens 14 Tage

Prophylaxe. Zeckenschutz (Kleidung bei Wanderungen), evtl. Repellentien. Tot-Impfstoff auf der Basis des Oberflächenproteins OspA nur für nordamerikanische Spezies verfügbar. Formulierung für Europa folgt in den nächsten Jahren.

Gesetzliche Regelungen: Keine

Bedeutung als Berufskrankheit: Berufserkrankung bei Waldarbeitern, Förstern, Landwirten, bei Verdacht BK-Anzeige beim zuständigen ges. Unfallversicherungsträger.

I–16 Botulismus

Erreger: Clostridium botulinum, anaerobe, grampositive, sporenbildende Stäbchen, deren Neurotoxine (A, B, E oder F – je nach Verbreitungsgebiet) eine Lebensmittelintoxikation hervorrufen. Toxinbildung unter Anaerobiose bei Temperaturen bis zu 50°C im schwachsauren Bereich; als tödliche Dosis gelten 100 ng bei oraler Aufnahme, 100 pg bei Inhalation des Gifts. Einstufung in Risikogruppe 2 nach BioStoffV

Epidemiologie: Weltweite Verbreitung des Erregers im Erdreich und in küstennahen Gewässern, Infektionen je nach Nahrungszubereitung in verschiedenen Ländern und ethnischen Gruppen; in Deutschland z. Z. sehr selten; Ausbrüche in den USA zu 60% durch Gemüse, je 12–13% durch Früchte und Fisch, selten durch Schweine- oder Geflügelfleisch verursacht.

Übertragungsweg: Aufnahme der Toxine durch direkte Schleimhautabsorption nach Genuß von Konserven und sonstigen Speisen, die nach Kontamination nicht gekocht bzw. ausreichend erhitzt wurden (d. h. auch über Würste, Schinken, vakuumverpackte Lebensmittel, Eingemachtes etc.), oder durch Toxinaufnahme bei mit Cl. botulinum infizierten Wunden (Wundbotulismus); für den Säuglinsbotulismus wird kontaminierte Säuglingsnahrung sowie Bienenhonig als Infektionsquelle vermutet

Inkubationszeit: Nach 12 bis 36 Stunden-in Extremfällen mehrere Tage bis zwei Wochen.

Krankheitsbilder:
a) Nahrunsgmittel-Botulismus
Das Toxin verursacht eine akute, symmetrische, absteigende Paralyse der kranialen und autonomen Nerven; Manifestation der Intoxikation zunächst als Übelkeit, Erbrechen, Obstipation, dann schließlich zentralnervöse Erscheinungen wie Augenflimmern, Photophobie, Akkommodationslähmungen, Doppelbilder, Schluckbeschwerden durch gehemmte Erregungsübertragung an den neuromuskulären Endplatten, kein Fieber! Keine Sensibilitätsstörungen! Letalität je nach Einsetzen der Behandlungsmaßnahmen um 10%.

b) Wundbotulismus: wie bei a) jedoch keine gastrointestinale Symptomatik

c) Säuglingsbotulismus
sporadisch auftretende Fälle ohne Beziehung zum Verzehr verdorbener Nahrungsmittel bei Säuglingen; beginnend als Obstipation, in 3–10 Tagen zu Nahrungsverweigerung, Reizbarkeit und Hirnnerven-Paralyse führend; variierender Schweregrad; Tod durch Ateminsuffizienz wurde beschrieben, in der Regel jedoch komplette Erholung nach Wochen; fulminante Verläufe sind möglich

Differentialdiagnosen:
a) b) Enzephalitiden durch verschiedene Erreger, Poliomyelitis, Bulbärparalyse, Vergiftung durch andere natürliche oder künstliche Substanzen.

c) Myasthenia gravis

Labordiagnostik: Toxinnachweis aus Mageninhalt, Stuhl, Serum (bis zu 28 Tage nach Krankheitsbeginn!) bzw. evtl. vorhandenen Nahrungsresten. Nachweis über Tierversuch: Mäuse; Erregernachweis aus Stuhl und Nahrungsmitteln durch anaerobe Kultur (III–3.1).

Therapie: Symptomatisch durch Magenspülung, Laxantiengabe, Schocktherapie, kausal durch Verabreichung von Botulismusantiserum (II–2.4.1) initial 500 ml, weitere 250 ml nach 4 – 6 Std. (nicht bei Säuglingsbotulismus)

Prophylaxe: Lebensmittelhygiene: Kein Genuß von Speisen aus bombierten Dosen oder nicht mehr dichten Einmachgläsern, ggf. Inaktivierung der Toxine durch Erhitzen auf 80°C über sechs Minuten, von Sporen durch Sterilisieren von Dosenkonserven.

Gesetzliche Regelungen: Krankheitsverdacht, Erkrankung und Tod sowie Erreger- und/oder Toxinnachweis sind meldepflichtig

Bedeutung als Berufskrankheit: Keine.

I–17 Brucellosen

Erreger: Brucella abortus (Bangsche Krankheit), Brucella melitensis (Maltafieber), Brucella suis (Schweinebrucellose), nicht sporenbildende gramnegative Stäbchen. Einstufung in Risikogruppe 3 nach BioStoffV (alle *Brucella spp.*)

Epidemiologie: B. abortus-Infektionen sind weltweit verbreitet, in Deutschland sowie in Ländern mit brucellosefreien Nutztierbeständen allerdings selten; B. melitensis endemisch im Mittelmeerraum.

Übertragungsweg: Infektion durch Kontakte mit Tieren, die Brucellen über Milch, Urin und Stuhl ausscheiden (perkutan oder Tröpfcheninfektion) oder Genuß kontaminierter, nichtpasteurisierter Speisen: Milch, Käse.

Inkubationszeit: Eine Woche bis mehrere Monate.

Krankheitsbilder: Prodromi mit Kopf-, Muskel- und Gliederschmerzen sowie mäßigem Fieber, dann erscheinungsfreie Phase, die mit Beginn des Generalisationsstadiums endet; dann Fieber mit Maxima um 40°C (ondulierend oder als Kontinua), Hepatosplenomegalie, Lymphadenitis, Bradykardie, gelegentlich Ikterus, ZNS-Symptomatik, neurologische Ausfälle, Dauer bis zu 4 Wochen; nach fieberfreier Phase von 2 bis 3 Wochen erneuter Schub möglich (v. a. beim Maltafieber), Chronifizierung mit Granulombildung an Leber, Milz, ZNS, Knochen, Gelenken; Komplikation durch Endokarditis; bisweilen tödlicher Ausgang, nach abgeheilter Erkrankung jahre- bis jahrzehntelange Immunität.

Differentialdiagnosen: Typhus abdominalis, Paratyphus, Morbus Hogdkin, Pfeiffer'sches Drüsenfieber, Ornithose, Tularämie, Miliartuberkulose, Lyme-Borreliose, Leptospirose, Virushepatitis, Influenza, Q-Fieber.

Labordiagnostik: Erregernachweis aus Blutkulturen (III–3.1); Serodiagnostik mittels IgG-, IgM- und IgA-spezifischer ELISA (III–5..2); Widal-Reaktion (III–5.1) und KBR (III–5.7), weiterhin Intrakutantest möglich.

Therapie: Doxycyclin (47) 2x100mg p.o. für 6 Wochen + Streptomycin (62)1g/d i.m. in den ersten 1–2 Wochen; alternativ 1x200mg p.o.+ Rifampicin(61) 1 x 600–900 mg p.o. für 4 – 6 Wochen oder Cotrimoxazol (50) 6 Tabl. /d + Rifampicin 1 x 600–900 mg über 4 – 6 Wochen

Prophylaxe: Beim Menschen keine spezifische Prophylaxe möglich; Impfung von Jungtieren, Inaktivierung der Erreger erfolgt durch Erhitzen > 56°C, deshalb Pasteurisieren bzw. Säuern von Milch und Milchprodukten, Vorsicht im Umgang mit Erkrankten, da sämtliche Körperausscheidungen infektiös sind.

Gesetzliche Regelungen: Der direkte oder indirekte Erregernachweis (sämtl.Brucella spec.) ist meldepflichtig, sofern die Nachweise auf akute Infektion hinweisen

Bedeutung als Berufskrankheit: Berufliche Gefährdung bei Personen in der Fleischverarbeitung, bei Schäfern, Landwirten und Tierärzten.

Bemerkungen: B. melitensis-Infektionen erhalten eine zunehmende Bedeutung als Reiseinfektionen (Mittelmeerraum, Naher Osten).

I–18 Campylobacter-Infektionen

Erreger:

a) Campylobacter jejuni, C. coli, C. lari, C. uppsaliensis.

b) Campylobacter fetus subsp. fetus.

Einstufung in Risikogruppe nach BioStoffV (alle *Campylobacter spp.*)

Epidemiologie: Die unter a) genannten Spezies rufen weltweit Darminfektionen hervor, hohe Durchseuchung im Kindesalter in den Entwicklungsländern, in einigen Industrieländern ist C. jejuni der häufigste bakterielle Darminfektions-Erreger (USA) mit ganzjährigem sporadischen Auftreten und epidemischer Häufung bei Verzehr kontaminierter Lebensmittel (Milch, Geflügel), C. fetus subsp. fetus löst gelegentlich septische Infektionen bei vorgeschädigten Personen aus (Alkoholiker, Drogensüchtige).

Übertragungsweg: Schlachtvieh und Geflügel stellen das Erreger-Reservoir für die darmpathogenen Spezies (am häufigsten nachgewiesen werden C. jejuni und C. coli) dar; Ausbrüche wurden beobachtet nach Genuß nichtpasteurisierter Milch bzw. nach Aufnahme kontaminierten Trinkwassers; eine Übertragung von Mensch zu Mensch ist selten.

Inkubationszeit: Im Mittel 2–4 Tage (1–7 Tage).

Krankheitsbilder:

a) selbstlimitierende Gastro-Entero-Colitis mit Diarrhoe unterschiedlichen Schweregrades (wäßrig, blutig), Pseudo-Appendizitis, selten Bakteriämien, ein Teil der Patienten kann eine reaktive Arthritis entwickeln.

b) Sepsis.

Differentialdiagnosen:
a) Salmonellose, Shigellose, Infektionen durch darmpathogene E. coli, Yersiniose.
b) Typhus/Paratyphus, bakterielle Sepsis anderer Ätiologie.

Labordiagnostik:
a) Erregernachweis im Stuhl in der akuten Phase durch Kulturverfahren (III–3.1), Serodiagnostik mittels ELISA (III–5.2): IgA-Antikörper im Akutstadium.
b) Venenblutkultur (III–3.1).

Therapie:
a) i.d.R. symptomatisch: Flüssigkeitsersatz. Cave Verabreichung von Medikamenten, die die Darmmotilität herabsetzen! Bei schweren Verläufen Erythromycin (37) oder Ciprofloxacin (33).
b) empirische Therapie initial mit Gentamicin (41) oder Imipenem (28), nach Resistenztestung z. B. Ampicillin (3), Amoxicillin/Clavulansäure (a).

Prophylaxe: Da eine Verminderung der Durchseuchung des Schlachtviehs bzw. Geflügels derzeit wenig aussichtsreich ist, sind eine konsequente Lebensmittel-und Küchenhygiene Grundlage der Infektionsverhütung.

Gesetzliche Regelungen: Krankheitsverdacht, Erkrankung und Tod sind im Zusammenhang mit mikrobiell bedingten Lebensmittelvergiftungen/akuter infektiöser Gastroenteritis ebenso wie der direkte und/oder indirekte Erregernachweis meldepflichtig

Bedeutung als Berufskrankheit: Keine.

I–19 Candidiasis

Erreger: Sproßpilze der Gattung Candida: C. albicans (häufigster Erreger), daneben C. tropicalis, C. pseudotropicalis, C. glabrata; seltener C. parapsilosis, C. guilliermondü, C. krusei, C. lusitaniae. *C.albicans* und *C.tropicalis* sind in Risikogruppe 2 nach BioStoffV eingestuft

Epidemiologie: Sowohl oberflächliche als auch systemische Infektionen durch Candida-Arten sind weltweit verbreitet; C. albicans ist ein saprophytärer Hefepilz, der als Kommensale in Mund und Gastrointestinaltrakt auftritt und in der Vagina in Abhängigkeit von verschiedenen disponierenden Faktoren (Immunitätslage, Antibiotikatherapie, Hormontherapie, Schwangerschaft, lokale Defekte: Zahnersatz, künstl. Herzklappe, Venenkatheter) vorkommt.

Übertragung: Eine Übertragung der Hefepilze aus der Umgebung ist nur selten unmittelbar krankheitsauslösend; ebenso führt die intestinale Persorption von Hefezellen beim Gesunden nicht zu einer manifesten systemischen Candidiasis; entscheidend für die Konversion von einem kommensalen zu einem parasitären Infektionsstadium sind prädisponierende Faktoren.

Inkubationszeit: Kann nicht angegeben werden.

Krankheitsbilder:
a) oberflächliche Candidiasis (Soor): orale Candidiasis, vaginale Candidiasis, Paronychie, Candida-Intertrigo sind gekennzeichnet durch lokales Mißgefühl und Schleimhautreizung/-entzündung mit Fluor (Vagina).
b) systemische Candidiasis: undulierendes Fieber, Schock.
c) Sonderform: chronisch mukokutane Candidiasis bei genetisch bedingtem Immundefekt.

Differentialdiagnosen:
a) andere Dermatophytosen.
b) bakterielle Septikämie, Aspergillose.

Labordiagnostik:
a) Mikroskopie des Direktausstrichs (II–3.2), Kulturelle Anzucht (III–3.1).
b) Venenblutkultur (III–3.1), Urinkultur, Antigennachweis (III–3.6) in Urin, Serum; serologische Überwachung prädisponierter Patienten: ELISA (III–5.2), indirekte Hämagglutination (III–5..5).

Therapie:
a) lokale Cremes, Salben, 1. Polyenantimykotika Amphotericin B (69), Nystatin (74); 2. Imidazole z. B. Isoconazol (77), Miconazol (71), Econazol (77), Fluconazol (72), Itraconazol (73), 3. Clotrimazol (77), 4. Tolnaftat (78).
b) Amphotericin B in Kombination mit Flucytosin (70), alternativ Fluconazol (72)

Prophylaxe: Keine spezifische Prophylaxe; ggf. Sanierung des Darmtrakts als des entscheidenden körpereigenen Erregerreservoirs.

Gesetzliche Regelungen: Keine. (Ausnahme: Meldepflicht bei Hospitalismus).

Bedeutung als Berufskrankheit: Keine.

I–20 Chagas-Krankheit (Amerikanische Trypanosomiasis)

Erreger: Trypanosoma cruzi (begeißeltes Protozoon). Einstufung in Risikogruppe 3 (**) nach BioStoffV

Epidemiologie: Hoher Verbreitungsgrad in Zentral- und Südamerika, dabei Schwerpunkte in den La-Plata-Ländern (6 Mio. Infizierte in Brasilien) sowie im Bereich der zentralamerikanischen Landbrücke.

Übertragungsweg: Erregerreservoir bei etwa 100 Säugetierspezies, für den Menschen fast ausschließlich Raubwanzen, Übertragung durch kontaminierten Kot der Wanzen, der auf der Haut abgesetzt wird, über die Konjunktiven (Schmierinfektion); seltener diaplazentar (bei 1 % der infizierten Schwangeren) und über Bluttransfusionen (Risiko der Übertragung bei Transfusion von Blut eines infizierten Spenders 10%); Verbreitung der T.cruzi via Blutstrom, Vermehrung in Muskel-, RES- und Gliazellen.

Inkubationszeit: 10 bis 30 Tage, bei seropositiven Personen lebenslange Infektiosität.

Krankheitsbilder:

a) Akutphase mit Schwellung an der Eintrittspforte (Chagom, Romana-Zeichen an den Augenlidern), akuter RES-Befall mit Lymphadenopathie, Letalität 5% (durch akutes Herzversagen oder Meningoenzephalitis).
b) jahre-/jahrzehntelange Intermediärphase ohne klinische Symptomatik, bei 10–30% der Infizierten.
c) chronisches Stadium mit Pankarditis und Megaösophagus (Folge einer fortschreitenden parasympathischen Denervierung mit gastrointestinalen, endokrinen und renalen Folgen); Tod durch Lungenödem, Herzversagen, toxisches Megakolon.

Differentialdiagnosen: Kongenitale Infektion: Zytomegalie, Syphilis, Toxoplasmose; später: Malaria, Typhus, Paratyphus.

Labordiagnostik: Erregernachweis mikroskopisch durch „dicken Tropfen" (II–3.2) während der Trypanosomämie bzw. mit Hilfe von Färbungen (Giemsa, Pappenheim), Tierversuch (Mäuse, Meerschweinchen), Xenodiagnostik (Trypanosomennachweis in sterilen Raubwanzen nach Aufsaugung von Patientenblut), Serodiagnostik: Nachweis einer Serokonversion 4 Wochen nach Infektion mittels indirekter Hämagglutination (III–5.5), mittels indirekter IFT (III–5.6) oder ELISA (III–5.2) auch IgM-spezifisch.

Therapie: Behandlung nur in der Akutphase aussichtsreich! Nifurtimox (119), 8 – 10 mg/kgKG · d in 4 Dosen für insgesamt 4 Monate; Kinder 1 – 10 Jahre 15 – 20 mg/kgKG · d; Kinder 11 – 16 Jahre 12,5 – 15mg/kgKG · d jeweils in 4 Dosen; Benznidazol (117) 5 – 7 mg/kgKG · d für 3 – 3 Monate;

Prophylaxe: Raubwanzenvernichtung, Blutspenderscreening, Impfstoffe in Erprobung.

Gesetzliche Regelungen: Meldepflicht bei gehäuftem Auftreten.

Bedeutung als Berufskrankheit: In Europa keine.

I–21 Chikungunya – Fieber

Erreger: Alphavirus aus der Familie Togaviridae, einsträngige RNA. Einstufung in Risikogruppe 3 (**) nach BioStoffV

Epidemiologie: von Westafrika bis zu den Philippinen einschl. Pakistan, Saudi-Arabien; große Ausbrüche mit bis zu 400.000 Fällen (Madras, 1964)

Übertragungswege: Erregerreservoir sind verschiedene Affenarten; Übertragung auf den Menschen und von Mensch zu Mensch sowie durch Moskitos (Aedes aegypti)

Inkubationszeit: 2 – 10 Tage

Krankheitsbilder: ohne Prodromi treten abrupt Fieber, starker symmetrischer Gelenkschmerz und Malaise ein; nach wenigen Tagen Fieberabfall und Exanthem; arthritische Symptome können jahrelang persistieren; Petechien, selten Hämorrhagien

Differentialdiagnosen: Dengue -Fieber; Enterovirus-Infektionen, rheumatisches Fieber, Reiter-Syndrom

Labordiagnostik: Serodiagnostik mit IgG-, IgM-spezifischen ELISA (III– 5.2)

Therapie: symptomatisch

Prophylaxe: Lebend- und Totvakzine bisher nur experimentell eingesetzt

Gesetzliche Regelungen: keine

Bedeutung als Berufskrankheit: keine

I–22 Chlamydia trachomatis Infektionen/Erkrankungen

Erreger: Unbewegliche, gramnegative, obligat intrazelluläre Bakterien mit besonderem Entwicklungszyklus: Bildung von Einschlußkörperchen. Einstufung in Risikogruppe 2 nach BioStoffV

Epidemiologie: Weltweites Auftreten von Chlamydia-Infektionen, Erregerreservoir Mensch, von der Trachom-Erkrankung (C. trachomatis Serotypen A, B, Ba und C) sind mehrere Hundert Millionen Menschen in den Entwicklungsländern betroffen, das Trachom ist die häufigste Erblindungsursache weltweit; C. trachomatis-Serotypen D-K sind der häufigste bakterielle Erreger von Urogenitalinfektionen: nichtgonorrhoische Urethritis (NGU), Cervicitis-Salpingitis; C. trachomatis Serotyp L1, L2 und L3-Infektionen manifestieren sich als Lymphogranuloma venereum (LGV), höchste Inzidenz in Afrika, im tropischen und subtropischen Bereich Südostasiens, Südamerikas und in der Karibik (vgl. I-89)

Übertragungswege:
Übertragung der Erreger über infektiöses Augensekret durch Fliegen, Finger, Handtücher, Betttücher. Serotyp D-K Infektionen werden durch alle Formen sexuellen Kontaks verbreitet, Übertragung unter der Geburt auf das Neugeborene möglich; das LGV wird ebenfalls sexuell, aber mit wesentlich geringerer Frequenz übertragen.

Inkubationszeit:
schleichender Beginn, Inkubationszeit etwa 1–3 Wochen für NGU und wahrscheinlich auch für Trachom.

Krankheitsbilder:
C. trachomatis Serotypen A, B, Ba, C: Trachom, bilaterale chronisch-follikuläre Konjunktivitis mit Bildung von Pannus, Keratitis und Hornhautnarben, die bei 10–20 % der Patienten zur Erblindung führen. *Serotypen D-K*: 1. Infektionen des Urogenitaltrakts, nichtgonorrhoische Urethritis bei Mann und Frau, Cervicitis-Salpingitis, „Pelvic Inflammatory Disease“ (PID) bei der Frau, als Curtis-Fitz-Hugh Syndrom mit Peritonitis, Perihepatitis; z. Neugeboreneninfektionen: Einschlußkonjunktivitis, Pneumonie; als Spätkomplikation der NGU : reaktive Arthritis

Differentialdiagnosen:
Trachom: bakterielle, virale und allergische Konjunktivitis; NGU: Gonorrhoe

Labordiagnostik:
Der Erregernachweis aus Abstrichmaterial (Trachom, NGU) bzw. Urin (NGU) ist mittelsNAT (PCR, LCR)(III–3.8) mit hoher Sensitivität zu führen, alternativ DNA-Hybridisierung (III–3.7) oder Antigen-Nachweis (III–3.6) ggf. Anzucht mittelsZellkultur (III–3.5) CAVE: „schnelldiagnostische“ Kits haben geringe Sensitivität!
Serodiagnostik unter Verwendung von LPS – und/oder Protein-Antigenen (MOMP) zur Diagnostik, Verlaufskontrolle bzw. Eradikationskontrolle (Cave: langsamer Titer-Abfall !) mittels IgG-,IgA-spezifischer ELISA (III–5.2); persistierende IgA-Serumantikörper typisch bei reaktiver Arthritis

Therapie:
Lokale Therapie des Trachoms mit Tetrazyklin- (46), Rifampicin- (61) oder Erythromycin- (37) Augensalben, bei unkomplizierter NGU: Doxycyclin (47) 2 x 100mg/d für 7d, alternativ Roxithromycin(38)2 x 150mg/d oder Ofloxacin (32) 2 x 300 mg/d ; auch Azithromycin (40)1g als Einmaldosis; in der Schwangerschaft Clindamycin (45) bei komplizierten Verläufen (z.B.PID): 5tägige Therapie mit Cefoxitin(14) bzw. Cefotetan (15)+ Doxycyclin, letzteres 14 Tage lang; alternativ Clindamycin + Aminoglykosid (41) gefolgt von Doxycyclin (14 Tage Gesamttherapie)

Prophylaxe: Eine spezifische Prophylaxe existiert nicht.

Gesetzliche Regelungen: erregerspezifisch keine

Bedeutung als Berufserkrankung: keine

I–23 Chlamydia-pneumoniae Infektionen/Erkrankungen

Erreger: Einstufung in Risikogruppe 2 nach BioStoffV

Epidemiologie: weltweit verbreiteter Erreger, mehr als 50% Seroprävalenz bei Erwachsenen, männliches Geschlecht bevorzugt; Prävalenz in tropischen Ländern höher als in gemäßigten Klimazonen

Übertragungswege: Übertragung Mensch zu Mensch, allerdings nicht sehr effizient

Inkubationszeit: wenige Tage

Krankheitsbilder: relativ mild verlaufende Pneumonien bei jungen Erwachsenen (klinisch ähnlich der Mykoplasma-Pneumonie), untypische Atemwegserkrankungen bei Kindern (Bronchitis, Tracheobronchitis, nicht selten mit obstruktiver Komponente); Pharyngitis; ; Reinfektionen sind trotz vorhandener Serumantikörper v.a. bei Erwachsenen häufig;

Differentialdiagnosen: Adenovirus-, RSV-, Parainfluenza/Influenzavirus-Infektionen, Mykoplasma-Infektion.

Labordiagnostik: Serodiagnostik durch schwache bzw. langsame Immunantwort beeinträchtigt, deshalb Untersuchung von Serumpaaren in 4 – 6 statt des sonst üblichen zweiwöchigen Abstands: indirekte IFT (III–5.6), ELISA (III–5.2); der Erregernachweis durch NAT/PCR (III–3.8) ist vorzuziehen

Therapie: Tetracyclin (46) oder Erythromycin (37) für 10 – 14 Tage

Gesetzliche Regelungen: erregerspezifisch keine

Bemerkungen: C.pneumoniae wurde in atheromatösem Plaques der Koronarien nachgewiesen; hierauf stützt sich die Hypothese von der ätiologischen Rolle für die koronare Herzerkrankung; erste klinische Studien zeigen tatsächlich eine therapeutische Beeinflußbarkeit der Häufigkeit angiographisch belegter Restenosierungen der Koronarien unter Makroliden (z.B. Azithromycin)

Bedeutung als Berufskrankheit: keine

I–24 Cholera

Erreger: Bakterien der Spezies Vibrio cholerae mit dem Gruppenantigen O: 1, Biovar cholerae und Biovar Eltor; kommaförmig gekrümmte, gramnegative Stäbchen mit geringen Wachstumsansprüchen und Alkalitoleranz. Einstufung in Risikogruppe 2 nach BioStoffV

Epidemiologie: Erkrankung weltweit verbreitet mit einem klassischen Endemiegebiet auf dem indischen Subkontinent und bisher 7 Pandemien, in der Gegenwart begrenzt auf Länder (bzw. dort: Bevölkerungsgruppen) mit niedrigem Lebensstandard/Hygieneniveau, seit 1990 Epidemie in Süd- und Zentralamerika.

Übertragungsweg: Einziges Erregerreservoir ist der infizierte Mensch: asymptomatische Erregerausscheidung Wochen und Monate nach Infektion; Weiterverbreitung über fäkale Kontamination von Oberflächenwasser, das als Trinkwasser dient.

Inkubationszeit: Je nach Infektionsdosis wenige Stunden bis fünf Tage.

Krankheitsbilder: Klinische Manifestationen sind Ausdruck der mehr oder weniger stark ausgeprägten Wirkung des Choleratoxins: Prototyp eines die Adenylatcyclase aktivierenden Toxins, das zur Chlorid-Sekretion, Hemmung der NaCl-Resorption und damit zu exzessiven Wasserverlusten führt; Beginn der Erkrankung mit zunächst weichen, zunehmend wäßrigen Entleerungen und Erbrechen, schließlich profuse reiswasserähnliche Diarrhoe (Wasserverlust bis zu 20 l/d!), Heiserkeit, Wadenkrämpfe, Kreislaufkollaps, Nierenversagen, Letalität zwischen 1 (behandelt) und 60%.

Differentialdiagnosen: Shigellosen, ETEC- und Campylobacter-Infektionen, Salmonellose; Intoxikationen.

Labordiagnostik: Erregernachweis durch Mikroskopie der Faezes (III–3.2) oder selektive Kulturverfahren (III–3.1); keine Serodiagnostik

Therapie: Wichtigste Maßnahme Rehydratation mit elektrolyt- und glucosehaltigen Lösungen, z. B. 20 g Glukose, 3,5 g NaCl, 2,5 g $NaHCO_3$, 1,5 g KCl auf 1 l Wasser; Tetracyclin(46) 1 g/d p. o. für 3–5 Tage, alternativ Cotrimoxazol (50) 2 x 1 Tabl., Ciprofloxacin (33)2 x 250 mg p.o für 3 Tage.

Prophylaxe: Spezifische Prophylaxe als Schutzimpfung, bisher verfügbare Impfstoffe wenig immunogen; anzuwenden nur, wenn zu befürchten ist, daß das Einreiseland (entgegen den Vorschriften) ein Impfzeugnis verlangt, (Vermeidung unhygienischer Impfbedingungen im Zielgebiet) (II–3.11.3).

Gesetzliche Regelungen: Krankheitsverdacht, Erkrankung und Tod sowie Nachweis von Vibrio cholerae O1 und O139 sind meldepflichtig; Tätigkeits-/Aufenthaltsbeschränkungen für Erkrankte, Krankheitsverdächtige und Ausscheider bzw. Personen in

Wohngemeinschaften mit diesen für Gemeinschaftseinrichtungen; Tätigkeits- und Beschäftigungsverbot für Krankheitsverdächtige, Erkrankte und Vibrionen-Ausscheider im Lebensmittelverkehr

Bedeutung als Berufskrankheit: Keine.

I–25 Clonorchiasis (Chinesischer Leberegel-Befall)

Erreger: Clonorchis(syn.Opisthorchis)sinensis, 10–20mm x 3 -5mm große Trematoden (Plattwürmer,Egel). Einstufung in Risikogruppe 2 nach BioStoffV

Epidemiologie: In Ostasien (China,Korea,Japan) verbreitet

Übertragungswege: Infektion des Menschen durch Genuß rohen oder ungekochten Fisch-Fleisches als 2. Zwischenwirt (1.Zwischenwirt Wasserschnecken); die Larven schlüpfen im menschlichen Darm und wandern in die Gallengänge der Leber ein;

Inkubationszeit: 14 Tage

Krankheitsbilder: abhängig von der Zahl der aufgenommenen Würmer Völlegefühl, Oberbauchschmerzen, Leberschwellung, Ikterus; bei massivem Befall (1000 Würmer und mehr) evtl.massive blutige Diarrhoen, Aszites, Anämie, selten Leberzirrhose

Differentialdiagnosen: Hepatitiden versch. Ätiologie; Tumoren

Labordiagnostik: direkter mikroskopischer Nachweis (III–3.2) der Eier im Gallensaft oder Stuhl (nach Anwendung von Konzentrationsverfahren); Antikörpernachweis mittels ELISA (III–5.2)

Therapie: 3 x 25mg/kg Praziquantel (105) an einem Tag

Gesetzliche Regelungen: keine

Bedeutung als Berufskrankheit: keine

I–26 Clostridium difficile Infektionen

Erreger: Clostridium difficile, grampositives anaerobes sporenbildendes Stäbchen, das zwei Exotoxine bildet: Toxin A, ein Enterotoxin (choleralike) und Toxin B, ein Cytotoxin (Verotoxin). Als *Clostridium sp.* in Risikogruppe 2 nach BioStoffV eingestuft

Epidemiologie: Erkrankungen treten als Darminfektionen weltweit, vor allem in Krankenhäusern in der Folge massiver Antibiotikatherapie auf, am häufigsten nach der Gabe von Ampicillin, Clindamycin und Cephalosporinen.

Übertragungsweg: C. difficile ist in der Umwelt sowie bei Tieren als Teil der mikrobiellen Standortflora des Intestinums weit verbreitet, beim Menschen beträgt die Trägerrate > 50% im Neugeborenenalter und sinkt ab dem 3. Lebensjahr auf < 2%. Nach Antibiotikatherapie werden Trägerraten von > 40% beobachtet, Erwerb des Erregers im Krankenhaus.

Inkubationszeit: Kann nicht angegeben werden

Krankheitsbilder: Klinische Symptome reichen von milder Diarrhoe bis zum toxischen Megakolon; schwere Komplikationen beim unbehandelten Patienten: Darmperforation.

Differentialdiagnosen: Pseudomembranöse Läsionen werden auch bei Shigellose und Amöbiasis beobachtet.

Labordiagnostik: Schnelldiagnostik durch Nachweis des Toxin A und/oder A + B mittels ELISA (III–3.6) direkt aus dem Stuhl; Goldstandard: Selektiver kultureller Nachweis des Erregers aus dem Stuhl (III–3.1) mittels Cycloserin-Cefoxitin-Fructose -Agar; nachfolgend Nachweis des Zytotoxins durch toxische Wirkung auf Zellkulturen,

Therapie: Metronidazol (54) 500–700 mg p.o. 3 x täglich über 7 Tage; Vancomycin p. o. (51) 4 x 125 mg/d über 5 – 10 Tage; evtl. Teicoplanin (52)2 x 100mg/d p. o. über 5 – 10 Tage, falls möglich: Absetzen jeder system. Antibiotikatherapie

Prophylaxe: Keine spezifische Prophylaxe, Vermeidung von cross-infections im Krankenhaus.

Gesetzliche Regelungen: Meldepflicht bei Gruppenerkrankung/ Hospitalismus.

Bedeutung als Berufserkrankung: Keine.

I–27 Coxsackie-A-Virus-(CVA) Infektionen/Erkrankungen

Erreger: Coxsackie-A-Viren (RNA-Viren, Genus Enteroviren, Familie Picornaviren), mehr als 20 antigenetisch verschiedene Typen A 1 – 22; A 24. Einstufung in Risikogruppe 2 nach BioStoffV

Epidemiologie: Weltweite Verbreitung;

Übertragungsweg: Tröpfcheninfektion

Inkubationszeit: 2 – 9 Tage, Ansteckungsfähigkeit (Stuhl) bis zu 10 Wochen

Krankheitsbilder: Diarrhoe, Exanthem, Hand-Fuß-Mund-Erkrankung, Hepatitis, Herpangina, akute hämorrhagische Konjunktivitis, Myokarditis, Perikarditis, selten Spontanabort

Differentialdiagnosen: Organerkrankungen durch andere Erreger/Enteroviren

Labordiagnostik: in der Praxis problematisch: Virusnachweis in Isolaten aus Rachenabstrichen, Liquor oder Stuhl bzw. Tierversuch (Virusvermehrung in neugeborenen Mäusen), Serodiagnostik durch Nachweis einer Serokonversion in der KBR (III–5.7 zahlreiche Kreuzreaktionen), typspezifisch im NT (III–5.9);

Therapie: Symptomatisch bei leichteren Verläufen, bei kardialen Komplikationen Therapie der Myokardinsuffizienz (Digitalis bzw. diuretisch/vasodilatatorisch), bei schwerem Verlauf, insbesondere bei ZNS-Beteiligung Standard-Immunglobulin. Keine kausale Therapie möglich.

Prophylaxe: Keine. Umgebungsprophylaxe (z.B. bei Herz-Kreislauf -Risikopatienten) mit Standard-Immunglobulin möglich

Gesetzliche Regelungen: erregerspezifisch keine

Bedeutung als Berufskrankheit: Nicht bekannt

I–28 Coxsackie-B-Virus-(CVB) Infektionen/Erkrankungen

Erreger: Coxsackie-B-Viren (RNA-Viren, Genus Enteroviren, Familie Picornaviren), mehrere antigenetisch verschiedene Typen; B 1 – B 6. Einstufung in Risikogruppe 2 nach BioStoffV

Epidemiologie: Weltweite Verbreitung, mehr als 50 % der Virusisolate stammen von Kindern

Übertragungsweg: fäkal-oral, Tröpfcheninfektion

Inkubationszeit: 2 – 9 Tage, Ansteckungsfähigkeit (Stuhl) bis zu 10 Wochen

Krankheitsbilder: Exanthem, Hepatitis, aseptische Meningitis, Myokarditis, Paralyse, Perikarditis, Pleurodynie, Pneumonie, Spontanabort, postvirales Müdigkeitssyndrom, Assoziation mit dem iuvenilen Diabetes mellitus

Differentialdiagnosen: Organerkrankungen durch andere Erreger/Enteroviren

Labordiagnostik: Virusnachweis in Isolaten aus Rachenabstrichen, Liquor oder Stuhl (Virusvermehrung in Affennierenzellen), Serodiagnostik durch Nachweis spezifischer IgM- ,IgA – und IgG -Antikörper im ELISA(III–5.2), bei positiven Resultaten ggf. typspezifische Differenzierung im NT (III–5.9); bei Myokarditis ggf. Nukleinsäure-Hybridisierung (III–3.7) in Herzmuskel -Biopsien

Therapie: Symptomatisch bei leichteren Verläufen, bei kardialen Komplikationen Therapie der Myokardinsuffizienz (Digitalis bzw. diuretisch/vasodilatatorisch), bei schwerem Verlauf, insbesondere bei ZNS-Beteiligung Standard-Immunglobulin. Keine kausale Therapie möglich.

Prophylaxe: Keine. Umgebungsprophylaxe (z.B. bei Herz-Kreislauf-Risikopatienten) mit Standard-Immunglobulin möglich

Gesetzliche Regelungen: erregerspezifisch keine

Bedeutung als Berufskrankheit: Nicht bekannt

I–29 Creutzfeldt-Jakob-Krankheit (CJD) und neue Variante der Creutzfeldt-Jakob-Krankheit (nvCJD)

Erreger: Als infektiöse Agens der CJD werden Prionen (proteinaceous infectious agents) angesehen. Prionproteine (PrP^c) liegen im gesunden Organismus in helikaler Struktur vor und tragen zur Integrität der Neuronen des ZNS bei. In einem noch wenig verstandenen Prozess (Mitwirken von Kofaktoren, z.B. sog. Chaperon-Proteine?) werden diese normalen Prionen zu hochinfektiösen Prionen (PrP^{sc}) umgewandelt. Letztere liegen in Faltblatt-Struktur vor, ihre Akkumulation im ZNS vollzieht sich über einen Zeitraum von mehreren Jahren und führt zur „schwammigen" (spongiformen) Auflösung des ZNS. PrP^{sc} sind außerordentlich resistent gegenüber Säure und Proteinasen sowie Umwelteinflüssen (Hitze). Im infizierten Gewebe beträgt die Konzentration der $PrP^{sc} > 10^{10}$ infektiöse Einheiten, Prionen sind in Risikogruppe 3 (**) nach BioStoffV eingestuft.

Epidemiologie: Zu den Prionkrankheiten des Menschen gehören neben der CJD weitere, die unterteilt werden in

- idiopathische Prionkrankheiten: sporadische CJD; sporadische tödliche Insomnie
- erworbene Prionkrankheiten: iatrogene CJD, nvCJD, Kuru
- hereditäre Prionkrankheiten: familiäre CJD, Gerstmann-Sträussler-Scheinker-Syndrom, tödliche familiäre Insomnnie

Die jährliche CJD-Inzidenz beträgt weltweit 0,1 – 0,15 / 100.000; seit der Definition der nvCJD 1996 wurden weltweit > 100 Fälle (mehrheitlich in England, Einzelfälle in Irland und Frankreich) registriert.

Übertragungsweg:

- iatrogene CJD: erregerhaltige Hormonpräparate (STH) aus Leichenhypophysen, Empfänger von Dura-mater-Transplantaten; Übertragung durch. z.B. Kanülenstichverletzung i.d. Neurochirurgie/Neuropathologie

- nvCJD: Infektion mit PrP^{sc}, die in hoher Konzentration in bestimmten Risikomaterialien (Hirn,Rückenmark, Enddarm, Tonsillen) von Rindern enthalten sind, die an Boviner spongiformer Enzephalopathie (BSE) erkrankt waren.
- Kuru: infiziertes menschliches Hirn, das in rituellem Kannibalismus bis in die 60er Jahre auf Neuguinea verzehrt wurde

Inkubationszeit: iatrogene CJD: Jahre/Jahrzehnte, nvCJD dsgl., im Mittel 10 Jahre; Kuru bis > 40 Jahre

Krankheitsbilder:
- iatrogene CJD: Schlafstörungen, Müdigkeit, Gedächtnisverlust als Prodromi; dann progressive Demenz von weniger als 2 Jahren Dauer; im späteren Verlauf Myoklonien, visuelle und zerebelläre Veränderungen, akinetischer Mutismus
- nvCJD: initial Angstzustände,Depression; Halluzinationen;später Ataxie, Bewegungsstörungen, Myoklonien; kognitive Defizite, Demenz; rascher Verlauf bis zum Exitus

Differentialdiagnosen: Morbus Alzheimer

Labordiagnostik: Definitiv nur post mortem durch histopathologischen Nachweis der spongiformen Hirndestruktion bzw. der PrP^{sc}. Bei Auftreten erster klinischer Symptome Nachweis des 14-3-3-Proteins im Liquor (EIA) als Surrogatmarker

Therapie: bislang keine Therapie möglich

Prophylaxe: Expositionsprophylaxe der iatrogenen CJD durch Nichtverwendung potentiell prioneninfizierter Präparate (z.B. Dura mater) und strenge Hygiene (Pathologie); Vorbeugung der nvCJD durch Maßnahmen der Tierseuchenhygiene (BSE-Bekämpfung; Verhindern des Eindringens von Risikomaterialien in die Nahrungskette)

Gesetzliche Regelungen: Meldepflicht für iatrogene CJD und nvCJD nach Infektionsschutzgesetz

Bedeutung als Berufskrankheit: Fälle von berufsbedingter Übertragung bei Tätigkeit im neurochirurgischen bzw. neuropathologischen Bereich bekannt (Kanülenstichverletzungen)

I–30 Cyclosporiasis

Erreger: Cyclospora cayetanensis, ein früher als „CLB“ = cyanobacteria-like-bodies beschriebenes Sporozoon von 8–10μm Durchmesser. Einstufung in Risikogruppe 2 nach BioStoffV

Epidemiologie: weltweite Verbreitung in diarrhoeischen Stühlen immun-kompetenter und immundefizienter Personen

Übertragungswege: wahrscheinlich fäkal-oral

Inkubationszeit: 2 – 7 d

Krankheitsbilder: wäßrige, 3 -4 mal täglich auftretende, 2 – 9 Wochen anhaltende intermittierende Diarrhoen, die auch ohne Therapie verschwinden

Differentialdiagnosen: Diarrhoen anderer Ursache (Viren, Bakterien)

Labordiagnostik: direkte Mikroskopie nach Anreicherung aus den Faeces

Therapie: falls überhaupt notwendig Cotrimoxazol (50)(2 x 800/160 mg/d, bei Kindern 25 mg/kg Cotrimoxazol) für 3 Tage

Gesetzliche Regelungen: keine

Bedeutung als Berufskrankheit: keine

I–31 Dengue Fieber (Siebentagefieber)

Erreger: Dengue-Virus (RNA-Virus, Genus Flaviviren, Familie Togaviridae), vier unterschiedliche Serotypen. Einstufung in Riskogruppe 3 nach BioStoffV

Epidemiologie: Weite Verbreitung in den subtropischen und tropischen Gebieten Asiens, Afrikas, Zentral- und Südamerikas,Grenzen sind die Winterisothermen von 17 °C; in endemischen Gebieten größte Erkrankungshäufigkeit in der Altergruppe der 2 – 15jährigen; sporadisches Auftreten und große epidemische Ausbrüche, seit Anfang der 90er Jahre Ausbreitung in Südasien (Indien, Pakistan, Sri Lanka, Malediven, China) sowie Nord/Zentral (Mexiko, zentralamerikanische Landbrücke) und Südamerika (Ecuador, Kolumbien, Venezuela, Brasilien) sowie Nordostaustralien; Krankheitshäufigkeit: Ca 1 Fall/1.000 Reisende in Endemiegebieten.

Übertragungsweg: Stich durch infizierte Mücke (meist Aedes aegypti)

Inkubationszeit: 5 – 8 Tage

Krankheitsbilder: Drei verschiedene Manifestationsarten: Bei

- Denguefieber abrupter von Muskel- und Gelenkschmerzen begleiteter Fieberanstieg auf Werte bis zu 40 °C, haufig masern- oder scharlachartiges Exanthem, Fieber-Kontinua für zwei Tage, Fieberabfall und erneuter Anstieg am 7. Krankheitstag, danach Ausheilung, insgesamt günstige Prognose, bei
- Dengue-hämorrhagischem Fieber Fieber-Kontinua, spontane Blutungen, bei schwerem Verlauf Tachykardie, Hypotonie, Übergang in

– Dengue-Schocksyndrom mit Blutdruckwerten bis unter 20 mm Hg, Schockzeichen, Erhöhung der Serum-Transaminasen, Prognose abhängig von rechtzeitiger Schockbehandlung, Letalität zwischen 12 und 44 %.

Weitere Dengue-Fieber-Komplikationen: Hepatitis, Kardiomyopathie, Enzephalopathie. Vertikale Transmission mit neonatalem Denguefieber und häufigem Übergang in Dengue-Schocksyndrom möglich, weiterhin nosokomiale Übertragung (Kanülenstich).

Differentialdiagnosen: Malaria, Typhus, Leptospirose, Erkrankungen durch West-Nile-, Sindbis-, Mayro-, Ross-River- und Chikungunya-Virus-Infektionen

Labordiagnostik: serologische Diagnostik IgM- und IgG-Antikörpernachweis mittels ELISA (III–5.2) und Immunoblot (III–5.4) Kreuzreaktionen mit anderen Flaviviren möglich, Erregernachweis in Speziallaboratorien (bis zum 5. Krankheitstag) kaum indiziert, Anzuchtversuch mit Hilfe von Aedes albopictus-Zellen,

Therapie: symptomatisch

Prophylaxe: Vektorkontrolle (Mückenbekämpfung) bislang einzige Möglichkeit, tetravalente Vakzine in Entwicklung

Gesetzliche Regelungen: Krankheitsverdacht, Erkrankung und Tod bei Dengue-hämorrhagischem Fieber

Bedeutung als Berufskrankheit: In Mitteleuropa keine

I–32 Dientamoebiasis

Erreger: Dientamoeba fragilis. Keine Einstufung in eine Risikogruppe nach BioStoffV

Epidemiologie:weltweit verbreitete fakultativ pathogene Darm-Amöbe.

Übertragungsweg: wahrscheinlich fäkal-oral bzw. durch Einschluß in Eier des Madenwurms Enterobius vermicularis

Inkubationszeit: variabel

Krankheitsbilder: breiige Diarrhoen mit abdominalem Schmerz

Differentialdiagnosen: Infektionen durch darmpathogene Bakterien, Blastozyctose, Giardiasis; alimentär bedingte Diarrhoen;

Labordiagnostik: direkter mikroskopischer Nachweis der Amöben in frischen oder fixierten Faeces; Zystenstadien sind nicht bekannt, Anreicherung daher nicht möglich

Therapie: Metronidazol (54) (Dosierung wie bei Amöbiasis);
alternativ Doxycyclin(47) (2 x100 mg/d über 10 d), Paromomycin (126)(3 x 500 mg/d über 5 d)

Prophylaxe: keine spezifische Prophylaxe

Gesetzliche Regelungen: keine

Bedeutung als Berufskrankheit:keine

I–33 Diphtherie

Erreger: Corynebacterium diphtheriae (grampositives, nicht sporenbildendes Stäbchen), Aufnahme eines Toxiphagen führt zur Bildung eines Exotoxins: Protein mit zwei Untereinheiten, Molekulargewicht 62 kD, blockiert in Gegenwart von NAD durch ADP-Ribosylierung die Proteinsynthese. Wie bei einigen anderen Bakterien auch, gibt es bei C diphtheriae einen **Trägerstatus ohne Krankheitszeichen**. Einstufung in Risikogruppe 2 nach BioStoffV (alle *Corynebacterium spp.*)

Epidemiologie: Erkrankungen vorwiegend in den Ländern der Dritten Welt. In den USA dank strenger Überwachung nur noch wenige Fälle. Seit Beginn der 90er Jahre in den Nachfolgestaaten der Sowjetunion Epidemie mit mehreren 100.000 Fällen, seit 1997 langsam abklingend. Hier besondere berufliche Risiken im Gesundheitsdienst sowie bei (Grenz/Flughafen)Polizisten objektiviert. In Deutschland bei ungenügender Durchimpfungsrate Immunitätslücken, die immer wieder lokale Ausbrüche zur Folge haben. Im Mittel 3 gemeldete Fälle/Jahr in Deutschland (bei unbekannter Dunkelziffer durch ungenügende Diagnostik und laxes Meldeverhalten). Im Rahmen von Seroprävalenzstudien > 50 % der Bevölkerung ohne ausreichenden Schutz.

Übertragungsweg: Durch Tröpfcheninfektion oder infizierte Gegenstände, einzelne Laborinfektionen bekannt; nichttoxische Stämme können nach Aufnahme des Toxiphagen jederzeit zu hochpathogenen Toxinbildnern transferiert werden.

Inkubationszeit: 2 bis 5 Tage, mitunter langer Trägerstatus nach Infektion bzw. Erkrankung von bis dato gesunden Trägern im Rahmen anderer Infektionen.

Krankheitsbilder: Verlauf unter dem Bild eines Lokalinfekts (Rachenentzündung und Tonsillitis, leicht erhöhte Temperaturen, Ausbildung weißer Pseudomembranen, die zunächst nur auf den Tonsillen auftauchen und schließlich den gesamten Nasen-Rachenraum einnehmen. Ablösung nach einer Woche unter Entfieberung) oder einer toxischen Allgemeinerkrankung: Entweder gegen Ende des Lokalinfekts oder aber gleich zu Beginn Allgemeinreaktion mit Myokarditis, Endokarditis, Nephrose, Metastasierung mit Bildung von Diphtherietoxin in verschiedenen befallenen Organen, eitrig-blutige Nasendiphtherie bei Kleinkindern und Säuglingen wichtigste Komplikation. Bei primär toxischem Verlauf in der Regel schwere Schäden wie Polyneuritis diphtherica, Tod häufig durch zu späte Behandlung wegen Herzrhythmusstörungen und Myokardinsuffizienz, Letalität in Osteuropa ca. 3 %, in Deutschland um 20 % (durch Nichterfassung leichterer, antibiotisch therapierter und deshalb nicht gemeldeter Fälle?). In Entwicklungsländern immer noch weit verbreitete Hautdiphtherie.

Differentialdiagnosen: Andere Anginen wie A. Plaut Vincent, Leukosen, EBV-Infektionen, Mumps

Labordiagnostik: Erregernachweis mikroskopisch aus Nasen-Rachen- und Kehlkopfabstrichen im Direktpräparat (III–3.2), Kultivierung mit Hilfe von Selektivmedien (III–3.1) zur Beurteilung der biochemischen Syntheseleistungen (dadurch Differenzierung von apathogenen Corynebakterien), Toxinbildungsprüfung (Elek-Ouchterlony-Test), Antikörpernachweis diagnostisch ohne Bedeutung, jedoch wichtig zur Durchführung von Seroprävalenzstudien, ELISA-Tests meist unzuverlässig, Goldstandard: Neutralisationstest(III–5.9.).

Therapie: Bei Diphtherieverdacht sofort 500 – 1000 E/kg KG Diphtherieantoxin (Pferd – II–2.4.3), Penicillin G (1)(bei bekannter Allergie Erythromycin) hochdosiert. Bei toxischem Verlauf bis 2000 E Antitoxin, Absonderung des Erkrankten. Ergänzend Penicillin G für 10 Tage

Prophylaxe: Präexpositionell Diphtherieimpfung als Routine ab Säuglingsalter (D), i.d.R. Kombinationsvakzine, bei Heranwachsenden/Erwachsenen mit verminderter Dosis (d), passive Immunisierung im Bedarfsfall

Gesetzliche Regelungen: Krankheitsverdacht, Erkrankung und Tod sowie der Nachweis toxinbildender *Corynebacterium diphtheriae*-Isolate sind meldepflichtig; Tätigkeits-/Aufenthaltsbeschränkungen in Gemeinschaftseinrichtungen für Erkrankte, Krankheitsverdächtige und Keimträger bzw. Personen in Wohngemeinschaft mit diesen

Bedeutung als Berufskrankheit: In Deutschland derzeit keine, jedoch im Hinblick auf Erfahrungen in Osteuropa besonders auf flächendeckende Impfung in Risikobereichen (v.a. Gesundheitsdienst, Gemeinschaftseinrichtungen) achten, bei Tetanusprophylaxe immer an Verwendung von Kombinationsvakzinen (DT bzw. Td) denken.

I–34 Diphyllobothriasis (Fischbandwurm-Befall)

Erreger: Diphyllobothrium latum, Diphyllobothrium pacificum. Einstufung in Risikogruppe 2 nach BioStoffV (*D.latum*)

Epidemiologie: Verbreitung in Küstennähe oder an Binnenseen im Ostseeraum, Bodenseegebiet, Donaudelta, Schweiz, Italien (D.latum); D.pacificum in Chile, Peru

Übertragungswege: aus den mit den Faezes abgesetzten Eiern entwickeln sich im Süßwasser Larven die von Kleinkrebsen (1.Zwischenwirt) aufgenommen werden; dort Entwicklung zur sog. Procercoid-Larve; Nach Fressen des Kleinkrebses durch einen Raubfisch (2.Zwischenwirt) entwickelt sich die Plerocercoid-Larve, das sog. Sparganum, welches beim Verzehr der Fische (z.B. Hechte) vom Menschen aufgenommen wird

Inkubationszeit: Symptome frühestens nach 3 Wochen, i.d.R. viel später

Krankheitsbilder: langer symptomloser Verlauf bei Befall; nach Jahren ggf. Perniziosa-ähnliche Symptome auf Grund des Entzugs von Vit.B12 durch den täglich 9–15cm wachsenden Wurm (Endlänge bis zu 20 m): Müdigkeit, Parästhesien, Störungen des Gangs

Differentialdiagnosen: perniziöse Anämie, Befall mit anderen Würmern

Labordiagostik: Nachweis der Wurmeier im Stuhl nach MIFC- oder Sedimentations-Anreicherung

Therapie: Praziquantel (105)(25 mg/kgKG) oder Niclosamid (102) (2g) als Einmaldosis; ggf.Vit.-B12-Mangel substituieren

Prophylaxe: keine spezifische Prophylaxe

Gesetzliche Regelungen: keine

Bedeutung als Berufskrankheit: keine

Bemerkungen: Zur Therapiekontrolle sind mindestens 3 wöchentliche Stuhluntersuchungen empfehlenswert, frühestens 6 Wochen nach angeschlossener Behandlung

I–35 Dracunculose (Medinawurm-, Guineawurm-Befall)

Erreger: Dracunculus medinensis, 50–100cm x 1–2mm (Weibchen) bzw. 1–4cm x 0,4mm (Männchen) große Filarien. Einstufung in Risikogruppe 2 nach BioStoffV

Epidemiologie: Auftreten in relativ trockenen, regenarmen Gebieten West-, Ost- und Zentralafrikas, des Nahen und Mittleren Ostens, Indiens, der karibischen Inseln und des nördlichen Südamerika

Übertragungswege: Infektion des Menschen durch orale Aufnahme von Flohkrebsen, die D.m-Larven enthalten, mit dem Trinkwasser; im menschlichen Darm verlassen die Larven den Zwischenwirt und wandern in die inguinalen und axialen Lymphknoten; von dort aus Wanderung in das Unterhautgewebe; dort in 9–14 Monaten Auswachsen zur Geschlechtsreife

Inkubationszeit: variabel

Krankheitsbilder: chronische, geschwürige Prozesse am Ort des Austritts des D.m.-Weibchens, einer 2 – 7cm großen Papel, im Bereich des Knöchels oder unter der Mamma; bakterielle Superinfektion, Lymphangitis, gelegentlich Sepsis

Differentialdiagnosen: Haut-Eiterungen anderer Genese

Labordiagnostik: Makroskopischer Wurmnachweis an den Papeln, in der Unterhaut

Therapie: Extraktion des Adultwurmes; unterstützt durch nicht-wurmspezifische Therapie mit Metronidazol (54) (z.B. 400 mg/d über 10 -20d).

Prophylaxe: keine spezifische Prophylaxe, Abkochen von Trinkwasser!

Gesetzliche Regelungen: keine

Bedeutung als Berufskrankheit: keine

Therapie: Bislang nur symptomatisch (antipyretisch).

Prophylaxe: Keine spezifische Prophylaxe möglich.

Gesetzliche Regelungen: Keine.

Bedeutung als Berufskrankheit: Bislang nicht untersucht.

I–36 Dreitagefieber (Exanthema subitum, Roseola infantum)

Erreger: Humanes Herpesvirus 6 (HHV-6); Virus mit doppelsträngiger DNA, Familie Herpesviren; genetisch 2 Typen HHV-6A und HHV- 6B. Einstufung in Risikogruppe 2 nach BioStoffV

Epidemiologie: weltweite Verbreitung des Virus, akute Erkrankung in der Altersgruppe 6 – 18 Monate; nahezu 100%ige Durchseuchung bereits im Alter von 18 Monaten; lebenslange Viruslatenz in CD-4-Zellen

Übertragungsweg: direkt von Mensch zu Mensch über Sekrete, Speichel

Inkubationszeit: 5 – 15 Tage

Krankheitsbilder:
HHV-6B: Exanthema subitum: ohne Prodromi akut ansteigene Temperaturen (39 – 41 °C), dabei häufig Fieberkrämpfe, respiratorische Symptome und Durchfall, Entfiebe-

rung nach 3 -4 Tagen dabei Auftreten eines kleinfleckigen Exanthems am Stamm und Nacken, NAGAYAMA'sche Flecken, zervikale Lymphadenopathie; Leukopenie; HHV6A: Infektionen bei Immunsupprimierten: interstitielle Pneumonie, Hepatitis, Enzephalitis, Retinitis, persistierende makulopapulöse Exantheme

Differentialdiagnosen: andere exanthematische Virusinfektionen, Enterovirus-Enzephalitis; bei Immunsupprimierten CMV -Reaktivierung;

Labordiagnostik: direkter Virus-Nachweis mittels NAT/PCR (III–3.8)im Liquor oder peripheren Blut und Rachenabstrich; Therapie auch in der Viruslatenz möglich, daher nur begrenzt klinisch valide; IgM- spezifische Serodiagnostik mittels IFT (III–5.6) und ELISA (III–5.2)

Prophylaxe: keine sepzifische Prophylaxe

Gesetzliche Regelungen: keine

Bedeutung als Berufserkrankung: keine

I–37 Ebolavirus – Krankheit

Erreger: Ebolavirus, umhülltes, stäbchenförmiges RNA-Virus der Familie Filoviridae. Einstufung in Risikogruppe 4 nach BioStoffV!

Epidemiologie: Erregerreservoir bislang unbekannt. Immer wieder kleinere Epidemien in Zentral/Westafrika und im Sudan, hohe Durchseuchungsraten bei Bewohnern subsaharischer Länder, bei Tropenreisenden mit importierter Malaria in 10 % der Fälle serologische Hinweise auf durchgemachte Ebolavirusinfektion.

Übertragungsweg: Vorwiegend nosokomiale Infektionen, Blutkontakte.

Inkubationszeit: 4 – 16 Tage

Krankheitsbild: Plötzlicher Krankheitsbeginn mit Fieber, Kopf-, Hals- und Retrosternalschmerzen, Erbrechen, wäßrige Diarrhöen, Hämorrhagien lediglich im Schleimhautbereich, Hepatitis mit massiven Lebernekrosen, bisweilen Bewußtseinseintrübung mit psychomotorischer Unruhe, hohe Letalität.

Differentialdiagnosen: Gelbfieber, schwere Verläufe von Ruhr, Typhus und Malaria, Leptospirose, andere virusbedingte hämorrhagische Fieber.

Labordiagnostik: Nur in Speziallaboratorien Virusanzüchtung in Verozellen und BHK-Zellen aus Blut, Rachenspülwasser und Urin, Antigennachweis durch IFT (III–3.6) nach drei bis fünf Tagen, Schnelldiagnose mit NAT/PCR (III–3.8).

Therapie: Beherrschung der hämorrhagischen Diathese, Frischbluttransfusionen, Therapieversuche mit Ribavirin oder Interferon.

Prophylaxe: Keine spezifische Prophylaxe möglich.

Gesetzliche Regelungen: Krankheitsverdacht, Erkrankung und Tod sowie der indirekte und/oder direkte Erregernachweis bei Bezug zu akuter Infektion sind meldepflichtig

Bedeutung als Berufskrankheit. Bei Epidemien in Zentralafrika Personal im Gesundheitsdienst vermehrt betroffen.

Bemerkungen: Umgang mit Ebolavirus in Labors der Sicherheitsstufe 4. Pflege von Kranken mit „Barrier Nursing“ (Unterdruck unter Plastikzelten).

I–38 Echinokokkose

Erreger: Finnenstadien des Echinococcus granulosus (Hundebandwurm) bzw. Echinococcus multilocularis (Fuchsbandwurm). Einstufung in Risikogruppe 3 (**) nach BioStoffV

Epidemiologie: Weltweite Verbreitung von E. granulosus, regionale Häufung von E. multilocularis (entsprechend der Fuchsdichte!) z. B. in Südwestdeutschland (Schwäb. Alb), Schweiz.

Übertragungsweg: Übertragung durch Aufnahme der sehr umweltresistenten Eier, bei E. multilocularis z. B. durch kontaminierte Waldfrüchte.

Inkubationszeit: u. U. Monate bis mehrere Jahre.

Krankheitsbilder: E. granulosus: Entstehen raumfordernder, flüssigkeitsgefüllter Zysten = Hydatide (zystische Echinokokkose), meist in der Leber; E. multilocularis: Infiltrierend, destruierendes Wachstum durch multiple Blasenbildung (alveoläre Echinokokkose), lymphogen-hämatogene Aussaat. Beide Formen werden meist erst durch Komplikationen apparent: Anaphylaxie nach Zystenruptur, bronchopulmonale oder hepatobiliäre Obstruktion.

Differentialdiagnosen: Andere raumfordernde und entzündliche Erkrankungen, vor allem an Leber und Lunge.

Labordiagnostik: Diagnose durch bildgebende Verfahren bei E. granulosus (Oberbauch-Sonogramm), keine Probepunktionen!, Serodiagnostik

a) nicht speziesspezifisch: KBR (III–5.7), Indirekte Hämagglutination (III–5.5).
b) speziesspezifischer E. granulosus ELISA (III–5.2)

Therapie: Operative Entfernung der Zysten, soweit möglich. Chemotherapie mit Albendazol (98) 2 x 400 mg p.o., 3 Zyklen à 4 Wochen mit 2 wöchiger Unterbrechung; Kinder 15 mg/kg · d

Prophylaxe: Keine spezifische Prophylaxe verfügbar; Überwachung von Haustieren (Hunde, Katzen). Vermeiden des Genusses bodennah wachsender roher Waldfrüchte in Gebieten mit hoher Fuchsdichte.

Gesetzliche Regelungen: Nichtnamentliche Meldepflicht für direkten und/oder indirekten Erregernachweis

Bedeutung als Berufskrankheit: Als Berufskrankheit bei Förstern und Waldarbeitern möglich.

I–39 ECHO-Virus-Infektionen

Erreger: ECHO (enteric cytopathogenic human orphan)-Viren (RNA-Viren, Genus Enteroviren, Familie Picornaviren), bislang > 30 Serotypen bekannt. Einstufung in Risikogruppe 2 nach BioStoffV

Epidemiologie: Weltweite Verbreitung, sporadisches und epidemisches Auftreten; Häufigkeitsgipfel im Sommer/Frühherbst. Übertragungsweg: fäkal-oral, Tröpfcheninfektion, hohe Umweltresistenz der Viren begünstigt Überleben an Händen und Gegenständen, in Wasser (Schwimmbäder) und in Lebensmitteln.

Inkubationszeit: 3 – 6 (2 – 35) Tage, Ansteckungsfähigkeit 3 Tage vor Erkrankungsbeginn, bis > 14 Tage Infektiosität durch Virusausscheidung mit dem Stuhl.

Krankheitsbilder: Überwiegend inapparante bzw. subklinische Verläufe als „Sommergrippe"; bei symptomatischen Verläufen auch rasch einsetzender Fieberanstieg mit respiratorischen, gastroenteritischen und/oder meningealen Symptomen, gute Prognose; gelegentlich Verläufe mit Poliomyelitis-ähnlicher Symptomatik; bei Neugeborenen schwere systemische Erkrankung.

Differentialdiagnosen: Enteritiden durch zahlreiche andere Erreger, aseptische Meningitis, Poliomyelitis, grippale Infekte.

Labordiagnostik: Erregernachweis durch RT–PCR (III–3.8.) oder Anzucht auf Zellkultur aus Stuhl, Rachenspülwasser, Liquor ggf. Biopsiematerial (III–3.5); Serodiagnostik durch Nachweis einer Serokonversion in der KBR (III–5.7) durch breite Kreuzreaktivität der Enteroviren erschwert.

Therapie: Bei Meningitis Corticoide und Immunglobuline, ansonsten symptomatisch.

Prophylaxe: Keine spezifische Prophylaxe möglich.

Gesetzliche Regelungen: erregerspezifisch keine

Bedeutung als Berufskrankheit: Keine.

I–40 Ehrlichiose

Erreger: Verschiedene genetisch eng verwandte Species des Genus Ehrlichia E. sind gramnegative obligat intrazelluläre Bakterien, die in Zellen des retikulohistiozytären Systems parasitieren. *E.chaffeensis*: Humane Monozytäre Ehrlichiose (HME); *E.sennetsu*: Sennetsu – Fieber; *"HGE" -Ehrlichia*: Humane Granulozytäre Ehrlichiose. Einstufung in Risikogruppe 2 nach BioStoffV (alle *Ehrlichia spp.*)

Epidemiologie: seit 1986 mehrere Hundert Fälle von HME in den USA und einzelne Fälle in Europa und Afrika, vor allem bei älteren männlichen Patienten,Sommergipfel

Übertragung: durch Stich der jeweiligen als Vektor fungierenden Zeckenart: Amblyoma americanum (*E.chaffeensis*); Ixodes scapularis („HGE")

Inkubationszeit: HME: 7–21 Tage ; HGE: 8 Tage

Krankheitsbilder: abrupter Beginn mit Fieber > 38 °C, Kopfschmerz, Myalgie, Schüttelfrost, Erbrechen und Anorexie, nur in 10% taucht ein flüchtiges Exanthem an Handflächen und Fußsohlen auf; Leuko- und Thrombopenie, Transaminasen-Erhöhung, beim Sennetsu-Fieber ist eine Lymphadenopathie (postaurikulär) typisch; HGE verläuft schwerer, Letalität hier 5%; E.chaffeensis -Infektionen können persistieren

Differentialdiagnosen: in Europa vor allem Lyme-Borreliose,

Labordiagnostik: Nachweis typischer „Morula" in Monozyten (HME) oder Granulozyten (HGE) gelingt im akuten Stadium selten; besser NAT/PCR (III–3.8) im peripheren Blut;Serodiagnostik mittels indirekter IFT (III–5.6) unter Verwendung oder kommerziell erhältlichem Immunoblot (III–5.4.)

Therapie: Doxycyclin (47).

Prophylaxe: Keine spezifische Prophylaxe bekannt, Prävention durch Schutz vor Zekkenstich in endemischen Regionen.

Gesetzliche Regelungen: Keine.

Bedeutung als Berufskrankheit: Nicht bekannt.

I–41 Enterobacteriaceae-Infektionen

Erreger: Zu den Enterobacteriaceae gehören gramnegative, fakultativ anaerobe, sporenlose Stäbchen der Genera Escherichia (I–31), Shigella (I–94), Salmonella (I–90), Yersinia (I–108), die nachfolgend abzuhandelnden Citrobacter, Klebsiella, Enterobacter, Serratia, Hafnia, Edwardsiella, Proteus, Providencia und Morganella sowie die seltener differenzierten bzw. in ihrer Humanpathogenität nicht einzuordnenden Cedecea, Ewingella, Luyvera, Koserella, Leclercia, Leminorella, Moellerella, Tatumella und Yokenella. Ohne medizinische Bedeutung sind die Gattungen Erwinia, Budvicia, Buttiauxella, Obesumbacterium, Pragja, Rahnella und Xenorhabdus. *Enterobacteriaceae* sind mit Ausnahme von EHEC (I–45), *Salmonella typhi* (I–144), *Shigella dysenteriae* I (I–132) und *Yersinia pestis* (I–110) in Risikogruppe 2 nach BioStoffV eingestuft.

Epidemiologie: Enterobacteriaceae sind fakultativ pathogene Bakterien. Der normale Standort der Enterobacteriaceae ist das Intestinum von Mensch und Tier, die verschiedenen Spezies sind jedoch weit in der Umwelt verbreitet: Oberflächenwasser, Pflanzen, Erdboden; die durch sie hervorgerufenen Infektionen treten weltweit auf, ihr Spektrum korreliert mit dem Entwicklungsstand der Region: allgemeine hygienische Bedingungen (Trinkwasserversorgung, Nahrungswirtschaft), Niveau der stationären medizinischen Versorgung.

Übertragungsweg: Die Übertragung der Enterobacteriaceae erfolgt vorwiegend fäkal-oral durch kontaminierte Nahrungsmittel, Oberflächen- und Trinkwasser (intestinale Infektionen). Extraintestinale Infektionen setzen eine verminderte körpereigene Abwehr voraus und sind vor allem als nosokomiale Infektionen im Krankenhaus bedeutsam.

Inkubationszeit: Bei intestinalen Infektionen Stunden bis wenige Tage, für extraintestinale Infektionen kann eine Inkubationszeit nicht angegeben werden.

Krankheitsbilder:

a) intestinale Infektionen: Erbrechen, Gastroenteritis mit vorwiegend wäßriger Diarrhoe über wenige Tage kann nach Aufnahme größerer Keimzahlen (als Richtwert gilt eine Keimzahl von > 10^5/g bzw. ml), zur Gewebsinvasion führen. Zur Bildung von Enterotoxinen sind die genannten Gattungen im allgemeinen nicht befähigt
b) extraintestinale Infektionen werden fast ausschließlich im Krankenhaus erworben und manifestieren sich, abhängig von der Abwehrlage des Patienten und einer evtl. vorausgegangenen Selektion der Erreger durch Antibiotikatherapie, als Harnwegsinfektion (Zystitis, Pyelonephritis), Pneumonie, Septikämie, Wundinfektion, seltener als Meningitis.

Differentialdiagnosen: Bei intestinalen Infektionen kommen differentialdiagnostisch alle „spezifischen" bakteriellen Darminfektionen (Salmonellose, Shigellose, Campylobacter-Infektionen, Infektionen durch darmpathogene E. coli), aber auch virale Ursachen (Rota-, Adeno-, Norwalk-Viren), Isospora, Kryptosporidien und Giardia sowie nicht-infektiöse Ursachen in Betracht.

Labordiagnostik: Kultureller Erregernachweis (III–3.1) aus Stuhl und verdächtigem Lebensmittel (Keimzahlbestimmung!) bei intestinalen Infektionen. Cave: Auftreten der Erreger auch im Darm Gesunder! Erregernachweis aus Urin, Wundabstrich, in der Blutkultur und sorgfältige Differenzierung, bei Verdacht auf Hospitalinfektionen Stammtypisierung (III–3.4) zur Diagnostik bei extraintestinalen Infektionen; keine Serodiagnostik

Therapie: Bei intestinalen Infektionen i. d. R. keine spezifische Therapie; Therapie extraintestinaler Infektionen nach Antibiogramm, hohe natürliche und erworbene Resistenz bei Hospitalstämmen; initial meist Kombination Cephalosporine (z.B.19) + Aminoglykosid (z.B.41) angezeigt.

Prophylaxe: Keine spezifische Prophylaxe.

Gesetzliche Regelungen: Meldepflicht bei Verdacht auf intestinale Infektion als Gruppenerkrankung; Hospitalismus.

Bedeutung als Berufskrankheit: Keine.

I–42 Epstein-Barr-Virus (EBV)-Infektionen

Erreger: Epstein-Barr-Virus (EBV, DNA-Virus, Familie Herpesviren). Einstufung in Risikogruppe 2 nach BioStoffV

Epidemiologie: Weltweite Verbreitung. Durchseuchung im subsaharaischen Afrika schon bei Kleinkindern fast vollständig, in Europa, Nordamerika und Australien erst im zweiten bis dritten Lebensjahrzehnt.

Übertragungsweg: Tröpfcheninfektion, Schleimhautkontakt, Sexualkontaktübertragung fraglich, Übertragung durch Transplantate sowie Bluttransfusionen in zahlreichen Fällen gesichert.

Inkubationszeit: Ein bis zwei Monate. Bei bis zu 30 % der Seropositiven Ausscheidung von EBV mit dem Speichel und damit Infektiosität.

Krankheitsbilder: In der Kindheit häufig inapparenter Verlauf, im Jugendlichen- und Erwachsenenalter in jedem zweiten Fall Pfeiffer'sches Drüsenfieber (Infektiöse Mononukleose) mit Lymphadenitis, Fieberschüben, Angina, Pneumonie und Hepatitis, selten Meningitis. In afrikanischen und lateinamerikanischen Malariagebieten sowie in Neuguinea Burkitt-Lymphom mit schlechter Prognose, allerdings häufigen, über Jahre dauernden Remissionen unter Chemotherapie. Beteiligung von EBV am nicht-endemischen Burkitt-Lymphom (in Nordamerika mit seltenen Fällen bei weißer Bevölkerung) umstritten. Weiterhin Assoziation mit Nasopharynxkarzinom und nach neueren Berichten mit dem Morbus Hodgkin. Bei Immunsupprimierten und HIV-Patienten B-Zell-Lymphome.

Differentialdiagnosen: Erkrankungen durch CMV, Leukosen

Labordiagnostik: Serologische Diagnostik durch Antikörpernachweis mit ELISA (III–5.2) und indirektem IFT (III–5.6) . Die Verwendung früher und später Virusantigene gestattet die Differenzierung . Primoinfektion: Anti-EBNA-IgG negativ, EA-Antikörper und ggf. anti-VCA-IgM positiv von Reaktivierung/Rekrudeszenz (Anti-EBNA-IgG positiv, Anti-VCA-IgG positiv, EA-Antikörper positiv) Virusnachweis mit Hilfe der DNA-Hybridisierung (III–3.7) oder NAT/ PCR (III–3.8) nur beim Verdacht auf chronisch-aktive Infektion indiziert (Nachweis spezifischer mRNA)

Therapie: Symptomatisch. Versuche mit Alpha-Interferon (97) im Gegensatz zu Aciclovir erfolgversprechend.

Prophylaxe: Impfstoff in Entwicklung, jedoch erst frühestens in mehreren Jahren zu erwarten, Immunglobulinprophylaxe nicht möglich.

Gesetzliche Regelungen: Keine

Bedeutung als Berufskrankheit: In einigen Fällen berufsbedingte Übertragung von EBV im Gesundheitsdienst (Krankenhaus) gesichert.

I–43 Erysipel

Erreger: Betahämolysierende Streptokokken der Gruppe A. Einstufung in Risikogruppe 2 nach BioStoffV

Epidemiologie: Eher seltene Erkrankung.

Übertragungsweg: Nach Verletzung von Haut oder Schleimhaut Eintritt des Erregers via Schmierinfektion/Kontaktinfektion/kontaminierte Gegenstände oder auch Tröpfcheninfektion.

Inkubationszeit: 1 bis 4, in Extremfällen 10 Tage.

Krankheitsbilder: Schmerzhafte Schwellung und scharf begrenzte, sich schnell flächenhaft ausbreitende Rötung der Haut mit Lokalisation im Gesicht, seltener am Gesäß oder im Abdominalbereich.

Differentialdiagnosen: Phlegmone, Allergische Hauterkrankungen, Erysipeloid, Ekzeme verschiedenartiger Ätiologie.

Labordiagnostik: Erregernachweis durch kulturelle Anzucht (III–3.1); Serodiagnostik mittels Antistreptolysin-Reaktion (III–5.9) allein wenig hilfreich.

Therapie: Penicillin V (2) 1.5 – 3 Mio E/d p.o. für 10 – 14 Tage oder Penicillin G (1) 5 – 10 Mio E/d i.v., alternativ Cephalosporine oder (bei Allergie) Makrolide.

Prophylaxe: Nicht möglich.

Gesetzliche Regelungen: Bei gehäuftem Vorkommen in Einrichtungen des Gesundheitsdienstes Meldepflicht.

Bedeutung als Berufskrankheit: Keine.

I–44 Erysipeloid (Schweinerotlauf)

Erreger: Erysipelothrix rhusiopathiae: grampositive aerobe Stäbchen. Einstufung in Risikogruppe 2 nach BioStoffV

Epidemiologie: Weltweit sporadisch, in Mitteleuropa sehr selten auftretende Erkrankung.

Übertragungsweg: Inokulation der Erreger durch kleine Hautläsionen an Fingern und Händen beim Umgang mit infiziertem Tiermaterial (Fleisch, Fische, Geflügel, Wild).

Inkubationszeit: 1–4 Tage.

Krankheitsbilder: Hauterysipeloid (mild und lokal, oder schwer und generalisiert), Septikämie und Arthritis sehr selten, selten auch eine Endokarditis, die sich an gesunden Herzklappen manifestiert, hohe Letalität.

Differentialdiagnosen: Paronychie.

Labordiagnostik: Kultureller Erregernachweis aus Hautbiopsie bzw. Blutkultur bei Sepsis und Endokarditis(III–3.1).

Therapie: Penicillin V (2) 1,2–3 Mio E/d p.o.für 10 Tage, bei Endokarditis Penicillin G (1) 20 Mio E/d über 4 Wochen; alternativ Ampicillin (3), Ciprofloxacin (33), Cefotaxim (19)

Prophylaxe: Keine spezifische Prophylaxe bekannt.

Gesetzliche Regelungen: Keine.

Bedeutung als Berufskrankheit: Vereinzelt Berufskrankheit bei Metzgern und in der Fleischverarbeitung.

I–45 Escherichia coli-Infektionen

Erreger: Stämme der Spezies Escherichia coli: gramnegative, fakultativ anaerobe, sporenlose Stäbchen der Familie Enterobacteriaceae, mit unterschiedlichen Virulenzmerkmalen: Toxinbildung (Enterotoxin, Verotoxin, Hämolysin); Kapselbildung; Bildung von Adhäsinen (Pili/Fimbrien, Kolonisationsfaktoren); Klassifizierung nach O- (Lipopolysaccharid), H- (Geißel) und K- (Kapselpolysaccharid) Serotypen. Verotoxin-bildende E.coli (EHEC) sind in Riskogruppe 3 (**) nach BioStoffV eingestuft, alle weiteren humanpathogenen Formen in Risikogruppe 2.

Epidemiologie: E. coli-Infektionen sind weltweit verbreitet als sporadisch/epidemisch auftretende Darminfektionen [ETEC-Stämme in (Sub)Tropen]; sporadisch/nosokomial auftretende extraintestinale Infektionen.

Übertragungsweg: E. coli gehört zur normalen Standortflora des menschlichen Darms; Erwerb nichtpathogener und virulenter Stämme durch orale Aufnahme über kontaminierte Lebensmittel/ Trinkwasser/Gegenstände; Autoinfektion (per continuitatem) über die perineale Flora bei Harnwegsinfektion; Übertragung Mutter/ Neugeborenes intra partum (E. coli K 1-Meningitis). Inkubationszeit: Kann nur für intestinale Infektionen angegeben werden: ETEC 1–2 Tage, EPEC/EIEC 2–6 Tage; längere Inkubationszeit für EHEC 4–10 Tage.

Krankheitsbilder:

a) Intestinale Infektionen durch enterotoxinbildende Stämme (ETEC): choleraähnliche Erkrankungen mit vorwiegend wäßrigen Entleerungen; "Reisediarrhoe"; Südostasien, Mittel-und Südamerika, Afrika
enteroinvasive Stämme (EIEC): ruhrähnliches Bild (z. B. O 124); Fieber, schwere blutig-schleimige Durchfälle, Dauer 1 – 15 Tage; enteropathogene Stämme (EPEC): Säuglings-Enteritis (z. B. O 55, O 111, O 127 u. a.),Kleinkinder bis zu 2 Jahren betroffen, wäßrige Durchfälle 10–20 Entleerungen pro Tag, Dauer 10–14 Tage; enteroaggregative Stämme (EaggEC): akute und länger anhaltende (> 14 Tage) Durchfälle bei Kindern, ggf. blutig, auch Fieber, Erbrechen enterohämorrhagische Stämme (EHEC, Verotoxin-Bildner): abdominale Krämpfe, blutige Enterokolitis, in 8% der Fälle hämolytisch-urämisches Syndrom, häufigste Ursache für akutes Nierenversagen im Kindesalter (v. a. O 157)

b) extraintestinale Infektionen: Harnwegsinfektionen (Zystitis, Pyelonephritis): wichtigster Erreger; nosokomiale Infektionen: Verursacher von 10–15 % der postoperativen Wundinfektionen, 7% der nosokomialen Pneumonien; Neugeborenen-Sepsis/ Meningitis (E. coli K 1).

Differentialdiagnosen: a) Salmonellose, Shigellose, Campylobacter-Infektionen, Cholera, unspezifische Lebensmittelvergiftungen b) Infektionen durch andere Enterobacteriaceae; bei Neugeborenen-Sepsis: B-Streptokokken, Listeriose.

Labordiagnostik: Erregernachweis durch kulturelle Anzucht aus Stuhl, Urin, Eiter/ Wundsekret und Venenblutkultur/Liquor (Neugeborenen-Sepsis) (III–3.1); biochemische Differenzierung (Hämolysin-Nachweis, Nachweis fehlender Sorbit-Fermentation), serologische Differenzierung der O-Antigene (III–3.4);
Nachweis der Toxigenität im Kulturüberstand durch DNA-Hybridisierung (III–3.7) oder NAT/PCR (III–3.8) orientierende EHEC – Schnelldiagnostik durch direkten Verotoxin-Nachweis im Stuhl mittels ELISA (III–3.6) oder Latex-Partikel-Agglutination (III–3.6); Serodiagnostik unüblich, jedoch bei hämolytisch-urämischem Syndrom durch E. coli O157 ELISA (III–5.2) oder Immunoblot (III–5.4) möglich.

Therapie:

a) eine routinemäßige antibiotische Therapie von E.coli-Enteritiden wird nicht empfohlen ! bei Immunsupprimierten ggf. Cotrimoxazol (50) oder Ciprofloxacin (33)

b) Therapie nach Resistogramm, empirische Kombinationstherapie ß-Laktam+ Aminoglykosid

Prophylaxe: Noch keine spezifische Prophylaxe verfügbar. Cotrimoxazol (50) zur Prävention von ETEC-Infektionen bei Reisen in Endemiegebiete (travellers diarrhea) diskutiert. Ein Impfstoff wird in den nächsten Jahren erwartet.

Gesetzliche Regelungen: Krankheitsverdacht, Erkrankung und Tod sind bei hämolytisch urämischem Syndrom (HUS) und bei infektiöser Gastroenteritis (Gruppenerkrankung, Beschäftige in Risikobereichen) meldepflichtig; Meldepflicht für direkten Nachweis von EHEC und sonstigen darmpathogenen E.coli-Isolaten bei Hinweis auf akute Infektion; Tätigkeits- bzw. Aufenthaltsbeschränkung für Gemeinschaftseinrichtungen für Erkrankte, Krankheitsverdächtige und Ausscheider von EHEC bzw. für Personen aus deren Wohngemeinschaften; Tätigkeits- und Beschäftigungsverbot für Erkrankte und Ausscheider von EHEC im Lebensmittelverkehr

Bedeutung als Berufskrankheit: Keine.

I–46 Fasciolose (Leberegel – Befall)

Erreger: Fasciola hepatica, 2–5cm x 4–13mm große Trematode. Einstufung in Risikogruppe 2 nach BioStoffV

Epidemiologie: weltweite Verbreitung des Erregers; die Erkrankung ist geknüpft an Ernährungsgewohnheiten z.B. den Verzehr von Wasserkresse in Frankreich

Übertragungswege: die Eier der bei Rind und Schaf vorkommenden Leberegel werden mit den Faezes abgesetzt und reifen in 1–2 Wochen zu Wimpernlarven (Mirazidien) heran, welche Wasserschnecken befallen; in diesen entstehen Zerkarien, die sich als Metazerkarien an Wasserpflanzen festsetzen und vom Endwirt (Rind,Schaf) aufgenommen werden; die seltene Infektion des Menschen erfolgt durch Aufnahme der Metazerkarien beim Verzehr von Salat, Kresse; im menschlichen Darm schlüpfen die Larven, durchdringen die Darmwand und wandern in die Leber ein

Inkubationszeit: 3 – 12 Wochen

Krankheitsbilder: als Folge der Wanderung der Larven Fieber, Mattigkeit, Lebervergrößerung mit Leberentzündung; später Dyspepsie, Leibschmerzen, Erweiterung der Gallengänge; sekundäre Anämie mit deutlicher Eosinophilie

Differentialdiagnosen: Hepatitiden, Cholezystitiden

Labordiagnostik: Ei – Nachweis im Stuhl meist wenig erfolgreich; Ggf. Nachweis der Eier durch Punktion von Leberzysten; Serologische Diagnostik durch ELISA (III–5.2) kann hilfreich sein

Therapie: Triclabendazol (109) 10 mg/kgKG einmalig; Wurmabgang auch durch Praziquantel (105) in der Tagesdosis, sechsfach aufgeteilt über 3 – 7 d

Prophylaxe: keine spezifische Prophylaxe; Salat gut waschen

Gesetzliche Regelungen: keine

Bedeutung als Berufskrankheit: keine

I–47 Filariosen

Erreger: Es gibt 9 bekannte Spezies von Filarien, für die der Mensch Endwirt ist, von diesen verursachen 5 eine Erkrankung: Wucheria bancrofti, Brugia malayi, Brugia timori, Onchocerca volvulus, Loa loa. Einstufung in Risikogruppe 2 nach BioStoffV

Epidemiologie: Etwa 1 Milliarde Menschen leben in den tropischen Endemiegebieten, von denen etwa 150 Millionen mit einer der Spezies infiziert sind.

Übertragungsweg: Im peripheren Blut befindliche Mikrofilarien werden von Moskitos beim Stich aufgenommen, entwickeln sich im Vektor zu infektiösen Larven und werden bei erneutem Stich übertragen. Die Überträger von Onchocerca volvulus sind Fliegen der Gattung Simulium („schwarze Fliegen“).

Inkubationszeit: Auftreten erster Symptome etwa 3 Monate nach Erstinfektion bei Wucheria und Brugia, etwa 9–18 Monate bei Onchocerca volvulus.

Krankheitsbilder: Erwachsene Filarien besiedeln je nach Spezies das Lymphsystem, das Subkutangewebe, das tiefe Bindegewebe oder seröse Höhlen; akute Manifestationen äußern sich als rezidivierende Episoden von Fieberattacken und Lymphadenitis, die zu Ödem, Abszedierung, Ulzeration und Narbenbildung innerhalb 2 Wochen bis 3 Monaten führen (Inguinalragion bei Filariasis bancrofti und Filariasis brugii), chronische Verläufe führen zu Hydrocelen-Bildung oder zum Bild der Elephantiasis. Tropische pulmonale Eosinophilie: Atemnot, Eosinophilie, BSG-Erhöhung, pulmonale Verschattungen (Indien, Südostasien, hervorgerufen durch Wucheria, Brugia). Erwachsene Onchocerca-Filarien leben in fibrösen Knötchen (Lebensdauer bis zu 15 Jahre), Mikrofilarien dringen in die Haut ein und führen zu eosinophilen Granulomen (Juckreiz), Eindringen ins Auge (über die Haut und Cornea oder auf dem Blutweg) führt zu sklerosierender Keratitis, Fundusläsion, Optikusneuritis bis zur Erblindung (Flußblindheit, river blindness, wegen der Verbreitung der Similium-Vektoren entlang der großen Flüsse).

Differentialdiagnosen: Filarien-Adenolymphangitiden: bakterielle Infektionen; kutane Onchozerkose: Skabies.

Labordiagnostik: Nachweis von Mikrofilarien im Blutausstrich, in der Haut bzw. im Auge; Mazotti-Test: Auftreten von starkem Juckreiz beim Infizierten innerhalb 30min-24h nach Diethylcarbamazin-Gabe; Serodiagnostik mittels indirekter IFT (III–3.6) und ELISA (III–5.2) unsicher.

Therapie: Chemotherapie mit Diethylcarbamazin (99), Beginn initial mit 50 mg; Steigerung auf 3 x 150 mg, bzw. 3 x 2 mg/kgKG täglich über 2 – 3 Wochen, Gesamtdosis 72 mg/kgKG

Prophylaxe: Expositionsprophylaxe gegenüber den Vektoren.

Gesetzliche Regelungen: Erkrankung sowie direkter und/oder indirekter Erregernachweis bei Bezug zu akuter Infektion meldepflichtig

Bedeutung als Berufskrankheit: Keine.

I–48 Fleckfieber (Flecktyphus, Typhus exanthematicus)

Erreger: Rickettsia prowazeki (unbewegliche, aerobe, obligat intrazelluläre Bakterien). Einstufung in Risikogruppe 3 nach BioStoffV

Epidemiologie: Verbreitung weltweit in Ländern mit niedrigem hygienischen Standard, Epidemien in Kriegs- und Hungerzeiten.

Übertragungsweg: Perkutan oder aerogen über Kleiderläuse.

Inkubationszeit: 10 bis 14 Tage, in Extremfällen 5–23 Tage.

Krankheitsbilder: Fieberanstieg auf Werte um 40–40,5 °C innerhalb von 2 bis 3 Tagen, danach Ausbildung von Roseolen, Splenomegalie, bei bis zu 20% der Betroffenen Tod durch kardiale Dekompensation und/oder Enzephalitis in der zweiten Krankheitswoche, Polyneuritis nach 3 bis 5 Wochen. Lebenslange Immunität gegen Neuinfektionen; durch Persistenz und Reaktivierung der Erreger kann es jedoch nach einer Latenz von vielen Jahren zu Rezidiven **(Brill-Zinsser-Krankheit)** kommen.

Differentialdiagnosen: Typhus abdominalis, Influenza.

Labordiagnostik: Erregernachweis – Dottersackausstrich, Färbung bzw. Tierversuch und Übertragung von Hirnmasse auf Dottersack, Antikörpernachweis mit Hilfe der Weil-Felix-Reaktion (III–5.1).

Therapie: Doxycyclin (47) 200mg/d bis 3 Tage nach Entfieberung, alternativ Chloramphenicol (48).

Prophylaxe: Bekämpfung von Kleiderläusen, allgemeine Hygiene, bei Gefährdung (Einreise in Hochendemiegebiete) entweder Antibiotikaprophylaxe oder Schutzimpfung (II–3.11.5).

Gesetzliche Regelungen: Meldepflicht und Behandlungspflicht im Krankenhaus bei Verdacht auf oder Erkrankung an Fleckfieber.

Bedeutung als Berufskrankheit: In Europa derzeit keine.

Bemerkungen: Ähnliche Krankheitsbilder werden auch bei anderen Rickettsiosen sowie beim Fünftagefieber (Wolhynisches Fieber, Trench Fever) beobachtet.

I–49 Frühsommer-Meningoenzephalitis (FSME)

Erreger: FSME-Virus (RNA-Virus, Genus Flaviviren, Familie Togaviren, Gruppe-B-Arboviren). Einstufung in Risikogruppe 3 (**) nach BioStoffV

Epidemiologie: Mittel- und Osteuropa, westlicher Balkan bis zur Adria (Kroatien, Slowenien) Baltikum, Teile Skandinaviens, Ostfrankreich, Nordasien. Bei Durchseuchungsstudien Seroprävalenz bis 30 % (Nordasien), in europäischen Hochendemiegebieten (z.B. Freiburger Raum, große Teile Österreichs) bis 10 %, bei Risikopersonen (z.B. Forstarbeiter, Landwirte) bis 6fach höher

Übertragungsweg: Erregerreservoir Mäuse, Maulwürfe, Igel, Füchse, Rehe, Übertragung durch Zecken und Zeckenstich auf Weidetiere (z.B. Kühe, Schafe, Ziegen) und auf den Menschen. Schwere Infektionen bei Hunden bekannt. Weitere Infektionsmöglichkeiten: Einatmen infektiösen Materials, Verzehr von unbehandelter, nicht pasteurisierter Ziegen-, Schafs- oder Kuhmilch oder daraus hergestellten Produkten (z.B. Jogurt).

Inkubationszeit: 1 Woche bis zur ersten Erkrankungsphase. Extreme: 3 bis 14 Tage.

Krankheitsbilder: Manifestationsrate nach neueren epidemiologisch untermauerten Schätzungen bis 50 %. Synonyma: Zentraleuropäische Enzephalitis (CEE), Kumlinge-Krankheit, Zecken-Enzephalitis (Tick borne encephalitis, TBE), Russian Spring-Summer-Encephalitis, Far Eastern Encephalitis. Zweiphasiger Krankheitsverlauf. Während der ersten Phase Fieber mit Temperaturen bis 38 °C, gastrointestinale Beschwerden, Katarrh, Kopfschmerzen, Dauer bis zu vier Tagen. Dann nach erscheinungsfreiem Intervall von ca. einer Woche bei einem erheblichen Teil der Infizierten neurologische Erkrankung mit Meningitis (bei der Hälfte der Betroffenen), Meningoenzephalitis (einem Drittel) und (selten) Meningomyelitis oder Enzephalomeningomyelitis mit Paresen. Fieber bis 40 °C, Letalität 1 %, Defektheilungen bei bis zu 10 % der Betroffenen. Immunität nach Erkrankung oder stiller Feiung lebenslang.

Differentialdiagnosen: Poliomyelitis, andere viral bedingte Meningoenzephalitiden, Lyme-Borreliose

Labordiagnostik: Serodiagnostik durch IgG-und IgM-spezifischen Antikörpernachweis mit ELISA (III–5.2) ; direkter molekularer Virusnachweis im Liquor durch RT -PCR (III–3.8);

Therapie: Symptomatisch

Prophylaxe: Früher postexpositionell FSME-Immunglobulin (II.2.4.4) bei Kindern mittlerweile obsolet, bei Erwachsenen (wohl auf Grund vorher stattgehabter Zeckenexposition) fatale Verläufe bekannt. Simultanimpfung (aktiv/passiv) ebenfalls mit ungünstigen Ergebnissen. Daher sollte spätestens aus Anlaß des Zeckenstichs die Impfindikation gestellt werden. Die gleichzeitig gegebene Borrelien-Infektionsmöglichkeit sollte immer mit bedacht werden Präexpositionell Schutzimpfung (II–3.11.6). Zeckenentfernung durch Herausheben mit einem spitzen Gegenstand verhindert Infektion nicht, sollte aber dennoch vorgenommen werden.

Gesetzliche Regelungen: Indirekter und/oder direkter Virusnachweis bei Bezug zu akuter Infektion meldepflichtig

Bedeutung als Berufskrankheit: Berufsrisiken bei Garten- und Waldarbeitern nur seroepidemiologisch objektivierbar (s.o.), wegen Untererfassung der Fälle ansonsten schwierig. Darüber hinaus Laborinfektionen (Ärzte, MTA etc.) bekannt.

I–50 Gasbrand (Gasödem)

Erreger: Clostridium perfringens, C. novyi, C. septicum, C. histolyticum (grampositive, anaerobe sporenbildende Stäbchenbakterien). Einstufung in Risikogruppe 2 nach BioStoffV

Epidemiologie: Weltweit verbreitete Infektion, die als Folge normaler und iatrogener Traumata entstehen kann, wenn bestimmte lokale Voraussetzungen gegeben sind: Ischämie, Nähe zu fäkalen Standorten der Bakterien einerseits; unzureichende chirurgische Versorgung andererseits; bei weitem am häufigsten tritt C. perfringens Typ A auf; C. novyi in etwa 20–30%, C. septicum in 5 -20%.

Übertragungsweg: Clostridien werden ubiquitär im Erdreich und im Darminhalt Gesunder gefunden; Kontamination von Wunden mit Schmutz bzw. Faezes bei gleichzeitigem Sauerstoffmangel-Milieu begünstigen das Angehen der Infektion, besondere Gefährdung deshalb bei Schußwunden, tiefen Wunden nach Verkehrsunfällen, postoperativ nach chirurgischen Eingriffen am Dickdarm; hohe Gefährdung bei älteren Patienten.

Inkubationszeit: variabel i. d. R. weniger als 4 Tage, oft weniger als 24 Std., aber auch lange Inkubationszeiten 1 – 5 Tage (bis zu mehreren Wochen)

Krankheitsbilder: Plötzlich auftretender Wundschmerz, Ödem, Entwicklung hämorrhagischer Vesikel (Clostridien-Zellulitis) gefolgt von Myonekrosen, später Gasbildung mit Krepitation, Berührungsempfindlichkeit des Wundbezirks, hohe Pulsfrequenz bei relativ geringer Temperatur-Erhöhung als Ausdruck der kardialen Wirkung des Clostridien-Toxins als Signum mali omnis, der Tod kann innerhalb 48 Std. eintreten.

Differentialdiagnosen: Streptokokkenmyositis, Zellulitis durch gramnegative anaerobe Stäbchen (z. B. Bacteroides), phlegmonöse Enterobakterien-Wundinfektion.

Labordiagnostik: Mikroskopie! Im Grampräparat massenhaft große, plumpe grampositive Stäbchen in einer Mischflora (III–3.2); kultureller Erregernachweis mit Nachweis der Toxinbildung (Nagler-Test); Cave: ubiquitäres Vorkommen der Clostridien!

Therapie: Exzision der infizierten Bereiche, u. U. radikales Vorgehen mit Amputation; Nutzen der Sauerstoff-Überdruck-Behandlung sowie der Gabe spezifischen Antitoxins (II–2.4.5) umstritten. Penicillin G (1) 20 – 30 Mio E/d + Clindamycin (45) 3 x 900 mg i.v. für 10 Tage; alternativ Metronidazol (54), Ceftriaxon (19) , Imipenem (28)

Prophylaxe: Regelrechte Wundversorgung und -behandlung ist die einzig mögliche Prävention.

Gesetzliche Regelungen: Erkrankung und Tod sind meldepflichtig.

Bedeutung als Berufskrankheit: Keine.

I–51 Gelbfieber

Erreger: Gelbfiebervirus (RNA-Virus, Familie Togaviridae). Einstufung in Risikogruppe 3 nach BioStoffV

Epidemiologie: Endemiegebiete in Afrika, Zentral- (nur Panama) und Südamerika (Tropengürtel, d.h. Chile, Argentinien, Paraguay und Uruguay, die Küstenwüstengebiete Perus und Südostbrasilien sind keine Endemiegebiete)

Übertragungsweg:
Dschungel-Gelbfieber: Übertragungsweg via Stechmücken (Aedes africanus, Aedes simpsonii, Haemagogus) Gelbfiebervirus – Moskito – Primat. Der Mensch gerät (zufällig) in den Infektionsweg Moskito – Primat.
Stadt-Gelbfieber. Übertragungsweg via Stechmücken (Aedes aegypti, Aedes africanus oder Aedes simpsonii) Gelbfiebervirus – Moskito – Mensch. Personen der Blutgruppe O sind signifikant häufiger betroffen als Menschen mit anderen Blutgruppen.

Inkubationszeit: 3 bis 6 Tage, in seltenen Fällen bis zu 10 Tagen. Ansteckungsfähigkeit während der Phase der Virämie, d.h. 1 Woche.

Krankheitsbilder: Bei abortivem Verlauf Kopfschmerzen, Fieber, Erbrechen, konjunktivaler Injektion und Albuminurie (meist bei Bewohnern der Endemiegebiete, die über eine Teilimmunität verfügen). Bei schwerer Erkrankung Beginn mit Kopf- und Rückenschmerzen, Fieber, blutiges Erbrechen, Ikterus (daher „Gelbfieber"), Entfieberung mit nachfolgendem Organ-Gelbfieber (Hepatitis, Nephritis mit Nierenblutungen, Gastroenteritis, Uterusblutungen, Meningitis). Letalität 20 % (<20jährige) bis 60 % (>50jährige).

Differentialdiagnosen: Virushepatitiden, Leptospirose, Malaria tropica, Dengue-Fieber, Rickettsiosen, andere hämorrhagische Fieber (Lassa, Ebola)

Labordiagnostik: Nur in Speziallaboratorien: Erregernachweis durch Überimpfung von Blutproben auf Mäuse oder suszeptible Affen. Erneute Überimpfung von den dann erkrankten Tieren auf gesunde Tiere in verschieden hohen Konzentrationen. Heute bedeutsamer serologische Diagnostik: Antikörpernachweis (ab 5. Tag positiver Ausfall) durch HHT (III–5.3) oder KBR (III–5.7)

Therapie: Allgemeinintensivbehandlung mit Flüssigkeits- und Elektrolytersatz unter strenger Quarantäne.

Prophylaxe: Moskitobekämpfung. Schutzimpfung mit attenuiertem Lebendvirus durch WHO-lizensierte Ärzte (II–3.11.7)

Gesetzliche Regelungen: Krankheitsverdacht, Erkrankung und Tod sowie indirekter und/oder direkter Virusnachweis bei Bezug zu akuter Infektion meldepflichtig; Tätigkeits-/Aufenthaltsbeschränkung für Gemeinschaftseinrichtungen für Erkrankte/Krankheitsverdächtige sowie für Personen aus deren Wohngemeinschaften

Bedeutung als Berufskrankheit: In Europa keine.

Landkarte siehe Anhang S. 345f.
Verzeichnis der Gelbfieberimpfstellen siehe Anhang S. 347–358

I–52 Giardiasis (Lambliasis)

Erreger: Giardia lamblia, begeißeltes Protozoon 9–21 µm lang, 5–15 µm breit, 2–4 µm dick. Einstufung in Risikogruppe 2 nach BioStoffV

Epidemiologie: Weltweite Verbreitung, häufiger in den Tropen und Subtropen, aber auch in Osteuropa; in Endemie- Gebieten Durchseuchung bereits im Kindesalter, geringere Infektionsprävalenz bei Erwachsenen möglicherweise Ausdruck einer gewissen Resistenz gegen Reinfektion.

Übertragungsweg: Ingestion von Zysten nach fäkaler Kontamination der Umwelt (Salate, Gemüse) durch Erkrankte oder gesunde Zystenausscheider, unzureichender

Wasseraufbereitung; Übertragung von Mensch zu Mensch bei Kleinkindern und Homosexuellen möglich.

Inkubationszeit: 3–42 Tage, im Mittel 2 Wochen.

Krankheitsbilder: Akuter Verlauf mit plötzlich einsetzender wäßriger Diarrhoe, schaumigen, übelriechenden Stühlen, Flatulenz, Anorexie, Lethargie, Gewichtsverlust; spontane Besserung nach 2–3 Wochen; chronische Verläufe unterschiedlich schwer, u. U. als milde Diarrhoe ohne Gewichtsverlust; Laktoseintoleranz wird bei akuten und chronischen Verläufen beobachtet.

Differentialdiagnosen: Campylobacter-, Rotavirus-Infektionen, Kryptosporidiose, bei chronischen Verläufen Sprue, Strongyloidiasis.

Labordiagnostik: Mikroskopischer Nachweis von Zysten im Stuhl nach Formol-Ether-Konzentration (III–3.2.); Serumantikörper bei 80% der symptomatischen Patienten nachweisbar, ELISA (III–5.2).

Therapie: Metronidazol (54)(z.B. 3 x 250 mg/d über 5 d; Kinder 15 mg/kgKG · d) oder Tinidazol (129) 2g (Kinder 30 mg/kgKG) als Einmaldosis

Prophylaxe: Keine spezifische Prophylaxe.

Gesetzliche Regelungen: Meldepflicht für den direkten und/oder indirekten Erregernachweis bei Hinweis auf akute Infektion

Bedeutung als Berufskrankheit: Keine.

I–53 Gonorrhoe

Erreger: Neisseria gonorrhoeae: gramnegative, anspruchsvolle, capnophile Diplokokken. Einstufung in Risikogruppe 2 nach BioStoffV

Epidemiologie: Weltweit verbreitete, häufigste Geschlechtskrankheit.

Übertragungsweg: Durch alle sexuellen Praktiken von symptomatischen Fällen bzw. Keimträgern (Samenbläschen, Nebenhoden, Zervix, aber auch Rektum, Tonsillen) auf Gesunde.

Inkubationszeit: 1–12, im Durchschnitt 3- 5Tage.

Krankheitsbilder: Unkomplizierte Verläufe mit milder Dysurie und purulentem urethralen Ausfluß (Urethritis) beim Mann, Endozervizitis bei der Frau, Proktitis bei Homosexuellen; lokale Komplikationen: Epididymitis, Vulvitis (bei Kindern), Oophoritis, Salpingitis, „Pelvic inflammatory Disease" bei Frauen; oropharyngeale Gonorrhoe zunehmend, disseminierte Verläufe mit Arthritis, Fitz-Hugh-Curtis-Syndrom.

Differentialdiagnosen: Chlamydien-Infektionen, reaktive Arthritiden.

Labordiagnostik: Erregernachweis aus Zervix-, Vaginal-, Rektal-, Rachen-Urethra-Abstrichen
a) mikroskopisch (III–3.2)
b) kulturell (III–3.1)
c) durch Antigen-Nachweis (III–3.6), DNA-Hybridisierung (III–3.7) oder NAT/ PCR bzw. LCR (III–3.8.) (NAT auch aus Urinproben effizient !)
d) aus Blutkultur und/oder Gelenkpunktat bei disseminierter Infektion.
Serologische Methoden, z. B. KBR (III–5.7) sind obsolet.

Therapie:
a) Unkomplizierte Infektion: Einmalgabe von Ceftriaxon (19) 125 – 250 mg oder Cefixim (24) 400 mg p.o. oder Cefuroximaxetil (16) 1 g p.o. oder Ciprofloxacin (33) 250 – 500 mg p.o. oder Ofloxacin (32) 400 mg p.o; alternativ einmalig 2g Spectinomycin (43)
b) Disseminierte Infektionen; Ceftriaxon 1 x 2g i.v. oder Cefotaxim 3 x 2g i.v. oder Cefuroxim 3x 1.5g i.v. bis zur klinischen Besserung, weiter für 7 – 10 Tage wie bei unkomplizierter Infektion; alternativ Penicillin G(1) 10 – 20 Mio E/d i.v. für 3 Tage gefolgt von 4 Tagen Ampicillin (3) 2g/d p.o.

Prophylaxe: Credésche Augenprophylaxe zur Prävention der Neugeborenen-Blenorrhoe mit Silbernitratlösung.

Gesetzliche Regelungen: erregerspezifisch keine

Bedeutung als Berufskrankheit: Keine.

I–54 Hakenwurm-Infektionen

Erreger: Nematoden der Spezies Necator americanus und Ancylostoma duodenale. Einstufung in Risikogruppe 2 nach BioStoffV

Epidemiologie: Vorkommen auf dem indischen Subkontinent, in Südostasien und Zentralafrika, A. duodenale auch in Ägypten und in Südosteuropa; N. americanus auch in den Südstaaten der USA und der afrikanischen Sahelzone; weltweit etwa 900 Millionen Infizierte.

Übertragungsweg: Filariforme Larven, die sich im Boden aus ihren Vorläufern entwikkelt haben, penetrieren die exponierte Haut, wandern zu den Lungen, brechen in die Alveolen durch, werden verschluckt und werden im Dünndarm etwa 6–8 Wochen nach Infektion zu eierlegenden (10–25000 Eier täglich) erwachsenen Würmern mit einer Lebensdauer von ca. 5 Jahren (N. americanus); diese Präpatenzperiode liegt für A. duodenale zwischen 43 und 105 Tagen.

Inkubationszeit: Siehe Übertragungsweg.

Krankheitsbilder: Anämie durch fokale Hämorrhagien sowie Ingestion von Erythrozyten durch die im Dünndarm blutsaugenden erwachsenen Würmer; Hypoproteinämie; im frühen Infektionsstadium gelegentlich Hautreaktionen durch penetrierende Larven, kaum pulmonale Symptome (im Gegensatz zur Askariden-Infektion).

Differentialdiagnosen: Andere Erkrankungen mit Anämie und Eiweißverlust.

Labordiagnostik: Diagnose durch Nachweis der Wurmeier im Stuhl.

Therapie: Mebendazol (100) (2 x 100mg über 3d) oder Albendazol (98) Einmaldosis 400mg; bei Kindern 15mg/kg, Eisenersatz.

Prophylaxe: Keine spezifische Prophylaxe.

Gesetzliche Regelungen: Keine.

Bedeutung als Berufskrankheit: Keine.

I–55 Haemophilus influenzae-Infektionen

Erreger: Stämme der Spezies Haemophilus influenzae: Haemin (X) und NAD(V)-abhängige, mikroaerophile, sporenlose gramnegative Stäbchen; kapseltragende Stämme des Serotyps B HIB: bakteriämische Infektionen; unbekapselte Stämme: fortgeleitete Schleimhautinfektionen. Einstufung in Risikogruppe 2 nach BioStoffV (alle *Haemophilus spp.*)

Epidemiologie: Weltweit verbreitete, sporadisch auftretende Erkrankungen, abhängig vom Immunstatus (Vorhandensein bakterizider, v. a. gegen das Kapselantigen B gerichtete Serumantikörper) bzw. von Kofaktoren (vorhergehende bahnende Virusinfektion, Suppression der lokalen Abwehr der Atemwege/Rauchen); HIB-Meningitis in zahlreichen Ländern häufigste Form der purulenten Meningitis bei Kindern < 3 Jahren.

Übertragungsweg: Erwerb/Aufnahme des Erregers durch Tröpfcheninfektion, abhängig von Dauer und Intensität des Kontakts.

Inkubationszeit: Kann nicht angegeben werden.

Krankheitsbilder: Trägerrate bei Gesunden 4–6% (HIB), unbekapselte Stämme gehören zur normalen Standortflora des oberen Respirationstraktes (Nachweisrate > 70%); Manifestation der HIB-Infektion als purulente Meningitis; akute Epiglottitis (Notfall!), seltener Pneumonie, Arthritis, Zellulitis; HIB- und kapsellose Stämme sind gleichermaßen Erreger von Otitis media; bei Bronchitis/Exazerbationen/Bronchiektasen werden fast ausschließlich letztere angetroffen.

Differentialdiagnosen: Meningokokken-, Pneumokokken-Meningitis; akuter viraler Krupp (bes. Parainfluenza-Viren Typ 3); Erysipel, Insektenstich (Zellulitis); Otitis media und Bronchitiden durch Pneumokokken.

Labordiagnostik: Erregernachweis durch kulturelle Anzucht (ohne Zeitverzug, ansonsten Transportmedien(III–3.1) aus Venenblutkultur, Liquor, Gewebsaspirat/Punktat; Abstrich (Otitis media), Tracheal-sekret/Bronchialsekret ggf. Sputum; bei Meningitis Mikroskopie (III–3.2) des Liquors (Grampräparat), bei Verdacht auf HIB-Infektionen Kapselantigen-Nachweis (III–3.6) aus Liquor, Serum oder Urin.

Therapie: bei systemischer Infektion im Kindesalter initial Cefotaxim (19)150 - 200 mg/kgKG · d oder Ceftriaxon (19) 75 – 100 mg/kgKG · d; Cefuroxim (13) bzw. Cefotiam (13) 150 mg/kgKG · d falls keine Meningitis vorliegt; bei leichteren Infektionen (Otitis media, Bronchitis) Cefixim (24), Ceftibuten (25), Cefpodoxim (26), Amoxicillin / Clavulansäure (a).

Prophylaxe: spezifische HIB-Prophylaxe durch Schutzimpfung mit Totimpfstoff (konjugiertes Polysaccharid) i.d.R. Kombinationsvakzine (II–3.11.8)
Viertägige Rifampicin (61) – Chemoprophylaxe für HIB-Kontaktpersonen
< 1 Monat: 10 mg/kgKG · d als Einzeldosis1 Monat bis 12 Jahre: 20 mg/kgKG · d als Einzeldosis > 12 Jahre: 600 mg/d als Einzeldosis

Gesetzliche Regelungen: Direkter Erregernachweis aus Liquor oder Blut meldepflichtig

Bedeutung als Berufskrankheit: Keine.

I–56 Hämorrhagisches Krim – Kongo Fieber

Erreger: umhülltes Virus mit einsträngiger RNA des Genus Nairovirus, Familie Bunyaviridae. Einstufung in Risikogruppe 4 nach BioStoffV

Epidemiologie: Verbreitung in subtropischen und tropischen Savannen Afrikas, im Mittleren Osten, West-China und im Schwarzmeerraum (Bulgarien), Sommergipfel; männliches Geschlecht bevorzugt

Übertragungsweg: vom natürlichen tierischen Reservoir (Rinder, Hasen) über Zecken (Hyalomma spec.) auf den Menschen

Inkubationszeit: 2 bis 12 Tage

Krankheitsbilder: akut fieberhafter Beginn mit Schüttelfrost, Myalgie, Kopfschmerz, Bauchschmerzen und Erbrechen; Hepatomegalie; 3 bis 6 Tage später- nach leichter Besserung der Symptome- hämmorrhagische Manifestationen sowie Epistaxis, Melaena, Hämatemesis, Hämaturie;

Differentialdiagnosen: Leptospirosen, Glomerulonephritiden, Gelbfieber, Ruhr, Typhus abdominalis, Malaria, virale Hepatitiden.

Labordiagnostik: Nur in Speziallaboratorien der Sicherheitsstufe 4 (höchste Sicherheitsstufe!) durchführbar, Virusanzucht durch intrazerebrale Erregerinokulation oder in der Zellkultur (III–3.5);.nach 4 – 8 Tagen Erregernachweise mit direkter IFT (III–3.6); direkter Antigennachweis mittels ELISA (III -3.6); Serodiagnostik versagt bei letalen Verläufen, ansonsten IgM-IgG-spezifische ELISA (III–5.2) und IFT (III–5.6)

Therapie: Rehydratation, Regulation des Elektrolythaushalts, Überwachung und evtl. Therapie eines entgleisten Gerinnungsstatus, evtl. Ribavirin (88) i.v.

Prophylaxe: Zecken – Schutz.; in Bulgarien Impfstoff verfügbar

Gesetzliche Regelungen: Krankheitsverdacht, Erkrankung und Tod sowie indirekter und/oder direkter Virusnachweis in Bezug zu akuter Infektion sind meldepflichtig; Tätigkeits- /Aufenthaltsbeschränkungen für Erkrankte/Krankheitsverdächtige und Personen in Wohngemeinschaft mit diesen für Gemeinschaftseinrichtungen

Bedeutung als Berufskrankheit: Risiken bei der Pflege von Patienten – Schutzkleidung, Mundschutz, Handschuhe, Schutzbrillen

I–57 Hantavirus-Krankheiten

Erreger: Hantaviren (Hantaanvirus, Seoul-Virus, Puumala-Virus) umhüllte RNA-Viren, Familie Bunyaviridae. Einstufung in Risikogruppe 3 nach BioStoffV (Hantaan-, Seoul-Virus) bzw. 2 (Puumala-Virus)

Epidemiologie: Menschliche Erkrankungen am häufigsten in Asien (China > 100.000 Fälle jährlich), Rußland, in Europa ca. 2.000 Erkrankungen pro Jahr, in Südwestdeutschland Antikörperprävalenz 3 %.

Übertragungsweg: Erregerreservoir sind kleine Nagetiere verschiedener Spezies (Maus, Haus- und Wanderratte, Rötelmaus, in China auch Katzen).

Inkubationszeit: (7 –)12 – 21(- 40) Tage

Krankheitsbilder:
a) Koreanisches hämorrhagisches Fieber: Febrile Phase von 3 – 8 Tagen, Konjunktivalblutungen, Schwindel, gefolgt von einer hypotensiven Phase (bis 3 Tage Dauer) mit Schock, kapillarer Hämorrhagie, intravasaler Gerinnung mit Verbrauchskoagulopathie, oligurischer Phase (bis 1 Woche) mit Azotämie, in dieser Phase hohe Letalität. Polyurie (bis 6 l/d) weist auf Rekonvaleszenz (meist bis 3 Monate Dauer) hin.

b) Nephropathia epidemica: In Skandinavien häufigste Hantaviruskrankheit, abrupter Beginn mit Fieber, Rückenschmerzen, Abdominalschmerzen, Polyurie und nur milden hämorrhagischen Manifestationen, Letalität < 0,5 %.
c) Hantavirus-Pulmonalsyndrom: Abrupter Krankheitsbeginn mit Fieber, schwerem Krankheitsgefühl, Erbrechen und Durchfällen. Innerhalb von Stunden Entwicklung einer schweren Pneumonie mit bilateralen interstitiellen Infiltraten, zunehmende Hypoxämie, hohe Letalität (> 50 %)

Differentialdiagnosen: Nur bei voll ausgeprägtem Krankheitsbild Leptospirosen, hämorrhagische Fieber anderer viraler Ätiologie.

Labordiagnostik: Serologische Diagnostik mit indirekter IFT (III–5.6), IgG bzw. IgM-spezifischem ELISA (III–5.2)oder Immunoblot (III–5.4) ; nachfolgend ggf. typenspezifische Serodiagnostik mit Neutralisationstest. In Speziallaboratorien: Virusisolierung aus Blut in den ersten Krankheitstagen, Anzucht in Verozellen, Nachweis von Virusantigen im Lungengewebe mit Hilfe monoklonaler Antikörper, Nachweis virusspezifischer Genomsequenzen mit RT-PCR (III–3.8)

Therapie: Symptomatische Therapie, evtl. temporäre Dialyse, Therapieversuch mit Ribavirin (88)

Prophylaxe: Kontrolle der Reservoirtiere, hygienisch einwandfreier Umgang mit potentiell durch Mäusekot verunreinigten Materialien, Schlafstätten und Lebensmittellager für Mäuse unzugänglich machen. Impfstoffentwicklung in China offensichtlich vielversprechend.

Gesetzliche Regelungen: Krankheitsverdacht, Erkrankung und Tod sowie indirekter und/oder direkter Virusnachweis in Bezug zu akuter Infektion sind meldepflichtig; Tätigkeits-/Aufenthaltsbeschränkungen für Erkrankte/Krankheitsverdächtige und Personen in Wohngemeinschaft mit diesen für Gemeinschaftseinrichtungen

Bedeutung als Berufskrankheit: Bislang keine Daten verfügbar.

I–58 Helicobacter pylori-Infektionen

Erreger: Helicobacter pylori: spiralförmiges, gramnegatives, mikroaerophiles begeißeltes Stäbchenbakterium mit starrer Zellwand; Besonderheit: hochgradige Ureaseaktivität. Einstufung in Risikogruppe 2 nach BioStoffV

Epidemiologie: Weltweites Auftreten der Infektion; altersabhängige Prävalenz: von 5% im Kindesalter auf etwa 50% bei 60jährigen ansteigend; starke geographische Unterschiede: Durchseuchung in Entwicklungsländern bereits im 20. Lebensjahr 70–90%.

Übertragungsweg: Einziges gesichertes Erregerreservoir ist der menschliche Magen, H. pylori kann aber auch im Stuhl nachgewiesen werden; fäkal-orale Übertragung?, iatrogene Ubertragung via Gastroskopie wurde beobachtet.

Inkubationszeit: Wenige Tage.

Krankheitsbilder: Akute Gastritis mit epigastrischem Schmerz, Nausea und Erbrechen, Dauer i. d. R. 1–2 Wochen; Hypochlorhydrie kann bis zu einem Jahr bestehen, die meisten Infizierten entwickeln jedoch eine chronisch-aktive Gastritis vom Typ B (Antrum). Während die kausale Rolle des H. pylori als Erreger der B-Gastritis anerkannt wird, bleibt seine Beteiligung bei anderen Krankheitsbildern umstritten.

a) Magen-Ulcus: Nachweisrate 80–95%
b) Duodenal-Ulcus: Nachweisrate im Antrum nahezu 100%; ohne Eradikation des Keims keine Rezidivfreiheit erreichbar
c) Dyspepsie ohne Ulcus: Nachweisrate 40–60%
d) Magen-Karzinom: ein Zusammenhang von chronischer H. pylori-Infektion und Krebsentstehung konnte epidemiologisch belegt werden.

Differentialdiagnosen: Problematisch, da andere Ursachen einer gastritischen Veränderung (Streß, Alkohol, salzreiche Ernährung usw.) auch Kofaktoren der Progredienz einer H. pylori-Infektion sind.

Labordiagnostik:

a) Invasiv (Gewinnung von Biopsiematerial durch Gastroskopie) Mikroskopie: Histologie; Erregernachweis im Grampräparat (III–3.2), Sensitivität/Spezifität > 80%; kulturelle Anzucht (III–3.1), Sensitivität 70–100%; Urease-Test, Sensitivität 85%, Spezifität 95%
b) Nicht-invasiv: Urease-Test (Abbau von C 13-Harnstoff) in der Atemluft; Methode der Wahl zur Eradikationskontrolle
c) Serologie mittels IgG- und IgA-spezifischen ELISA (III–5.2) zur Diagnostik (Nachweis einer Serokonversion, negative Serologie schließt H. pylori-Infektion nahezu 100%ig aus)

Therapie: Eradikation des Erregers ist wegen des Sitzes der Bakterienzellen in den Krypten der Magenschleimhaut nur schwer zu erreichen. Zur Anwendung gelangen verschiedene Kombinationsbehandlungen von Antibiotika mit dem Präparat Omeprazol (Protonenblocker)

a) siebentägige Dreifachkombinationen -Clarithromycin (38) 2 x 250 mg+ Metronidazol (54) 2 x 400 mg + Omeprazol 2 x 20 mg-Clarithromycin 2 x 500 mg + Amoxicillin (3) 2 x 1 g + Omeprazol 2 x 20 mg -Metronidazol 3 x 400 mg + Amoxicillin 3 x 500 mg + Omeprazol 2 x 40 mg
b) Quadrupel – Therapie – Omeprazol 2 x 20 mg für 1 – 10 Tage dazu Wismutsubsalycilat 4x tgl.+ Tetracyclin (46) 4 x 500 mg+ Metronidazol 3 x 400 mg für 4 – 10 Tage

Prophylaxe: Eine spezifische Prophylaxe ist nicht möglich.

Gesetzliche Regelungen: Keine.

Bedeutung als Berufskrankheit: Infektion bei Endoskopie-Personal und U-Boot-Besatzungen beschrieben

I–59 Hepatitis A

Erreger: Hepatitis A Virus (HAV) (RNA-Virus, Picornaviren). Einstufung in Risikogruppe 2 nach BioStoffV

Epidemiologie: Weltweite Verbreitung. Seroprävalenz von anti-HAV vor allem in den (südlichen) Mittelmeer-Anrainerstaaten und in Entwicklungsländern hoch, in Europa seit Jahren sinkend, derzeit in Deutschland, Frankreich und angrenzenden Ländern bei Personen < 30 Jahre < 5%, bei vor 1950 geborenen Personen 20 – 100 % anti HAV positiv

Übertragungsweg: Fäkal-oral bzw. indirekt durch kontaminierte Speisen und Getränke, da im Stuhl von Infizierten ca. 1 Milliarde infektiöse Partikel pro ml. Lebensmittelinfektionen durch Meeresfrüchte etc. sowie durch tiefgefrorene Beeren (z.B. Himbeeren, Erdbeeren etc.) bekannt. Vereinzelte Ausbrüche durch infektiöse Mitarbeiter im Lebensmittelbereich (Backgewerbe, Fleischverkauf etc.) auch in Deutschland bekannt.

Inkubationszeit : 15 – 45 (50) Tage, Beginn der Infektiosität 7 bis 14 Tage vor Krankheitsbeginn, Dauer bis zum Abflauen der Krankheitserscheinungen, bei inapparentem Verlauf unbekannt.

Krankheitsbilder: Nach uncharakteristischen Prodromi in den meisten Fällen Ikterus, mehrfacher Fieberanstieg, heller Stuhl, hepatische Beschwerden, Pruritus, Serumtransaminasenanstieg nach zwei Monaten wieder rückläufig, bei 1/7 der Betroffenen Dauer bis 6 Monate, keine Chronifizierung, lebenslange Immunität. Gesamtletalität ca. 0,25 %, bei Personen > 60 Jahre > 2 %, bei Leberkranken (z.B. chronische Hepatitis B oder C) > 10 % (ca. 20 – 25 % der fulminanten Hepatitiden durch HAV verursacht)

Differentialdiagnosen: Andere Virushepatitiden, Begleithepatitiden bei anderen Virusinfektionen

Labordiagnostik: Erregernachweis im Stuhl (2. bis 8. Krankheitswoche) mit RT-PCR (III–3.8) bzw. Nachweis von Serumantikörpern (anti-HAV IgM) als Zeichen der frischen Erkrankung 3 Tage vor Ikterusbeginn mit ELISA (III–5.2)

Therapie: Symptomatisch, ultima ratio bei fulminantem Verlauf: Lebertransplantation

Prophylaxe: Peinlich genaue Hygiene (kein Genuß von ungekochten Speisen oder ungekochtem Wasser bzw. Eis in Endemiegebieten, Schälen von Früchten) Schutzimpfung (- II.3.11.9) mit Totvakzine; zusätzlich Passive Immunisierung mit Standard-Immunglobulin (- II.2.4.6) als Umgebungsprophylaxe nur noch bei Leberkranken (z.B. chronische HBV- oder HCV-Infektion) ohne Immunitätsnachweis, ansonsten bei Ausbrüchen Schutzimpfung als Riegelungsmaßnahme, Kombinationsimpfstoff (mit HBV-Vakzine) auf dem Markt

Gesetzliche Regelungen: Krankheitsverdacht, Erkrankung und Tod sowie direkter und/ oder indirekter Virusnachweis in Bezug zu akuter Infektion sind meldepflichtig; Tätigkeits-/ Aufenthaltsbeschränkungen für Erkrankte/Krankheitsverdächtige und Personen in Wohngemeinschafen mit diesen für Gemeinschaftseinrichtungen; Tätigkeits- und Beschäftigungsverbot für Krankheitsverdächtige und Erkrankte im Lebensmittelverkehr

Bedeutung als Berufskrankheit: Viertwichtigste Infektionsberufskrankheit bei Beschäftigten im Gesundheitsdienst, bei seroepidemiologischen Studien erhöhte anti-HAV Prävalenz bei Deutschen < 30 Jahre in den Bereichen Krankenpflege und Kinderkrankenpflege (je ca. 2fach), Lebensmittelverarbeitung (2,5 fach), Kindergarten (3fach), Kanalarbeiter, Putzfrauen im med. Bereich (4fach). Weiterhin Gefährdung in psychiatrischen Einrichtungen/Einrichtungen für geistig Behinderte, Gefängnissen, Entwicklungshilfe

Bemerkungen: Inaktivierung: Fünfminütiges Erhitzen auf 100 °C, keine sichere Inaktivierung durch Trinkwasserchlorierung

I–60 Hepatitis B

Erreger: Hepatitis B Virus (HBV) (DNA-Virus, Familie Hepadnaviren) (früher: Dane-Partikel). Marker: HBs-, Prae-S- und Prae-S2-Antigen als Hüllmarker, auf dem Viruskern HBe- und HBc- Antigen. Einstufung in Risikogruppe 3 (**) nach BioStoffV

Epidemiologie: Weltweit ca. 350 Millionen chronisch Infizierte (und damit potentiell Infektiöse, Marker: HBs-Antigen positiv = HBs+), Durchseuchung mit Antikörpern (anti-HBs/anti-HBc positiv als Zeichen einer abgelaufenen Infektion) in fast allen Entwicklungsländern > 50 % je nach Altersgruppe, am höchsten in West- und Zentralafrika, in Südostasien und im Westpazifik, hier bis zu 25 % chronisch HBV-Infizierte. In Deutschland Durchseuchung in der Allgemeinbevölkerung ca. 5 – 10 % (Antikörper) und ca. 1 % (HBs+). Beim medizinischen Personal bis Mitte der 80er Jahre je nach Altersgruppe bis 50 % Durchseuchung mit Antikörpern (anti HBs/anti HBc), bis 3 % HBs+. In Deutschland ca. 55.000 Neuinfektionen pro Jahr, > 1.000 Todesfälle nach akutem oder chronischem Verlauf.

Übertragungsweg: Blut- und Sexualkontakte, i.v. Drogenkonsum (unsterile Nadeln), vertikale Infektion von Säuglingen unter der Geburt (bis > 90 %) bei HBs-positiver Mutter, bislang mehrere hundert nosokomiale Übertragungsfälle auf Patienten, v.a. durch infektiöse (Thorax)chirurgen und Zahnärzte, aber auch bei Eingriffen, bei denen Kontaktmöglichkeit zwischen Chirurgenhänden und spitzen/scharfen Gegenständen bei Operationen unter schlechten Sichtbedingungen gegeben ist (→ S. 443).

Inkubationszeit: 2 bis 6 Monate, Ansteckungsfähigkeit korreliert mit HBs-Nachweis. Bei zusätzlichem Nachweis von HBe sehr hohe Ansteckungsfähigkeit, bei Nachweis von anti- HBe im allgemeinen deutlich niedriger, Cave: Precore-Mutanten-Infektion bisweilen sehr hohe Infektiosität (in diesem Fall HBe negativ)

Krankheitsbilder: Bei Säuglingen/Kleinkindern in vielen Fällen symptomarm/symptomlos, bei Erwachsenen Manifestationsrate der Infektion bei ca. 50 %, als akute bis fulminante Hepatitis auch mit Leberversagen. Letalität 1 – 2 % akut, bis 10 % (auch bei klinisch unauffälligem Verlauf!) Übergang in chronischen Verlauf (Hbs+) mit Leberzirrhose und/oder hepatozellulärem Karzinom, HBs-Eliminierungsrate bei HBs-Trägern jährlich ca. 3 %. HBs-Träger zusätzlich gefährdet durch Hepatitis-D-VirusInfektionsmöglichkeit. Weiterhin Arthritiden als Komplikation bekannt.

Differentialdiagnosen: Andere Virushepatitiden, Begleithepatitiden bei anderen Viruskrankheiten

Labordiagnostik: Bestimmung von HBV-Markern: Anti- HBc, wenn negativ, keine weitere Suche (dann ggf. Impfung), wenn positiv Suche nach anti- HBs und HBs-Antigen, wenn anti- HBs positiv, Immunität, wenn HBs-Antigen pos., Bestimmung von HBe-Antigen (mit hoher Infektiosität assoziiert) bzw. anti- HBe – alle Tests mit ELISA (III–5.2.) Bestimmung des Infektiositätsrisikos bei HBs -Antigen + mit NAT/PCR (III–3.8); Therapie-Monitoring durch Bestimmung der Viruslast (III–3.8).
Bei Geimpften in Risikobereichen (z.B. Gesundheitsdienst) anti- HBs (Kontrolle) Selten isoliertes anti- HBc bei Erkrankung.

Therapie: Symptomatisch, bei chronischer Infektion mit erhöhten Transaminasen Interferontherapie (97), Lamivudin (86) (Cave Auftreten resistenter Varianten). Weitere Nucleosidanaloga in Erprobung. Ultima ratio bei fulminantem Verlauf: Lebertransplantation.

Prophylaxe: Postexpositionell passive Immunisierung (-II.2.4.7) mit Simultanimpfung, ansonsten bei Gefährdung (berufliche und außerberufliche Kontakte mit Blut und Körperflüssigkeiten) Schutzimpfung (- II.3.11.10). Weiterhin Schutzimpfung bei Reisen in Endemiegebiete, wenn häufiger Kontakt zur einheimischen Bevölkerung gegeben ist (z.B. Entwicklungshelfer), bei Gefängnisbediensteten, länger einsitzenden Strafgefangenen, Personen mit häufigen Sexualkontakten zu wechselnden Partnern, vor schwierigen OP; seit 1995 Regelimpfung bei Säuglingen, Kindern und Jugendlichen.

Gesetzliche Regelungen: Krankheitsverdacht, Erkrankung und Tod sowie direkter und/oder indirekter Virusnachweis in Bezug zu akuter Infektion sind meldepflichtig.

Bedeutung als Berufskrankheit: Relatives Risiko im Gesundheitsdienst im Vergleich zur Allgemeinbevölkerung 2,5 fach, in einigen Bereichen (z.B. Entsorgung) wesentlich höher, wichtigste berufsbedingte Infektionskrankheit im Gesundheitsdienst (Kanülenstichverletzungen!), im Erkrankungsfall Beweislast nicht beim Beschäftigten.

I–61 Hepatitis C

Erreger: Hepatitis C Virus (HCV) (RNA-Virus, Flavivirus, Familie Togaviren), sechs Genotypen, bislang elf. Entdeckung weiterer Subtypen steht aus. Subtypen, die z.T. verschiedene geographische Regionen der Erde repräsentieren. Einstufung in Risikogruppe 3 (**) nach BioStoffV

Epidemiologie: In Mitteleuropa Antikörperprävalenz in der Allgemeinbevölkerung 0,5 – 1 %, in Süd- und Südosteuropa bis 2 %, in Entwicklungsländern deutlich höher, bei i.v. Drogenabhängigen in Mitteleuropa je nach Anamnese bis über 50 %

Übertragungsweg: V.a. Blutkontakte, i.v.Drogenkonsum (unsterile Nadeln) und Kanülenstichverletzungen im med. Bereich (Übertragungsrate ca. 3 %), vertikale Übertragung unter der Geburt ca. 7 %, Sexualkontakte selten. Vereinzelt Fälle von nosokomialen HCV-Infektionen bei Patienten durch infektiöse (Thorax)Chirurgen, Pfleger oder Medizintechniker bekanntgeworden (→ S. 446). Bei ca. 30 – 40 % der Betroffenen Übertragungsweg unklar.

Inkubationszeit: Bis zu 4 Monate, Ansteckungsfähigkeit bei > 90 % der anti-HCV-Positiven, die damit als chronisch infiziert gelten müssen.

Krankheitsbilder: Bei Säuglingen/Kleinkindern kaum akute Verläufe, bei Jugendlichen und Erwachsenen in ca. 5 – 15 % ähnlicher Verlauf wie bei Hepatitis A, B und E, Chronifizierungsrate > 90 %, Spätkomplikationen durch Leberzirrhose und hepatozelluläres Karzinom

Differentialdiagnosen: Andere Virushepatitiden, Begleithepatitiden bei anderen Viruserkrankungen

Labordiagnostik: Stufendiagnostik: Anti HCV-Bestimmung mit ELISA (III–5.2), Bestätigungstest Immunoblot (III–5.4); im positiven Fall direkter Virusnachweis durch HCV-RNA-Bestimmung (RT-PCR, III–3.8); im positiven Fall Genotypisierung und Bestimmung der Viruslast (III–3.8)

Therapie: Symptomatisch, bei chronischem Verlauf bzw. Versuchsweise bei frisch Erkrankten Therapieversuch mit α – Interferon (97) , neuerdings α-Interferon + Ribavirin (88) über 6 Monate bei Infektionen mit den Genotypen 2 und 3, 12 Monate bei Genotyp 1

Prophylaxe: Impfstoff in Entwicklung, keine postexpositionelle Prophylaxe möglich (Diskussion um Interferongabe nach Kanülenstichverletzung an HCV-Patienten)

Gesetzliche Regelungen: Krankheitsverdacht, Erkrankung und Tod sind meldepflichtig; direkter und/oder indirekter Virusnachweis (alle Nachweise) sind meldepflichtig, soweit nicht bekannt, dass chronische Infektion vorliegt

Bedeutung als Berufskrankheit: zweithäufigste Infektionsberufserkrankung bei Beschäftigten im Gesundheitsdienst, bislang allerdings noch kein flächendeckendes Screening in diesem Bereich, daher wahrscheinlich eher Risikounterschätzung. Relatives Risiko bei Beschäftigung im Gesundheitsdienst ca. 3fach, in der Zahnheilkunde (v.a. Kieferchirurgie) z.T. wesentlich höher.

I–62 Hepatitis D (Delta – Hepatitis)

Erreger: Hepatitis D(elta) Virus (HDV), hepatotropes defektes RNA-Virus, das auf die Helferfunktion des HBV angewiesen ist. Nur in Gegenwart von HBV (d.h. bei Personen mit HBs +) infektiös und vermehrungsfähig. Einstufung in Risikogruppe 3 (**) nach BioStoffV

Epidemiologie: Weltweite Verbreitung mit hohen Prävalenzraten in Süd- und Osteuropa, den Nilländern und dem nördlichen Südamerika (v.a. Amazonasgebiet), ca. 10 Millionen chronisch HBV/HDV-Infizierte geschätzt. Bei Drogenabhängigen in Australien vor 1971 keine HBV/HDV-Koinfektion, seit Mitte der 80er Jahre > 20 % – ähnliche Entwicklung in Europa zu erwarten.

Übertragungsweg: Analog Hepatitis B (Blut- und Sexualkontakte, unsterile Nadeln bei i.v. Drogenkonsum), Kanülenstichverletzungen beim medizinischen Personal.

Inkubationszeit und Ansteckungsfähigkeit: Bei Koinfektion zunächst HBs-Antigen nachweisbar, nach drei Wochen als Zeichen der simultanen Infektion HD-Antigen. Bei Superinfektion HDAg etwa drei Wochen nach Infektion nachweisbar. Gesamtinkubationszeit damit bei Koinfektion 12 bis 15 Wochen, bei Superinfektion chronisch an Hepatitis B erkrankter Personen drei Wochen. Ansteckungsfähigkeit bei super- oder koinfizierter HBs-positiver Personen. Bei Screening von Blutspenden auf HBsAg und Verwerfen positiver Proben auch Elimination des HDV-Risikos. Restrisiko einer HDV-Infektion (durch Nichterkennen von HBsAg) 1 : 3.000

Krankheitsbilder: Bei Koinfektion 2 % chronischer Verlauf der Virushepatitis, akuter Hepatitis-B-Verlauf in der Regel komplizierter und protrahierter, bei Superinfektion Chronifizierung in 70 bis 90 % der Fälle.

Differentialdiagnosen: Andere Virushepatitiden, Begleithepatitiden bei anderen Viruserkrankungen

Labordiagnostik: HD-Ag und anti HDV mit ELISA (III–5.2). RNA-Hybridisierung (III–3.7) bzw. NAT/PCR (III–3.8) zum Nachweis des HDV-Genoms;

Therapie: HDV-Antigenämie vermindert und Verlauf günstiger bei Interferongabe (97). Zur Besserung der fulminanten HBV/HDV-Infektion Therapieversuch mit Foscarnet (82). Ultima ratio: Lebertransplantation

Prophylaxe: Hepatitis-B-Schutzimpfung

Gesetzliche Regelungen: Krankheitsverdacht, Erkrankung und Tod sowie direkter und/oder indirekter Virusnachweis in Bezug zu akuter Infektion sind meldepflichtig

Bedeutung als Berufskrankheit: Vereinzelte Hepatitis-D-Fälle beim medizinischen Personal bekannt. Daher keine Beschäftigung von HBs-Ag-Positiven in Hochrisikobereichen (z.B. Infektionsstationen)

I–63 Hepatitis E

Erreger: Hepatitis E Virus (HEV) (RNA-Virus, Familie Caliciviren). Einstufung in Risikogruppe 3 (**) nach BioStoffV

Epidemiologie: Verbreitung vor allem in den Tropen und Subtropen mit Schwerpunkten in Nordafrika, dem indischen Subkontinent und Mexiko. Antikörper-Seroprävalenz in Deutschland bei ca. 3 %

Übertragungsweg: Analog Hepatitis A fäkal-oral, durch Genuß kontaminierter Speisen und Getränke

Inkubationszeit im Mittel 45 Tage, Ansteckungsfähigkeit 2 Wochen vor bis 2 Wochen nach Krankheitsbeginn

Krankheitsbild: Häufig akuter ikterischer Krankheitsverlauf, keine Chronifizierung, Letalität bei Schwangeren im 3. Trimenon ca. 20 %, vermutlich lebenslange Immunität

Differentialdiagnosen: Andere Virushepatitiden, Begleithepatitiden bei anderen Viruserkrankungen

Labordiagnostik: Serodiagnostik mittels anti HEV- IgM- und -IgG- Serumantikörpern mit ELISA (III–5.2), ggf. direkter Virus-Nachweis durch Detektion der HEV -RNA mit PCR(III–3.8)

Therapie: Symptomatisch

Prophylaxe: Hygienische Maßnahmen (kein Genuß von ungekochten Speisen oder ungekochtem Wasser bzw. Eis in Endemiegebieten, Schälen von Früchten), ansonsten keine weiteren Prophylaxemöglichkeiten bekannt, gentechnischer Impfstoff in Entwicklung. Anti HEV- haltiges Immunglobulin experimentell bei der postexpositionellen Prophylaxe erfolgreich, Feldversuche stehen allerdings aus.

Gesetzliche Regelungen: Krankheitsverdacht, Erkrankung und Tod sowie direkter und/ oder indirekter Virusnachweis in Bezug zu akuter Infektion sind meldepflichtig; Tätigkeits-/Aufenthaltsbeschränkungen für Erkrankte/Krankheitsverdächtige und Personen mit Wohngemeinschaft in diesen für Gemeinschaftseinrichtungen; Tätigkeits- und Beschäftigungsverbot für Krankheitsverdächtige und Erkrankte im Lebensmittelverkehr

Bedeutung als Berufskrankheit: Bislang in Mitteleuropa nur vereinzelt Kontaktinfektionen beim medizinischen Personal

I–64 Hepatitis-G-Virus-Infektionen

Erreger: Hepatitis-G-Virus (HGV), RNA-Virus, Familie: Flaviviridae. Einstufung in Risikogruppe 3 (**) nach BioStoffV

Epidemiologie: Weltweite Verbreitung, in der Regel > 2 % der Bevölkerung Virusträger (HGV-RNA +). Am meisten gefährdet Risikopersonen wie Hämophile, Polytransfundierte, i.v.-Drogenabhängige. Im medizinischen Bereich bislang keine Tendenz zu höherer Durchseuchung als in der Allgemeinbevölkerung nachgewiesen

Übertragungsweg: Über Blut und Blutprodukte, sexuell sowie vertikal unter der Geburt.

Inkubationszeit: Noch nicht genau bestimmbar.

Krankheitsbilder: Bislang noch keine genauen Aussagen möglich. Vermutlich nur in einigen Fällen akute und noch seltener chronische Hepatitis. Möglicherweise Assoziation der HGV-Infektion mit dem hepatozellulären Karzinom. Weitere Hinweise auf mögliche Verbindung zwischen HGV und hochmalignen Non-Hodgkin-Lymphomen.

Labordiagnostik: Virusnachweis mit RT- PCR (III–3.8), neuerdings auch Antikörpernachweis (anti- HGV) mittels ELISA (III–5.2) möglich. Antikörperträger sind – ähnlich wie bei HCV – vermutlich auch Virusträger und damit infektiös.

Therapie: Interferontherapie bei Patienten mit chronischer Hepatitis C, die auch HGV-Träger sind, deutet auf recht niedrige HGV-Eliminationsrate hin.

Prophylaxe: Bislang nicht möglich.

Gesetzliche Regelungen: Meldepflicht im Rahmen der Meldung „akute Virushepatitis" für ggf. Krankheitsverdacht, Erkrankung und Tod

Bedeutung als Berufskrankheit: Bislang liegen keine Daten zum entsprechenden Berufskrankheitengeschehen vor. Durchseuchung mit anti HGV bzw. HGV-RNA beim medizinischen Personal nicht höher als bei Kontrollen.

I–65 Herpes-B-Virus-Krankheiten

Erreger: B-Virus (Herpesvirus simiae). Einstufung in Risikogruppe 3 nach BioStoffV

Epidemiologie: Verbreitung bei Altweltaffen mit Durchseuchungsraten von bis zu 90 % sehr hoch, bei Menschen < 100 Fälle artifizieller Infektionen beschrieben, darunter auch Laborinfektionen.

Übertragungsweg: Infektion durch Biß infizierter Tiere, engen Kontakt mit infektiösen Sekreten, Infektion durch Kontakt mit infizierten Zellkulturen aus Affenzellen.

Inkubationszeit: 3 – 28 Tage.

Krankheitsbild: Lokal Bläschenbildung an der Eintrittspforte mit regionärer Lymphadenitis, dann Krankheitsbild wie bei grippalem Infekt mit Fieber, Muskelschwäche und Konjunktivitis, schließlich Enzephalomyelitis, unbehandelt in 70 % letaler Ausgang.

Differentialdiagnosen: Erkrankungen durch die Infektion mit anderen Viren, v.a. HSV, VZV, Enteroviren.

Labordiagnostik: Im Speziallabor Virusnachweis mit NAT/PCR (III–3.8) oder In-Situ-Hybridisierung (III–3.7) aus Bläscheninhalt, Tränenflüssigkeit, Rachenspülwasser, Urin, Stuhl, Liquor und Biopsiematerial (nicht aber aus Blut). Serodiagnostik durch Antikörperbestimmung mit ELISA (III–5.2), IFT (III–5.6), Immunoblot (III–5.4), allerdings häufig Kreuzreaktionen mit HSV-1 und HSV-2.

Therapie: Nach Biß Wundreinigung, frühzeitig Infusionstherapie mit Aciclovir (79) oder Ganciclovir (80), später peroral.

Prophylaxe: Durch Arbeitssicherheitsmaßnahmen. Aciclovir (79) als Dauermedikation bei Tätigkeit in Diskussion.

Gesetzliche Regelungen: erregerspezifisch keine

Bedeutung als Berufskrankheit: Vereinzelt Fälle beim Umgang mit Affen bzw. Affenzellkulturen beschrieben.

I–66 Herpes Simplex Virus Typ 1 (HSV-1) Erkrankungen

Erreger: HSV-1, DNA-Virus der Familie Herpesviren, DNA-Homologieunterschiede zu HSV-2 etwa 50 %. Einstufung in Risikogruppe 2 nach BioStoffV

Epidemiologie: Weltweite Verbreitung; einziger natürlicher Wirt ist der Mensch. Frühzeitige Infektion, Jugendliche im Alter von 15 Jahren sind ca. zu 50 % durchseucht, Durchseuchung im mittleren Erwachsenenalter ca. 90 %, berufsspezifisch höhere Durchseuchung bei zahnmedizinischem Personal. Nach Schätzungen scheidet etwa ein Drittel der Erdbevölkerung HSV-1 aus.

Übertragungsweg: Infektion durch direkten oder indirekten Schleimhautkontakt, durch Tröpfchen- oder Schmierinfektion.

Inkubationszeit: Durchschnittlich 4 Tage, Virusausscheidung an der ursprünglichen Infektionsstelle zwischen dem 7. und dem 23. Tag nach Primärinfektion sowie in Speichel und Stuhl.

Krankheitsbild: Milde klinische Symptome, i.d.R. als fieberhafte Erkrankung mit Herpes labialis (Fieberbläschen), Gingivostomatitis (Mundfäule) und Pharyngitis, schwere Komplikation HSV-1-Enzephalitis mit Letalität von 50 – 70 % (unbehandelt), Herpes neonatorum mit schlechter Prognose bei Multiorganbefall.

Differentialdiagnosen: Bei Gingivostomatitis Erkrankungen durch HSV-2 oder Coxsackie A Viren, bei Konjunktivitis durch HSV-2- oder Adenoviren, bei Enzephalitis (und auch bei Ekzem) durch HSV-2- oder Enteroviren.

Labordiagnostik: Virus-Schnellnachweis aus Bläscheninhalt, verdächtigen Sekreten (z.B. Vaginalsekret), Augenabstrichen, Biopsiematerial oder Liquor mittels direkter IFT (III–.3.6). bei Verdacht auf Herpes-Enzephalitis PCR-Diagnostik im Liquor (III–3.8) Methode der Wahl in der 1./2.Krankheitswoche, nachfolgend Bestimmung des Antikörperspezifischen Index Liquor/Serum durch IgG -ELISA (III–5.2); ansonsten serologische Diagnostik kaum indiziert;

Therapie: Bei Enzephalitis Aciclovir (79) 30 mg/kgKG · d i.v. in 3 Dosen für 2 – 3 Wochen; bei Resistenz Foscarnet (82) 120 mg/kgKG · d i.v. in 3 Dosen ; des weiteren Valaciclovir (79), Famciclovir (81)Vidarabin (83), Idoxuridin (89)

Prophylaxe: Zur Vermeidung des Herpes neonatorum Schnittentbindung bei symptomatischer Infektion und Seronegativität der Schwangeren, ggf. Immunglobulinprophylaxe beim Neugeborenen. Zur Vermeidung von Kontaktinfektionen bei der zahnärztlichen Behandlung Handschuhe. Impfstoff in Entwicklung.

Gesetzliche Regelungen: erregerspezifisch keine

Bedeutung als Berufskrankheit: Personal im Gesundheitsdienst (herpetisches Nagelgeschwür), vor allem im zahnmedizinischen Bereich gefährdet, jedoch kein detailliertes Zahlenmaterial verfügbar.

I–67 Herpes Simplex Virus Typ 2 (HSV-2) Erkrankungen

Erreger: HSV-2, DNA-Virus der Familie Herpesviren, DNA-Homologie zu HSV-2 etwa 50 %. Einstufung in Risikogruppe 2 nach BioStoffV

Epidemiologie: Weltweite Verbreitung, einziger natürlicher Wirt ist der Mensch. Infektion (außer bei Herpes neonatorum) ab Geschlechtsreife, Gesamtdurchseuchung der Bevölkerung 10 – 20 %.

Übertragungsweg: Infektion durch Sexualkontakte, neonatal durch den Kontakt mit HSV-2 während der Geburt bei vaginaler Entbindung oder aber auch iatrogen.

Inkubationszeit: 2 – 8 (durchschnittlich 4) Tage, während der Dauer der Läsionen Infektiosität (für 2 bis 3 Wochen).

Krankheitsbild: Schmerzhafte Bläschen im Genitaltrakt von 2 bis 3 Wochen Dauer, bisweilen asymptomatischer Verlauf. Bei Herpes neonatorum bei den Neugeborenen meist schwere generalisierte Erkrankung, häufig mit Herpesenzephalitis. Weiterhin schwere generalisierte Erkrankungen bei Immundefizienz.

Differentialdiagnosen: Genitale und anale Läsionen: Erkrankungen durch Infektion mit HSV-1 oder VZV, bei Herpes neonatorum Erkrankung durch Infektion mit HSV-1 oder CMV.

Labordiagnostik: wie Herpes Virus-Typ 1 .

Therapie:
-Primärer Herpes genitalis
Aciclovir (79) 5 x 200 mg p.o. für 10 Tage oder Famciclovir (81) 3 x 250 mg für 5 Tage oder Valaciclovir (79) 2 x 1g für 10 Tage
Herpes genitalis-Rezidiv
Aciclovir 3 x 400 mg für 5 Tage oder Famciclovir 2 x 125 mg für 5 Tage oder Valaciclovir 2 x 500 mg für 5 Tage

Prophylaxe: Zur Vermeidung des Herpes neonatorum Schnittentbindung bei symptomatischer Infektion und Seronegativität der Schwangeren. Zur Vermeidung von Kontaktinfektionen bei der zahnärztlichen Behandlung Handschuhe. Impfstoff in klinischer Erprobung.

Gesetzliche Regelungen: erregerspezifisch keine

Bedeutung als Berufskrankheit: Personal im Gesundheitsdienst gefährdet, jedoch kein detailliertes Zahlenmaterial verfügbar.

I–68 Herpesvirus 8 – Infektionen

Erreger: Humanes Herpesvirus 8 (HHV8), Kaposi-Sarkom assoziiertes Herpesvirus (KSHV), DNA-Virus, Familie Herpesviren. Einstufung in Risikogruppe 2 nach BioStoffV

Epidemiologie: HIV-positive Patienten in den USA mit Kaposi-Sarkom 80 – 90 % Durchseuchung, ohne Kaposi-Sarkom 30 – 40 %, HIV-negative Blutspender 0 – 1 %, in Italien bei gesunder Normalbevölkerung 4 %, im subsaharaischen Afrika um 50 %

Übertragungsweg: Bislang noch nicht ausreichend untersucht, jedoch vermutlich sexuelle und fäkal-orale Übertragung wahrscheinlich, weiterhin bluttransfusionsassoziierte Weiterverbreitung denkbar.

Inkubationszeit: Vermutlich Monate bis Jahre von der Serokonversion bis zum Ausbruch des Kaposi-Sarkoms

Krankheitsbilder: Nach Infektion vermutlich Latenzstadium, dann Reaktivierung und Ausbruch des Kaposi-Sarkoms, einem Gefäßmalignom, weiterhin Zusammenhänge mit Lymphomen, besonders bei Immunsupprimierten, sowie mit B-Zell-Lymphomen mit Manifestation in Peritoneum, Pleura und Perikard und Assoziierung mit angioimmunoblastischen Lymphadenopathien und der multizentrischen angiolymphoproliferativen Castleman-Erkrankung.

Differentialdiagnosen: Bislang nicht sicher definierbar.

Labordiagnostik: Serodiagnostik mittels ELISA (III–5.2) ; Direkter Virusnachweis mittels PCR aus Bioptaten, Sperma und Leukozyten (III–3.8),

Therapie: Therapieversuch beim Kaposi-Sarkom mit Foscarnet (82), ansonsten noch keine kontrollierten Studien mit anderen antiviralen Chemotherapeutika.

Prophylaxe: Nur geschützter Sexualkontakt (Kondome), Impfstoff nicht vorhanden.

Gesetzliche Regelungen: erregerspezifisch keine

Bedeutung als Berufskrankheit: Keine

I–69 Histoplasmose

Erreger: Histoplasma capsulatum, ein dimorpher Sproßpilz (Hefe). Einstufung in Risikogruppe 3 nach BioStoffV

Epidemiologie: Hauptendemiegebiet sind die Zentralstaaten der USA im Ohio- und Mississippi-Becken, Prävalenz dort bis zu 95% (Hauttest), Auftreten auch in Mexiko, Südamerika, in Afrika, im Fernen Osten sowie in Australien.

Übertragungsweg: H. capsulatum findet sich in Endemiegebieten auf bzw. im Erdboden, Wachstum wird durch Vogelexkremente begünstigt, typischer Standort: alte Hühnerställe, Scheunen, von Fledermäusen bewohnte Höhlen; Infektion durch Inhalation der Hefezellen, selten durch zufällige Inokulation.

Inkubationszeit: 10–18 Tage, bei Reinfektion 3–7 Tage.

Krankheitsbilder:
a) asymptomatische Form,
b) akute pulmonale Form (endemisch oder Reinfektion),
c) chronische pulmonale Form,
d) disseminierte Form,
e) primär kutane Form (durch Inokulation);
pulmonale Formen mit Husten, Fieber und Thoraxschmerz, gelegentlich wandernde Arthralgien, ausgeprägter Röntgen-Befund: Hilus-Lymphknoten vergrößert, diffuse, fleckförmige Konsolidierung; bei Rauchern und Emphysematikern Chronifizierung mit Fibrosierung und Kavitätenbildung; disseminierte Form (d) bei Immundefizienz mit ausgedehnten Infiltrationen des Retikulo-Histiozytären-Systems, Endokarditis und Meningitis, letztere vor allem bei langsamer Progredienz der Erkrankung; Schanker und Lymphadenopathie bei kutaner Form (e).

Differentialdiagnose: Blastomykose, Kokzidioidomykose, Tbc, Tularämie.

Labordiagnostik: Erregernachweis mittels Venenblutkultur (III–3.1) oder aus Knochenmark und Hautläsionen, Dauer u.U. 6 Wochen; Mikroskopie (III–3.2): Nachweis intrazellulärer Hefezellen im Knochenmark-Ausstrich oder Bioptat; Diagnose i. d. R. durch Symptome, Anamnese (Exposition möglich?) und Serokonversion, nachgewiesen mittels Immundiffusion (III–5.10), Gegenstromelektrophorese (III–5.10) und KBR (III–5.7); Hauttest mit Histoplasmin geeignet für Durchseuchungsstudien, diagnostisch kaum hilfreich.

Therapie: Ketoconazol (71) über 6–12 Monate, bei Immundefizienz Amphotericin B (69) für etwa 10 Wochen.

Prophylaxe: Keine spezifische Prophylaxe möglich, Ketoconazol-Prophylaxe bei AIDS-Patienten in Endemie- Gebieten.

Gesetzliche Regelungen: erregerspezifisch keine

Bedeutung als Berufskrankheit: Nicht bekannt.

I–70 HTLV-Infektionen

Erreger: Humane T-Zell-lympotrope Viren Typ I und Typ II (Retroviren). Einstufung in Risikogruppe 3 (**) nach BioStoffV

Epidemiologie: HTLV-I endemisch in Japan, in der Karibik und in Afrika, kommt aber überall auf der Welt vor. In Deutschland gemäß bayerischer Untersuchung Antikörper-Prävalenz 0,02 %. HTLV-II schwer von HTLV-I abzugrenzen. Zunehmende Infektionsinzidenz in der i.v.Drogenszene.

Übertragungswege: Sexualkontakte, Blutprodukte, Bluttransfusionen

Inkubationszeit: Zwei bis drei Monate bis zur Serokonversion, Inkubationszeiten bis zum Ausbruch klinischer Symptome bis 20 Jahre und mehr.

Krankheitsbilder: HTLV-I: ATL (Erwachsenen-T-Zell-Leukämie) mit Lymphadenopathie, Hautläsionen, Hepato/Splenomegalie, ähnlich wie bei HIV-Infektion Komplikationen durch Immunschwäche, Lebenserwartung nach Ausbruch der Erkrankung selten mehr als 12 Monate. Lymphome (T-Zell>B-Zell), Tropische spastische Parese (TSP), HTLV-I–assoziierte Myelopathie mit progressiver Demyelinierung der langen Motoneuronbahnen im Rückenmark und dadurch bedingter Muskelschwäche, Blasenstörungen, Impotenz und schließlich spastischer Paraparese bzw. Paraplegie, Myopathien.
HTLV-II: Harrzellleukämie. Assoziation zum chronischen Müdigkeitssyndrom nicht bewiesen.

Differentialdiagnosen: Je nach Krankheitsbild andere Leukosen, bei Myelopathie Progressive spastische Spinalparalyse, Rückenmarkstumoren, Multiple Sklerose, andere Entmarkungskrankheiten.

Labordiagnostik: Direkter Virusnachweis mittels PCR (III–3.8), Serodiagnostik durch ELISA (III–5.2), Bestätigung durch Immunoblot (III–5.4) oder IFT (III–5.6).

Therapie: Noch nicht etabliert. Bei neurologischen Erkrankungen evtl. hochdosiert Corticoide.

Prophylaxe: Außer hygienischem Verhalten und Meidung von Blutkontakten und i.v.-Drogenbenutzung keine weiteren Möglichkeiten bekannt. Kein Impfstoff verfügbar

Gesetzliche Regelungen: erregerspezifisch keine

Bedeutung als Berufskrankheit: Bislang in Europa keine erkennbar.

I–71 Hymenolepiasis

Erreger: Vampirolepis (syn. Hymenolepis) nana; 5cm langer, 1–2mm breiter Nematode. Einstufung in Risikogruppe 2 nach BioStoffV

Epidemiologie: weltweite Verbreitung, besonders in den Tropen und Substropen

Übertragungswege: faekal-oral, Aufnahme von Zystizerkoid-Larven oder Eiern in Human-oder Nager- Fäzes

Inkubationszeit: 1 – 4 Wochen

Krankheitsbilder: Bei immunologisch kompetenten Erwachsenen kommt es meist nur zu leichten Symptomen (Bauchschmerzen, gelegentlich blutig tingierte Durchfälle, Mattigkeit), schwerere Verläufe bei unterernährten Kindern mit Gewichtsverlust und zentralnervösen Symptomen (Schwindel, Krampfanfälle), Eosinophilie

Differentialdiagnosen: andere Helminthosen

Labordiagnostik: Mikroskopischer Nachweis charakteristischer Eier im Stuhl (III–3.2), mehrfache Untersuchungen mit Anreicherungsverfahren sind zu empfehlen

Therapie: Praziquantel (105) (25mg/kg als Einmaldosis); Niclosamid (102) (2g/d über 7 Tage) wirkt nur auf Adulte, deshalb Wiederholung nach 3 Wo sinnvoll;

Prophylaxe: keine spezifische Prophylaxe,

Gesetzliche Regelungen: erregerspezifisch keine

Bedeutung als Berufskrankheit: keine

I–72 Influenza

Erreger: Influenzaviren (RNA-Viren, Familie Orthomyxoviren), humanpathogen: Influenza A, Influenza B und (in Mitteleuropa in den letzten Jahren nicht mehr beobachtet.) Influenza C. Verschiedene Subtypen, große Variabilität durch **Antigendrift**, dabei Punktmutationen der Oberflächenantigene Hämagglutinin und Neuraminidase. Weiterhin **Antigenshift** durch Rekombination von RNA-Segmenten zwischen animalen und humanen Stämmen mit Auftreten neuer Subtypen. Einstufung in Risikogruppe 2 nach BioStoffV

Epidemiologie: Weltweite Verbreitung, immer wieder große Epidemien und Pandemien, zuletzt „Hongkong-Grippe" Ende der 60er Jahre, 1997 in Deutschland durch Epidemie Übersterblichkeit von > 20.000 Personen

Übertragungsweg: Tröpfcheninfektion

Inkubationszeit: 1 – 5 Tage. Ansteckungsfähigkeit durch Virusausscheidung bis eine Woche nach Einsetzen der klinischen Symptome.

Krankheitsbilder: Alle Schweregrade eines grippalen Infekts von der subklinischen Befindlichkeitsstörung bis hin zur ernsten Erkrankung mit hohem Fieber, Übelkeit, Erbrechen, Durchfall, Laryngitis, Tracheitis, Bronchi(oli)tis, Pneumonie und (seltener) Myokarditis, Meningoenzephalitis.

Differentialdiagnosen: Grippale Infekte durch andere Viren wie z.B. Adenoviren, RS-Viren, ECHO-Viren, Coxsackie-Viren, Parainfluenzaviren sowie Bakterien wie Mykoplasmen und Chlamydien.

Labordiagnostik: Direkter Virusnachweis mittels RT -PCR (III–3.8) Antigennachweis mittels direkter IFT (III–3.6) oder Virusanzucht in der Zellkultur (Hühner-Fibroblasten) oder im Brutei; Serodiagnostik IgA-spezifisch mit Hilfe des ELISA (III–5.2) nach der 1. Krankheitswoche aussichtsreich; ansonsten Nachweis einer IgG-spezifischen Serokonversion durch Serumpaar, im Abstand von 14 Tagen entnommen; typenspezifische Immunität (Prüfung des Impferfolgs) nur mittels HHT (III–5.3) oder Neuraminidase-Hemmtest (III–5.9) möglich.

Therapie: Symptomatisch, bei schwererem Verlauf jedoch auch mit Amantadin (96) (nur wirksam bei Influenza A) bzw. (in Deutschland erst im Zulassungsverfahren) Ribavirin(88) (auch wirksam bei Influenza B); Zanamivir (96a) und Oseltamivir (96b) haben sich in ersten klinischen Studien sowohl prophylaktisch als auch therapeutisch als effektiv erwiesen

Prophylaxe: Bei drohendem Epi- oder Pandemieausbruch und zum Schutz noch nicht erkrankter Personen Amantadin- Prophylaxe, die auch bei Patienten angewendet werden sollte, bei denen eine Impf-Kontraindikation (z.B. Hühnereiweißallergie) besteht. Ansonsten Totimpfstoff-Prophylaxe mit jährlich neu zusammengestellten Vakzinen.

Gesetzliche Regelungen: Meldepflicht nur für den direkten Virusnachweis;

Bedeutung als Berufskrankheit: Epidemiologisch schwierig zu beurteilen, genaue BK-Erfassung schwierig, da bei den gesetzlichen Unfallversicherern kaum Meldungen eingegangen, schwierige Fallermittlung, genaue Zahlen von BK-Fällen nicht bekannt.

I–73 Isosporose

Erreger: Isospora belli, ein zu den Kokzidien gehörendes Protozoon. Keine Einstufung in eine Risikogruppe nach BioStoffV

Epidemiologie: Weltweit verbreitete Infektion, häufiger in tropischen Regionen sowie überall dort, wo Menschen auf engem Raum unter schlechten hygienischen Bedingungen zusammenleben.

Übertragungsweg: Aufnahme von Oozysten aus den Fäzes, bzw. nach fäkaler Kontamination der Umwelt, des Trinkwassers durch Infizierte.

Inkubationszeit: 2 – 13 Tage

Krankheitsbilder: Gastrointestinale Symptome unterschiedlichen Schweregrades: Diarrhoe, Gewichtsverlust bei chronischem Verlauf.

Differentialdiagnosen: Giardiasis, bakterielle Darminfektionen, virale Gastroenteritiden.

Labordiagnostik: Identifizierung von Oozysten im Stuhl nach Konzentration (z. B. Zinksulfatflotation)(III–3.2).

Therapie: Cotrimoxazol (50), u. U. drei Wochen lang, alternativ Pyrimethamin (128) (50 – 70 mg/d)

Prophylaxe: Keine spezifische Prophylaxe möglich.

Gesetzliche Regelungen: erregerspezifisch keine

Bedeutung als Berufskrankheit: Keine.

I–74 Katzenkratzkrankheit

Erreger: Bartonella henselae (anspruchsvolle, mikroaerophile gramnegative Stäbchen); unklar ist die Rolle von Afipia felis (gramnegative Stäbchen). Einstufung in Risikogruppe 2 nach BioStoffV

Epidemiologie: Weltweite Verbreitung der Infektion, sporadisch auftretend, Inzidenz nicht genau bekannt, wahrscheinlich häufiger als angenommen, vorzugsweise bei Kindern, Herbst- und Wintergipfel; in den USA wurden 1986 6.000 Fälle registriert, von denen 1/3 hospitalisiert wurde.

Übertragungsweg: Erregerreservoir und -verbreitung noch nicht sicher bekannt, Übertragung durch Katzenbisse, -kratzwunden auf Grund der anamnestischen Angaben der Erkrankten wahrscheinlich.

Inkubationszeit: 2–3 Wochen.

Krankheitsbilder: Unkomplizierte Verläufe imponieren als benigne, selbstlimitierende Lymphadenopathie; keine Lymphadenitis zwischen primärer Hautläsion und entzündeten Lymphknoten; häufigste Komplikation: okuloglanduläres Syndrom (Parinaud-Konjunktivitis), granulomatöse Läsion der Konjunktiva begleitet von präaurikulärer Lymphadenitis; seltene Komplikation: Enzephalitis (in 1 % der Fälle) 3–6 Wochen nach Beginn der Lymphadenopathie.

Differentialdiagnosen: Toxoplasmose, Brucellose, Tuberkulose, Tularämie, Ulcus Molle, M. Hodgkin, versch. Leukämieformen.

Labordiagnostik: Mikroskopischer Erregernachweis im Lymphknoten (Whartin-Starry-Silberfärbung) (III–3.2) Nachweis mittels NAT/PCR (III -3.8), Kultureller Nachweis (5 Wochen Inkubation für R. henselae) (III–3.1); Serodiagnostik mittels indirekter IFT (III–5.6).

Therapie: Bei lokalem Befall antibiotische Therapie kaum indiziert, ggf. Erythromycin (37) 2 x 0,5 – 1g oder Doxycyclin (47) 2 x 100mg für mindestens 4 Wochen

Prophylaxe: Keine spezifische Prophylaxe möglich.

Gesetzliche Regelungen: erregerspezifisch keine

Bedeutung als Berufskrankheit: Keine.

I–75 Keuchhusten (Pertussis)

Erreger: Bordetella pertussis, gramnegatives, anspruchsvoll wachsendes Stäbchen, Toxinbildner, dabei wichtig: Pertussistoxin (lymphocytosis promoting factor, islets-activating protein), ADP-ribosylierendes Toxin; Oberflächenprotein mit hämagglutinierender Wirkung; aktiviert Adenylatzyklase, über Bildung von cAMP Lymphozytose und Histaminsensibilisierung, stört zelluläre Immunabwehr. Tracheales Zytotoxin inhibiert DNA-Synthese und führt zur Verminderung der Zilienaktivität, weitere Virulenzfaktoren sind Adhäsionsvermittelnde Oberlächenproteine, Filamentöses Hämagglutinin (FHA), Agglutinogene 1 – 6, Pertaktin (69 kD-Protein), Dermonekrotoxin und Endotoxin (Lipopolysaccharid. Pertussistoxin (LPF) – sorgt – ebenso wie Hämagglutinin – für Ausbildung einer relativ dauerhaften Immunität über Jahre/wenige Jahrzehnte. Einstufung in Risikogruppe 2 nach BioStoffV

Epidemiologie: Weltweite Verbreitung. Bedingt durch geringe Impfraten in Deutschland während der 70er und 80er Jahre ereigneten sich hier bis Anfang der 90er Jahre genauso viele Keuchhustenfälle wie im gesamten übrigen Europa. Geschätzte jährliche Inzidenz in der DDR (mit Pflichtimpfung) 1/100.000, nach Aussetzung der Impfung in Schweden 3.200/100.000

Übertragungsweg: Tröpfcheninfektion, Staubinfektion, hohe Kontagionsrate in nichtgeimpften Populationen: 25 – 50 % in Schulen, 70 – 100 % in Familien.

Inkubationszeit 1 – 3 Wochen, vom Beginn des Stadium catarrhale an etwa 6 Wochen Ansteckungsfähigkeit

Krankheitsbilder: Beginn der Krankheit mit dem Stadium catarrhale (katarrhalische Erscheinungen, immer stärker werdender Husten, Dauer 1 bis 2 Wochen), das vom Stadium convulsivum mit stakkatoartigen Hustenanfällen, ziehender Inspiration, in vielen Fällen Zyanose und Erbrechen von Schleim und Nahrung gefolgt wird und bis zu 6 Wochen dauert. Anfälle bis zu zweimal stündlich, dabei nachts häufiger als tagsüber, Auslösung durch Essen, Schreien, Lachen. Komplikationen durch Otitis media, eitrige Bronchitiden, Pneumonien mit Atelektasebildung, akute Enzephalopathie, Tod im akuten Anfall. Dauer dieses Stadiums 13 – 49 Tage (bei Parapertussis 12 – 34 Tage) Im Stadium decrementi Rekonvaleszenz über 6 Wochen, wobei die Hustenanfälligkeit noch für mehrere Monate bestehen kann. Immunität etwa 2 bis 3 Jahrzehnte anhaltend.

Differentialdiagnosen: Pseudokrupp, Parapertussis, Pharyngitis, Tracheitis, Fremdkörperaspiration, andere virale und bakterielle Nasen-Rachenraumerkrankungen. Im Stadium convulsivum keine Verwechslungsmöglichkeit.

Labordiagnostik: Schnelldiagnostik durch Erregernachweis mittels NAT/PCR (III–3.8.); kultureller Nachweis (III–3.1.) aus Nasopharyngealabstrichmaterial (doppelter Abstrich aus beiden Nasengängen), Direktausstrich auf Selektivnährmedium (Regan-Lowe-Agar mit Cephalexin/Pferdeblut/Aktivkohle)
Serologische Diagnostik mit IgA-spezifischen ELISA erst ab 1.-2. Krankheitswoche (III.5.2); IgA-Antikörper werden nur bei Infektion, IgM-/IgG-Antikörper auch nach Impfung gebildet

Therapie: Erythromycin (37) im Stadium catarrhale 40 – 60 mg/kgKG · d p.o. in 2 – 3 Dosen, oder Clarithromycin (38) 15 mg/kgKG · d in 2 Dosen oder Roxithromycin (38) 5 mg/kgKG · d in 2 Dosen jeweils für 14 Tage; alternativ Cotrimoxazol (50) 6–8/20–40 mg/kgKG · d p.o. in 2 Dosen. Passive Immunisierung mit Pertussis-Immunglobulin zur Mitigierung je nach Klinik.

Prophylaxe: Passive Immunisierung bzw. 14tägige Erythromycin-Prophylaxe bei nichtimmunisierten Kontaktpersonen, ansonsten präexpositionell Schutzimpfung als Routinemaßnahme ab Säuglingsalter, i.d.R. in Kombinationsvakzinen, Auffrischung bei Jugendlichen, Erwachsenenimpfung, v.a. für gefährdete Personenkreise (z.B. Gesundheitsdienst) in Diskussion, generell keine Altersbegrenzung für Impfung. Kombinationsimpfstoff mit Diphtherie- und Tetanusvakzine auf dem Markt.

Gesetzliche Regelungen: erregerspezifisch keine

Bedeutung als Berufskrankheit: Aufgrund ungenügender Meldefrequenz nicht beurteilbar. Bei BK-Verdacht (z.B. bei Beschäftigung im Gesundheitsdienst) Meldung an ges. Unfallversicherer.

I–76 Kokzidioidomykose

Erreger: Coccidioides immitis, ein ubiquitärer Schimmelpilz. Einstufung in Risikogruppe 3 nach BioStoffV

Epidemiologie: Endemisch in Halbwüstenregionen der USA (Arizona, Nevada, Süd-Kalifornien, New Mexico), im Norden Mexikos sowie in den Regionen Zentral- und Südamerikas mit subtropischem und tropischem Klima. Hohe Durchseuchung (80–90 %) in Endemiegebieten.

Übertragungsweg: C. immitis wächst im Erdboden, Infektion durch Inhalation vor allem bei Personen mit engem Erdkontakt (Landarbeiter, Personal von Bohrstationen), aber auch nach Staubstürmen.

Inkubationszeit: 8–30 Tage, im Mittel 2 Wochen.

Krankheitsbilder: Die klinischen Formen der Kokzidioidomykose zeigen ein der Histoplasmose (I–69) vergleichbares Muster.

Differentialdiagnosen: Histoplasmose, Blastomykose, Tbc.

Labordiagnostik: Mikroskopischer Nachweis (III–3.2) der Gewebephasen (Sphaerula) in der Lunge/im Auswurf bzw. Gewebe (Bioptat), Anzucht nur in Speziallaboratorien! Serodiagnostik mittels KBR (III–5.7), Latex-Partikelagglutination(III – 3.6) bei disseminierter Form

Therapie: Amphotericin B (69) 0.6 – 1 mg/kgKG · d für mind. 1 Monat. Alternativ Fluconazol (72)400 – 800 mg/d oder Itraconazol (73) 2 x 200 mg/d

Prophylaxe: Keine spezifische Prophylaxe.

Gesetzliche Regelungen: erregerspezifisch keine

Bedeutung als Berufskrankheit: Ggf. wegen hoher Gefährdung bei Laborarbeiten.

I–77 Krätze (Skabies)

Erreger: Sarcoptes scabiei hominis, die Krätzmilbe, ein Ektoparasit aus der Familie Sarcoptidae der Ordnung der Arachniden (Gliederfüßler). Keine Einstufung in eine Risikogruppe nach BioStoffV

Epidemiologie: Weltweit verbreitete, sporadisch (in Familien), aber auch pandemisch auftretende Ektoparasitose (1918, 1945), vorwiegend des Kindes- und jüngeren Erwachsenenalters; in den Industriestaaten Prävalenz etwa 2–4%; Erkrankung des gepflegten wie des ungepflegten Menschen (Prävalenz in Dänemark heute 2:1000, ebenso hoch wie zur Jahrhundertwende), weltweiter Anstieg im letzten Jahrzehnt ohne Korrelation zu Hygienestandard oder Promiskuität.

Übertragungsweg: Durch Hautkontakt (häufigeres Händehalten bei Mädchen erklärt höhere Prävalenz von 3 : 2 bei Mädchen in den Industriestaaten).

Inkubationszeit: Infestation in den ersten 4–6 Wochen asymptomatisch.

Krankheitsbilder: Juckreiz nach dem Infestationsstadium als Ausdruck der Sensibilisierung, oft nachts, nach dem Duschen intensiver (Milbenfreisetzung); Folgen des extremen Juckreizes sind durch Kratzen („Krätze"!) bewirkte Exkoriation mit hämorrhagischer Verkrustung, Sekundärinfektionen; polymorphes Erscheinungsbild: Urtikaria, meist symmetrische Ekzeme und Pyoderma; histologisch perivaskuläre zelluläre Infiltrate.

Differentialdiagnosen: Alle pruritischen Dermatosen, beachte aber vollständige Aussparung des Kopfes bei der Skabies; Dermatitis herpetiformis.

Labordiagnostik: Freisetzen einer weiblichen Milbe aus ihrem Gang (mittels Handlupe), alternativ Abschaben der Läsion mit Skalpell, auf Objektträger direkt mikroskopieren: Stuhlkügelchen, Eier und Milbenweibchen sind nachweisbar; alternativ im Auflichtmikroskop mit Ölimmersion.

Therapie: Einweichen der Haut im heißen Bad; Läsionen, Finger und Nägel heiß schrubben (kein Bürsten bei Sekundärinfektionen); anschließend Auftragen von Benzylbenzoat (130) (25%ige Emulsion) oder Hexachlorcyclohexan.

Prophylaxe: Kontakt mit Erkrankten vermeiden; keine spezifische Maßnahmen.

Gesetzliche Regelungen: Tätigkeits-/Aufenthaltsbeschränkungen in Gemeinschaftseinrichtungen für Krankheitsverdächtige/Erkrankte

Bedeutung als Berufskrankheit: Keine.

I–78 Kryptokokkose

Erreger: Cryptococcus neoformans, ein Hefepilz. Einstufung in Risikogruppe 2 nach BioStoffV

Epidemiologie: Weltweite Verbreitung im Erdboden, wo sein Wachstum durch bestimmte Nitroverbindungen, z. B. aus Taubenexkrementen (Kreatinin) begünstigt wird; Tauben sind nicht infiziert, obwohl ihre Exkremente stark kontaminiert sein können (bis zu 10^3 Hefepilze/g). Weltweites Auftreten bei normalen, vor allem aber bei immungeschwächten Patienten (bei Sarkoidose, M. Hodgkin, Kollagenosen, Karzinom, Kortikoidtherapie, AIDS).

Übertragungsweg: Infektion durch Inhalation kontaminierten Staubes, keine Übertragung von Mensch zu Mensch

Inkubationszeit: Wahrscheinlich mehrere Wochen lang.

Krankheitsbilder: Pulmonale Kryptokokkose (vor allem in den USA): Fieber, Husten, Rundherde (Kryptokokkengranulome); disseminierte Kryptokokkose meist als Meningitis mit sehr variabler Pleozytose, meist lymphozytär, oft langsame Progression, Hydrozephalus-Bildung, schlechte Prognose bei unbehandelten Verläufen.

Differentialdiagnosen: Bei pulmonaler Form z. B. Blastomykose, Histoplasmose bei Meningitis z. B. Tbc-Meningitis.

Labordiagnostik: Erregernachweis durch Biopsie oder Kultur (pulmonale Form) (III–5.1) mikroskopisch im Liquor (Kapseldarstellung im Tuschepräparat) (III–5.2); Antigennachweis im Serum (Latex-Agglutination, III–3.6), bei pulmonaler Form oft negativ, im Liquor auch quantitativ sinnvoll (Antigentiter-Bestimmung), bei Patienten mit Meningitis Suche nach extrameningealen Herden durch Sputum- und Urinkultur;

Therapie:
leichte Verläufe: Fluconazol (72) 1 x 200 mg p.o. oder Itraconazol (73) 1 x 200 mg p.o.
schwere/disseminierte Verläufe: AmphotericinB (69) 0.5 – 1 mg/kgKG · d i.v. + Flucytosin (70) 100 – 150mg/kgKG · d i.v. in 4 Dosen für 6 – 10 Wochen
Suppressionstherapie bei AIDS: Fluconazol 1 x 200mg p.o. oder Itraconazol 1 x 200 mg p.o.

Prophylaxe: Keine spezifische Prophylaxe möglich.

Gesetzliche Regelungen: keine erregerspezifischen

Bedeutung als Berufskrankheit: Keine.

I–79 Kryptosporidiose

Erreger: Cryptosporidium, ein Protozoon vom Stamm der Apicomplexa, der Klasse der Sporozzoa, der Ordnung der Eucoccidiida, Unterordnung Eimeriina. Einstufung in Risikogruppe 2 nach BioStoffV (alle *Cryptosporidium spp.*)

Epidemiologie: Weltweite Verbreitung, Prävalenzraten in industrialisierten Ländern 1 – 3 % (bei HIV-Patienten 2 – 5 %, bei AIDS-Patienten mit Diarrhoe – 16 %), in Entwicklungsländern Asiens und Afrikas bis 10 %. 1993 bei Epidemie in Milwaukee 400.000 Infizierte, davon bei 4.000 Krankenhausbehandlung erforderlich, Ursache: kontaminiertes Trinkwasser.

Übertragungsweg: Zoonose mit fäkal-oraler Übertragung: Aufnahme der infektiösen, sehr kleinen Oozysten (2 -5µm Durchmesser) nach fäkaler Kontamination von Umwelt bzw.Trinkwasser; bei AIDS-Patienten auch direkte Übertragung

Inkubationszeit: (1 -) 7 (- 14) Tage, Präpatenzzeit (bis Ausscheidung von Oozysten) (5 –) 7 (- 28) Tage, Oozystenausscheidung bis zu 2 Monate

Krankheitsbilder: Bei Immunkompetenten selbstheilende Gastroenteritis mit Diarrhoe zwischen 3 und 10 Tagen, selten Abdominalkoliken, selten Fieber bis 39 °C, bei Immundefizienten chronische Diarrhoe mit Fieber und Lymphadenopathie, Letalität – 80 % durch Dehydratation und Befall weiterer Organe (Gallenblase, Pankreas, Lunge).

Differentialdiagnosen: Giardiasis, Durchfälle bakterieller (z.B. Cholera, Shigellen) oder viraler (z.B. Rotaviren, Norwalkviren) Ätiologie

Labordiagnostik: Mikroskopischer Nachweis von Oozysten im Stuhl, modifizierte Ziehl-Neelsen-Färbung, Auraminfärbung oder im Bioptat des Dünndarms; Antigennachweis mittels direkter Immunfluoreszenz oder ELISA (III–3.6)

Therapie: Elektrolytsubstitution, evtl.Versuch mit Paromomycin (126) 4 x 500 mg p.o.für 3 Wochen gefolgt von Suppressionstherapie 2 x 500 mg oder Versuch mit Atovaquon (123) 2 x 750 mg p.o. bzw. Azithromycin (40) 1200 mg p.o. für jeweils 4 Wochen

Prophylaxe: Hygienisch einwandfreies Verhalten, ansonsten keine spezifische Prophylaxe möglich

Gesetzliche Regelungen: keine erregerspezifischen, als Gruppenerkrankung von akuter infektiöser Gastroenteritis meldepflichtig

Bedeutung als Berufskrankheit: Kein zuverlässiges Datenmaterial erhältlich, Infektionsgefährdung im Gesundheitsdienst und im veterinärmedizinischen Bereich anzunehmen.

I–80 Läuse (Kopf-, Körper-Filzlausbefall)

Erreger:
a) Pediculus humanus capitis: Kopflaus
b) Pediculus humanus humanus: Körperlaus
c) Pthirus pubis: Filzlaus (Schamlaus).
Keine Einstufung in eine Risikogruppe nach BioStoffV

Epidemiologie: Weltweite Verbreitung, Kopflausbefall in Industriestaaten mit ansteigender, nicht mit dem sozialen Status zu korrelierender Prävalenz (Großbritannien ca. 2–3%), häufigerer Befall des weiblichen Geschlechts (3: 1); Körperläuse hingegen als Ektoparasitose selten (Kleiderbefall, „Vagabundenkrankheit"); Filzlausbefall korreliert mit Promiskuität.

Übertragungsweg:
a) Kopfläuse: direkter Kontakt sowie Übertragung durch Kämme, Bürsten
b) Körperläuse: kontaminierte Kleidungsstücke, direkter Hautkontakt
c) Filzläuse: Hautkontakt beim Geschlechtsverkehr.

Inkubationszeit: etwa 1–3 Wochen.

Krankheitsbilder:
a) Kopfläuse: variabler Juckreiz, Sekundärinfektionen
b) Körperläuse: Bedeutung liegt vor allem in ihrer Assoziation mit schweren anderen Infektionen, Vektor für Rickettsia prowazeki (Fleckfieber), Rochalimea quintana (Wolhynisches Fieber), aber auch für Salmonellen und Tänien
c) Filzläuse: Juckreiz, Sekundärinfektionen.

Differentialdiagnosen:
a) Kopfläuse: seborrhoische Schuppenbildung
b) Körper-/Filzläuse: ggf. andere juckende Dermatosen mit Sekundärinfektionen.

Labordiagnostik:

a) Kopfläuse: Nachweis weißer, leerer Nissen im Haar; Läusenachweis an den Haarwurzeln
b) Körperlaus: Nachweis durch Inspektion (Kleidernähte)
c) Filzlaus: Nachweis durch Inspektion.

Therapie: DDT, in Folge der in vielen Teilen Europas auftretenden Resistenz der Läuse gegenüber chlorierten Kohlenwasserstoffen Malathion (als 0,5%ige alkohol. Lösung) (132) extern; alternativ Lindan (131), Pyrethrum (133). Neuerdings oft erfolgreiche Behandlung durch Wärme (Trockenhaube).

Prophylaxe: Nicht möglich.

Gesetzliche Regelungen: keine spezifischen

Bedeutung als Berufskrankheit: Keine.

Bemerkungen: Es gibt keinen Grund, Kinder unmittelbar nach einer Läusebehandlung von der Schule auszuschließen.

I–81 Larva migrans visceralis (Toxocariasis)

Erreger: Larven von Toxocara canis (Hundespulwurm), einer Nematodenart. Einstufung in Risikogruppe 2 nach BioStoffV

Epidemiologie: Weltweit verbreitete Infektion, mit einer Durchseuchung in Mitteleuropa von ca 3–7% (Seroprävalenz).

Übertragung: Adulte Spulwürmer parasitieren ausschließlich im Dünndarm von Hunden, vorzugsweise Welpen; Infestation des Menschen durch perorale Eiaufnahme an mit Hundekot verunreinigten Plätzen; im menschlichen Dünndarm geschlüpfte Larven dringen ein und gelangen via Blutstrom in verschiedene Organe (Leber, Lunge, ZNS) um dort nach wenigen Monaten abzusterben

Inkubationszeit: Etwa 2–3 Wochen, je nach Menge der aufgenommenen Eier.

Krankheitsbilder: klinische Manifestation selten; leichte Verläufe mit Mattigkeit, leichtem Durchfall, Urtikaria vorherrschend; schwerere Manifestationen (Larva migrans visceralis-Syndrom) mit Fieber, Hypereosinophilie, Asthma, Husten und Hepatomegalie v. a. bei geistig behinderten Kindern; zweite (seltene) Manifestation Larva migrans ocularis.

Differentialdiagnosen: Askariasis, Trichinose, Filariose, Hakenwurm-Erkrankung.

Labordiagnostik: Leitsymptom Hypereosinophilie $> 500/mm^3$; Serodiagnostik durch Nachweis von spezifischen IgG im ELISA (III–5.2)

Therapie: Therapieversuch mit Thiabendazol (108) 2 x 25mg/kgKG · d über 5 d alternativ Albendazol (98) 10 mg/kgKG · d über 5 d bei schwerer Symptomatik gerechtfertigt; Wirkung unsicher; bei okulärer Beteiligung auch Kortikosteroide

Prophylaxe: Sanierung von Hundewelpen

Gesetzliche Regelungen: erregerspezifisch keine

Bedeutung als Berufskrankheit: Keine.

Bemerkungen: Das Larva migrans visceralis-Syndrom wird außerhalb Europas durch weitere invasive Helminthen ausgelöst z. B. Angystrongylus cantonensis (Ostasien, Pazifik), Gnathostoma spinigerum (Ost-/Südostasien), Strongyloides stercoralis (Südostasien, Karibik).

I–82 Lassafieber

Erreger: Lassavirus, RNA-Virus, Familie Arenaviridae. Einstufung in Risikogruppe 4 nach BioStoffV!

Epidemiologie: Westafrika. Einschleppung nach Europa in Einzelfällen (z.B. Deutschland 2000).

Übertragungsweg: Reservoirtiere sind Ratten der Art Mastomyx natalensis; die Übertragung erfolgt ohne Vektor durch Speichel, Urin und Faeces der infizierten Tiere sowie durch virushaltigen Hausstaub. Auch Übertragung von Mensch zu Mensch möglich (z.B. Deutschland 2000).

Inkubationszeit: 7 – 18 Tage

Krankheitsbild: Schleichender Beginn mit Fieber, Kopfschmerzen und allgemeinem Krankheitsgefühl, dann Rückenschmerzen, Gelenkbeschwerden, Pharyngitis, Husten, Angina-pectoris-artige Beschwerden, Erbrechen, Konjunktivitis, prognostisch ungünstig: Hämorrhagien. Weiterhin Pleuritis, Perikarditis, Enzephalopathie mit Bewußtseinseintrübung, hohe Letalität, v.a. bei Kleinkindern (bis > 80 %) bei Lungenödem und generalisierten Krämpfen.

Differentialdiagnosen: Hämorrhagische Fieber anderer Ätiologie, Leptospirose, Rikkettsiosen, Malaria, Gelbfieber.

Labordiagnostik: Nur im Speziallabor (L4) ! Virusanzucht in Verozellen aus Rachenspülwasser, Blut und Urin, Virusnachweis durch RT-PCR (III–3.8), serologische Diagnostik durch Antikörpernachweis mit ELISA (III–5.2) oder indirekter IFT (III–5.6).

Therapie: Einzige Möglichkeit der Behandlung Therpieversuch mit Ribavirin (88).

Prophylaxe: Außer tierhygienischen Maßnahmen (Erschwerung des Mäusezugangs zu Lebensmitteln etc.) keine weiteren Möglichkeiten vorhanden. Postexpositionell: Behandlungversuch mit Ribavirin (88).

Gesetzliche Regelungen: Krankheitsverdacht, Erkrankung und Tod sowie direkter und/oder indirekter Virusnachweis sind meldepflichtig; Tätigkeits-/Aufenthaltsbeschränkungen für Krankheitsverdächtige/Erkrankte sowie Personen in Wohngemeinschaft mit diesen für Gemeinschaftseinrichtungen

Bedeutung als Berufskrankheit: Keine Daten verfügbar.

Bemerkungen: Bei Pflege von Patienten mit nachgewiesener oder vermuteter Erkrankung an Lassafieber „Barrier-Nursing" in Unterdruckeinheiten als Arbeitsschutzmaßnahme wichtig.

I–83 Legionellose

Erreger: Legionella pneumophila (14 Serogruppen), L. micdadei, L. dumoffiü, L. bozemaniü, L. gormaniü und weitere 27 Spezies (Zahl der immunologisch differenten Typen > 50). Einstufung in Risikogruppe 2 nach BioStoffV (alle *Legionella spp.*)

Epidemiologie: Weltweites Auftreten als sporadische Infektion, Gruppenerkrankung mit gemeinsamer Infektionsquelle und Hospitalinfektion; in > 80% durch L. pneumophila Serogruppe 1 bedingt; männliches Geschlecht dreimal häufiger betroffen, über 3/4 der Fälle im Alter 40–70 Jahre; Sommergipfel; besondere Prädisposition: reduzierte Abwehrlage, Raucher.

Übertragungsweg: Legionellen vermehren sich ubiquitär in Oberflächenwasser bei Temperaturen > 25 °C, künstliche Erregerreservoire durch Klimaanlagen (Kühlwasser, Befeuchterwasser) und Duschanlagen; Infektion durch Inhalation kontaminierter Aerosole, Befallsrate nach Exposition 1–5% (Pneumonische Form), 95% (Pontiac-Fieber).

Inkubationszeit: 2–10 Tage, im Mittel 1 Woche; beim Pontiac-Fieber 1–2 Tage.

Krankheitsbilder: Zwei klinische Manifestationen
a) schwere pneumonische Verlaufsform; Lobärpneumonie (Dauer 5–7 Tage) mit multiplen extrapulmonalen Syndromen: ZNS-Symptomatik (Lethargie, Delirium), Diarrhoe, Hämaturie, Nierenversagen durch Rhabdomyolyse, Peri-, Myo-, Endokarditis; Letalität bis zu 20%
b) Influenza-ähnliche leichte Verlaufsform: Pontiac-Fieber; Zwischenformen werden beobachtet.

Differentialdiagnosen: Alle bakteriellen Pneumonien einschl. Ornithose, Mykoplasma-Pneumonien.

Labordiagnostik: Mäßige Leukozytose (bis 15.000/mm³), Linksverschiebung, Lymphopenie (< 1.000/mm³), Plasmanatrium und -kalzium erniedrigt; Erregernachweis im Bronchialsekret mikroskopisch mit direkter Immunfluoreszenz (Sensitivität ca. 70%) (III–3.6), DNA-Hybridisierung (III–3.7) oder PCR (III–3.8); Serodiagnostik durch Nachweis einer Serokonversion innerhalb 8–14 Tagen mittels IgG- spezifischer indirekter IFT (III–5.6) oder ELISA (III–5.2), Cave : unzuverlässige IgM-und/oder IgA -Antwort sowie geringe Sensitivität der Tests (Mischantigene)

Therapie: Erythromycin (37) 4 x 0.5 – 1 g i.v., nach Entfieberung oral für 2–3, Wochen ggf. in Kombination mit Rifampicin (61) 600mg/d; alternativ Ciprofloxacin (33) 2 x 400mg i.v. oder 2 x 750 mg p.o.

Prophylaxe: Keine spezifische Prophylaxe verfügbar; diskutiert wird die routinemäßige Überwachung von Klimaanlagen auf Legionellen-Vorkommen.

Gesetzliche Regelungen: der direkte und/oder indirekte Nachweis von *Legionella spec.* ist bei Hinweis auf akute Infektionen meldepflichtig

Bedeutung als Berufskrankheit: Keine.

I–84 Leishmaniasis (Leishmaniose)

Erreger: Protozoen des Genus Leishmania, Größe 2–3 µm, 12 humanpathogene Spezies, davon sind die wichtigsten L. donovani, L. tropica, L. major, L. brasiliensis, L. mexicana. Einstufung in Risikogruppe 3 (**) nach BioStoffV (*L.brasiliensis, L.donovani*) bzw. Risikogruppe 2 (andere *Leishmania spp.*)

Epidemiologie: Weltweite Verbreitung in den tropischen/subtropischen Klimazonen einschl. Mittelmeerländer.

Übertragungsweg: Stich durch Phlebotomen (Sandfliegen), Erregerreservoir Hunde, Nager.

Inkubationszeit: Variable Inkubationszeit von wenigen Tagen (Knötchenbildung bei kutaner Form), 2–8 Monaten bei viszeraler Form.

Krankheitsbilder: Drei Typen der Manifestation

a) Hautleishmaniasis: Orientbeule, Erreger L. major, L. tropica; Knötchenbildung, die fortschreitend innerhalb von Wochen oder Monaten zur Beule von 1–5 cm wird, Verkrustung, Ulzeration, Narbenbildung
b) Schleimhautleishmaniasis (amerikanische L., Espundia) durch L. brasiliensis, L. mexicana, L. peruviana; nach z. T. unbemerkten kutanen Läsionen innerhalb von 2–10 Jahren Befall der Nasen-, Rachenschleimhaut mit Knorpeldestruktionen am Larynx oder am Nasenseptum

c) viszerale Leishmaniasis, Befall des RES (Kala-Azar), abhängig vom Allgemeinzustand Auftreten von Fieber, Splenomegalie, Gewichtsverlust, Diarrhoe; bei Europäern oft abrupter Verlauf mit hohem Fieber, Toxämie, Dyspnoe, akuter Anämie; später Muskelatrophie, Hyperpigmentation (Gesicht, Hände, Abdomen); jahrelanger Krankheitsverlauf, Superinfektionen durch Pneumokokken, Mykobakterien, Masernviren; Letalität unbehandelt 80–90%.

Differentialdiagnosen: Bei der kutanen, mukokutanen L.: Lepra, Tbc; viszerale L.: Systemerkrankungen, z. B. M. Hodgkin.

Labordiagnostik: Nachweis der Leishmanien aus den Läsionen mittels Mikroskopie oder direkter Immunfluoreszenz (bei viszeraler L. im Knochenmarksausstrich oder Lymphknoten); bei viszeraler L., nicht aber bei kutanen/mukokutanen Formen, Nachweis von Serumantikörpern im ELISA (III–5.2), Sensitivität und Spezifität > 90%; Hauttest mit Leishmanin bei kutaner/mukokutaner L. mit ähnlicher Sensitivität/Spezifität.

Therapie:
a) bei geringer Zahl der Läsionen Selbstheilungstendenz, bei schwerer Form mehrfache Injektionen, periläsionär, mit 100 -300mg Na-Stiboglukonat (122)
b) Mittel der Wahl bei mukokutaner L. Na-Stiboglukonat und Megluminantimonat (122) 2 mg/kg/d i.m.oder i.v. über 30 d; alternativ
c) wie bei mukokutaner L.

Prophylaxe: Keine spezifische Prophylaxe, Prävention durch Bekämpfung der Vektoren; individuelle Expositionsprophylaxe.

Gesetzliche Regelungen: erregerspezifisch keine

Bedeutung als Berufskrankheit: Keine.

Bemerkungen: Mit importierten Infektionen aus dem Mittelmeerraum muß verstärkt gerechnet werden; hohe Letalität bei Diagnose/ Therapiebeginn in späten Stadien der viszeralen Verlaufsform!

I–85 Lepra

Erreger: Mycobacterium leprae, grampositives säurefestes Stäbchen; in vitro nicht kultivierbar. Einstufung in Risikogruppe 3 nach BioStoffV

Epidemiologie: Weltweit etwa 12 Millionen Erkrankte in fast allen tropischen und gemäßigten Klimazonen, einschließlich Japan und Korea, Teilen von Südeuropa und einigen USA-Staaten; Assoziierung mit Überbevölkerung und niedrigem Lebensstandard; höchste Inzidenz bei 20–35jährigen, tuberkuloide Form bei 10–19jährigen.

Übertragungsweg: Exakter Infektionsmodus unbekannt; intensiver wiederholter Kontakt am wahrscheinlichsten, Erregeraufnahme über Atemtrakt? Hauptinfektionsquelle sind unbehandelte oder wiedererkrankte lepromatöse Patienten, die bis zu 10^8 Bakterien pro Tag ausscheiden können; M. leprae in der Umwelt mindestens 24 Std., wahrscheinlich tagelang überlebensfähig.

Inkubationszeit: tuberkuloide Form ca. 4, lepromatöse Form ca. 10 Jahre.

Krankheitsbilder: Die Erkrankung wird in 5 Gruppen klassifiziert, wobei zwei extreme Verläufe unterschieden werden.

a) tuberkuloide Lepra mit starker zellvermittelter Immunantwort und lokalisiert asymmetrischer Hautläsion (Granulom), später Verkäsung der peripheren Nerven
b) lepromatöse Lepra mit multiplen Hautläsionen (Maculae), die zu Plaques und Knötchen werden, lepromatöse Laryngitis, Iritis, Keratitis; Zerstörung des Nasenseptums; Zerstörung der dermalen Nerven mit Sensibilitätsverlust am ganzen Körper, als Folge traumatische Amputationen der Endphalangen, Sekundärinfektionen

Die Mehrzahl der Fälle wird einer der drei Borderline-Gruppen zugerechnet.

Differentialdiagnosen: Diffuse kutane Leishmaniasis, Lues II, Neurofibromatose, Mycosis fungoides; die Lepra ist die einzige geläufige Ursache einer Verdickung peripherer Nerven!

Labordiagnostik: Mikroskopische Diagnose durch Hautbiopsie: Nachweis der säurefesten Stäbchen im Ziehl-Neelsen-Präparat (III–3.2)

Therapie:
Paucibazilläre Formen: Dapson (60) 100 mg/d.p.o.+ Rifampicin (61) 600 mg/d p.o.dazu Rifampicin 600 mg 1x monatlich über insgesamt 6 Monate.
Multibazilläre Formen: Dapson 100 mg/d p.o. + Clofazimin(68) 50 mg/d p.o. dazu Clofazimin 300 mg und Rifampicin 600 mg 1 x monatlich über mindestens 2 Jahre. Kinder-Dosierung: Dapson 1mg/kgKG · d; Clofazimin 1 mg/kgKG · d; Rifampicin 10 mg/kgKG · d

Prophylaxe: BCG-Impfung im Kleinkindesalter soll gewissen Schutz vermitteln; Impfstoff aus strahlengetöteten M.leprae (aus Gürteltieren) derzeit im Tierexperiment.

Gesetzliche Regelungen: Meldepflicht bei Erregernachweis

Bedeutung als Berufskrankheit: Keine.

I–86 Leptospirose

Erreger: Etwa 200 antigenetisch verschiedene Serovare der Spezies Leptospira interrogans (im Gegensatz zur apathogenen Leptospira biflexa): obligat anaerobe, bewegliche, nicht starre schraubenförmige Bakterien der Ordnung Spirochaetales der Familie

Treponemataceae, Länge 6–20 µm. Einstufung in Risikogruppe 2 nach BioStoffV (alle Serotypen)

Epidemiologie: Zoonose mit weltweitem Vorkommen bei Säugetieren: L. icterohaemorrhagiae – Ratte, L. grippotyphosa – Feldmaus, L. sejrø – Schwein, L. canicola – Hund, L. hardjø, L. pomona Rind; sporadisches und epidemisches Auftreten humaner Erkrankungen, Inzidenz stark durch berufliche Exposition geprägt, z. B. 11.000 bei Farmern in Neuseeland und 3.700 bei Abwasserarbeitern in Glasgow (pro 100.000) und durch Freizeitverhalten bestimmt (Camping, Trekking).

Übertragungsweg: Überlebende Tiere können Leptospiren jahrelang in den Nierentubuli beherbergen und über den Harn ausscheiden; Übertragung durch Kontakt mit infizierten Tieren, durch Ingestion größerer Mengen infizierter Speisen, am häufigsten durch Kontakt mit durch Urinausscheidungen kontaminiertem Oberflächenwasser; Leptospiren dringen durch Hautverletzungen sowie durch intakte Schleimhäute (Konjunktiva, Vagina, Nasopharynx) ein und breiten sich via Blutstrom in alle Organe aus.

Inkubationszeit: 2–26, im Durchschnitt 7–12 Tage.

Krankheitsbilder: Über 90% der Infektionen verlaufen als selbstlimitierende, unspezifische fieberhafte Erkrankung! An der Pathogenese der klassischerweise zweiphasig verlaufenden, typischen Leptospirosen sind direkte bakterielle Invasion, Entzündung und immunologische Reaktion beteiligt.

a) anikterische Form (L. grippotyphosa u. a.)
   1. Phase (Leptospirämie 3–7 Tage): Konjunktivitis, starker Kopfschmerz, Myalgien (Wadenschmerz!), Abdominalschmerz, Temperaturen 40°C,
   2. Phase (entfällt bei 50% der Fälle): Exanthem, Meningitis, Uveitis,
b) ikterische Form (L. icterohaemorrhagiae) mit dramatischem Verlauf in der 1. Phase (Leptospirämie 3–7 Tage), Übergang in eine 2. Phase (10–30 Tage) mit cholestatischem Ikterus und Nierenversagen, gastrointestinalen Hämorrhagien und Myokarditis.

Differentialdiagnosen: Infektiöse Darmerkrankungen, virale Hepatitiden, Malaria, Denguefieber, Rückfallfieber, Rickettsiosen, virale Meningitis (Enteroviren), Gelbfieber, andere hämorrhagische Fieber.

Labordiagnostik: Kultureller Erregernachweis aus Blut oder Liquor in der ersten Krankheitswoche; später (bis zu 4 Wochen nach Beginn) im Urin (III–3.1), alternativ direkter molekularer Nachweis mittels NAT/PCR (III–3.8) Serodiagnostik ab 2. Krankheitswoche durch Nachweis agglutinierender Antikörper (Latex-Tests, III–5.2), mittels ELISA (III–5.2) und, alleinig typenspezifisch, mittels Agglutinations-Lysis -Reaktion (III–5.1) (Goldstandard).

Therapie: Behandlung schwerer Verläufe mit Penicillin G (1) 5 – 10 Mio IU/d für zwei Wochen, bei leichteren Fällen Doxycyclin (47) 0,2 g/d p.o.

Prophylaxe: Totimpfstoff verfügbar (nicht in Deutschland) (II–3.11.13); Chemoprophylaxe mit 200 mg Doxycyclin einmal wöchentlich in Hochendemiegebieten (Regenzeit) möglich; ansonsten Expositionsprophylaxe (Schutzkleidung).

Gesetzliche Regelungen: der direkte und/oder indirekte Erregernachweis bei Bezug zu akuter Infektion ist meldepflichtig

Bedeutung als Berufskrankheit: Bei starker Exposition: Kanal-/Abwasser-Arbeiter, Schlachthof, Metzgereien BK möglich.

I–87 Listeriose

Erreger: Listeria monocytogenes; aerob/mikroaerophile grampositive, bewegliche Stäbchenbakterien, 11 Serotypen (H- und O-Antigene); Virulenz an ein Hämolysin gekoppelt (Listeriolysin), Vermehrung in weitem Temperaturbereich (bis 0°C). Einstufung in Risikogruppe 2 nach BioStoffV

Epidemiologie: Weltweites Vorkommen der Erkrankung sporadisch, aber auch in kleineren epidemischen Ausbrüchen (z. B. nach Nahrungskontamination), in den Industrieländern seit etwa 10 Jahren steigende Fallzahlen (veränderte Ernährungsgewohnheiten Rohkost, Käseverzehr?), derzeit etwa 2–3 symptomatische Infektionen pro 100.000 im Jahr; Inzidenz neonataler Infektionen in Großbritannien 1 pro 18.000 Geburten, saisonaler Gipfel im Frühsommer.

Übertragungsweg: Der Infektionszyklus basiert auf dem Überleben der L. in der Erde, einer Vermehrung in Silofutter, der Entwicklung eines Trägerstatus bei Tier (mehr als 50 Spezies) und Mensch (fäkale Trägerrate 5–25%); orale Erregeraufnahme, Eindringen (bei bestimmter Prädisposition? Schwangerschaft, reduzierte Abwehrlage) über die Peyerschen Plaques, Verbreitung via Blutkreislauf; bei Neugeborenen hämatogene transplazentare Infektion oder peripartal, bei Durchtreten durch die Geburtswege.

Inkubationszeit: Bei lebensmittelbedingten Erkrankungen 7 – 30 Tage

Krankheitsbilder: Die überwiegende Zahl der Infektionen dürfte subklinisch oder als banaler Infekt verlaufen. Klinische Manifestationen werden definiert bei

c) Listeriose in der Schwangerschaft: erste Phase Fieber, Myalgie, Lymphknotenschwellungen, Pharyngitis, nach 14 Tagen Amnioninfektionssyndrom mit Abort, Totgeburt oder Geburt eines infizierten Kindes
d) Neonatale Listeriose, early-onset nach intrauteriner Infektion 1–2 Tage nach Geburt: Atemnotsyndrom, Trinkschwäche, Krämpfe; late-onset zwischen 6. und 40. Lebenstag Meningitis, Meningoenzephalitis
e) Listeriose des Erwachsenen, Disposition Alkoholismus, Kortikoidtherapie, höheres Alter: Septikämie, Meningoenzephalitis, Endokarditis

Differentialdiagnosen: Beim Erwachsenen andere septikämische bakterielle Infektionen, beim Neugeborenen v. a. B-Streptokokken-Infektion.

Labordiagnostik: Erregernachweis in der Blutkultur, im Vaginalsekret/Lochialsekret, im Liquor mittels Kulturverfahren (III–3.1); Serodiagnostik diagnostisch wertlos (Agglutination); neuere Verfahren (ELISA zum Nachweis von Anti-Listeriolysin in Erprobung); molekularer Nachweis mittels NAT/PCR (III–3.8) ggf. auch aus formalinisiertem Sektionsmaterial möglich

Therapie: Ampicillin (3) 6–12 g/ i.v. in 3 Dosen; Kinder 200 – 400 mg/kgKG · d in 4 Dosen in Kombination mit Gentamycin (41) 5 mg/kgKG · d über 3 – 6 Wochen;

Prophylaxe: Keine spezifische Prophylaxe bzw. Expositionsprophylaxe möglich.

Gesetzliche Regelungen: Meldepflicht nur für den direkten Erregernachweis aus Blut, Liquor oder anderen normalerweise sterilen Substraten sowie aus Abstrichen bei Neugeborenen

Bedeutung als Berufskrankheit: Keine.

I–88 Lues (Syphilis)

Erreger: Treponema pallidum, zartes, mobiles, spiralförmiges, 6–15 μm langes Bakterium aus der Familie der Treponemataceae. Einstufung in Risikogruppe 2 nach BioStoffV

Epidemiologie: Die Inzidenz der Syphilis nahm seit dem 19. Jahrh. in der westlichen Welt kontinuierlich ab, unterbrochen durch die Weltkriege; gleichzeitig erfolgte ein Wandel des klinischen Bildes: Rückgang der Neurosyphilis, Verschwinden von Gummata und Tabes dorsalis; vor allem seit den achtziger Jahren erneuter Anstieg der Frühformen durch Anstieg der Syphilis bei Homosexuellen und im Zusammenhang mit AIDS.

Übertragungsweg: Die sexuelle Ubertragung ist die Regel: T. pallidum durchdringt Hautabrasionen und intakte Schleimhäute, verteilt sich in Stunden in Blutstrom und Lymphbahn; Übertragung durch Transfusion mit Blut eines infizierten Patienten möglich; die Infektiosität liegt bei 50% für heterosexuelle und homosexuelle Patienten, bei 25% nach einmaliger Exposition.

Inkubationszeit: 9–90 Wochen, meist 2–6, im Mittel 3 Wochen, abhängig von Inokulum, sexueller Praxis und hygienischen Maßnahmen.

Krankheitsbilder: Das klinische Erscheinungsbild der Syphilis stellt sich heute insgesamt, bedingt durch weitverbreiteten Antibiotikaeinsatz und Auftreten bei AIDS-Patienten, weniger eindeutig dar: Primärläsion am Ort des Eindringens, schmerzlose, dann ulzerierende Papel, heilt nach 2–6 Wochen ab; anschließend, teils überlappend, Sekundärstadium mit generalisiertem, nichtjuckendem schmerzlosem Ausschlag, hochinfektiösen Condylomata lata am Perineum, Anus, generalisierte schmerzlose Lymphadenopathie, Kopfschmerz durch unterschwellige Meningitis mit Proteinerhöhung, Pleozytose; Stadium der Latenz bei etwa 60% lebenslang, bei 30–40% übergehend in eine Spätsyphilis (Tertiärstadium): kardiovaskuläre Syphilis (Aortitis, Aortenaneurysma), heute selten Gummata, Osteoperiostitis; Neurosyphilis; Kongenitale Syphilis (heute selten): Frühform 2–10 Wochen nach der Geburt Exanthem, Osteochondritis, Condylomata lata; Syphilis connata tarda: Auftreten 2 Jahre nach der Geburt, Hutchinson'sche Trias (Sattelnase, Säbelscheidentibia, halbmondförmige Molaren).

Differentialdiagnosen: Frühe Syphilis: Herpes genitalis, lokale Traumata, Ulcus molle, erosive Balanitis; Sekundärstadium: andere exanthematische Infektionen, allergische und Arzneimittelexanthema, Toxoplasmose; Tertiärstadium: diabetische, alkoholische Neuropathien, multiple Sklerose, Blei- und Arsenvergiftung u. a.

Labordiagnostik: Erregernachweis dunkelfeldmikroskopisch im Abstrich aus der Primärläsion, aus Läsionen und Liquor; Serodiagnostik mit dem Nachweis treponemenspezifischer Antikörper: TPHA (III–5.5), FTA-ABS-Test (III–5.6), FTA-ABS-IgM-Test (III–5.6), TPI; bzw. von Lipoidantikörpern: Cardiolipin-Flockungstest (VDRL) (VIII –S.8), Cardiolipin-KBR (III–5.7); zur Diagnose der Neurolues Antikörpernachweis in Serum und Liquor, Bestimmung des antikörperspezifischen Index.

Therapie: Frühsyphilis (< 1 Jahr): Procain-Penicillin G (1) 1,2 Mio IU/d i. m. für 15 Tage oder Benzathin-Penicillin (1) 2,4 Mio IU als Einmaldosis ; alternativ: Doxycyclin (47) 0,2 g/d oder Erythromycin (37) 2 g/d für 15 Tage; Ceftriaxon (19) 250 mg/d i. m. für 10 Tage; Spätsyphilis: Benzathin-Penicillin G 2,4 Mio IU dreimal im Abstand von je 1 Woche; alternativ Doxycyclin 0,2 g/d für 4 Wochen; Neurosyphilis: Penicillin G 10–20 Mio IU/d i. v. für 10–14 Tage.

Prophylaxe: Prävention im Rahmen der Mutterschaftsvorsorge und des Blutspendewesens: Serologisches Screening.

Gesetzliche Regelungen: Nichtnamentliche Meldepflicht für den direkten und/oder indirekten Nachweis von Treponema pallidum

Bedeutung als Berufskrankheit: keine

I–89 Lymphogranuloma venereum

Erreger: Chlamydia trachomatis Serovar LGV. Einstufung in Risikogruppe 2 nach BioStoffV

Epidemiologie: sporadisches Auftreten in Indien, Südostasien, Südamerika und in der Karibik,

Übertragungswege: direkter sexueller Kontakt, Erregereintritt über Schleimhautläsionen

Inkubationszeit: 3 – 30 Tage

Krankheitsbilder: Drei Stadien: Primärläsion als kleine Papel oder herpetiforme Ulzeration Stadium zwei, Tage bis Wochen später mit dem Leitsymptom Lymphadenopathie, in erster Linie inguinal, bei etwa 2/3 der Patienten einseitig mit Allgemeinsysmptomen (Fieber); im dritten Stadium fibröser Umbau der Lymphknoten

Differentialdiagnosen: Herpes simplex; Ulcus molle; Lues

Labordiagnostik: Anzucht auf McCoy-Zellen (III–3.5) (aus Eiter in ca 30% erfolgreich); Antigen-Nachweis mit direkter IFT (III–3.6) oder ELISA (III–3.6); molekularer Erregernachweis mittels DNA-Hybridisierung (III–3.7) oder NAT/PCR (III–3.8); Serodiagnostik mittels gruppenspezifischer KBR (III–5.7) bei manifestem LGV (Titer > 1:16)

Therapie: Doxycyclin(47) 2 x 100mg p.o. für 3 Wochen; alternativ Erythromycin (37) 4 x 500 mg p.o.

Gesetzliche Regelungen: erregerspezifisch keine

I–90 Lymphozytäre Choriomeningitis

Erreger: Virus der Lymphozytären Choriomeningitis (LCM-Virus), Familie Arenaviridae; Virus mit RNA und Lipidhülle. Einstufung in Risikogruppe 3 nach BioStoffV

Epidemiologie: weltweit entsprechend der Verbreitung des Vektors Mus musculus (Hausmaus); Durchseuchung bei gesunden Erwachsenen 1 – 9%; Ursache für ca 8 –11% aller fieberhaften Infektionen des ZNS; Herbst-/Winter-Gipfel;

Übertragungsweg: direkter Kontakt zu Hausmäusen (oder Labormäusen) und Hamstern

Inkubationszeit: 1 – 2 Wochen

Krankheitsbilder: häufig asymptomatische Infektion; sonst Fieber, Asthenie, Kopfschmerz; Erbrechen, auch Photophobie, Anorexie; Leukopenie, Thrombozytopenie; Invasion des ZNS nur in einer Minderheit der Fälle ; seltener tödlich verlaufende lymphozytäre Meningitis oder chronische Meningoenzephalitis; intrauterine Infektion führt zu Chorioretinitis und Hydrocephalus ggf. Abort

Differentialdiagnosen: andere Virus-Meningitiden, Neuroborreliose, granulomatöse Meningitiden

Labordiagnostik: Virusanzucht auf Verozellen aus Liquor(III–3.5); Serodiagnostik mittels KBR (III–5.7)

Therapie: keine spezifische; Ribavirin (88) zeigt in vitro Wirkung, klinisch jedoch nicht erprobt.

Prophylaxe: keine spezifische Prophylaxe

Gesetzliche Regelungen: erregerspezifisch keine

Bedeutung als Berufskrankheit: noch nicht ermittelt

I–91 Malaria

Erreger: Plasmodium vivax (Erreger der Malaria tertiana), P. ovale (Malaria tertiana), P. malariae (Malaria quartana) und P. falciparum (Malaria tropica). Einstufung in Risikogruppe 3 (**) nach BioStoffV (*Pl.falciparum*), weitere Species in Riskogruppe 2

Epidemiologie: Tropische und subtropische Gebiete, Malaria tertiana auch im gemäßigten Ostasien.

Übertragungsweg: Durch Anophelesmücken Inokulation von Malaria-Sporozoiten, Vermehrung in Hepatozyten, Bildung von Gewebsschizonten, Merozoiten-Freisetzung durch Hepatozytenzerfall, Erythrozyteninfektion (bei P. vivax und ovale auch mehrjährige Latenzzeiten), dort Ausreifung, Erythrozytenzerfall, Wiederholung von Erythrozytenbe- und -zerfall, Reifung einiger Merozoiten zu Gametozyten, infektionsfähig für Anophelesmücken, dadurch erneute Infektionskette.

Inkubationszeit: 12 (7–30) Tage, bei M. falciparum bis zum Nachweis des Befalls, nach einigen Tagen erste Krankheitszeichen, bei anderen Plasmodien häufig länger (Cave Fehldiagnosen!).

Krankheitsbilder: *Malaria tertiana* mit Übergang in undulierendes Fieber, ca. alle 48 Stunden auftretende Temperatur um 40°C (Anfälle 8–16 Stunden), Hepatosplenomegalie, bei *Malaria quartana* Fieberschübe im 72-Stunden-Rhythmus, bei *Malaria tropica* häufig uncharakteristischer Fieberverlauf, > 90% aller letalen Malaria-Erkrankungen, Komplikationen durch zerebralen Befall mit der Entwicklung neurologischer Ausfälle (20% Letalität), weiterhin Ikterus, Splenomegalie, Anämie; Spätrezidive bei allen Malariaformen nach Monaten – Jahren – Jahrzehnten (v. a. M. quartana) möglich.

Differentialdiagnosen: Arbovirusinfektionen, Brucellose, Enzephalitiden verschiedener Ätiologie, Hepatitis, Meningitis, Sinusitis, viszerale Leishmaniose, Enteritiden, grippale Infekte.

Labordiagnostik: Parasitennachweis im „dicken Tropfen“ (III–3.2), Erregerdifferenzierung mit Giemsafärbung, Serodiagnostik weniger bedeutsam: indirekter IFT (III–5.6) oder ELISA (III–5.2) gibt Auskunft über zurückliegende/abgelaufene Infektion, für Diagnostik im akuten Stadium bedeutungslos.

Therapie:
Chloroquin (110) 1 g (600 mg Base) initial, dann jeweils 500 mg (300 mg Base) nach 6, 24 und 48 Stunden; Kinder initial 10 mg/kgKG, nach 6, 24 und 48 Stunden je 5 mg/kgKG
Chloroquin-resistene P.falciparum: Mefloquin (111) initial 750mg, nach 6 – 8 Std. 500 mg, nach weiteren 6 – 8 Std. 250 mg; Kinder 25 mg/kgKG als Einmaldosis;
alternativ: Halofantrin (115) 3 Dosen à 500 mg in 6stdl. Abstand ;Kinder 8mg/kgKG im gleichen Turnus oder Chininsulfat(113) 3 x 600 mg für 7 d ; Kinder 30 mg/kgKG in 3 Dosen; parenteral (bei empfindl. und resistenten Stämmen): Chinindihydrochlorid (112) 20 mg/kgKG in 500 ml 5%iger Dextroselösung über 4 Std. infundieren; danach 10 mg/kgKG über 2-4 Std alle 8 Stunden bis zur Einleitung einer oralen Therapie (max. 1.800 mg/d)

Prophylaxe: Chemoprophylaxe mit Chloroquin (110) und Proguanil (114) für Aufenthalte in Malariaendemiegebieten. In Risikogebieten mit vielfachresistenten Plasmodien kurzzeitig Mefloquin (111), Standby-Therapie im Falle fehlender medizinischer Hilfe beim malariaverdächtigen Fieberanfall – Mefloquin (111), Halofantrin (115) und (bei fehlender Prophylaxe) Chloroquin (110); -siehe Landkarte: Zone A 500 mg Chloroquinbase/Woche (> 90 kg 750 mg) 1 Woche vor bis 4 Wochen nach Reise, Zone B zusätzlich tgl. 200 mg Proguanil, Mefloquin im Notfall oder Halofantrin (Cave: Anwendung bei kardialen Überleitungsstörungen !), Zone C 250 mg Mefloquin/Woche bei Reisedauer < 4 Wochen

Gesetzliche Regelungen: Nichtnamentliche Meldepflicht für direkte und/oder indirekte Nachweise aller Plasmodien

Bedeutung als Berufskrankheit: Aufenthalt in Malariagebiet, Flughafenmalaria (importierte Moskitos).

Landkarte siehe Anhang S. 333

I–92 Marburgvirus-Krankheit

Erreger: Marburgvirus (RNA-Virus) Familie Filoviridae; enge Verwandtschaft mit dem Ebolavirus, aber keine serologische Kreuzreaktivität. Einstufung in Risikogruppe 4 nach BioStoffV!

Epidemiologie: sporadisches Auftreten; Episoden 1967 unter Laboratoriumsbeschäftigen (Marburg, Belgrad); weitere 1975 und 1980 mit wenigen Einzelerkrankungen

Übertragungswege: direkter Kontakt mit infizierten Affen (*Cercopithecus aethiops*).

Inkubationszeit: 4 bis 10 Tage

Krankheitsbilder: identisch mit der durch Ebola-Virus hervorgerufenen Symptomatik: abrupter Beginn mit hohem Fieber, Myalgien, Kopfschmerzen, Bradykardie und Konjunktivitis; rasante Verschlechterung innerhalb 2 -3 Tagen mit Pharyngitis, Erbrechen in Hämatemesis und Melaena übergehend; petechiale Blutungen; hohe Letalität nach 6 – 9 Tagen

Differentialdiagnosen: Ebolavirus-Erkrankung;

Labordiagnostik: nur im Hochsicherheitslabor (Sicherheitsstufe 4) ! Antigen-Detektion (III–3.6), IgG/IgM- spezifische ELISA (III–5.2); direkter Virusnachweis mit Elektronenmikroskopie

Therapie: Keine spezifische Behandlung, ggf. Ribavirin (88)

Prophylaxe: keine spezifische Prophylaxe

Gesetzliche Regelungen: Krankheitsverdacht, Erkrankung sowie Tod an virusbedingtem hämorrhagischen Fieber sind meldepflichtig; Tätigkeits-/Aufenthaltsbeschränkungen für Kankheitsverdächtige/Erkrankte sowie Personen in Wohngemeinschaft mit diesen für Gemeinschaftseinrichtungen; Meldepflicht bei direktem und/oder indirektem Virusnachweis

Bedeutung als Berufskrankheit: abgesehen von Einzelfällen (s.o.) keine

I–93 Masern

Erreger: Masernvirus (RNA-Virus, Familie humane Paramyxoviren, Verwandtschaft mit Mumps-, Parainfluenza- und RS-Virus, RNA-Sequenzähnlichkeiten mit Hundestaupen- und Rinderpestvirus). Einstufung in Risikogruppe 2 nach BioStoffV

Epidemiologie: Weltweite Verbreitung, jedoch Beeinflussung der Epidemiologie durch die seit 25 Jahren durchgeführte Masernimpfung. In Deutschland etwa 85 % der 16 bis 20 jährigen und etwa 95 % der jungen Erwachsenen immun (mit abnehmender Tendenz).

Übertragungswege: Tröpfcheninfektion, hohe Kontagiosität (> Mumps, vergleichbar Varizellen)

Inkubationszeit: Prodromi 10 bis 12 Tage nach Infektion, eine halbe Woche später klinische Symptome.

Krankheitsbilder: Katarrhalische Erscheinungen, zweigipfliger Fieberverlauf (>39 °C), gleichzeitig Koplikscher (Wangenschleimhaut)flecken, vom Kopf nach unten absteigendes konfluierendes Exanthem. Bei dreigipfligem Fieberverlauf häufig Komplikationen wie Otitis media (7 -9 % Häufigkeit), Pneumonie (1 – 6 %), Enzephalitis (1 : 1.000 – 1 : 2.000), Enzephalomyelitis (1 : 1.000 bei 10 % Letalität), Tod (1 : 10.000), Subakute sklerosierende Panenzephalitis (SSPE) (1 : 100.000, Letalität nach Jahren 100 %), bei ca. 1 % der Patienten mit zerebralen Masernkomplikationen Epilepsie und Persönlichkeitswandel, weiterhin selten Appendizitis, Hepatitis, Perikarditis, Myokarditis, Laryngitis, Ileokolitis. Immunität nach Infektion/Erkrankung lebenslang.

Differentialdiagnosen: Dreitagefieber, Röteln, andere exanthematische Viruserkrankungen, allergische Reaktionen.

Labordiagnostik: Serodiagnostik durch Antikörperbestimmung mit IgG/IgM-ELISA (III–5.2) Bei Verdacht auf SSPE neben Serum- auch Liquorantikörpernachweis. DD: Multiple Sklerose, hier Masern-Antikörper im Liquor bei > 75 % der Fälle nachweisbar. Virusnachweis im Rachenabstrich (bei ZNS-Infektion im Liquor) durch RT-PCR (III–3.8) oder Anzucht auf Zellkultur (III–3.5) i.d.R. nicht indiziert

Therapie: Keine spezifische Behandlung, bei ZNS-Befall Corticosteroide, Humanimmunglobuline am besten i.v. (II–2.1)

Prophylaxe: *Postexpositionell:* Humanimmunglobulin (II–2.4.8), *Präexpositionell:* Schutzimpfung mit Lebendimpfstoff (i.d.R.) als Kombination, MMR – Masern/Mumps/Rötelnvakzine) bei Säuglingem ab vollendetem 11. LM, Wiederholungsimpfung frühestens 4 W nach Erstimpfung, aus praktischen Gründen jedoch ab 5. LJ, bei Erwachsenen Indikationsimpfung (II–3.11.15)

Gesetzliche Regelungen: Krankheitsverdacht, Erkrankung sowie Tod sind meldepflichtig; Tätigkeits-/Aufenthaltsbeschränkung für Krankheitsverdächtige/Erkrankte sowie Personen in Wohngemeinschaft mit diesen für Gemeinschaftseinrichtungen; Meldepflicht für direkten und/oder indirekten Virusnachweis bei Bezug zu akuter Infektion

Bedeutung als Berufskrankheit: Wegen hoher Durchseuchung kein Berufsrisiko ermittelbar, allerdings Einzelfälle bei Beschäftigten in Gesundheitsdienst und Wohlfahrtspflege bekannt. Bei Verdacht auf Berufskrankheit BK-Anzeige.

I–94 Melioidosis

Erreger: *Burkholderia pseudomallei*, aerobes, gramnegatives Stäbchen, Einstufung in Risikogruppe 3 nach BioStoffV

Epidemiologie: Sporadisch auftretende Erkrankung innerhalb der Wendekreise, am häufigsten in Südostasien.

Übertragungsweg: Wahrscheinlich durch Kontamination von Wunden oder Hautläsionen mit schlammigen Wasser (Oberflächenwasser von Reisfeldern, das durch Exkremente von Ps. pseudomallei ausscheidenden Haustieren kontaminiert wurde), evtl. auch durch Aspiration oder Ingestion, Inhalation kontaminierten Staubes.

Inkubationszeit: Variabel, von 2 Tagen bis Monaten/Jahren.

Krankheitsbilder: Charakteristikum der Melioidosis sind ausgedehnte Vereiterungen mit der Bildung multipler Abszesse. Jedes Organ kann betroffen sein, Manifestation und Schweregrad variieren: akut oder fulminant/septikämisch oder pneumonisch (Letalität trotz Behandlung ca. 90%!) subakut oder chronisch mild, latent oder subklinisch.

Differentialdiagnosen: Rotz, Typhus abdominalis, Pest, Tuberkulose, Fleckfieber, Tularämie.

Labordiagnostik: Anzucht des Erregers aus Wundabstrichen, Ulzera, Eiter, Blut, Sputum; ein indirekter Hämagglutinationstest (III–5.5) mit gereinigtem Polysaccharidantigen wird am Ende der 1. Krankheitswoche positiv (Titer > 1:40).

Therapie: Nach Erreger-Resistenzbestimmung (III–3.3) akute Melioidose Kombination von Ceftazidim (22) und Cotrimoxazol (50) subakute oder chronische Melioidose Cotrimoxazol oder Tetrazykline (46).

Prophylaxe: Keine spezifische Prophylaxe möglich, Expositionsprophylaxe, antiseptische Wundversorgung.

Gesetzliche Regelungen: Keine.

Bedeutung als Berufskrankheit: Nicht bekannt.

I–95 Meningokokken-Infektionen

Erreger: Neisseria meningitidis der Serogruppen A, B, C, Y, W 135; diese und weitere Serogruppen (D, X, Z) kommen auch saprophytisch im Nasen-Rachenraum vor (Trägerrate bei Gesunden in Mitteleuropa ca. 4–6 %). Einstufung in Risikogruppe 2 nach BioStoffV

Epidemiologie: Epidemisches Auftreten durch Serogruppe A- und C-Stämme in Brasilien und den La-Plata-Staaten sowie im tropischen Afrika („Meningitis-Gürtel" der Sahelzone), in Mitteleuropa sporadisches Auftreten (Morbidität 2–3 pro 100.000), über die Hälfte der Fälle bei Säuglingen und Kleinkindern, Gipfel von Februar bis April, 75 % der Isolate in Mitteleuropa sind Serogruppe B.

Übertragungsweg: Tröpfcheninfektion, nur bei ausreichender Virulenz und Fehlen von Kapselantikörpern kommt es zur Erregerinvasion und Bakteriämie.

Inkubationszeit: 2 bis 5 Tage.

Krankheitsbilder: purulente Meningitis: katarrhalische Erscheinungen, häufig flammende Pharyngitis, am Ende der Inkubationszeit; dann akuter Beginn mit Kopfschmerzen, Erbrechen, hohem Fieber, Photophobie, Hyperästhesie, Bewußtseinstrübung, Krampfneigung
Meningokokken-Sepsis (Waterhouse-Friderichsen-Syndrom) Manifestation als generalisiertes Schwartzman-Phänomen mit Purpura, generalisierten Petechien, Blutdruckabfall, Zyanose, Herz-Kreislauf-Versagen, Komplikationen durch Otitis media (mit nachfolgender Taubheit), Sinusitis, Arthritis, Lähmungen, Letalität behandelter M.-Infektionen 5–10%, unbehandelt > 50%.

Differentialdiagnosen: Bakterielle Meningitiden durch andere Erreger: Pneumokokken, HIB; Hirntumoren, Meningokokkensepsis: Purpura Schönlein-Henoch.

Labordiagnostik: Nach Augenhintergrundkontrolle Liquorpunktion, Bestimmung von Zellzahl, Eiweiß, Glucose etc., Erregernachweis mikroskopisch (Methylenblau-Grampräparat) im Liquor (III–3.2); Anzucht aus Liquor, Petechien und (obligat!) Venenblutkultur (III–3.1); Nachweis von Kapselpolysaccharid aus Liquor, Serum und Urin mittels Latex-Agglutinationstest (III–3.6); keine Serodiagnostik.

Therapie: Penicillin G (1) für 10–14 Tage, bei nicht bekannter Ätiologie Cephalosporine der dritten Generation (z.B. Cefotaxim(19)) Immunglobulin i. v. (je nach Symptomen intrathekal), intensivmedizinische Betreuung nötig!

Prophylaxe:
a) Schutzimpfung mit Polysaccharidimpfstoff gegen die Typen A, C, W135 und Y (II–3.11.15), empfohlen bei exponierten Personen: Entwicklungshelfern, Reisen in Hochendemiegebiete
b) Umgebungsprophylaxe für Kontaktpersonen, in erster Linie Geschwisterkinder Erkrankter: Rifampicin (61) für 4 Tage: Erwachsene 2 x 600 mg/d; Kinder 2 x 10 mg/kgKG · d, Säuglinge 2 x 5 mg/kgKG · d.

Gesetzliche Regelungen: Krankheitsverdacht, Erkrankung und Tod bei Mengokokken-Meningitis oder -Sepsis sind meldepflichtig; Tätigkeits-/Aufenthaltsbeschränkung für Krankheitsverdächtige/Erkrankte sowie Personen in Wohngemeinschaft mit diesen für Gemeinschaftseinrichtungen; Meldepflicht bei Erregernachweis aus Liquor, Blut, hämorrhagischen Hautinfiltraten oder anderen normalerweise sterilen Substraten

Bedeutung als Berufskrankheit: Im Gesundheitsdienst berufsbedingte Infektion nicht auszuschließen; ggf. Rifampicin oral als Umgebungsprophylaxe anzuraten.

I–96 Mikrosporidiose

Erreger: Enterocytozoon bieneusi. Keine Einstufung in eine Risikogruppe nach BioStoffV

Epidemiologie: weltweiteVerbreitung , E.b. macht z.Z.. etwa 40% aller Mikrosporidienbefunde aus; bei 10% aller AIDS -Patienten nachzuweisen

Übertragungswege: vermutlich orale Sporenaufnahme

Inkubationszeit: 1 Woche

Krankheitsbilder: bei AIDS-Patienten intermittierende Diarrhoen für 5 Monate, extreme Gewichtsverluste, Oberbauchschmerzen, Fieber;

Differentialdiagnosen: Krytosporidiose, Giardiasis

Labordiagnostik: Mikroskopischer Sporennachweis (III–3.2), direkter Nachweis mittels NAT/PCR (III–3.8)

Therapie: unbekannt; Versuch mit Albendazol (98) 2 x 400 mg/d; evtl. auch Cotrimoxazol (50) oder Metronidazol (54) 1 – 2.5 g/d

Prophylaxe: keine

Gesetzliche Regelungen: erregerspezifisch keine

I–97 Milzbrand (Anthrax)

Erreger: Bacillus anthracis: grampositives, aerobes, sporenbildendes Stäbchen; die extreme Virulenz ist an Kapselbildung und Toxinbildung („Milzbrandtoxin“, plasmidcodiert) gebunden. Einstufung in Risikogruppe 3 nach BioStoffV

Epidemiologie: Zoonose mit weltweitem, vorzugsweise sporadischem Auftreten; die epidemiologische Bedeutung kann gegenwärtig schwer abgeschätzt werden: In den Industrieländern sind Infektionen extrem selten geworden (29 Fälle in den siebziger Jahren in Deutschland, von 1980–1990 10 Fälle in den USA), in Zimbabwe sollen hingegen von 1978–1982 (Bürgerkrieg) > 10.000 Erkrankungen aufgetreten sein.

Übertragungsweg: Milzbrandinfektionen des Menschen werden aerogen, oral oder über Hautkontakt (Eindringen der Sporen in die verletzte Haut) mit B.-anthracis-Sporen erworben; Sporen werden von erkrankten Tieren ausgeschieden und sind außerordentlich umweltresistent; unterschieden werden kann eine industrielle Verbreitung (Infektion bei der Verarbeitung kontaminierter Häute) von einer nichtindustriellen Verbreitung (Ausbringen kontaminierter Dünger, z. B. Huf- und Hornmehl).

Inkubationszeit: Hautmilzbrand 3–10 Tage, Lungenmilzbrand u. U. nur wenige Stunden, i. d. R. 3–5 Tage (abhängig von der Infektionsdosis), Darmmilzbrand wenige Tage.

Krankheitsbilder: Entsprechend dem vorherrschenden Infektionsweg manifestieren sich heute > 95% der Infektionen als Hautmilzbrand: Pustula maligna an Händen, Unterarmen, Gesicht, Hals (juckende Papel mit schwarzem Zentrum umgeben von wallartigem rotem Hof); Lungenmilzbrand verläuft foudroyant als schwere Bronchopneumonie, die unbehandelt in wenigen Tagen zum Tode führt; der Darmmilzbrand nach Verzehr des Fleisches erkrankter Tiere verläuft als dramatische hämorrhagische Gastroenteritis und führt ebenfalls rasch zu Kreislaufversagen und Tod.

Differentialdiagnosen: Hautmilzbrand: Furunkulose; Lungemilzbrand: Pest, Tularämie; Darmmilzbrand: schwerverlaufende bakterielle Darminfektionen. Die großen Probleme liegen in der Seltenheit der differential-diagnostischen Einbeziehung einer Anthrax-Erkrankung!

Labordiagnostik: Erregernachweis mikroskopisch durch Grampräparat des Ausstrichs (Wunde, Sputum) (III–3.2); direkte Immunfluoreszenz (III–3.6) und Anzucht in Speziallabors (letzteres der Gefährdung wegen).

Therapie: Penicillin G (1) 5–8 Mio IUld i. v. für 1–2 Wochen bei Hautmilzbrand; übrige Formen: 20 Mio IU/d für 4 Wochen; alternativ Doxycylin (47) 2x100 mg p.o. oder Ciprofloxacin (33) 2 x 750 mg p.o.

Prophylaxe: Isolierung von Erkrankten; Expositionsprophylaxe in gefährdeten Industrien (Handschuhe). Militärimpfstoff in den USA (II–11.30).

Gesetzliche Regelungen: Krankheitsverdacht, Erkrankung und Tod sind meldepflichtig; Meldepflicht für direkten und/oder indirekten Erregernachweis bei Hinweis auf akute Infektion

Bedeutung als Berufskrankheit: Infektionsrisiko in der verarbeitenden Industrie von importierten Häuten, Leder, Tiermaterialien (Horn, Hufe)! Aufklärung der Beschäftigten! Fast alle Infektionen in Industrieländern sind beruflich bedingt.

I–98 Mumps

Erreger: Mumps-Virus (RNA-Virus, Familie Paramyxoviren, Verwandtschaft mit RSV, Masernvirus, Parainfluenzaviren). Einstufung in Risikogruppe 2 nach BioStoffV

Epidemiologie: Weltweites Vorkommen mit einigen wenigen Verbreitungslücken wie z.B. einzelne Inseln in Westindien, nordpazifische Inseln. Antikörperstatus vor allem der europäischen und der nordamerikanischen Bevölkerung beeinflußt durch Impfung. Derzeit in Deutschland ca. 70 – 85 % der jungen Erwachsenen immun. In der Kinderkrankenpflege > 90 % seropositiv.

Übertragungswege: Vorwiegend Tröpfchen- oder Speichelinfektionen, insgesamt geringere Kontagiosität als bei Röteln-, Masern- oder Varizella-Zoster-Virus

Inkubationszeit: Virusausscheidung etwa zwei Wochen nach Infektion, Beginn der Erkrankung im Regelfall eine Woche später. Ansteckungsfähigkeit jeweils eine halbe Woche vor und nach Beginn der typischen Parotitis am größten.

Krankheitsbilder: Inapparenter Verlauf bei einem Drittel der Infektionen. Bei Erkrankung in der Regel zunächst ein-, dann beidseitig auftretende Schwellung der Parotisdrüse, häufig auch der submandibulären und der sublingualen Speicheldrüsen, mäßige Temperaturerhöhung. Generell Komplikationsmöglichkeiten durch Pankreatitis. Bei erwachsenen Männern bis zu 50 % ein- oder beidseitige Orchitis, dabei in der Hälfte mit nachfolgender Hodenatrophie. Bei Frauen Mastitis (ca. 15 %), Oophoritis, selten Abort. Weiterhin selten Hepatitis, Thyreoiditis, Prostatitis, Myokarditis, Arthritis. bei mindestens 50% der Infizierten Veränderungen im EEG oder Liquorbefund, klinisch manifeste ZNS-Komplikationen wie Enzephalitis, Meningoenzephalitis und Meningitis jedoch nur in 0.5 -1%. Bei > 90 % lebenslange Immunität, Zweiterkrankungen gelegentlich möglich.

Differentialdiagnosen: Eitrige Parotitis, Speichelsteine, Parotistumoren, Leukosen bzw. entsprechende Organerkrankungen (z.B. andere Hepatitiden etc.)

Labordiagnostik: Serodiagnostik mittels IgM-/IgG-spezifischen ELISA (III–5.2) oder indirekter IFT (III–5.6) ;Virusnachweis mittels RT-PCR (III–3.8) oder durch Anzucht in der Zellkultur (III–3.5) kaum indiziert

Therapie: Keine spezifische Therapie, jedoch bei Orchitis (längeres Anhalten) Corticosteroide, bei schwerem Verlauf zur Prophylaxe weiterer Komplikationen Humanimmunglobulin (II–2.4.9) postexpositionell. Postexpositionelle Schutzimpfung bei Seronegativen nur bei genauer Bestimmung des Kontaktzeitpunkts innerhalb von Stunden bis wenigen Tagen aussichtsreich.

Prophylaxe: *Postexpositionell:* Humanimmunglobulin (II–2.4.8), *Präexpositionell:* Schutzimpfung mit Lebendimpfstoff (i.d.R.) als Kombination, MMR – Masern/Mumps/Rötelnvakzine) bei Säuglingem ab vollendetem 11. LM, Wiederholungsimpfung frühestens 4 W nach Erstimpfung, aus praktischen Gründen jedoch ab 5. LJ, bei Erwachsenen Indikationsimpfung (II–3.11.15)

Gesetzliche Regelungen: Tätigkeits-/Aufenthaltsbeschränkung für Krankheitsverdächtige/Erkrankte sowie Personen in Wohngemeinschaft mit diesen für Gemeinschaftseinrichtungen

Bedeutung als Berufskrankheit: Durch unzureichende Meldepraxis nur eingeschränkt beurteilbar. Risiko zumindest in der Pädiatrie und in kinderbetreuenden Einrichtungen. Bei Infektion im Bereich des Gesundheitsdienstes bzw. der Wohlfahrtspflege BK-Meldung

I–99 Mykobakteriosen (Infektionen durch atypische Mykobakterien/MOTT: Mycobacteria other than tuberculosis)

Erreger: Mycobacterium avium-intracellulare Komplex: langsam wachsende, nicht farbstoffbildende, grampositive, säurefeste Stäbchen (Runyon-Gruppe III der atypischen Mykobakterien), M. fortuitum-chelonae: schnell wachsend (Runyon-Gruppe IV), M. kansasii photochromogen: langsam wachsend (Runyon-Gruppe I), weitere seltenere Spezies M. szulgai, M. malmoense, M. genovense. Einstufung in Risikogruppe 3 (**) nach BioStoffV (*M.microti, M.ulcerans*) bzw. Risikogruppe 2 (andere MOTT)

Epidemiologie: Weltweit verbreitete Erkrankung mit geringer gleichbleibender Inzidenz bei M. kansasii (0,3/100.000); mit der AIDS-Pandemie steigender Inzidenz für M. avium-intracellulare (1,81/100.000); die Häufigkeit des Auftretens bei AIDS-Patienten beträgt bis zu 50% autoptische Befunde)

Übertragungsweg: MOTT sind in der Umwelt weit verbreitet (Erde, Hausstaub, Leitungswasser) und können viele Tiere einschl. Haus- und Nutztiere infizieren; Infektion beim Menschen aerogen durch Inhalation, keine Mensch-zu-Mensch-Übertragung.

Inkubationszeit: Sehr variabel, je nach Exposition.

Krankheitsbilder: pulmonale Manifestation: tuberkuloseähnlich. extrapulmonale Manifestationen: lokalisierte benigne Formen z. B. zervikale Lymphadenitis bei Immunkompetenten, im Gegensatz dazu disseminierte, maligne verlaufende Formen bei AIDS mit gastrointestinaler Beteiligung, massiver Knochenmarks-Infiltration.

Differentialdiagnosen: Vgl. Tuberkulose (I–106).

Labordiagnostik: Vgl. Tuberkulose (I–106); Cave Fehlbefundung kultureller Befunde (Kontamination durch saprophytäre MOTT!).

Therapie:
M.kanasii: INH (63) 300 mg/d dazu Rifampicin (61) 600mg/d dazu Ethambutol (64) 5–25 mg/kgKG · d evtl. Streptomycin (62) 1g i.v. zweimal wöchentl.Alternativ: Ciprofloxacin (33), Clarithromycin (38), Amikacin (42) M.marinum: Rifampicin + Ethambutol M.fortuitum: Cefoxitin (14) + Amikacin alternativ: Cotrimoxazol (50), Clarithromycin, Azithromycin (40), Doxycyclin() M.chelonae: Clarithromycin + Amikacin M.scrofulaceum: INH + Streptomycin+ Rifampicin+Cycloserin (67)

Prophylaxe: Keine spezifische Prophylaxe.

Gesetzliche Regelungen: erregerspezifisch keine

Bedeutung als Berufskrankheit: Keine.

I–100 Mykoplasmen-Infektionen

Erreger: Verschiedene Spezies der Gattung Mycoplasma und Ureaplasma (zellwandlose, extrazellulär wachsende Prokaryonten mit im Vergleich zu den Bakterien kleinerem Genom); wichtigste humanpathogene Spezies: M. pneumoniae als Erreger von Atemwegserkrankungen und atypischen Pneumonien; weiterhin treten M. hominis und U.urealyticum als Erreger nichtgonorrhoischer Urethritiden, Prostatiden und lokaler Infektionen des weiblichen Genitaltrakts auf. Einstufung in Risikogruppe 2 nach BioStoffV

Epidemiologie: M. pneumoniae ruft weltweit, ganzjährig sporadische Erkankungen sowie Kleinraumepidemien/Gruppenerkrankungen hervor; zu größeren epidemischen Häufungen kommt es im Drei-/Vier-Jahreszyklus; Erkrankungsgipfel vom 5.-15. Lebensjahr.

Übertragungsweg: Aerogene Übertragung bei engem Kontakt wegen der nur mäßigen Infektiosität der M.; ausschließliches Erregerreservoir ist der Mensch.

Inkubationszeit: 2–3 Wochen.

Krankheitsbilder: M. pneumoniae ruft banale Infekte der oberen Atemwege (Pharyngitis, Laryngitis, Tracheitis) und primär atypische Pneumonien hervor. Etwa 15–20% aller Pneumonien sind M.-bedingt, die sich in 20% der Fälle bilateral manifestieren; zahlreiche extrapulmonale Komplikationen sind z. B. Auftreten von Kältehämagglutininen (> 50%), Anorexie, Erbrechen, Diarrhoe (14–44%), Myalgie, Arthralgie (14–44%), Exanthem ("rash") (25%); seltener Meningitis, Meningoenzephalitis, Myokarditis, Perikarditis, Erythema multiforme; Hepatitis; M. pneumoniae kann Exazerbationen chronischer Bronchitiden hervorrufen.

Differentialdiagnosen: Virale Atemwegsinfektionen und Pneumonien.

Labordiagnostik: Erregernachweis durch Kultur aus Sputum, Tracheal-/Bronchialsekret möglich, aber praktisch unbedeutsam; DNA-Hybridisierung (III–3.7) und PCR (III–3.8) in Erprobung; Serodiagnostik durch Passive Partikel-Agglutination (III–5.5); Nachweis spezifischer IgM im ELISA (III–5.2) oder in der indirekten Immunfluoreszenz (III–5.6) gestattet Diagnose oft schon am Erstserum; Nachweis der Serokonversion (KBR [III–5.7.], IgG-ELISA-indirekte Immunfluoreszenz) Cave: unspezifische IgM-AK treten auch bei anderen bakt.Infektionen auf

Therapie: Azithromycin (40), alternativ Doxycyclin (47).

Prophylaxe: Impfstoffe befinden sich in der Erprobung und haben bei Feldstudien Protektionsraten zwischen 40 und 50% erreicht.

Gesetzliche Regelungen: erregerspezifisch keine

Bedeutung als Berufskrankheit: Keine.

I–101 Nokardiose

Erreger: Nocardia asteroides (selten N. brasiliensis oder N. caviae), in Deutschland z.Z. häufig auch Norcardia farcinica: grampositives, aerobes, mäßig säurefestes, filamentöses Bakterium, das im Gewebe lose Aggregate (hyphenähnlich) bildet, mit der Tendenz, in kürzere diphteroide Formen aufzubrechen. Einstufung in Risikogruppe 2 nach BioStoffV

Epidemiologie: Nokardien treten ubiquitär in Erdboden und organischem Material in der Umwelt auf, menschliche Infektionen sind selten; in den USA werden jährlich 500–1000 Fälle diagnostiziert, weltweite Zunahme seit 1960 durch Auftreten bei AIDS-Patienten verstärkt.

Übertragungsweg: Aerogene Infektion durch Inhalation des Erregers aus der Umwelt, selten auch durch orale Aufnahme, keine Übertragung von Mensch zu Mensch.

Krankheitsbilder: Akute Infektion mit Manifestation als nekrotisierende Pneumonie mit Bildung von Kavitäten; subakute Verläufe mit Knotenbildung und Empyem; häufig langsame Progredienz; metastatische Absiedlungen in das ZNS vor allem bei Immunsupprimierten; Niere, Milz, Leber, Schilddrüse, selten ins Skelett; Letalität.

Differentialdiagnosen: Tuberkulose, Sarkoidose, Bronchialkarzinom.

Labordiagnostik: Erregernachweis mikroskopisch im Grampräparat, Ziehl-Neelsen-Präparat oder mittels Grocott-Färbung aus Sputum, Pleurapunktat, Biopsiematerial (III–3.2); kulturelle Anzucht (Dauer 7–10 Tage) (III–3.1); keine Serodiagnostik verfügbar.

Therapie: Sulfonamide z.B. Sulfadiazin (49) 6 – 12g/d oder Cotrimoxazol (50) 4 x 160/800 mg für 3–6 Monate, neuerdings wegen häufiger Resistenz auch initial Imipenem (28) + Amikacin (42) oder Minocyclin (47) .

Prophylaxe: Keine spezifische Prophylaxe.

Gesetzliche Regelungen: erregerspezifisch keine

Bedeutung als Berufskrankheit: Nicht bekannt.

I–102 Norwalk-Virus-Infektionen/ Erkrankungen

Erreger: Norwalk-Virus, 27nm großes Virus ohne Hülle, Familie Caliciviridae, mit ssRNA. Einstufung in Risikogruppe 2 nach BioStoffV

Epidemiologie: weltweite Verbreitung, verantwortlich für etwa 40% der nichtbakteriellen Gastroenteritiden; Wintergipfel

Übertragungswege: fäkal-orale Übertragung; hoch infektiöses Agens, Kontagions-Index 0.5–0.9; möglicherweise auch Tröpfcheninfektion; hohe Rate (33%) asymptomatischer Infektionen

Inkubationszeit: 10 – 48 Stunden

Krankheitsbilder: akut einsetzender Brechdurchfall als Leitsymptom, Fieber in etwa 1/3 der Fälle,Dauer 12 – 60 Stunden;

Differentialdiagnosen: Rotavirus-Infektionen, Astrovirus-Infektionen; Toxikoinfektionen durch gramnegative Bakterien

Labordiagnostik: direkter Virusnachweis durch RT-PCR (III–3.8) Antigen-Nachweis mittels ELISA (III–3.6); Serodiagnostik nicht verfügbar

Therapie: ggf. orale Rehydratation, in schweren Fällen parenteraler Flüssigkeitsersatz

Prophylaxe: keine spezifische Prophylaxe möglich

Gesetzliche Regelungen: Meldeplicht bei Gruppenerkrankung/akut infektiöse Gastroenteritis; Meldepflicht für direkten Virusnachwies aus Stuhl

I–103 Ornithose (Psittakose)

Erreger: Chlamydia psittaci. Einstufung in Risikogruppe 3 nach BioStoffV (aviäre Stämme), sonstige Stämme Risikogruppe 2

Epidemiologie:weltweite Verbreitung bei Beschäftigten der Vogelhaltung, Vogelzucht, Geflügelschlachthöfen; Durchseuchung bei 130 Vogel-Spezies i.d.R. 5 -10%, ansteigend auf nahezu 100% unter Stress; etwa 300 Erkrankungen jährlich in Deutschland

Übertragungsweg: direkter Kontakt zu Vögeln (Küssen von Papageien), aerogen über mit Fäzes kontaminierten Staub; Übertragung Mensch zu Mensch möglich aber selten;

Inkubationszeit: 5 – 15 Tage

Krankheitsbilder: allmählicher oder abrupter Beginn mit Fieber, Abgeschlagenheit, Leitsymptom: atypische Pneumonie mit nichtproduktivem Husten, Kopfschmerz; Hepatomegalie; auch Mononukleose-ähnliche Verläufe mit Pharyngitis, Hepatosplenomegalie und Lymphadenopathie; im weiteren Verlauf Hepatitis mit Ikterus, Anämie, neurologische Symptome (Meningitis, Enzephalitis)

Differentialdiagnosen: Virus-Pneumonien Brucellose, Sepsis, Hepatitiden, Harnwegsinfektionen, Endokarditis,

Labordiagnostik: Serodiagnostik mittels KBR (III–5.7), (Cave Kreuzreaktionen mit Chl.trachomatis und Chl.pneumoniae) Falldefinition nach CDC-Definition vierfacher Titeranstieg auf 1:32 oder Einzeltiter von 1:32 bei entspr. Klinik; Kultureller Nachweis nur im Speziallabor!

Therapie: Doxycyclin (47) 2 x 100 mg für 2 Wochen; alternativ Makrolide (z.B. Clarithromycin 38)

Prophylaxe: keine spezifische Prophylaxe

Gesetzliche Regelungen: Meldepflicht Krankheitsverdacht, Erkrankung, Tod

Arbeitsmedizinische Bedeutung: häufigste Schlachthof-assoziierte Pneumonie

I–104 Oxyuriasis (Madenwurmbefall)

Erreger: Enterobius vermicularis, Nematoden-Art. Keine Einstufung in eine Risikogruppe nach BioStoffV

Epidemiologie: Weltweite Verbreitung, oft gruppenweiser Befall (Kinderheime, Schulklassen).

Übertragungsweg: Ingestion von Eiern aus Staub, Schmutz, Rohgemüse; Schmierinfektion (Mensch-zu-Mensch), bei Eiausscheidung auch Autoinfektion.

Inkubationszeit: 1 – 4 Wochen

Krankheitsbilder: Oft keine klinischen Manifestationen, analer Juckreiz, Pruritus vulvae; evtl. Gewichtsabnahme.

Differentialdiagnosen: Bandwurmbefall.

Labordiagnostik: Nachweis der Wurmeier im Anal-Klatschpräparat (Tesafilm) mikroskopisch; makroskopisch gelegentlich Würmer im Stuhl 5–13 mm lang.

Therapie: Mebendazol (100) (100 mg) oder Albendazol (98) 200 – 400 mg; Kinder 15 mg/kgKG als Einmaldosis; alternativ Pyrvinium (107) 7,5 mg/kgKG als Einmaldosis oder Pyrantel (106) 10 mg/kgKG; bei rezidivierender Enterobiasis liegt meist eine Familien- oder Gruppeninfektion vor; in solchen Fällen ist ggf. eine 5 – 6mal wiederholte Gemeinschaftsbehandlung (Mebendazol, Albendazol) angezeigt.

Prophylaxe: Prävention durch Händewaschen nach Stuhlgang/ Leibwäsche-Wechsel bei Kindern.

Gesetzliche Regelungen: Meldepflicht bei direktem und/oder indirektem Erregernachweis und Hinweis auf akute Infektion

Bedeutung als Berufskrankheit: Keine.

I–105 Papillomavirus-Infektionen

Erreger: Papillomaviren (DNA-Virus, Familie Papovaviren), bislang 26 humanpathogene und zahlreiche tierpathogene Serotypen bekannt. Einstufung in Risikogruppe 2 nach BioStoffV

Epidemiologie: Weltweite Verbreitung.

Übertragungsweg: Infektion durch direkten Epidermiskontakt im Rahmen von Verletzungen.

Inkubationszeit: 6 Wochen bis 2 Jahre.

Krankheitsbilder: Durch HPV hervorgerufene gutartige Neubildungen als Warzen (HPV-1 Verrucae plantares, Dornwarzen, Vorkommen besonders an Druckstellen im Fußbereich, HPV-2 Verrucae vulgares, Stachelwarzen, knötchenförmig, häufiger an den Händen als an den Füßen, HPV-3 und 10 Verrucae planae, papelförmige Neubildungen meist bei Jugendlichen am Handrücken und im Gesicht), als generalisierte Warzenkrankheit Epidemodysplasia verruciformis durch HPV-5 und 8 mit der Möglichkeit einer malignen Entartung (Morbus Bowen und aus dieser Krankheit hervorgehendes Bowen-Karzinom), Condylomata acuminata (Feigwarzen durch HPV-6 und 11, seltener durch HPV-1–3 im Anal- und Genitalbereich); weiterhin große Bedeutung als Erreger von Präkanzerosen mit Cervixdysplasie (HPV-6, 11 und 16), Larynxpapillom und Konjunktivalpapillom (HPV-6 und 11). Nachweis von HPV in zahlreichen Karzinomen.

Differentialdiagnosen: Andere Warzenarten.

Labordiagnostik: In-situ-Nachweis des Virus durch DNA-Hybridisierung (III–3.7) oder PCR (III–3.8)

Therapie: Bei Kondylomen: Behandlung der die Entstehung fördernden Krankheiten (Phimose, Urethritis, Hämorrhoiden etc.), lokal Podophyllin, evtl. chirurgisches Vorgehen (Kürettage), bei Dysplasien des Cervix uteri Laserbehandlung.

Prophylaxe: Bei Kondylomen siehe „Therapie“.

Gesetzliche Regelungen: erregerspezifisch keine

Bedeutung als Berufskrankheit: Keine, Exposition von Gynäkologen bei der Laserbehandlung von Uterusdysplasien möglich.

I–106 Paragonimiasis

Erreger: P.westermani (Asien), P.miyzakii (Japan), P.heterotremus (Thailand), P.africanus, P.uterobilateralis (Afrika), P.mexicanus, P.kellicotti (Amerika); 7–12 mm lange,

4 – 7 mm breite Trematoden (Plattwürmer, Egel). Einstufung in Risikogruppe 2 nach BioStoffV (*P.westermani*)

Epidemiologie: Verbreitung s.o.

Übertragungswege: Eier der geschlechtsreifen Tiere gelangen über die Fäzes in die Umwelt; sofern diese in Wasser gelangen, entwickelt sich eine Mirazidium-Larve, die als 1.Zwischenwirt artspezifisch Wasserschnecken befällt; die sog. Zerkarien verlassen die Schnecke und reifen in Krebsen (2.Zwischenwirt) zu Metazerkarien, an denen sich der Mensch bei Genuß von Krebsfleisch infiziert; vom menschlichen Darm aus wandern die Egel über die Bauchhöhle in die Lunge (oder andere Organe).

Inkubationszeit: 9 - 12 Wochen

Krankheitsbilder:
a) pulmonale Paragonimiasis: Tbc-artige Hämoptyse, Bronchitis, Brustschmerz, Dyspnoe, Fieber; eosinophiles Sputum
b) abdominale Paragonimiasis: uncharakteristische Symptome durch „verirrte"Trematoden bzw. deren Eier; Lymphadenopathie
c) zerebrale Paragonimiasis: Kopfschmerz, Fieber,epileptische Anfälle

Differentialdiagnosen: je nach Manifestation Tbc, zerebrale Toxoplasmose, Lymphome,

Labordiagnostik: Nachweis der Eier im Sputum oder Stuhl (ggf. Anreicherung), gelegentlich in Punktaten oder Biopsien; Serologie mittels ELISA (III–5.2)

Therapie: Praziquantel (105), 3 x 25mg/kgKG · d 2 Tage lang

Prophylaxe: keine spezifische Prophylaxe; Krebse abkochen !

Gesetzliche Regelungen: erregerspezifisch keine

Bedeutung als Berufskrankheit: keine

I–107 Parainfluenza

Erreger: Parainfluenzaviren (RNA-Viren, Familie Paramyxoviren), fünf Typen : 1,2, 3,4A, 4B. Einstufung in Risikogruppe 2 nach BioStoffV

Epidemiologie: Weltweite Verbreitung der Typen 1 -3, verantwortlich für 30 – 40% der akuten respiratorischen Infekte bei Kleinkindern und Kindern, epidemische Häufungen:
Typ 1: 2-Jahreszyklus, Herbstgipfel
Typ 2: 2-Jahreszyklus, Herbst-/Wintergipfel
Typ 3: jährlicher Gipfel Winter/Frühjahr

Übertragungsweg: Tröpfcheninfektion, direkter Personenkontakt

Inkubationszeit: 2 bis 6 Tage, Virusausscheidung bis zu 4 Wochen.

Krankheitsbilder: i.d.R. milde, afebrile Symptomatik mit Laryngitis, Tracheitis, Bronchitis bei Primär- und Reinfektionen; besonders schwere Verläufe durch Typ 1 und 2 mit Krupp/Tracheobronchitis im Alter von >6 -30 Monaten; Typ 3 mit Pneumonie und Bronchiolitis im Alter von 1 -24 und Krupp >24 Monaten

Differentialdiagnosen: Erkrankungen durch Infektionen mit RS-, Adeno-, Influenza A, B oder Masernviren, Mykoplasmen, Chlamydia pneumoniae

Labordiagnostik: Schnelldiagnostik durch Antigennachweis aus Rachenspülwasser, Bronchialsekret oder bronchoalveolärer Lavage, Sputum, Nasen-Rachen-Abstrichmaterial und Liquor mit Hilfe des direkten IFT (III–3.6), ELISA (III–3.6) oder NAT (PCR) (III–3.8) Serologische Diagnostik durch Nachweis einer Serokonversion in KBR (III–5.7), ELISA (III–5.2) oder im indirekten IFT (III–5.6), Nachweis spezifischer Serum-IgA (ELISA, indirekter IFT) im Serum der Akutphase bereits in der 1. Krankheitswoche.

Therapie: Symptomatisch

Prophylaxe: Bislang nicht möglich

Gesetzliche Regelungen: erregerspezifisch keine

Bedeutung als Berufskrankheit kein Datenmaterial verfügbar.

I–108 Paratyphus

Erreger: Salmonella paratyphi B (häufigster Erreger), Salmonella paratyphi A, Salmonella paratyphi C (sehr selten). Einstufung in Risikogruppe 2 nach BioStoffV

Epidemiologie: Weltweites Auftreten, abhängig vom allgemeinen Hygiene-Niveau sporadisch (Inzidenz in der Bundesrepublik 1989 0,2 pro 100.000) oder in epidemischen Ausbrüchen (Dritte Welt, Osteuropa); in Mitteleuropa nur S. paratyphi B endemisch.

Übertragungsweg: Fäkal-orale Ubertragung durch Kontamination von Trinkwasser u. U. auch Lebensmitteln, durch menschliches Ausscheiden direkte Übertragung durch Kontakt mit Kranken oder Dauerausscheidern selten.

Inkubationszeit: 1–3 Wochen, im Mittel 14 Tage.

Krankheitsbilder: Zyklische Allgemeininfektion mit Benommenheit, Fieber (mittlere Dauer unbehandelt 20 Tage); intestinale Blutungen durch Ulzerationen in 4–9%; häufig jedoch auch rein enteritischer Verlauf.

Differentialdiagnosen: Typhus abdominalis; Salmonellosen, Malaria, Brucellose.

Labordiagnostik: Kultureller Erregernachweis: im Frühstadium Venenblutkultur, Stuhlkultur, später (ab 2. Krankheitswoche) aus dem Urin; (III–3.1); Serodiagnostik aussichtsreich über den Nachweis agglutinierender Antikörper in der Gruber-Widal-Reaktion (III–5.1) ab 2. Krankheitswoche; spezifische Serum-IgA im ELISA (III–5.2) bereits in der 1. Krankheitswoche nachweisbar.

Therapie: Cotrimoxazol (50) 3 x 160/800 mg oder Ciprofloxacin (33) 2 x 500 mg p. o. über 10–14 Tage; alternativ Amoxicillin (3) 3 x 500 mg.

Prophylaxe: Keine spezifische Prophylaxe.

Gesetzliche Regelungen: Meldepflicht bei Krankheitsverdacht, Erkrankung und Tod; Meldepflicht für direkten Erregernachweis bei Hinweis auf akute Infektion Tätigkeits-/ Aufenthaltsbeschränkung für Krankheitsverdächtige, Erkrankte sowie Ausscheider und Personen in deren Wohngemeinschaft für Gemeinschaftseinrichtungen; Tätigkeits- und Beschäftigungsverbot für Krankheitsverdächtige, Erkrankte und Ausscheider im Lebensmittelverkehr

Bedeutung als Berufserkrankung: Keine; Tätigkeitsbeschränkungen für Dauerausscheider im Lebensmittelbereich.

I–109 Parapertussis

Erreger: Bordetella parapertussis, kokkoides gramnegatives Stäbchen der Gattung Bordetella. Einstufung in Risikogruppe 2 nach BioStoffV

Epidemiologie: Weltweite Verbreitung

Übertragungsweg: Tröpfcheninfektion.

Inkubationszeit: 5 – 20 Tage

Krankheitsbild: Keuchhustenähnliches Krankheitsbild, allerdings weniger ausgeprägt als bei Pertussis. Keine Unterschiede in der Frequenz der Anfälle, der Häufigkeit des Auftretens von nächtlichem Husten und der Häufigkeit des Erbrechens. Dauer des Stadiums mit typischen Keuchhustenanfällen 12 – 34 Tage, Letalität unbedeutend. Drei Stadien: Stadium catarrhale, Stadium convulsivum und Stadium decrementi. Auch asymptomatische Verläufe möglich.

Differentialdiagnosen: Im Stadium catarrhale: Andere virale/bakterielle Infekte, im Stadium convulsivum: Pertussis.

Labordiagnostik: Erregernachweis aus Abstrichmaterial, Kultivierung (Bordet-Gengou-Agar), nachfolgende biochemische Differenzierung, Western-Blot zur Charakterisierung der Toxine(III–5.4), serologische Diagnostik mit Antikörpernachweis ohne Bedeutung. Keine Pertussis-Kreuzreaktivität! Laborchemisch: Leukozytose

Therapie: Ampicillin (3) möglichst schon im Stadium catarrhale, symptomatische Therapie mit Expektorantien.

Prophylaxe: Pertussis-Impfstoff schützt – da keine Kreuzreaktivität – nicht gegen Parapertussis.

Gesetzliche Regelungen: erregerspezifisch keine

Bedeutung als Berufskrankheit: Kein Datenmaterial verfügbar.

I–110 Pest

Erreger: Yersinia pestis (gramnegatives, nicht sporenbildendes Stäbchen, Familie Enterobacteriaceae). Einstufung in Risikogruppe 3 nach BioStoffV

Epidemiologie: Derzeitige Endemiegebiete: Hinterindien, Iran, Indien, Zentral- und Südafrika, Madagaskar, tropisches Zentral- und Südamerika, Südwesten der USA, Mexiko. Während der 80er Jahre ca. 1.000 Fälle weltweit pro Jahr, deutlicher Anstieg seit Beginn der 90er Jahre auf > 3.000 pro Jahr, 1994 in Indien knapp 1.000 Personen erkrankt, 1995 mehrere Hundert Betroffene in Madagaskar.

Übertragungsweg: Weiterverbreitung durch Stich eines infizierten Rattenflohs oder einer infizierten Zecke, Tierreservoir Erdhörnchen, Hasen, Mäuse, Ratten, Wiesel

Inkubationszeit: Bei der Bubonenpost 2 bis 7 Tage, bei der Lungenpest wenige Stunden bis zu einem Tag.

Krankheitsbilder: Zunächst Bubonenpest (Beulenpest) mit schmerzhaften, beulenartigen Schwellungen der bläulich verfärbten (vorwiegend Leisten-, seltener anderer) Lymphknoten mit Schüttelfrost, hohem Fieber, Kopfschmerzen und Schwindel. Im weiteren Verlauf (wenn keine Behandlung erfolgt) hämorrhagische Pestseptikämie. In seltenen Fällen abortiver Verlauf mit Bubonen, aber ohne Allgemeinerkrankung. Lungenpest häufig als Folge der Bubonenpest mit Bronchopneumonie, bei direkter Infektion durch die Atemwege via Tröpfcheninfektion foudroyanter Verlauf. Insgesamt Letalität in 4 bis 15 % der Fälle.

Differentialdiagnosen: Fleckfieber, Malaria, Tularämie, Lymphknotentuberkulose, Brucellose, Listeriose, Denguefieber und weitere Infektionskrankheiten mit toxischen Allgemeinzeichen.

Labordiagnostik: Mikroskopischer Erregernachweis (III–3.2) aus Blut, Buboneneiter, Sputum, tierischem und menschlichem Sektionsmaterial mit Hilfe der WAYSON-Färbung, direkter IFT (III–3.6), Erregernachweis auch kulturell, serologische Diagnostik ohne praktische Bedeutung.

Therapie: Umgehend antibiotische Therapie mit Tetracyclin (46) 20 – 30 mg/kgKG · d i.v. in 4 Dosen oder Streptomycin (62) 30 mg/kgKG · d i.m. in 2 Dosen für 10 Tage; bei Meningitis Chloramphenicol(48) 60 – 100 mg/kgKG · d i.v. in 4 Dosen für 10 Tage

Prophylaxe: Bekämpfung der Insekten, Nagetierbekämpfung, präexpositionell Schutzimpfung mit Totvakzinen (II–3.11.19)

Gesetzliche Regelungen: Meldepflicht bei Krankheitsverdacht, Erkrankung und Tod; Tätigkeits-/Aufenthaltsbeschränkung für Krankheitsverdächtige/Erkrankte und Personen in deren Wohngemeinschaft für Gemeinschaftseinrichtungen; Meldepflicht für den direkten und/oder indirekten Erregernachweis bei Hinweis auf akute Infektion

Bedeutung als Berufskrankheit: Gefährdungsmöglichkeit für das Personal im Gesundheitsdienst. Bei Pflege von Pestkranken einwöchige Antibiotikaprophylaxe mit Tetrazyklinen (Erwachsene 15 mg/kgKG · d).

I–111 Pneumocystis carinii-Infektionen

Erreger: Pneumocystis carinii, Einzeller mit drei Lebensformen (Zyste, Sporozoite, Trophozoite), taxonomische Zuordnung (Pilz?, Protozoon?) und Replikation unklar. Keine Einstufung in eine Risikogruppe nach BioStoffV

Epidemiologie: Erkrankungen durch P. c. treten fast ausschließlich bei immundefizienten Wirten auf, wobei selbst bei tödlichen Verläufen der Erreger stets auf die Lunge beschränkt bleibt; „latente“ P. c.Keime wurden jedoch auch bei einer Vielzahl niederer Spezies (Ratte, Maus) und beim gesunden Menschen angetroffen, etwa 75 % der gesunden Kinder im Alter von 4 Jahren besitzen humorale Antikörper; Große Bedeutung von P. c. als Erreger opportunistischer Infektionen bei AIDS-Kranken.

Übertragungsweg: Mit hoher Sicherheit aerogen.

Inkubationszeit: Keine sicheren Angaben möglich.

Krankheitsbilder: Interstitielle Pneumonie bei immundefizienten Personen: Krebspatienten in Abhängigkeit von der Intensität der immunsuppressiven Zytostatikatherapie, bei 60% der AIDS-Kranken, Frühgeborenenpneumonie heute selten; Tachypnoe, desquamative Alveolitis, diffus, bilateral, Letalität unbehandelt 100%, Tod durch respiratorische Insuffizienz.

Differentialdiagnosen: Tuberkulose, andere opportunistische Infektionen, z. B. Aspergillose, Candidiasis, HSV-Pneumonien.

Labordiagnostik: Mikroskopischer Nachweis der Zysten mit Silberfärbung nach Grocott-Gomori in der Bronchiallavage (III–3.2); direkte Immunfluoreszenz (III–3.6); neuerdings PCR (III–3.8).

Therapie: Cotrimoxazol (50) 15/75 mg/kgKG · d p.o.oder i.v. in 3 Dosen für 2 – 3 Wochen oder Trimethoprim (57) 15 mg/kgKG · d in 3 Dosen p.o. dazu Dapson (60) 1x 100 mg p.o.; alternativ: Pentamidin (127) 4 mg/kgKG täglich als 1std.-Infusion alternativ: Clindamycin (45) 3 – 4x 600 mg i.v. dazu Primaquin 1 x 15 mg p.o. alternativ: Clindamycin 4x 300 – 450 mg p.o. dazu Primaquin 1 x 15mg p.o. alternativ: Atovaquon (123) 2 x 750 mg p.o.

Prophylaxe: Chemoprophylaxe bei gefährdeten Patienten mit Sulfamethoxazol 400 mg/kgKG · d /Trimethoprim 80mg/kgKG · d; alternativ: Dapson 50 – 200 mg p.o. tgl. dazu Pyrimethamin (128) 50 – 75 mg einmal pro Woche dazu Folinsäure 25 mg einmal pro Woche.

Gesetzliche Regelungen: erregerspezifisch keine

Bedeutung als Berufskrankheit: Keine.

I–112 Pneumokokken – Infektionen

Erreger: Streptococcus pneumoniae, grampositive Diplokokken,fast hundert Serotypen auf Grund verschiedener Kapselpolysaccharide zu unterscheiden. Einstufung in Risikogruppe 2 nach BioStoffV

Epidemiologie: Pneumokokken gehören zur normalen Standortflora der oberen Luftwege, daher auch weltweite Verbreitung der Infektionen / Erkrankungen; Pneumokokken-Pneumonien sind die häufigste Form der nichtnosokomialen (ambulant erworbenen) Pneumonie (50 -90% aller Fälle, jährliche Inzidenz 100 -200 / 100.000); (vor Einführung der HIB-Impfung dritt-, mittlerweile) zweithäufigste Ursache bakterieller Meningitiden im Kindesalter, im Erwachsenenalter gleichwertig neben Meningokokken (Gesamtinzidenz 1 -2 / 100.000);

Übertragungsweg: Tröpfcheninfektion; die Manifestation einer Erkrankung erfolgt in Abhängigkeit vom beteiligten Kapseltyp (6A, 6B, 14, 19F,19A in den ersten 2 Lebensjahren; bei Erwachsenen zusätzlich 1, 3, 4, 7F, 10A, 12F,15B, 17F, 18C, 20,22F, 23F) und Virusinfektionen (im Kindesalter v.a. VZV) sowie chemischen oder physikalischen Noxen als Kofaktoren

Inkubationszeit: Nicht bestimmbar

Krankheitsbilder: klinische Manifestation der Infektion in zwei Hauptgruppen zu unterteilen:

bakteriämische Infektionen:
(1) klassische Lobärpneumonie: plötzlicher Beginn mit hohem Fieber, Schüttelfrost, Komplikationen durch Pleuraempyem, aber auch Bronchopneumonien
(2) purulente Meningitis,
(3) Pneumokokkensepsis (Post-Splenektomie-Syndrom OPSI)
(4) Pneumokokkenperitonitis
fortgeleitete Infektionen: Otitis media (begünstigt durch Virusinfekt mit Ödem und nachfolgenden Unterdruck im Mittelohr) Sinusitis, Konjunktivitis (Komplikationen durch Entstehung eines Ulcus serpens corneae), Exazerbationen bei chronischen Bronchitiden

Differentialdiagnosen: Infektionen durch andere Bakterien (vergrünende Streptokokken, Haemophilus influenzae, Staphylokokken etc.)

Labordiagnostik: bei Meningitis Liquormikroskopie (III–2)(Grampräparat), d.w. Erregeranzucht in der aus Liquor, Bronchialsekret/Trachealsekret, Blutkultur bei Pneumonie obligat; unterstützend Schnellnachweis von Kapselantigen in Liquor, Urin und Serum mittel Latex-Agglutination (III–3.6.); Serodiagnostik ohne praktische Bedeutung

Therapie: Penicillin G (1), alternativ Erythromycin (37) oder Cefuroxim(13), ggf.Vancomycin (51), neue Chinolone (30)

Prophylaxe: Schutzimpfung mit 23-valenter Pneumokokkenvakzine als Indikationsimpfung (II–3.11.18), Oligovalente Vakzine für Säuglinge

Gesetzliche Regelungen: erregerspezifisch keine

Bedeutung als Berufskrankheit: Auf Grund fehlenden Datenmaterials nicht bekannt, zumindest im Gesundheitsdienst und in Gemeinschaftseinrichtungen Risiken anzunehmen.

I–113 Pocken – Virus – Erkrankungen: Variola maior, Variola minor, Kuhpocken, Melkerknoten, Orf, Molluscum contagiosum

Erreger: Humanpathogene Viren der Familie Poxviridae sind im Genus Orthopoxvirus(1) Pockenvirus = Variolavirus, Erreger der Pocken (2)Vacciniavirus (Kuhpockenvirus = Pockenimpfvirus, übertragen durch Kühe),(3) Monkeypox- Virus (Affenpockenvirus)im Genus Parapoxvirus (1) Melkerknotenvirus (Melkerknoten, übertragen durch Kühe), Orfvirus (Orf – übertragen durch Schafe) im Genus Molluscipoxvirus Molluscum contagiosum -Virus Große, komplex aufgebaute Viren mit dsDNA. Einstufung in Risikogruppe 4 nach BioStoffV (Variola major und -minor-Virus)! in Risikogruppe 3 (Monkey-Pox-Virus), andere in Risikogruppe 2

Epidemiologie:
Pocken: Bis Mitte der 70er Jahre weltweite Verbreitung, seither dank konsequenter Pockenimpfung kein einziger Krankheitsfall mehr; die Infektion gilt als ausgerottet.
Affenpocken: seit den 80er Jahren zunehmend Fälle in Zentralafrika; 1996/97 > 500 Fälle im Kongo
Melkerknoten: sporadisches Auftreten
Molluscum contagiosum: weltweit verbreitet, vor allem im Kindesalter, Auftreten bei Erwachsenen seit dem Auftreten von AIDS zunehmend

Übertragungsweg: Pocken: Tröpfcheninfektion – Mensch-zu-Mensch-Kontakt – beim Pockenvirus ist der Mensch das einzige Virusreservoir. Affenpocken: wie Pocken, aber geringere Mensch zu Mensch-Übertragung , jedoch affenabhängige Infektionsketten
Melkerknoten und Orf: Kontakt mit entspr. Läsionen bei Rind oder Schaf
Molluscum contagiosum: enger Hautkontakt beim Geschlechtsverkehr, diskutiert wird eine endogene Reaktivierung z.B. bei AIDS

Inkubationszeit:
Pocken: 8 bis 17 Tage. Während des Exanthemausbruchs höchste Infekiosität, jedoch Ansteckungsmöglichkeit bis zum völligen Abheilen der Haut- und Schleimhauteffloreszenzen.
Affenpocken : 8 bis 17 Tage
Melkerknoten und Orf: 5 bis 7 Tage
Molluscum contagiosum: 14 bis 50 Tage

Krankheitsbilder:
Pocken: Effloreszenzen an der Haut und an den Schleimhäuten, zunächst Flecken, dann Knötchen, schließlich (einkammrige) Bläschen (DD Windpocken: dort mehrkammrige Bläschen), Pusteln, Abheilung unter Schorfbildung, Letalität 15 %, da in vielen Fällen nur Teilimmunität, Zweiterkrankung Variolois möglich. Affenpocken: vergleichbar Pocken Melkerknoten und Orf: schmerzlose, juckende lokale kirschrote, bis 2 cm große Hautschwellungen, vorzugsweise an den Fingern Molluscum contagiosum; 2 – 5 mm große, fleischfarbene erhabene multiple, monate-/jahrelang persistierende „Pseudotumoren", oft an der Innenseite der Schenkel lokalisiert, bei AIDS generalisiert auftretend;

Differentialdiagnosen:
Pocken und Affenpocken:: Akne, Windpocken, Erythema multiforme, Pityriasis, Erkrankungen durch Tierpocken Melkerknoten und Orf: infizierte Verletzungen Molluscum contagiosum : Basalzell-Karzinom

Labordiagnostik: Erregernachweis aus Bläscheninhalt bzw. Schnitten aus infiziertem Gewebe durch Elektronenmikroskopie, Differentialdiagnostsiche Methoden der Herpes-/VZV-Diagnostik mitführen!

Therapie: Für alle Infektionen durch Poxviridae/Parapoxviridae nur symptomatische Behandlung möglich; Molluscum contagiosum: chirurgische Entfernung der (hochinfektiösen!) Läsionen

Prophylaxe: Zum Problem der Pockenimpfung siehe II–3.11.19!

Gesetzliche Regelungen: erregerspezifisch keine

Bedeutung als Berufskrankheit: Pocken und Affenpocken: derzeit keine Melkerknoten und Orf: Orf ist in Australien als Berufskrankheit bei Schafscherern anerkannt Molluscum contagiosum: keine

Bemerkung: Da Pockenviren derzeit nur noch in zwei Hochsicherheitslaboratorien (Atlanta/USA; Koltsovo/Rußland) aufbewahrt werden, ist mit dem Auftreten von Erkrankungen nicht mehr zu rechnen. Bei Affenpocken sind Infektionsketten bei Menschen unabhängig von Affen bekanntgeworden.

I–114 Poliomyelitis (Kinderlähmung)

Erreger: Bislang drei Erreger bekannt, und zwar Poliovirus Typ I (Erreger der paralytischen Polio), Typ II (Erreger einer bisweilen tödlichen paralytischen Polio) und Typ III (Erreger einer bisweilen tödlichen paralytischen Polio) RNA-Viren, Familie Enteroviren. Einstufung in Risikogruppe 2 nach BioStoffV

Epidemiologie: Endemiegebiete vor allem in Entwicklungsländern Afrikas und Asiens, amerikanischer Doppelkontinent seit 1994 (WHO zertifiziert) poliofrei, allerdings 2000 Einschleppung in die Dom. Rep., in Europa bisweilen kleinere und größere Ausbrüche, so zuletzt in Finnland (1984/85 mit 100.000 Infizierten), 1992/93 in den Niederlanden (71 Fälle) und 1996 in Albanien (134 Fälle). In Deutschland 1985 – 1996 14 Wildviruspoliofälle und 12 VAPP-Fälle (Vakzineassoziierte paralytische Polio – siehe II–3.11.20)

Übertragungswege: Fäkale Schmierinfektion oder (selten) Tröpfcheninfektion

Inkubationszeit: 5 – 14 Tage, Vermehrung der Erreger im Nasen-Rachenraum und im Darm, ein Teil der Erreger erreicht das ZNS und führen zur manifesten Erkrankung. Ansteckungsfähigkeit auch bei klinisch Gesunden mehrere Monate.

Krankheitsbilder Manifestationsrate: 5 % uncharakteristische Erkrankung mit Fieber sowie Kopf- und Halsschmerzen, 0,1 – 1,5 % typische Zeichen der manifesten Poliomyelitis.

A Abortive Poliomyelitis mit uncharakteristischen Krankheitszeichen wie Fieber über wenige Tage, Kopfschmerzen, Übelkeit, Obstipation,

B Nichtparalytische Poliomyelitis (= aseptische Meningitis), Fieber, Kopfschmerzen, gastrointestinale Symptome, nach ein bis zwei Tagen meningeale Symptome, die bis zu 10 Tagen andauern und dann häufig unter Hinterlassung einer passageren Muskelschwäche wieder verschwinden.

C Paralytische Poliomyelitis mit schlaffen, meist asymmetrischen Lähmungen im Bereich der Extremitäten mit nicht mehr auslösbaren Muskeleigenreflexen, bisweilen unter Beteiligung der Interkostalmuskulatur und Ausbildung einer Zwerchfellähmung (spinale Form) oder Beteiligung der Nerven X, XI und XII sowie des Atemzentrums und der Medulla oblongata (bulbopontine Form), bei Typ 2 und Typ 3 Befall bisweilen Tod durch Atemlähmung. Bei einem Drittel Defektheilungen mit weiterbestehenden Lähmungen.

D Jahre bis Jahrzehnte später (bislang ätiologisch nicht geklärt) **Post-Polio-Syndrom** mit Verschlechterung des Allgemeinzustands, Atemnot, chronischer Müdigkeit und u.U. Lähmungen.

Differentialdiagnosen: B: Andere Viruserkrankungen (Masern, Mumps, Röteln, Varizellen, EBV), bei C ECHO- und Coxsackieviren, Hirntumoren, Polyradikulitis.

Labordiagnostik: Bis zu einem Monat nach Ausbruch Erregernachweis in der Zellkultur (III–3.5), Serodiagnostik (nicht typenspezifisch) mittels KBR (III–5.7), zum Nachweis der Immunität jedoch nicht geeignet, hierfür Neutralisationstest als Goldstandard notwendig (III–5.9)

Therapie: Bis auf Versuch mit i.v.Immunglobulin (- II.2.1) nur symptomatisch

Prophylaxe mit Lebend- (Riegelungsimpfung) oder Totimpfstoff (Routineimpfung) i.d.R. als Kombinationsimpfstoff. (II–3.11.20)

Gesetzliche Regelungen: Krankheitsverdacht, Erkrankung und Tod sind meldepflichtig (als Verdacht gilt jede schlaffe Lähmung, außer traumatisch bedingt!); Meldepflicht bei direktem und/oder indirektem Virusnachweis und Hinweis auf akute Infektion; Tätigkeits-/Aufenthaltsbeschränkung für Krankheitsverdächtige/Erkrankte und Personen in deren Wohngemeinschaft für Gemeinschaftseinrichtungen

Bedeutung als Berufskrankheit: Derzeit keine. Dennoch regelmäßiges Impfangebot für Beschäftigte in Gesundheitsdienst/Wohlfahrtspflege sowie bei Reisen in Endemiegebiete

Bemerkungen: Inaktivierung: Austrocknung oder Temperatur > 50° C

I–115 Pseudomonas-Infektionen

Erreger: Spezies des Genus Pseudomonas; gramnegative, nichtsporenbildende, obligat aerobe Stäbchenbakterien; wichtigster humanpathogener Vertreter: P. aeruginosa;

weiterhin P. cepacia, P. fluorescens, P. stutzeri; Sonderstellung P. mallei (I– 126), P. pseudomallei (I–94). Einstufung in Risikogruppe 2 nach BioStoffV (*Ps.aeruginosa*)

Epidemiologie: P. aeruginosa ist ein in der Umwelt weltweit verbreiteter Erreger, der als harmloser Saprophyt bei Mensch und Tier sowie im Krankenhausmilieu vorkommt; klinische Manifestationen einer opportunistischen Infektion sind stets mit einer lokal oder allgemein herabgesetzten Abwehrlage assoziiert.

Übertragungsweg: Die überwiegende Mehrzahl der Pseudomonas-Infektionen sind nosokomiale Infektionen, meist Autoinfektion durch die patienteneigene Standortflora u. U. nach selektierender vorausgehender Antibiotikatherapie; iatrogene Übertragungen im Krankenhausmilieu in erster Linie durch invasive Diagnostik bzw. Eingriffe (Katheterisierung, assistierte Beatmung) und Pflegepersonal.

Inkubationszeit: Kann nicht angegeben werden.

Krankheitsbilder: Die Wahrscheinlichkeit und der Schweregrad einer Pseudomonas-Infektion werden durch Grundkrankheit und Abwehrlage des Patienten bestimmt.
Bakteriämie/Sepsis: Ps. aeruginosa ist die dritthäufigste Ursache einer bakteriellen Sepsis
Harnwegsinfektionen: besonders bei älteren Patienten, Hospitalismus in urologischen Abteilungen!
Atemwegsinfektionen: besondere Prädisposition bei Patienten mit zystischer Fibrose. Gastrointestinale Infektionen (Cave Vorkommen des Erregers häufig bei Gesunden!). Otitis externa, benigne und maligne Verlaufsformen
Meningitis.
Haut- und Weichteilinfektionen: bei Verbrennungspatienten, bei Varikosis (Ulcus cruris).
Augeninfektionen: Ulcus corneae (Notfall!), Endophthalmitis.

Differentialdiagnosen: Infektionen durch andere opportunistische Bakterien.

Labordiagnostik: Kultureller Erregernachweis mittels Venenblutkultur bzw. aus Eiter, Tracheal-/Bronchialsekret, Hautabstrichen usw. nur in Korrelation zum klinischen Bild bewertbar (III–3.1); keine Serodiagnostik.

Therapie: Ausrichtung der Therapie am Resistogramm obligat! Empirisch initial Kombination eines pseudomonaswirksamen β-Lactam-Antibiotikums – Piperacillin (5), Ceftazidim (22), Cefsulodim (23) mit einem Aminoglykosid-Amikacin (42), Tobramycin (41).

Prophylaxe: Keine spezifische Prophylaxe möglich.

Gesetzliche Regelungen: erregerspezifisch keine

Bedeutung als Berufskrankheit: Keine.

I–116 Q-Fieber

Erreger: Coxiella burneti: obligat intrazelluläres, gramnegatives, pleomorphes Bakterium. Einstufung in Risikogruppe 3 nach BioStoffV

Epidemiologie: Weltweit verbreitete Zoonose, sporadisches und epidemisches Auftreten, geringe Inzidenz in Nord- und Mitteleuropa, z. B. zwischen 50 und 150 Fälle jährlich in Deutschland und England; berufsabhängige Durchseuchung: etwa 20% bei Viehfarmern gegenüber 2–4% der Normalbevölkerung (Kalifornien), häufiges Vorkommen in Süd-/Südosteuropa ("Balkangrippe"), Kleinraumepidemien auch in Deutschland seit einigen Jahren zunehmend.

Übertragungsweg: Vorkommen in etwa 40 Arthropodenarten, menschliche Infektionen sind mit Haustieren (Kühe, Kälber, Schafe) assoziiert; Inhalation des Erregers, Infektion über Rohmilchverzehr?; hohe Infektiosität! keine Mensch-zu-Mensch-Übertragung.

Inkubationszeit: 14–39 Tage, im Mittel 3 Wochen.

Krankheitsbilder: Manifestation mit abruptem Fieber (40 Grad), Kopfschmerz, Myalgie, Anorexie; nur diskrete respiratorische Symptome, sehr variables Auftreten von Pneumonien (0–90% der Fälle), Transaminasenerhöhung in 60–80%, Ikterus variabel; seltene aber schwere Komplikation: Endokarditis.

Differentialdiagnosen: Legionellose, Viruspneumonien, Mykoplasma-Infektionen, Rickettsiosen.

Labordiagnostik: Serodiagnostik: Nachweis einer Serokonversion in KBR (III–5.7) bzw. ELISA (III–5.2) oder indirekter IFT (III–5.6), Nachweis spezifischer IgM in ELISA und/oder indirekter Immunfluoreszenz.

Therapie: Doxycyclin (47) 200 mg/d; schwere Verläufe (Endokarditis) erforden Langzeit-Therapie: Doxycyclin dazu Cotrimoxazol (50) oder Rifampicin (61) oder ein Fluorchinolon (z.B.Ciprofloxacin,33) über 1 Jahr

Prophylaxe: Keine spezifische Prophylaxe, Impfstoff 2001 außerhalb Europas zugelassen (II–3.11.30)

Gesetzliche Regelungen: Meldepflicht bei direktem und/oder indirektem Erregernachweis und Verdacht auf akute Infektion

Bedeutung als Berufserkrankung: Sporadische Infektionen sind fast ausschließlich beruflich bedingt.

I–117 Rattenbißfieber, Sodoku

Erreger: Streptobacillus moniliformis (Rattenbißfieber): fakultativ anaerobes, stark pleomorphes, sporenloses, gramnegatives Stäbchen; Spirillum minus (Sodoku) gramnegative, aerobe, spiralförmige Bakterien mit starrer Wand, Länge 3–5 μm. Einstufung in Risikogruppe 2 nach BioStoffV (*Str.moniliformis*)

Epidemiologie: Weltweites Auftreten beider Erkrankungen, Sodoku in Japan besonders häufig; betroffen meist niedere soziale Schichten in städtischen Gebieten mit hoher Rattendichte; sporadisches Auftreten; man rechnet mit etwa 10 Infektionen auf 100 Bisse durch Wildratten und Kleinepidemien beschrieben bei alimentärer Übertragung (Haverhill-Fieber).

Übertragungsweg: Die Keime gehören zur normalen Pharynxflora von bis zu 50% der Labor- und Wildratten und werden aus Speichel und Urin der Tiere isoliert; Übertragung durch Kontakt/Biß zu/von Ratten oder anderen Tieren, die sich als natürliche Feinde der Ratten infizieren: Hunde, Katzen, Schweine; alimentäre Übertragung durch Verzehr kontaminierter, roher Milch bekannt.

Inkubationszeit: Rattenbißfieber/Haverhill-Fieber: bis 10, im Mittel 1–3 Tage; Sodoku: 5–30 Tage, i. d. R. 7 Tage.

Krankheitsbilder: Rattenbißfieber: plötzlicher, hoher Fieberanstieg mit schweren Kopfschmerzen, Myalgien, bei 75 % der Patienten 1–8 Tage später Ausschlag mit 1–4 mm großen Erythemflecken; in 50% Polyarthralgie oder Arthritis; bei alimentärer Infektion (Haverhill-Fever, Erytheme arthriticum epidemicum) ausgeprägte Pharyngitis; Sodoku: im Gegensatz zu S. moniliformis-Infektion Wiederentzündung der abgeheilten Bißwunde, regionale Lymphadenitis; Beginn des Exanthems an der Bißstelle, schwere Arthralgien, Organmanifestationen in 10%.

Differentialdiagnosen: Tularämie, Fleckfieber, Pasteurella multocida-Infektion, Leptospirose, Pest; bei Haverhill-Fever: Brucellose.

Labordiagnostik: S. moniliformis: kultureller Erregernachweis aus Venenblut und Gelenkpunktat(!) (III–3.1); S. minus kann kulturell nicht nachgewiesen werden, Mikroskopie von Sekret, Eiter (Giemsa-Färbung) (III–3.2).

Therapie: Penicillin G (1) 1,2 Mio IE/d für 14 Tage; alternativ Doxycyclin (47), Amoxicillin/Clavulansäure (b).

Prophylaxe: Wundversorgung bei Bissen durch Nagetiere.

Gesetzliche Regelungen: erregerspezifisch keine

Bedeutung als Berufskrankheit: Gefährdung von Laborpersonal und Kanalarbeitern

I–118 Respiratory Syncytial Virus (RSV) Infektionen

Erreger: Respiratory Syncytial Virus (RSV), RNA-Virus, Familie Paramyxoviren, Genus Pneumoviren, 2 Subtypen A, B. Einstufung in Risikogruppe 2 nach BioStoffV

Epidemiologie: Weltweite Verbreitung, endemisch mit jährlicher epidemischer Häufung von Januar bis März, hohe Durchseuchungsrate bis zum 2. Lebensjahr, Reinfekionen bei Kleinkindern häufig (kein Aufbau einer protektiven Immunität bei Infektionen im Säuglingsalter), bei Erwachsenen seltener und milde verlaufend; kein Schutz durch mütterliche IgG-Antikörper, vielmehr paradoxe Verschlechterung der Verläufe bei Säuglingen.

Übertragungsweg: Tröpfcheninfektion, Mensch-zu-Mensch-Kontakt, hohe Infektiosität, Infektionen durch kontaminierte Gegenstände möglich.

Inkubationszeit: 2 – 8; im Mittel 4 Tage, Ansteckungsfähigkeit 5 Tage bis 3 Wochen.

Krankheitsbilder: Oft nur banale Erkältung als Ausdruck lokaler Virusvermehrung im Nasopharynx (keine Virämie); häufig jedoch Entwicklung einer Tracheobronchitis, Bronchiolitis und Pneumonie, Komplikationen Otitis media, selten Myokarditis, Meningitis und Myelitis, Letalität bei Hospitalausbrüchen 2%, bei Kindern mit Herzfehlern > 30%.

Differentialdiagnosen: Infektionen durch andere Viren (Adeno, Influenza, Parainfluenza, Rhino) oder Bakterien (Chlamydia pneumoniae, trachomatis).

Labordiagnostik: Direkter Virusnachweis (Antigennachweis) aus Absaugeffekt, Nasopharyngealabstrichen in IFT (III–3.6) oder ELISA (III–3.6) ist vorrangig; Serodiagnostik durch Nachweis einer Serokonversion in ELISA (III–5.2) (etwa nach 8 Tagen) bzw. KBR (III–5.7) (vor allem bei Kleinkindern verzögert) oder Nachweis spezifischer Serum-IgA mittels ELISA im akuten Stadium; Virusanzucht auf Zellkultur (Synzytienbildung) in der Praxis nicht üblich.

Therapie: Symptomatisch, evtl. O_2-Gabe bei Säuglingen; bei schweren Verläufen mit Bronchiolitis/Pneumonie Ribavirin (88) -Lösung 20 mg/ml als Aerosol 12 – 20 Std/d für 3 – 5 Tage

Prophylaxe: Bis auf konsequente Hygiene (vor allem beim Pflegepersonal) keine, Impfstoffentwicklung bislang nicht erfolgreich. Vielversprechende Entwicklung anderer Prophylaxemöglichkeiten (i.v.-Therapie mit Hyperimmunglobulin [RSV-IGIV bzw. gentechnisch hergestellter monoklonaler AK: Palivizumab bzw. Synagis d. Fa. Abott) – Zulassungsverfahren laufen.

Gesetzliche Regelungen: erregerspezifisch keine

Bedeutung als Berufskrankheit: Keine.

Bemerkungen: RSV-Infektionen prädisponieren möglicherweise zu chronischen Lungeninfektionen (chronisch obstruktive Bronchitiden) im Erwachsenenalter.

I–119 Rhinovirus-Infektionen

Erreger: Rhinoviren, umhüllte RNA-Viren, Familie Picornaviren. > 90 Serotypen bekannt. Einstufung in Risikogruppe 2 nach BioStoffV

Epidemiologie: Weltweite Verbreitung, sporadisches Auftreten, kleinere epidemische Häufungen beschrieben.

Übertragungsweg: Tröpfcheninfektion.

Inkubationszeit: 1–3 Tage, Virusausscheidung während der Erkrankung, bis maximal 3 Wochen anhaltend.

Krankheitsbilder: Banale Erkältungen: Schnupfen, Husten, Angina, allgemeine Abgeschlagenheit, Bronchitis, Komplikationen: Otitis media und Sinusitis, Immunität gegenüber dem betreffenden Erreger über Jahre anhaltend.

Differentialdiagnosen: Andere virale Infektionen des Respirationstrakts: RS-Viren, Parainfluenza, Coronaviren; seltener Mykoplasmen- und Chlamydia pneumoniae-Infektionen.

Labordiagnostik: In der Praxis kaum üblich; ggf. Serodiagnostik mittels Hämagglutinations-Hemmtest (III–5.4).

Therapie: Symptomatisch.

Prophylaxe: Nicht möglich.

Gesetzliche Regelungen: erregerspezifisch keine

Bedeutung als Berufskrankheit: Keine.

I–120 Rickettsiosen

Erreger: Verschiedene Spezies des Genus Rickettsia: unbewegliche, aerobe, obligat intrazelluläre Bakterien. Einstufung in Risikogruppe 3 nach BioStoffV (*R. rickettsii, R. tstsugamushi, R. mooseri/typhi, R. conori*) bzw. 3 (**) (*R. akari, R. canada*)

Epidemiologie: Verbreitung der Erkrankungen weltweit, je nach Spezies unterschiedlich: R. prowazekii: früher weltweites epidemisches Auftreten, R. mooseri: weltweit endemisch auftretend, R. tsutsugamushi: Ost-/Südostasien, Australien, R. rickettsi nördliche westliche Hemisphäre, R. conori: Mittelmeerraum, Mittlerer Osten, Afrika, R. akari: USA, Rußland, Afrika. Rickettsiosen treten in Mitteleuropa vor allem (und mit zunehmender Häufigkeit) als Reiseinfektionen auf.

Übertragungsweg: Mit Rickettsien beladene Fäzes der verschiedenen Vektoren (R. prowazeki-Kleiderlaus, Zecken; R. mooseri Flöhe; R. tsutsugamushi-Milben; R. rickettsi und R. conori Zecken, R. akari-Milben) dringen in den Menschen über Haut, Schleimhaut und Atemwege ein.

Inkubationszeit: im Mittel 3–20 Tage.

Krankheitsbilder:

a) Fleckfiebergruppe (spotted fever group); R. rickettsi (Rocky Mountains Fleckfieber, hochfieberhaft mit charakteristischem Exanthem, Letalität unbehandelt 20%); R. conori (Mediterranes Fleckfieber, leichter verlaufend, grippeähnlich, diskretes Exanthem); R. akari (Rickettsienpocken, schwarzer Schorf am Eintrittsort, einwöchiges Fieber mit varizelliformen Eruptionen).
b) Typhusfiebergruppe; R. prowazeki (klassischer Flecktyphus siehe I–48); R. mooseri (endemisches Fleckfieber, leichterer Verlauf); R. tsutsugamushi (Tsutsugamushifieber, Kopfschmerz, generalisierte Lymphadenopathie).

Differentialdiagnosen: Typhus abdominalis, Q-Fieber, Ornithose, Ehrlichiose.

Labordiagnostik: Serodiagnostik: Nachweis agglutinierender Antikörper in der Weil-Felix-Reaktion (III–5.1), besser IgG- und IgM spezifisch mittels indirekter IFT (III–5.6).

Therapie: Doxycyclin (47), Chloramphenicol (48).

Prophylaxe: Bekämpfung der Vektoren.

Gesetzliche Regelungen: Meldepflicht bei direktem und/oder indirektem Nachweis von *Rickettsia prowazekii* und Hinweis auf akute Infektion

Bedeutung als Berufskrankheit: Keine.

Bemerkungen: Ähnliche Krankheitsbilder werden auch beim Fünftagefieber (Wolhynisches Fieber, Trench Fever) beobachtet. Erreger: Rochalimea quintana, Verbreitung Mexiko, Eritrea, Ukraine, Rußland, chronische Verläufe in 5%.

I–121 Rift Valley Fieber

Erreger: Rift-Valley-Fever-Virus (RFV), ssRNA-Virus des Genus Phlebovirus, Familie Bunyaviridae. Einstufung un Risikogruppe 3 nach BioStoffV

Epidemiologie: endemisch in den Sub-Sahara- Gebieten Afrikas; natürliches Reservoir in Schafen und Rindern, hier Mortalität 10 – 30%; intraovarielle Übertragung in Aedes-Mücken garantiert Virus-Persistenz außerhalb epizootischer oder epidemischer Ausbrüche

Übertragungswege: Mückenstiche von Aedes-Mücken.

Inkubationszeit: 2 – 6 Tage

Krankheitsbilder: Leitsymptome Fieber; Myalgien, Abgeschlagenheit, Dauer etwa 2 bis 5 Tage; in 1% der Fälle foudroyante Verläufe mit Ikterus,Petechien, gastrointestinalen Blutungen, hier Letalität 50%; bei einem Teil der Patienten Tage/Wochen später progrediente enzephalitische Symptome u.U. mit letalem Ausgang; in anderen Fällen hämorrhagische Retinitis und Uveitis, die zu Visuseinschränkung ggf. Erblindung führt;

Differentialdiagnosen: Dengue-Fieber, Malaria, hämorrhagische Fieber

Labordiagnostik: Virus-Isolierung auf Vero-Zellen (III–3.5); Virusnachweis/RNA-Detektion mittels RT-PCR (III–3.8) Serodiagnostik mittels IgG-/IgM-/IgA-spezifischer ELISA (III–5.2) vor allem zur Abklärung später Komplikationen (Enzephalitis) geeignet

Therapie: keine, ggf.Ribavirin (88)

Prophylaxe: Schutzimpfung mit formalin-inaktivierter Vakzine möglich (II–3.11.22)

Gesetzliche Regelungen: erregerspezifisch keine

I–122 Ringelröteln

Erreger: Parvovirus B 19 (DNA-Virus, Familie Parvoviren). Einstufung in Risikogruppe 2 nach BioStoffV

Epidemiologie: Weltweite Verbreitung. Durchseuchung bei Blutspendern in Deutschland 40 %. Bei Personen < 30 Jahre im südwestdeutschen Raum 1992 nur 12 % Positive, im Rahmen dieser Studie 2,5fach erhöhte Antikörperdurchseuchung bei Beschäftigten < 30 Jahre in Krankenpflege und Kinderkrankenpflege

Übertragungsweg: I.d.R. Tröpfcheninfektion, selten Übertragung durch Blutkonserven möglich (Inzidenz 0,01 – 0,03 %). Diaplazentare Übertragung auf den Feten während der Schwangerschaft.

Inkubationszeit: 13 bis 17 Tage, Ansteckungsfähigkeit bis zum Auftreten des Ringelröteln-Exanthems

Krankheitsbilder: Beim Erythema infectiosum (Ringelröteln) girlandenförmiges, im Gesicht beginnendes absteigendes Exanthem, das bis zu drei Wochen andauert und mit Arthralgien (kleine Gelenke) und einer Lymphadenopathie einhergehen kann. Sichelzell- oder Thalassämie sowie andere chronisch-hämolytische Anämien prädisponieren zu aplastischen Krisen mit Erythropoese-Inhibition bis zu vier Wochen. Eine chronische Immunschwäche wie z.B. AIDS begünstigt das Angehen einer chronischen Knochenmarksaplasie. Während der **Schwangerschaft mit Hauptrisiko zwischen der 20. und der 28. Woche** kommt es zum Hydrops fetalis mit intrauterinem Fruchttod, nicht jedoch zu sonstigen Schäden bei zur Welt gekommenen Kindern. Schließlich sind auch Fälle von vaskulärer Purpura bei B-19-Infektion beschrieben worden.

Differentialdiagnosen: Dreitagefieber, Masern, Röteln, Scharlach, allergische Reaktionen, weitere exanthematische Viruserkrankungen.

Labordiagnostik: Bislang keine diagnostische Virusanzucht möglich, Virusnachweis mit DNA-Hybridisierung (III–3.7) oder PCR (III–3.8), Antikörpernachweis mit ELISA (III–5.2) oder Immunoblot (III–5.4); bei fetalen Infektionen in Erythroblasten Nachweis typischer „Lampionzellen".

Therapie: Außer Bluttransfusionen bei aplastischen Krisen keine spezifische Behandlungsmöglichkeit bekannt. Bei fetaler B19-Infektion mehrere Berichte über erfolgreiche intrauterine Erythrozyten-Konzentrat-Transfusionen.

Prophylaxe: Kein Impfstoff, Effizienz der Immunglobulingabe: auf AK-Angabe achten. Impfstoff in Entwicklung.

Gesetzliche Regelungen: erregerspezifisch keine

Bedeutung als Berufskrankheit: Keine verläßlichen Zahlen verfügbar.

I–123 Röteln

Erreger: Rötelnvirus (RNA-Virus, Familie Togaviridae). Einstufung in Risikogruppe 2 nach BioStoffV

Epidemiologie: Weltweite Verbreitung. In Ländern mit hoher Impfakzeptanz (z.B. USA) nur noch wenige Fälle; Seronegativrate bei (nicht geimpften) Frauen im gebärfähigen Alter in Deutschland bei ca. 10 %, im Rahmen von Seroprävalenzstudien erhöhte Immunitätsraten (= arbeitsmedizinische Gefährdung) im Krankenpflege- und im Kinderkrankenpflegebereich

Übertragungsweg: Tröpfcheninfektion, direkter Kontakt oder durch Kontakt mit rötelnvirushaltigen Gegenständen. Kontagiosität des Erregers kleiner als VZV oder Masern, aber größer als Mumpsvirus.

Inkubationszeit: 14 bis 23 Tage, Ansteckungsfähigkeit jeweils eine Woche vor und nach Auftreten des Exanthems am größten.

Krankheitsbilder: In 20% der Infektionen subklinischer Verlauf; Klinische Manifestationen: Prodromi wie bei leichtem grippalem Infekt, Schwellung der nuchalen und retroaurikulären Lymphknoten, ein bis zwei Tage später vom Gesicht absteigendes Exanthem mit blaßroten, nicht konfluierenden Flecken. Komplikationen bei Erkrankten: Röteln-Enzephalitis 1 : 5000 (mit Letalität 20 %), Röteln-Purpura, Röteln-Arthritis. Während Schwangerschaft < 10. Woche 70 – 90 %, – 12. Woche 25 – 33 %, – 16. Woche 11 – 40 % Embryopathien, Schäden am ZNS bis 50 % (Enzephalitis, Autismus, geistige Retardierung), Auge bis 70 % (Retinopathien, Katarakt, Glaukom, Mikrophthalmie), Ohr (Innenohrschwerhörigkeit), Herz bis 50 % (Offener Ductus arteriosus Botalli, Pulmonalstenose, Ventrikel- und Vorhofseptumdefekt), Schilddrüse (Hypothyroidismus), Pankreas (Diabetes mellitus), Leber/Milz (Hepatosplenomegalie).Nach Erkrankung bei nahezu 100 % lebenslange Immunität

Differentialdiagnosen: Allergische Reaktionen, Dreitagefieber, Masern, Ringelröteln, Scharlach.

Labordiagnostik: Erregernachweis durch Anzucht mittels Zellkultur (III–3.5), Virusnachweis durch PCR (III–3.8) bedeutsam für pränatale Diagnostik (Chorionzotten, fetales Blut, Fruchtwasser); praktisch größere Bedeutung der Serodiagnostik: Hier HHT (III–5.3), IgG -ELISA (III–5.2) als Bestätigungstest bei HHT-Titern < 1 : 32, im Akutstadium IgM -Antikörper-Nachweis im ELISA (zwei differente Verfahren anwenden !), Hämolyse-in-Gel-Test (III–5.8.) zur Klärung der Immunitätslage bei niedrigen HHT -Titern. **Bei HHT > 1 : 16 ist in jedem Fall belastbare Immunität anzunehmen.**

Therapie: Keine spezifische Therapie bekannt. Humanimmunglobuline zur Beherrschung der Komplikationen (II–2.4.1.1), Corticoide bei Rötelnenzephalitis.

Prophylaxe: *Postexpositionell:* Humanimmunglobulin (II–2.4.10), *Präexpositionell:* Schutzimpfung mit Lebendimpfstoff (i.d.R.) als Kombination, MMR – Masern/Mumps/ Rötelnvakzine) bei Säuglingem ab vollendetem 11. LM, Wiederholungsimpfung frühestens 4 W nach Erstimpfung, aus praktischen Gründen jedoch ab 5. LJ, bei Erwachsenen Indikationsimpfung (II–3.11.23

Gesetzliche Regelungen: Nichtnamentliche Meldepflicht bei direktem und/oder indirektem Erregernachweis bei konnatalen Infektionen

Bedeutung als Berufskrankheit: Einzelne Fälle im Gesundheitsdienst/kinderbetreuenden Einrichtungen bekannt. Bei V. auf Berufskrankheit (z.B. Gesundheitsdienst, Wohlfahrtspflege) BK-Anzeige.

I–124 Ross-River-Infektionen

Erreger: Ross-River-Virus (RRV), RNA-Virus, Familie Togaviridae. Einstufung in Risikogruppe 2 nach BioStoffV

Epidemiologie: häufigste Arbovirus-Infektion in Australien; Seroprävalenz 25 -80% Vorkommen auf weiteren Inseln des Südpazifik; Erreger-Reservoir bei verschiedenen Wirbeltieren, u.a. Känguruhs

Übertragungsweg: Als Reservoirtiere werden kleine Säugetiere betrachtet. Übertragung durch Stich von Aedes spp. und Culex spp. sowie in seltenen Fällen durch Mansonia spp. Keine Übertragung von Mensch zu Mensch bekannt.

Inkubationszeit: 7 – 9 Tage

Krankheitsbild: Abrupter Beginn mit Gelenkschmerzen, ein bis zwei Tage später makulopapulöses, bisweilen vesikuläres Exanthem, leichtgradiges Fieber, allgemeines Krankheitsgefühl, Myalgien, Kopfschmerzen, Appetitlosigkeit, Übelkeit, Photophobie. Beschwerdedauer bei drei Viertel der Betroffenen > 6 Monate, Einschränkungen in der Berufsfähigkeit v.a. durch Gelenkbeteiligung (**Epidemische Polyarthritis**) – Reihenfolge Knie-, Hand-, Sprung-, Finger-, Ellenbogengelenke, weiterhin HWS, Schulter-, Daumengelenke, LWS, Kiefergelenke. Symptome v.a. Steifigkeit, Schwellung, Rötung, Überwärmung, Tendinitis ;hoher Anteil asymptomatischer Verläufe (bis 60%)

Differentialdiagnosen: Denguefieber, Röteln, Ringelröteln, Infektionen mit Chikungunyavirus, Sindbisvirus oder Barmah-Forest-Disease-Virus

Labordiagnostik: In Speziallaboratorien: Virusanzucht in Verozellen aus Blut, Erregernachweis mit RT-PCR (III–3.8), jedoch praktisch ohne Bedeutung, da bei Beschwerdebeginn bereits RRV-Antikörper (IgM, IgG) mittels ELISA (III–5.2) nachgewiesen werden können,

Therapie: Versuch mit nichtsteroidalen Antiphlogistika, Acetylsalicylsäure oder Paracetamol, Physiotherapie.

Prophylaxe: Impfstoff in Entwicklung, Immunglobulingabe nicht bekannt, allgemeine Prophylaxemaßnahmen (Kleidung, Mückenschutz) bislang einzige Möglichkeit der Prävention.

Gesetzliche Regelungen: Meldepflicht für direkten und/oder indirekten Virus-Nachweis bei Hinweis auf akute Infektion

Bedeutung als Berufskrankheit: Keine Daten verfügbar.

I–125 Rotavirus-Infektionen

Erreger: Rotaviren der Gruppen A bis C, RNA-Viren, Familie Reoviren. Einstufung in Risikogruppe 2 nach BioStoffV

Epidemiologie: weltweite Verbreitung vorwiegend Virustyp A, Typ B in China; Altersgipfel 6 M bis 2 J, in dieser Altersgruppe weltweit 800.000 Todesfälle p.a., vor allem in den Entwicklungsländern; ganzjähriges Auftreten mit Wintergipfel

Überragungswege: fäkal-oral, Schmierinfektion, aber auch Inhalation von virushaltigem Staub

Inkubationszeit: 1 – 4 Tage, dabei schon Infektiosität; Virusausscheidung 1 -2 Wo. oder länger

Krankheitsbilder: wäßrige Diarrhoe ohne Leukozyten und Blut mit Erbrechen, meist keine Temperaturen; Dauer 3 – 9 Tage; Komplikation Dehydratation und Elektrolytverlust

Differentialdiagnosen: Diarrhoen durch andere Viren (Adeno-; Astro-, Norwalk-) oder nichtinvasive, enteropathogene Bakterien

Labordiagnostik: Antigennachweis im Stuhl mittels Latex-Partikel-Agglutination (III–3.6); Serodiagnostik praktisch unbedeutend

Therapie: keine spezifische Therapie

Prophylaxe: Impfstoff bereits in mehreren Ländern zugelassen, jedoch im Herbst 1999 zurückgezogen, da schwere Nebenwirkungen bekanntgeworden

Gesetzliche Regelungen: keine

Bedeutung als Berufskrankheit: keine

I–126 Rotz

Erreger: Burkholderia mallei, gramnegatives, obligat anerobes, anspruchsvolles Stäbchen mit Wachstumsoptimum bei 41 °C. Einstufung in Risikogruppe 3 nach BioStoffV

Epidemiologie: Zoonose, in erster Linie eine Erkrankung bei Pferden, kann aber auch Maultiere, Esel, Schafe, Ziegen und Hunde befallen; in den Industrieländern nach Ausrottung der Infektion bei Tieren keine humanen Infektionen mehr, Vorkommen in Osteuropa, im Nahen Osten, Afrika und Asien vereinzelt.

Übertragungsweg: Inhalation, Inokulation über Hautwunden oder Genuß von kontaminiertem Wasser oder Pferdefleisch; Übertragung Mensch-zu-Mensch bekannt.

Inkubationszeit: Zwischen wenigen Tagen und Wochen, variabel.

Krankheitsbilder:

a) akute Form: Endotoxinämie, Delirium, hohes Fieber, entzündliche Läsion (Ulkus, lokalisierte Gangrän) an der Eintrittspforte, purulent-hämorrhagischer Ausfluß aus

Nase und Mund(„Rotz"), Bronchopneumonie, periphere Abszedierungen (Pyomyositis), Letalität unbehandelt > 90%.

b) chronische Form: multiple Abzeßbildung mit Fistelbildung, Vernarbungen; starke Auszehrung.

Differentialdiagnosen: Milzbrand, Tularämie, Pest, Leptospirose, Expositionsanamnese entscheidend!

Labordiagnostik: Anzucht des Erregers in der Venenblutkultur, aus Wundsekret, Eiter.

Therapie: Kaum klinische Erfahrungen mit neueren Chemotherapeutika; Tetrazykline (46, 47), Chloramphenicol (48).

Prophylaxe: Keine spezifische Prophylaxe.

Gesetzliche Regelungen: erregerspezifisch keine

Bedeutung als Berufserkrankung: Zur Zeit keine, früher berufsbedingt bei Stallburschen, Pferdeschlächtern, hohe Gefährdung für Laborpersonal!

I–127 Rückfallfieber

Erreger: Borrelien, flexible, schraubenförmige Bakterien der Spezies B. recurrentis (epidemisches Läuse-Rückfallfieber) B. hermsi, B. duttoni u. a. (endemisches Zecken-Rückfallfieber) 8–40 μm lang. Einstufung in Risikogruppe 2 nach BioStoffV (alle *Borrelia spp.*)

Epidemiologie: Weltweit auftretende Zoonose mit sporadischen Infektionen (Zecken-Rückfallfieber), B. recurrentis-Epidemien nur noch jährlich in Äthiopien auftretend.

Übertragungsweg: B. recurrentis: Übertragung von Mensch zu Mensch durch blutsaugende Kleiderläuse; B. hermsi, B. duttoni: Erreger-Reservoir bei Kleinnagern (Eichhörnchen, Backenhörnchen u. a.), Übertragung durch Zecken.

Inkubationszeit: 4–18, im Mittel 7 Tage.

Krankheitsbilder: Manifestation mit plötzlichem Fieberanstieg auf etwa 40°C, Schüttelfröste, schweres Krankheitsgefühl, Ikterus bei 10–80%, petechialer Ausschlag; nach im Mittel 5 Tagen fieberfreies Intervall für weitere 5 Tage; nachfolgend Serien bis zu 5 Fieberschüben; Komplikation durch Jarisch-Herxheimer-Reaktion; Letalität unbehandelt bis zu 70%; leichterer Verlauf des Zecken-Rückfallfiebers.

Differentialdiagnosen: Malaria, Gelbfieber, Leptospirose, Rickettsiosen, Lyme-Borreliose (DD Zecken-Rückfallfieber).

Labordiagnostik: Erregernachweis mikroskopisch im Blutausstrich mittels Giemsa-Präparat oder Dunkelfeld (III–3.2); Serodiagnostik (B. hermsi) im Immunoblot (III–5.4); positive Weil-Felix-Reaktionen (III–5.1).

Therapie: Tetracyclin (46) 4 x 500 mg für 10 Tage; alternativ Erythromycin (37).

Prophylaxe: Keine spezifische Prophylaxe.

Gesetzliche Regelungen: Meldepflicht für direkten und/oder indirekten Erregernachweis bei Hinweis auf akute Infektion

Bedeutung als Berufskrankheit: Keine.

I–128 Salmonellose

Erreger: Genus Salmonella mit über 2.000 Serotypen, fakultativ anaerobe, sporenlose Stäbchen der Familie Enterobacteriaceae. Einstufung in Risikogruppe 2 nach BioStoffV (alle Serovare)

Epidemiologie: Weltweit sporadisch und epidemisch auftretende Zoonose, epidemiologisch bedeutsamstes Erregerreservoir: Schlachtgeflügel, Schwein, Rind; enzootische Verbreitung über kontaminierte Futtermittel; weltweit steigende Erkrankungszahlungen, seit 1980 auch in den Industriestaaten; (Morbidität 100–300/100.000); in Deutschland 1992 200 tödliche Verläufe (!), wichtigste Spezies S. enteritidis und S. typhi-murium (40–50% der Fälle), S. heidelberg, S. newport, S. anatum.

Übertragungsweg: Lebensmittelinfektion: Ingestion der Erreger durch intravital infiziertes Fleisch, Eier vor allem nach unzureichender küchentechnischer Zubreitung; Infektionsdosis 10^3–10^4 Bakterien, deshalb selten Schmierinfektion.

Inkubationszeit: Wenige Stunden bis Tage, im Mittel 24 Stunden.

Krankheitsbilder: Akut einsetzende Brechdurchfälle mit zahlreichen wäßrigen, meist unblutigen Stühlen, Fieber 39–40°C; zahlreiche leichte, asymptomatische Verläufe, Komplikationen durch Endotoxinresorption bei vorgeschädigten oder älteren Patienten mit tödlichem Ausgang bereits am ersten Krankheitstag; bes. bei diesen Patienten Bakteriämie und extraintestinale Manifestationen Pyelonephritis, Osteomyelitis; reaktive Arthritis bei ca. 3% der Fälle (HLA-B27 assoziiert), Dauerausscheiderrate nach Infektion ca. 0,5 %.

Differentialdiagnosen: Campylobacter jejuni/coli-, E. coli- (ETEC, EIEC) Infektionen, Yersiniose, Shigellosen; Amöbenruhr, Giardiasis; Rotavirus-, Adenovirus-, Norwalk-Virus-Infektionen.

Labordiagnostik: Erregernachweis durch Anzucht aus Stuhl oder Rektalabstrich, bei extraintestinalen Manifestationen Venenblutkultur, Eiter; (III–3.1); Serodiagnostik durch Nachweis einer Serokonversion der agglutinierenden Antikörper (III–5.1) (geringe Sensitivität und Spezifität) und/oder mittels ELISA (III–5.2); mit ELISA Nachweis spezifischer Serum-IgA ab 4./5. Tag nach Erkrankungsbeginn.

Therapie: Antibiotikatherapie nur bei schweren Verläufen mit Fieber und blutigen Stühlen sowie bei Immundefizienz, Kleinkindern und älteren Patienten angezeigt (Gefahr der Verlängerung der Erregerausscheidung): Ciprofloxacin (33), weltweite Zunahme von Stämmen mit Breitspektrum-ß-Laktamasen, die Resistenz gegenüber Cephalosporinen der 3.Generation vermitteln.

Prophylaxe: Keine spezifische Prophylaxe möglich. Seit 1993 Impfung von Gefügel.

Gesetzliche Regelungen: Gruppenerkrankungen/Verdacht auf Gruppenerkrankung akute infektiöse Gastroenteritis/mikrobielle Lebensmittelvergiftung meldepflichtig; Tätigkeits- und Beschäftigungsverbot für Krankheitsverdächtige, Erkrankte und Ausscheider im Lebensmittelverkehr; Meldepflicht für direkten und/oder indirekten Erregernachweis bei Hinweis auf akute Infektion

Bedeutung als Berufskrankheit: Bislang keine; eine höhere Inzidenz bei Küchenpersonal wurde aber festgestellt.

I–129 Sandfliegenfieber (Pappatacifieber, Hundskrankheit)

Erreger: Sandfliegenfieberviren (RNA-Viren, 9 verschiedene Serotypen, Genus Phleboviren, Familie Bunyaviren). Einstufung in Risikogruppe 2 nach BioStoffV

Epidemiologie: Endemiegebiete in Südosteuropa, im gesamten Mittelmeerraum, in den subtropischen und tropischen Gebieten Asiens sowie in Amerika.

Übertragungsweg: Weiterverbreitung durch (v. a. nächtlichen) Biß der infizierten Sandfliegen.

Inkubationszeit: 3–5 Tage.

Krankheitsbilder: Klinische Manifestation als „grippaler Infekt"; plötzlich einsetzendes Fieber mit Temperaturen bis 40°C mit Myalgien, Arthralgien, Kopfschmerzen sowie (seltener) Retrobulbärschmerzen, Konjunktivitis, Photophobie, Gastroenteritis, Bradykardie. Bei Infektion mit der Variante „Toskana" Meningitis, insgesamt gute Prognose, keine tödlichen Fälle bekannt. Zumindest gegenüber dem spezifischen Erreger aller Wahrscheinlichkeit nach lebenslange Immunität.

Differentialdiagnosen: Hepatitis A, virale Meningitiden, Salmonellosen, Typhus.

Labordiagnostik: Virusnachweis wenig bedeutsam; Serodiagnostik mit ELISA (III–5.2), indirekter IFT (III–5.6) und Immunoblot (III–5.4) möglich.

Therapie: Symptomatisch, Ribavarin (88) in Erprobung.

Prophylaxe: Ausschaltung der Brutplätze (Insektizide), Mückenschutz.

Gesetzliche Regelungen: erregerspezifisch keine

Bedeutung als Berufskrankheit: In Mitteleuropa keine.

I–130 Scharlach

Erreger: Betahämolysierende Streptokokken der Gruppe A (grampositive Kokken), die erythrogenes Toxin bilden, unterschiedliche Virulenz einzelner Stämme durch M-Protein (> 70 antigenetisch verschiedene Typen). Einstufung in Risikogruppe 2 nach BioStoffV

Epidemiologie: Weltweite Verbreitung, in Deutschland geschätzte jährliche Inzidenz 50/100.000.

Übertragungsweg: Tröpfcheninfektion, infizierte Gegenstände und Nahrungsmittel.

Inkubationszeit: 2 bis 7 Tage, Ansteckungsfähigkeit am Ende der Inkubationszeit und während der ersten Erkrankungsphase am höchsten, infektiologische Probleme durch eine signifikante Anzahl gesunder Keimträger; Ansteckungsfähigkeit > 24 Stunden nach Beginn einer Antibiotikatherapie aufgehoben.

Krankheitsbilder: Tonsillitis, Fieber, Erbrechen, Lymphadenitis, nach 12 bis 36 Stunden kleinfleckiges Ex- und Enanthem am Hals und oberen Stamm beginnend, Ausbreitung nach unten, Abblassen entsprechend, nach einer Woche Hautschuppung, bei Rückbildung des Enanthems Himbeerzunge. Komplikationen durch Otitis media, Sinusitis, rheumatisches Fieber, Karditis, Nephritis.

Differentialdiagnosen: Pharyngitis/Tonsillitis anderer Ätiologie (Staphylokokken), Diphtherie, Masern, Pfeiffersches Drüsenfieber, Röteln, Varizellen, allergische Reaktionen.

Labordiagnostik: Erregernachweis durch Kultur aus dem Rachenabstrich (III–3.1), Cave: Schnellmethoden (bedside-Tests) verschiedener Hersteller sind von sehr unterschiedlicher Sensitivität und Spezifität; Serodiagnostik (Antistreptolysin-Titer) zum Nachweis akuter Streptokokkeninfektion nicht angezeigt (III–5.9).

Therapie: Behandlung aller, d. h. auch der leichten Fälle mit Penicillin V (2), Kinder 75.000 IU/kgKG · d, Erwachsene 1,2 Mio IU/d für 10 Tage oder Oral-Cephalosporine (24,25,26); alternativ Erythromycin (37), Clindamycin (45).

Prophylaxe: Absonderung von unbehandelten Scharlachpatienten. Verbot des Aufenthalts in Schulen und Gemeinschaftseinrichtungen sowie Lebensmittelbetrieben und Einrichtungen der Trinkwasserversorgung, bis eine Weiterverbreitung nicht mehr zu befürchten ist oder 24 Stunden nach Beginn der Antibiotikatherapie. Bei engem Zusammenleben (Geschwister) Umgebungsprophylaxe durch Penicillin.

Gesetzliche Regelungen: Tätigkeits-/Aufenthaltsbeschränkung für Krankheitsverdächtige/Erkrankte für Gemeinschaftseinrichtungen

Bedeutung als Berufskrankheit: Im Gesundheitsdienst (v. a. im zahnärztlichen Bereich) berufsbedingte Infektion möglich.

I–131 Schlafkrankheit (Afrikanische Trypanosomiasis)

Erreger: Trypanosomen der Spezies T. brucei gambiense (westafrikanische Schlafkrankheit) und T. brucei rhodesiense (ostafrikanische Schlafkrankheit), längliche, 10–30 µm lange Flagellaten. Einstufung in Risikogruppe 2 nach BioStoffV

Epidemiologie: In Afrika regional verbreitete Infektion; früher in großen epidemischen Zügen auftretend, z. Z. jährlich etwa 10–20.000 Fälle (v. a. Uganda, Kongo, Sudan).

Übertragung: Ostafrikanische Schlafkrankheit: Zoonose, Erregerreservoir in Wildtieren (Buschziegenbock); Westafrikanische Schlafkrankheit: Infektionsquelle Mensch, selten Haustiere, Überträger beider Formen Tse-Tse-Fliege.

Inkubationszeit: 2–6 Wochen.

Krankheitsbilder: 2–6 Wochen nach Stich noduläre Läsion: Schanker; Wochen/Monate später Fieber als Ausdruck der allgemeinen Invasion der Trypanosomen, häufig posteriore aurikuläre Lymphadenopathie, Herzschädigung in diesem Stadium vor allem bei der ost-, seltener bei der westafrikanischen Form; symptomfreie Phase von Monaten/Jahren; dann Schlafstörungen Persönlichkeitsveränderungen als Zeichen des beginnenden ZNS-Befalls, Schläfrigkeit, extrapyramidale Zeichen, Stupor, Kachexie, Tod meist durch Sekundärinfektionen (Pneumonien).

Differentialdiagnosen: Malaria, Lymphome, Psychosen, Hirntumoren, Virusenzephalitiden.

Labordiagnostik: Im Frühstadium mikroskopischer Parasitennachweis im dicken Tropfen (III–3.2); Serodiagnostik mittels indirekter Hämagglutination (III–5.5), indirekter IFT (III–5.6), ELISA (III–5.2).

Therapie:
Frühstadium (hämolymphatisches Stadium): *T.b.gambiense:* Suramin (120) 0.1 – 0.2 g langsam i.v., dann 1g Tagesdosis (Kinder 20 mg/kgKG) am 1., 3., 7., 14. und 21. Tag langsam infundieren alternativ: Eflornithin (121) 400 mg/kgKG · d in4 Dosen i.v. für 14

Tage, anschl. 300 mg/kgKG · d in 4 Dosen für 3 – 4 Wochen; alternativ: Pentamidin (127) 4 mg/kg · d i.m. für 10 Tage; *T.b.rhodiense:* Suramin s.o. Spätstadium (ZNS-Beteiligung): *T.b.gambiense:*Eflornithin s.o. alternativ: Tryparsamid (121) 30 mg/kgKG · d i.v. in einer Dosis alle 5 Tage, 12x; T.*b.rhodesiense*: Melarsoprol (118) 2 – 3.6 mg/kgKG · d i.v. in 3 Dosen für 3 Tage; nach einer Woche 3.6 mg/kgKG · d i.v. in 3 Dosen für 3 Tage; Wiederh. Nach 10 – 21 Tagen; Kinder Gesamtdosis 18–25 mg/kgKG in einem Monat; initial 0.36 mg/kgKG, steigern auf 3.6 mg/kgKG insgesamt 9 – 10 Dosen

Prophylaxe: Chemoprophylaxe bei der westafrikanischen Form möglich: Pentamidin (127) 4 mg/kgKG dreimonatlich.

Gesetzliche Regelungen: erregerspezifisch in Mitteleuropa keine

Bedeutung als Berufskrankheit: Keine.

I–132 Shigellosen (Bakterienruhr)

Erreger: Genus Shigella mit 4 Gruppen: Sh. dysenteriae mit zwei humanpathogenen Typen (Typ 1 Sh. shigae, Typ 2 Sh. schmitzi); Sh. flexneri mit 13 Sero- und Subtypen, Sh. boydi mit 15 Serotypen; Sh. sonnei; nicht-laktosefermentierende, unbewegliche, gramnegative Stäbchen der Familie Enterobacteriaceae. Einstufung in Risikogruppe 3 (**) (*Sh.dysenteriae* typ 1) bzw. 2 (andere Spezies) nach BioStoffV

Epidemiologie: Weltweit verbreitete, sporadisch in Ländern mit niedrigerem Hygienestandard in epidemischen Ausbrüchen auftretende Erkrankung vor allem im Kindesalter; Erregerreservoir Mensch; in den Industrieländern geringe Inzidenz (Deutschland 1989 3,3/100.000), hauptsächlich Sh. sonnei und importierte Sh. flexneri (häufigste Vertreter in den (Sub)Tropen).

Übertragungsweg: Fäkal-orale Übertragung über kontaminierte Nahrungsmittel (Milchprodukte), selten Trinkwasser; Schmierinfektionen vor allem in Institutionen (Kinderheime, Behinderte, Psychiatrie) aber auch intrafamiliär, geringe Infektionsdosis (< 200 Keime) im Vergleich zu Salmonellen, Campylobacter.

Inkubationszeit: 1–7 Tage, im Mittel 4 Tage; Infektiösität (asymptomatische Erregerausscheidung) bis 2 Monate nach Erkrankung.

Krankheitsbilder: Sh. boydii, Sh. flexneri und Sh. sonnei führen auf Grund der Gewebsinvasion im Colon zu profusen, i. d. R. blutigen Durchfällen, Sh. sonnei-Erkrankungen verlaufen leichter, Erkrankungsdauer 5 -7 Tage; schwere Verläufe mit Enzephalopathie und toxischem Megakolon durch Exotoxine (Shiga-Toxin, Neurotoxin) bei Sh. dysenteriae-Infektionen; Komplettes oder inkomplettes Reiter-Syndrom (reaktive Arthritis).

Differentialdiagnosen: Enterokolitiden durch enteroinvasive E. coli, Campylobacter jejuni/coli, Salmonellose; Cholera; Giardiasis, Amöbenruhr; bei milden Verläufen Rotavirus-, Adenovirus-, Norwalkvirus-Infektionen.

Labordiagnostik: Erregernachweis durch kulturelle Anzucht aus Stuhl (frisch) oder Rektalabstrich, ggf. gepuffertes Transportmedium verwenden (III–3.1); Serodiagnostik durch Nachweis spezifischer Serum-IgA (im Akutstadium) bzw. Serokonversion mittels IgG-ELISA für Sh. sonnei und Sh. flexneri möglich (III–5.2).

Therapie: Ciprofloxacin (33) 2 x 500 mg p.o. alternativ Ofloxacin (32) 2 x 200 mg p.o alternativ: Norfloxacin (31) 2 x 400 mg p.o. alternativ Cotrimoxazol (50) 2 x 2 Tabl. à 80/400 mg/d (Kinder 10/50 mg/kg in 2 Dosen), alternativ Ampicillin (3) 4 x 500 mg p.o.(Kinder 50 mg/kg in 3 Dosen

Gesetzliche Regelungen: Gruppenerkrankungen/Verdacht auf Gruppenerkrankung akute infektiöse Gastroenteritis/mikrobielle Lebensmittelvergiftung meldepflichtig; Meldepflicht für direkten und/oder indirekten Erregernachweis bei Hinweis auf akute Infektion (alle *Shigella spec.*); Tätigkeits-/Aufenthaltsbeschränkung für Krankheitsverdächtige, Erkrankte und Ausscheider sowie Personen in deren Wohngemeinschaft für Gemeinschaftseinrichtungen; Tätigkeits-und Beschäftigungsverbot für Krankheitsverdächtige, Erkrankte und Auscheider im Lebensmittelverkehr

Prophylaxe: Totimpfstoffe verfügbar, aber nicht im Einsatz.

Bedeutung als Berufskrankheit: Keine.

I–133 Staphylokokken-Infektionen

Erreger: Grampositive, fakultativ anaerobe Kokken des Genus Staphylococcus; in erster Linie die koagulasepositive Spezies S. aureus; koagulasenegative S. epidermidis bei Abwehrschwäche/besonderer Disposition; S. saprophyticus (Novobiocin resistent) bei Harnwegsinfektionen. Einstufung in Risikogruppe 2 nach BioStoffV (*St.aureus*)

Epidemiologie: Staphylokokken-Infektionen sind weltweit verbreitet, als sporadische Infektionen (Haut-, Wundinfektionen, bakteriämische Infektionen, Toxic-Shock-Syndrome/TSS), epidemische Ausbrüche als Hospitalinfektion und bei der Staphylokokken-Enterotoxikose (Lebensmittelvergiftung).

Übertragungsweg: S. epidermidis gehört zur normalen Standortflora der Haut; Trägerrate von S. aureus (nasal) ca 40%, bei beruflicher Exposition (Krankenhaus) > 60%; Verbreitung des Erregers über Kontakt oder kontaminierte Gegenstände; orale Aufnahme präformierten Toxins bei der S.-Lebensmittelvergiftung.

Inkubationszeit: Kann nur für die Enterotoxikose angegeben werden, sie beträgt hier wenige Stunden.

Krankheitsbilder:

a) lokale S. aureus-Infektionen: Pyodermie, Furunkel, Karbunkel, Mastitis puerperalis
b) invasive S. aureus-Infektionen: Pneumonie (Kleinkinder), Osteomyelitis, Endokarditis
c) toxische S. aureus-Infektionen: Toxic-shock-Syndrome (Leitsymptome Fieber, Exanthem, Hypotonie) im Zusammenhang mit der Menstruation, Letalität 5–8 % ; Enterotoxikose mit massivem Erbrechen, Kreislaufdysregulation, kaum Diarrhoe.

Differentialdiagnosen:

a) und b) entsprechende Infektionen durch andere Erreger (Streptokokken, Enterobacteriaceae
c) unspezifische Lebensmittelvergiftung durch Enterobacteriaceae (I–27).

Labordiagnostik: Erregernachweis durch kulturelle Anzucht aus Venenblutkultur (b), Eiter, Abstrichen (a) (III–3.1); Anzucht und Nachweis der Produktion des TSS-Toxins beim Toxic-Shock-Syndrom; Toxinnachweis mittels radialer Immundiffusion (III–5.10) oder ELISA (III–3.6) im Kulturüberstand nach Anzucht oder direkt in Erbrochenem bzw. verdächtigen Lebensmittel bei Enterotoxikose.

Therapie: Antibiotische Therapie nur bei lokalen und invasiven Infektionen je nach Schwere des Krankheitsbildes; > 70% der S, aureus bilden ß-Lactamase; Penicillin G (1) deshalb nur nach bekanntem Resistogramm; ansonsten Isoxazolyl-Penicilline [(Oxacillin (6), Flucloxacillin(6)]; alternativ Cephalosporine der I. oder II. Generation (19), Amoxicillin/Clavulansäure (a); bei Oxacillin-resistenten Stämmen (Hospitalstämme) Vancomycin (51), Teicoplanin (52), Quinopristin/Dalfopristin (60a)

Prophylaxe: Zur Sanierung von Keimträgern wird erfolgreich Mupirocin (Turixin) (59) intranasal angewendet.

Gesetzliche Regelungen: erregerspezifisch keine; Meldepflicht bei Gruppenerkrankung/Verdacht auf Gruppenerkrankung bzgl. mikrobielle Lebensmittelvergiftung; Tätigkeits- und Beschäftigungsverbot bei Vorliegen infizierter Wunden, bei denen die Möglichkeit besteht, dass eine Erregerübertragung durch Lebensmittel möglich ist

Bedeutung als Berufserkrankung: Keine.

Bemerkungen: Zunehmend Infektionen durch S. epidermidis bei Trägern künstlicher Herzklappen und anderen Implantaten. Grund: besondere Kunststoff-Adhärenz schleimbildender Stämme.

I–134 Streptokokken-Infektionen (Siehe auch I–43 und I–130)

Erreger: Verschiedene Species der Genera Streptococcus; wichtigster Erreger Str. pyogenes (ß-hämolysierende Streptokokken der Gruppe A); Str. agalactiae (Gruppe B, ß-hämolysierend); Str. sanguis, Str. mitior (vergrünende Str.). Einstufung in Risikogruppe 2 nach BioStoffV (alle Spezies)

Epidemiologie: *A-Str* Weltweit verbreitete Infektionen mit unterschiedlichen Manifestationen und Häufigkeiten, Wintergipfel in den gemäßigten Zonen; *B-Str.:* Neugeborenensepsis (USA ca 5/1.000 Geburten, England 0,3/1.000); *vergrünende Str.:* Endokarditis (70% der Fälle);

Übertragungsweg:
A-Streptokokken.: Erregerreservoir Keimträger, Tröpfcheninfektion;
B-Streptokokken: vaginal bei der Geburt bei Keimträgerinnen;
vergrünende Str.: Autoinfektion nach Eingriff (z. B. Zahnextraktion) bzw. besonderer Disposition (künstl. Herzklappe, Alkoholismus);

Inkubationszeit:
A-Str.: 4- 5 Tage, wenige Stunden beim Streptokokken-Schock-Syndrom;
B-Str.: Stunden (early-onset) bis Tage (late-onset) nach der Geburt; keine Angabe für *vergrünende Str.* möglich.

Krankheitsbilder (Klassifikation nach Schlievert et al. 1996)
A-Streptokokken
a) Streptokoken-Schock-Syndrom: bei Infektion mit Stämmen, die das pyrogene Streptokokken-Exotoxin A bilden, kommt es zu Blutdruckabfall, Nierenfunktionsstörung, ggf. Exanthem, intravasale Gerinnung, stürmischer Verlauf ,ausgehend von invasiven Weichteilinfektionen Letalität 30 – 60%
b) invasive Infektionen ohne Hypotonie: Weichteilinfektionen, nekrotisierende Fasziitis, Phlegmonen; Pneumonie, Erysipel
c) Scharlach siehe I -130
d) nicht-invasive Infektionen der Haut und Schleimhäute: akut, fieberhafte Tonsillitis, Pharyngitis, Otitis media
e) Folgeerkrankungen:
– akutes rheumatisches Fieber (ARF): bei Kindern im Alter von 6 – 15 J., in der dritten Welt Ursache von 25 -40% der kardiovaskulären Erkrankungen;die sog. *major manifestations* Karditis, Polyarthritis, Chorea, subkutane Knötchen und Erythema marginatum treten im Mittel 19 Tage nach einer Pharyngitis auf; *minor manifestations* Fieber, Arthralgie, Herzblock

– akute Glomerulonephritis (AGN): beschränkt auf sog. nephritogene Serotypen ; als Folgeerkrankung einer Pharyngitis (Inkubationszeit ca 10 Tage) oder nach Pyodermien (Inkubationszeit ca 3 Wochen) ; Ursache Kreuzreaktion von Anti-M -Antikörpern mit der Glomerulusmembran, glomeruläre Immunkomplex-Ablagerungen (C3 und Properdin)

B-Streptokokken.: Neugeborenensepsis;

vergrünende Str.: Endokarditis: schleichender Beginn, Alter der Patienten 35–50 Jahre;

Differentialdiagnosen:
A-Str.:
a) Staphylokokken-Schock-Syndrom Staphylokokken-, gramnegative, Anaerobier – Infektionen
b) entspr. Krankheitsbilder anderer Ätiologie: Bakterien (z.B. Pneumokokken) Viren
c) ARF: Rheumatoide Arthritis, Lupus erythematodes, Lyme-Borreliose, virale Myokarditis; AGN: Lupus erythematodes, Polyarteriitis nodosa, idiopathische Nephrosen; Nierenaffektion bei einer Vielzahl von Infektionskranklheiten

B-Str.: Listeriose, E. coli-K1-Sepsis, Herpes neonatorum;

vergrünende Str.: Endokarditiden anderer Genese (Staphylokokken, Q-Fieber); Harnwegsinfektionen durch gramnegative Erreger.

Labordiagnostik: Kulturelle Anzucht (III–3.1)

A-Str.: Erregernachweis am Ort der Infektion: Wundabstrich, Rachenabstrich, Ohrabstrich usw.(III–5.1.); ggf. Blutkulturen;bei ARF und AGN Nachweis eines Anstiegs des Antistreptolysin O bzw. der DNAse- und/oder Hyaluronidase- Antikörper

B-Str.: Venenblutkultur; Antigennachweis in Serum, Liquor, Urin mit Latextest (III–3.6);

vergrünende Str. Endokarditis: mehrfache Blutkulturen;

Therapie: *A-Str* bei unkomplizierten Infektionen.*:* Penicillin V (2), alternativ Cephalosporine der 1. oder 2.Generation (12,24,25,26), Makrolide(37), Clindamycin (45), Vancomycin (51).
Streptokokken-Schock-Syndrom: Penicillin G 24 Mio E/d i.v. + Clindamycin 3 x 900 mg/d i.v.;
B-Streptokokken.: Ampicillin (3) + Aminoglykosid (41);
Endokarditis-Therapie (*vergrünende Str.*): Penicillin G 10 – 20 Mio/E/d + Aminoglykosid, Therapiedauer 4 Wochen

Prophylaxe: keine Immunprophylaxe;

Perioperative antimikrobielle Endokarditis-Prophylaxe

Verabreichung eine Stunde vor dem Eingriff

a) Patienten mit Endokarditis-Risiko (angeborene Herzfehler, erworbene Klappenfehler, operierte Herzfehler, Mitralklappenprolaps mit Mitralinsuffizienz, hypertrophe obstruktive Kardiomyopathie)

Standard:	Erwachsene	> 70 kg KG Amoxicillin(3) einmal 3 g p.o.
		< 70 kg KG Amoxicillin einmal 2 g p.o.
	Kinder	50 mg/kg, maximal 3 g
alternativ	Erwachsene	Clindamycin (45) 600 mg/kgKG p.o.
	Kinder	Clindamycin 15 mg/kgKG, maximal 600 mg
alternativ	Erwachsene	Vancomycin (51) 1 g i.v. als Infusion über 1 Stunde
	Kinder	20 mg/kgKG maximal 1 g

b) Hochrisikopatienten (Patienten mit Herzklappenprothesen, nach bakterieller Endokarditis, mit kongenital-zyanotischen Vitien) erhalten eine zweite Dosis Amoxicillin von 300mg (Erwachsene) bzw. 7,5 mg/kg (Kinder) sechs Stunden nach dem Eingriff

c) bei Eingriffen in infizierte Herde der Haut und langdauerndem Herzkatheter Erwachsene 2g Amoxicillin 1 Stunde vor und 1g Amoxicillin sechs Stunden nach dem Eingriff dazu jeweils 1,5 mg/kg Gentamicin
alternativ : Vancomycin i.v. 1g oder Teicoplanin eine Stunde vor und 12 Stunden nach dem Eingriff in Kombination mit 1,5 mg/kg Gentamicin i..v.

Gesetzliche Regelungen: Tätigkeits-/Aufenthaltsbeschränkung für Erkrankte/Krankheitsverdächtige in Gemeinschaftseinrichtungen

Bedeutung als Berufskrankheit: Keine.

Bemerkungen: Streptokokken-Schock-Syndrom und schwer verlaufende Weichteilinfektionen können auch durch toxinbildende Stämme anderer Serogruppen hervorgerufen werden.

I–135 Strongyloidiasis (Zwergfadenwurm-Befall)

Erreger: Strongyloides stercoralis; 2–2,5 mm x 50 µm große Fadenwürmer. Einstufung in Risikogruppe 2 nach BioStoffV (alle Spezies)

Epidemiologie: Subtropen, Tropen, fokal auch in Südeuropa; häufig in zoologischen Gärten

Übertragunsgwege: Infektion durch aktives Eindringen der filariformen Larven in die Haut; Wanderung im Menschen über das Herz in die Lunge und als präadulte Weibchen in den Darm; 14 -21 d nach Erstinfektion erscheinen die ersten neuen Larven im Stuhl

Inkubationszeit: 12–18 Std für Hautreaktionen, 1 Wo für Lungenreaktionen; Darmsymptomatik nach 2 Wochen

Krankheitsbilder: je nach Ort der Larven-Wanderung Bronchitis, Bronchopneumonie; abdominale Symptome : blutige Diarrhoe mit Obstipation abwechselnd; Mattigkeit, Gewichtsverluste; starke Eosinophilie

Differentialdiagnosen: Askariasis,

Labordiagnostik: Nachweis beweglicher Larven in Stuhl oder Duodenalsaft

Therapie: Albendazol (98)(400mg/d über 3 Tage) alternativ Mebendazol (100) (2x200mg über 7 d), wegen häufiger Autoinfektion Wiederholung nach ca 3 Wochen

Gesetzliche Regelungen: erregerspezifisch keine

Bedeutung als Berufskrankheit: keine

I–136 Taeniosen (Bandwurmbefall)

Erreger: Zestoden der Arten Taenia saginata (Rinderbandwurm) seltener Taenia solium (Schweinebandwurm). Einstufung in Risikogruppe 3 (**) nach BioStoffV (*Taenia solium*) bzw. 2 (*Taenia saginata*)

Epidemiologie: Weltweit verbreitete Infestation, hochendemisch in Regionen, wo unzureichend gekochtes/rohes Rindfleisch verzehrt wird (höchste Prävalenz: Ostafrika, 10% der Bevölkerung).

Übertragungsweg: Übertragung durch Ingestion von mit Larven (Finnen) befallenem Fleisch; Überleben erwachsener Würmer im menschlichen Dünndarm u. U. jahrelang; bei Aufnahme von Eiern der T.solium: Zystizerkose (I–150).

Inkubationszeit: 8 Wochen bei Befall mit adulten Würmern

Krankheitsbilder: Oft keine klinische Manifestation; ansonsten unspezifische gastrointestinale Störungen, Gewichtsverlust, Pruritus ani.

Differentialdiagnosen: Enterobiasis (Oxyuren-Befall).

Labordiagnostik: Mikroskopischer Nachweis von Bandwurmeiern (unzuverlässig), besser von Proglottiden im Stuhl (III–3.2).

Therapie: Praziquantel (105) (10 mg/kgKG als Einmaldosis) ist das Mittel der Wahl; alternativ Nicolosamid (102) (2g einmalig) oder Mebendazol (100) (2 x 200 mg täglich, 3 Tage lang); ggf. Kombination mit Laxantien

Prophylaxe: Keine spezifische Prophylaxe

Gesetzliche Regelungen: erregerspezifisch keine

Bedeutung als Berufskrankheit: Keine.

I–137 Tetanus (Wundstarrkrampf)

Erreger: Clostridium tetani, anaerobes, grampositives, sporenbildendes Stäbchen. Einstufung in Risikogruppe 2 nach BioStoffV

Epidemiologie: Erreger bzw. Sporen weltweit vor allem in Böden mit pH> 7 sowie in menschlichen und tierischen Exkrementen. Sporadische Infektion, in den Industrieländern dank Impfung selten, in der Dritten Welt häufig (> 1 Million Fälle/Jahr), in Deutschland etwa 10 Fälle jährlich, v.a. bei älteren, nicht geimpften Personen.

Übertragungsweg. Sporeninokulation bei Bagatellverletzungen (meist wenig beachtete Schürf-, Kratz- und Bißwunden sowie Verbrennungen), unter anaeroben Bedingungen lokale Toxinproduktion, Weiterverbreitung des Toxins entlang der Nervenbahnen zum ZNS.

Inkubationszeit: Große Schwankungen, da Abhängigkeit von Menge des inokulierten Materials und Intensität der Toxinproduktion, in der Regel 4 – 14 (- 30) Tage.

Krankheitsbilder: Je höher die Toxinmenge, desto kürzer Inkubationszeit und Letalität. Bakterienvermehrung am Ort der Infektion, Lysis der Bakterien, damit Toxinfreisetzung; Aufnahme durch periphere Nerven, intra-axonaler Transport(ca 5 mm pro Tag) zu den Vorderhörnern des Rückenmarks; dort Neurotransmitterblockade, dadurch fehlende Erregungshemmung, als Folge tonische, seltener klonische Krämpfe, Hyperreflexie, bei ungetrübtem Bewußtsein ; Beginn der klinischen Manifestation häufig mit behinderter Mundöffnung und eingeschränkter Kaufähigkeit, Risus sardonicus (Sardisches Lächeln), Schluckbeschwerden, kaum Temperaturerhöhung, später Opisthotonus, Rigor und Reflexspasmen, durch beliebige äußere Reize auslösbar; Tod durch Zwerchfell- und Glottislähmung. Leichte Verläufe bei langer Inkubationszeit mit Muskelstarre ohne Krämpfe; **Tetanus neonatorum** durch mangelnde Hygiene bei der Abnabelung mit nahezu 100% Letalität

Differentialdiagnosen: Kiefersperre durch Tonsillarabszeß, Tollwut, Meningitiden, Enzephalitiden durch andere Erreger, Intoxikationen, Hypocalcämie

Labordiagnostik: Erregernachweis mikroskopisch im Direktpräparat kaum sinnvoll, Toxinnachweis im diagnostischen Tierversuch unumgänglich (weiße Maus: „Robbenstellung" bei positivem Befund), Nachweis der Immunität durch Bestimmung des Antitoxinspiegels im Serum mittels ELISA (III–5.2)

Therapie: Bei nicht oder nicht vollständig Geimpften simultan Tetanus-Immunglobulin (II–2.4.12) und Schutzimpfung (i.d.R. DT bzw. Td) (II–3.11.22), Wundtoilette, Exzision nekrotisierender Gewebsbezirke, zur Verhinderung bakterieller Superinfektion Antibiotikagabe nach Antibiogramm (i.d.R. Penicillin G (1) oder Tetracycline (46)), Intensivtherapie, ggf. Tracheotomie.

Prophylaxe: Präexpositionell routinemäßige Schutzimpfung i.d.R. als Kombinationsimpfung ab Säuglingsalter, regelmäßige Auffrischung; postexpositionell siehe „Therapie“

Gesetzliche Regelungen: erregerspezifisch keine

Bedeutung als Berufskrankheit: Bei berufsbedingten Verletzungen Meldung als BK

I–138 Tollwut (Rabies, Lyssa)

Erreger: Tollwutvirus (RNA-Virus, Familie Rhabdoviren). Einstufung in Risikogruppe 3 (**) nach BioStoffV

Epidemiologie: Zoonose mit weltweiter Verbreitung (mit Ausnahme von Neuseeland, Japan und Großbritannien, darüber hinaus in den letzten Jahren keine Fälle in Finnland, Griechenland, Nord- und Südirland, Island, Norwegen, Portugal und Schweden), humane Infektionen in Abhängigkeit von der Dichte der das Erregerreservoir bildenden Tiere: in Mitteleuropa in erster Linie Füchse, und Rehe,die Nutztiere (Rinder) oder Haustiere (Hunde, Katzen) infizieren; in Nordamerika Skunks (Stinktiere) und Fledermäuse (dabei auch vereinzelte Fälle in Australien und Mitteleuropa); in zahlreichen Entwicklungs-/Schwellenländern wildernde Hunde (z.B. Türkei, Iran); Erkrankungszahlen entsprechen weiterhin dem Niveau der medizinischen Versorgung nach Exposition: ca 40.000 Todesfälle jährlich in Indien, Einzelfälle in jahrelangem Abstand in Deutschland

Übertragungsweg: Ausscheidung des Erregers mit dem Speichel infizierter Tiere, Inokulation durch die verletzte Haut, i.d.R. Biß- oder Kratzverletzungen; aerogene Infektion durch Inhalation möglich (Fledermaus-Höhlen); Vermehrung des Erregers in Muskelzellen. Wirkort motorische Endplatten, Virusagglomeration (Negrikörper) im Gehirn. Weitere Ausbreitung des Erregers in den Speicheldrüsen.

Inkubationszeit: Zeitpunkt der klinischen Manifestation je nach Menge und Ort der Inokulation: Je näher der Biss am ZNS, um so kürzer die Inkubationszeit; i.d.R.. 30 bis 60 Tage mit Extremen von 10 Tagen bis Jahren, bei Kindern deutlich geringer als bei Erwachsenen, Ansteckungsfähigkeit vom 3. Tage nach Beginn der Erkrankung bis zum Tod

Krankheitsbilder: Lokaler Erkrankungsbeginn mit Juckreiz, Schmerzen, Parästhesien an der Bissstelle, gefolgt von Fieber, Erbrechen, quälenden Kopfschmerzen. Schließlich Muskelspasmen, generalisierte motorische Unruhe, Zuckungen, Konvulsionen, tonisch-klonische Krämpfe, präfinal Photophobie und Hydrophobie, Tod durch Atemlähmung.

Differentialdiagnosen: Enzephalitis und Meningitis anderer Ätiologie, Tetanus

Labordiagnostik: Vor allem wichtig zur Klärung der Frage, ob Kontakt zu einem infizierten/tollwutkranken Tier bestand Nachweis von Negri-Körperchen im Ammonshorn bzw. Virusnachweis mit direkter IFT (III–3.6) bei verdächtigen Tieren; Virusnachweis beim Erkrankten mit direkter IFT (III–3.6) aus Speichel, später Cornea; Antikörpernachweis im EIA (III–5.2.) diagnostisch wertlos, nur zur Überprüfung der Immunität nach Impfung angezeigt !

Therapie: Keine spezifische Therapie möglich, Intensivbehandlung in abgedunkelten Räumen.

Prophylaxe: Präexpositionell Schutzimpfung mit Totimpfstoff (II–3.11.23), postexpositionell Simultanimpfung (passiv/aktiv) (II–3.11.23/II–2.4.12). Zur Prävention gehört auch die Information der Bevölkerung in Tollwut- Gebieten: Kein Kontakt zu Wildtieren, vor allem kein Berühren toter Tiere; tierärztliche Beratung bei auffälligem Verhalten von Haus- und Nutztieren

Gesetzliche Regelungen: Krankheitsverdacht, Erkrankung und Tod sind meldepflichtig; Meldepflichtig sind auch die Verletzung eines Menschen durch ein tollwutkrankes, -verdächtiges oder -ansteckungsverdächtiges Tier sowie die Berührung eines solchen Tieres oder Tierkörpers

Bedeutung als Berufskrankheit: Gefährdung bei Exposition (Waldarbeiter, Tierpfleger) sowie Pflege Tollwutkranker.

I–139 Toxoplasmose

Erreger: Toxoplasma gondii, zu den Kokzidien gehöriges Protozoon, obligat intrazellulärer Parasit, spezifischer Endwirt ist die Katze, unspezifische Zwischenwirte sind andere Säugetiere (z.B. Schwein, Rind, Mensch) sowie diverse Vögel. Einstufung in Risikogruppe 2 nach BioStoffV

Epidemiologie: Weltweit verbreitete Zoonose, Infektion beim Menschen mit stark variierender Inzidenz und Prävalenz (ca. 500 Millionen Menschen latent infiziert), abhängig von Alter, Ort und Ernährungsgewohnheiten; Durchseuchung im gebärfähigen Alter 20% in England, 80% in Frankreich; weiterhin Assoziation von Dichte der Katzenpopulation und Toxoplasmose-Inzidenz

Übertragungsmodus:
1) durch Ingestion infektiöser Oozysten (Katzenkontakt, Aufnahme über kontaminierten Schmutz) oder
2) von Gewebszysten aus infiziertem Fleisch (z.B. rohes Schweinefleisch)

3) diaplazentare Infektion des Neugeborenen, keine sonstige Übertragung von Mensch zu Mensch bekannt, da Menschen mit dem Kot keine Oozysten ausscheiden, wenige Berichte über Toxoplasmose-Übertragung durch Bluttransfusion

Inkubationszeit: 10 – 20 Tage

Krankheitsbilder: Etwa zwei Drittel der Infektionen verlaufen subklinisch und hinterlassen eine lebenslange, an die Anwesenheit von Gewebszysten gebundene Immunität; Bei klinisch apparenten Toxoplasmosen wird unterschieden zwischen
- erworbener Toxoplasmose bei Immunkompetenten (häufigste Form) mit schmerzloser Lymphadenopathie, gelegentlich fieberhaft (- 39 °C), Müdigkeit und allgemeinem Krankheitsgefühl über mehrere Wochen; Spontanheilung;
- Toxoplasmose bei nicht Immunkompetenten (HIV/AIDS, Immunsuppressive Therapie) mit Enzephalitis, Folge einer Primoinfektion oder Reaktivierung der latenten Infektion,
- konnataler Toxoplasmose, wobei die Parasitämie der primordialinfizierten Schwangeren in 40–50% zur transplazentaren Infektion führt (ab 6.Schwangerschaftswoche Plazenta für Parasiten durchgängig) 10% der betroffenen Neugeborenen zeigen klinische Symptome sofort nach der Geburt (Hydrozephalus/Mikrozephalie, Chorioretinitis, intrakranielle Verkalkung, Konvulsionen) oder, in der Mehrzahl, nach Monaten oder Jahren (Chorioretinitis, mentale Retardierung, Taubheit) sowie
- okulärer Toxoplasmose, einem Krankheitsbild mit Beginn im 2./3. Lebensjahrzehnt als Spätfolge einer konnatalen Toxoplasmose mit Chorioretinitis

Differentialdiagnosen: EBV-,CMV- Infektion bei Lymphomen, Morbus Hodgkin bei erworbener Toxoplasmose, Röteln-, CMV und Herpesviren-Erkrankungen bei konnataler Toxoplasmose

Labordiagnostik: Histologie befallener Lymphknoten; Erregernachweis im Gewebe mittels PCR (III–3.8) (z.B. Serum, Liquor, Fruchtwasser, Glaskörper); Erregeranzucht mittels Zellkultur oder über Versuchtier (Maus), praktisch bedeutsamer serologische Stufendiagnostik mit Nachweis einer Serokonversion durch indirekte IFT (III–5.6)KBR (III–5.7) oder ELISA (III–5.2) bzw. Nachweis spezifischer IgM- oder IgA- bei frischer Infektion (indirekte IFT, ELISA, ISAGA= passive Agglutination(III–5.5), Nachweis hoher Titer im Sabin-Feldmann-Test
Cave: Toxoplasma-Chorioretinitis oft serologisch stumm

Therapie: Verschiedene Behandlungsschemata je nach Verlauf und Schwere der Erkrankungen, dabei
- Keine Therapie bei akutem Infekt, wenn Verlauf unkompliziert und Patient immunkompetent
- bei schwerer Symptomatik: Pyrimethamin (128) 100–200mg p.o., dann 25–100 mg/d p.o. in einer Dosis dazu Sulfadiazin (49) 4x 1–1,5 g/d p.o. oder Clindamycin (45) 4 x

600 mg/d i.v. (4 x 300–450 mg p.o.) dazu Folinsäure 1 x 10 mg/d p.o. Therapiedauer 3 – 6 Wochen alternativ Pyrimethamin s.o.dazu Azithromycin (40) 1200 mg/d p.o. oder Atovaquon (123) 4 x 750 mg p.o.

- während der Schwangerschaft im 1.Trimenon mindestens 4 Wochen Spiramycin (39) 3g/d in 3 Dosen von SSW 16 an Pyrimethamin / Sulfadiazin / Folinsäure (s.o.)bis zum Ende der Schwangerschaft,
- bei Neugeborenen mit konnataler Toxoplasmose Pyrimethamin / Sulfadiazin / Folinsäure für 6 Wochen in altersgerechter Dosierung, anschließend Spiramycin 100 mg/kg/d in einer Dosis für 4 Wochen; beide Therapie-Regimes werden 1 Jahr lang als vierwöchige Zyklen alternierend verabreicht
- Primärprophylaxe bei HIV-positiven Patienten (CD–4 < 100) Cotrimoxazol (50) 1 x 160/800 mg/d p.o. alternativ Dapson (60) 1 x 50mg/d p.o. dazu Pyrimethamin 50 mg 1x wöchentlich und Folinsäure 25mg 1x wöchentlich
- Suppressionstherapie bei HIV-positiven Patienten (lebenslang): Pyrimethamin 1 x 25–75 mg/d dazu Sulfadiazin 4 x 500–1000 mg/d dazu Folinsäure 1 x 10 mg/d alternativ Clindamycin 3–4 x 300–450 mg/d p.o. dazu Pyrimethamin 1 x 25–75 mg/d dazu Folinsäure 1 x 10–25 mg/d

Prophylaxe: Einwandfreie Hygiene, kein Genuß von rohem Fleisch, Vermeidung des Kontakts mit Katzenkot,

Gesetzliche Regelungen: Nichtnamentliche Meldepflicht bei konnatalen Infektionen

Bedeutung als Berufskrankheit: Kein Datenmaterial zur Berufskrankheitensituation verfügbar, jedoch bei Tätigkeit mit Katzen (und Säugetieren) erhöhte Gefährdung wahrscheinlich

I–140 Trichinose (Trichinen-Befall)

Erreger: Trichinella spiralis. Einstufung in Risikogruppe 2 nach BioStoffV

Epidemiologie: Weltweit verbreitete Infektion, endemisch in Gebieten mit Schweinefleischverzehr, abhängig von veterinärhygienischem Standard, in Industrieländern selten (Deutschland 6 Fälle, 1989), häufig Gruppenerkrankung durch gemeinsame alimentäre Infektionsquelle (Deutschland 1998).

Übertragungsweg: Aufnahme von Larven durch Ingestion von kontaminiertem, unzureichend gekochtem Schweinefleisch/Wurst.

Inkubationszeit: Auftreten klinischer Symptome 1–28 Tage nach Infektion.

Krankheitsbilder: Zunächst Abdominalschmerz, Erbrechen, Diarrhoe, verursacht durch die sich im Dünndarm eingrabenden Larven; während der Verbreitung der Larven via Blutstrom (2. Krankheitswoche) Hypersensitivitätsreaktion: Gesichtsödem, Muskelschmerz, Hypereosinophilie (Leitsymptom); Befall des Myokards (u. U. Tod durch Herzinsuffizienz), der Zwerchfellmuskulatur (Tod durch Atemlähmung); in der Mehrzahl leichtere Verläufe mit Übergang in ein asymptomatisches Zystenstadium.

Differentialdiagnosen: Askariasis (Frühstadium); Myokarditiden anderer Genese; Muskelerkrankungen anderer Ätiologie.

Labordiagnostik: Serodiagnostik durch Antikörpernachweis mittels ELISA (III–5.2) im Zystenstadium.

Therapie: Albendazol (98) (2x 400 mg · d, Kinder 15 mg/kgKG · d über 14d), alternativ Mebendazol (100) (3 x 20 mg/kgKG) oder Thiabendazol (108) (2 x 25 mg/kg)

Prophylaxe: Gesetzliche Fleischbeschau.

Gesetzliche Regelungen: Meldepflicht für direkten und/oder indirekten Erregernachweis bei Hinweis auf akute Infektion

Bedeutung als Berufserkrankung: Keine.

I–141 Trichomoniasis (Trichomonaden-Befall)

Erreger: Trichomonas vaginalis, Flagellat. Keine Einstufung in eine Riskogruppe nach BioStoffV

Epidemiologie: Weltweit verbreitete Infektion, Trägerrate bei gesunden Männern 2–5%, bei Frauen 8–12%; Altersgipfel im 2.-3. Lebensjahrzehnt.

Übertragungsweg: Vorwiegend sexuelle Übertragung durch Schleimhautkontakt.

Inkubationszeit: Wenige Tage, oft nicht bestimmbar.

Krankheitsbilder: Keine klinische Symptomatik bei etwa einem Drittel der Befallenen; Juckreiz, Schmerzen; Rötung bei der Frau; Vaginitis, Urethritis, Balanitis, Prostatitis (wahrscheinlich mit bakteriellen Kofaktoren).

Differentialdiagnosen: Candidiasis, Chlamydien-, Ureaplasmenurethritis; Gonorrhoe.

Labordiagnostik: Erregernachweis mikroskopisch im Fluor-, Abstrich-Ausstrich (III–5.2); kulturelle Anzucht mit Spezialnährböden.

Therapie: Metronidazol (54) 2 g als Einmaldosis, Mitbehandlung des/der Sexualpartner.

Prophylaxe: Keine spezifische Prophylaxe

Gesetzliche Regelungen: erregerspezifisch keine

Bedeutung als Berufskrankheit: Keine.

Bemerkungen: Übertragung durch Benutzung öffentlicher Schwimmbäder unwahrscheinlich, Tr. vaginalis geht durch Chlorierung zugrunde.

I–142 Tuberkulose

Erreger: *Mycobacterium tuberculosis, Mycobacterium africanum* (eine geographische *M.tuberculosis*-Variante), *Mycobacterium bovis* sowie (Einzelfälle beim Menschen bekannt) *Mycobacterium microti* (Tuberkulose-Erreger der Nager), die gemeinsam mit M.bovis BCG sowie M.leprae (vgl. I–85) den sog. „M.tuberculosis-Komplex" bilden; als Erreger tuberkuloseähnlicher Lungenerkrankungen können auch andere Mykobakterien auftreten (vgl. I–99); Mykobakterien sind grampositive, nicht sporenbildende säurefeste, langsam wachsende Stäbchen. Einstufung in Risikogruppe 3 nach BioStoffV (*M.tuberculosis, M.bovis*) bzw. 3 (**) (*M.microti*)

Epidemiologie: Weltweite Verbreitung von M.tuberculosis-Infektionen: ca 1/3 der Weltbevölkerung ist infiziert (= tuberkulinpositiv), jährlich mehr als 8 Millionen Neuerkrankungen und ca. 3 Millionen Todesfälle. Erkrankungsziffern in Deutschland in den letzten Jahren rückläufig (Inzidenz 1997 13,6/100.000); seit 1986 jedoch allmählicher Anstieg der Erkrankungsraten in Westeuropa: um ca 30% in der Schweiz, in Dänemark und Italien, zwischen 10 und 20% in den USA, Österreich und Finnland, Ursachen AIDS, weltweite Migration. Berufliche Epidemiologie in Deutschland: Anstieg in den letzten Jahren auf Werte um 25/100.000 mit Hochrisikobereichen Pathologie und Rechtsmedizin (>100/100.000)

Übertragungsweg: Bei M. tuberculosis Tröpfcheninfektion oder (seltener) Infektion über kontaminierte Staubpartikel; M.bovis -Übertragung alimentär (Milch infizierter Tiere), selten aerogen (Stallstaub). Im Gesundheitsdienst vereinzelt Übertragung durch kontaminierte Kanülen (Stichverletzung)

Inkubationszeit: 4 – 6 (seltener 8) Wochen, Tuberkulinkonversion nach ca. 6 – 8 Wochen, Ansteckungsfähigkeit abhängig von der Diagnose (offen/nicht offen)

Krankheitsbilder: Primärstadium mit lokaler Entzündung (gleichzeitige Erkrankung des entsprechenden Lymphknotens = Primärkomplex), in der Regel Verkalkung und damit Ausheilung, bei herabgesetzter Immunität Übergang ins Sekundärstadium, wobei Generalisation (Miliartuberkulose) und tuberkulöse Meningitis möglich sind. Auch hier Übergang in Latenzstadium oder bei Reaktivierung im weiteren Verlauf entsprechende Organtuberkulosen (z.B. Niere, Urogenitalsystem, Kehlkopf), die als Tertiärstadium bezeichnet werden; hier schubweiser Verlauf, hohes Fieber hohe Letalität; In Vergesellschaftung mit Silikose (Berufsanamnese!) Silikotuberkulose.

Differentialdiagnosen: Morbus Boeck, granulomatöse Erkrankungen, Malignome, bei Meningenbeteiligung bakterielle Meningitiden, Tumoren, virale Meningoenzephalitiden, allergische pulmonale Aspergillose, exogen allergische Alveolitis (Vogelzüchterlunge), Silikose.

Labordiagnostik: Mikroskopie des Untersuchungsmaterials mit Färbung nach Ziehl-Neelsen (III–3.2) oder im Fluoreszenzmikroskop (Acridin-Orange-Färbung); Erregernachweis aus Sputum, Magensaft, Pleuraexsudat, Liquor, Urin, Biopsien nach Vorbehandlung mit speziellen Verfahren zur Anreicherung der Mykobakterien durch Kultur auf festen und flüssigen Spezialnährböden im automatisierten System (z.B. MB/Bact , Bactec) III–3.1); Nachweis bakterieller DNA mittels kommerzieller PCR- oder LCR-Kits ersetzt konventionelle Verfahren nicht (III–3.8);

Weitere diagnostische Möglichkeit: Tuberkulin-Hauttest positiv 2 -10 Wochen nach Infektion, für die Routine Stempeltests, bei Spezialfragen intrakutaner Test nach Mendel-Mantoux. Nach Impfung 5 -15 Jahre positiv; falsch negativ (ca. 4 % der Fälle) bei Anergie, Kortikoid-Zytostatikatherapie, Masern, AIDS; positiv auch bei anderen Mykobakteriosen.

Therapie: Standardtherapie: Rifampicin (61) 600 mg/d + INH (63) 300 mg/d+ Pyrazinamid (66) 30 mg/kgKG · d + Ethambutol (64) 15 – 25 mg/kgKG · d für 2 Monate, anschließend Rifampicin + INH für weitere 4 Monate oder Rifampicin + INH + Ethambutol für 2 Monate, anschließend Rifampicin. Bei Auftreten multiresistenter Stämme (in Deutschland z.Z. Häufigkeit 1 – 2 %) Einsatz von Amikacin, Azithromycin, Clarithromycin, Rifabutin, Clofazimin, Ciprofloxacin, Ofloxacin

Prophylaxe: Expositionsprophylaxe = Erkennung Infektiöser und deren Behandlung, Umgebungsuntersuchungen, ggf. Therapie, bei Tuberkulinkonversion 1,1 % Wahrscheinlichkeit einer akuten Tuberkulose. Dispositionsprophylaxe: BCG (Bacille Calmette Guérin) (Lebend)impfung seit 1998 in Deutschland nicht mehr von der STIKO empfohlen (kein Wirksamkeitsnachweis, erhebliche Nebenwirkungen). Diskussion um mögliche INH-Prophylaxe nach Tuberkulinkonversion bei Kindern/nicht Immunkompetenten

Gesetzliche Regelungen: Meldepflicht für Personen, die an einer behandlungsbedürftigen Lungentuberkulose leiden, eine Behandlung verweigern oder abbrechen; Meldepflicht für den direkten Nachweis von *M.tuberculosis/africanum* und *M.bovis* bzgl. Ergebnis der Resistenzbestimmung sowie vorab auch für den Nachweis säurefester Stäbchen im Sputum

Bedeutung als Berufskrankheit: Drittwichtigste berufsbedingte Infektionskrankheit bei Beschäftigten in Gesundheitsdienst und Wohlfahrtspflege

I–143 Tularämie

Erreger: Francisella tularensis; anspruchsvolle, aerobe, sportenlose gramnegative Stäbchen; zwei Biovare: Biovar tularensis (Typ A), in Nordamerika auftretend, hochvirulent für Säugetiere und Mensch; Biovar palaearctica (Typ B), in Europa, Asien und Nordamerika; Einstufung in Risikogruppe 3 nach BioStoffV (Typ A) bzw. 2 (Typ B)

Epidemiologie: Zoonose der nördlichen Hemisphäre (freilebende Nager); sporadische Infektionen v. a. Mai bis September; Gruppenerkrankungen möglich.

Übertragungsweg: Inhalation von kontaminiertem Staub; Inokulation durch Zeckenstich, Kontakt mit infektiösen lebenden oder toten Tieren.

Inkubationszeit: Variabel nach Infektionsweg und -dosis 1–14 Tage, im Mittel 3–5 Tage.

Krankheitsbilder:

a) ulzeroglanduläre Form (>75% der Fälle) Schüttelfrost, (später ulzerierende) Lymphadenopathie
b) milde glanduäre Form (5 -10%) ohne Ulzerationen
c) okuloglanduläre Form mit Konjunktivitis (selten)
d) typhoidaler Verlauf (5–15%) mit pulmonalen Infiltrationen; leichtere Verläufe durch Var. Palaearctica

Differentialdiagnosen:

a-c) Toxoplasmose, infektiöse Mononukleose, bakterielle Lymphadenitis
e) Brucellose, Typhus abdominalis, Legionellose, Rickettsiosen.

Labordiagnostik: Erregernachweis durch kulturelle Anzucht aus der Venenblutkultur (III–3.1); Serodiagnostik durch Nachweis einer Serokonversion agglutinierender Antikörper (III–5.1).

Therapie: Gentamicin (41) 5 mg/kgKG · d für 7–10 Tage ggf. in Kombination mit Doxycyclin (47) 0,2 g/d alternativ: Streptomycin (62) 15 – 20 mg/kgKG · d

Prophylaxe: Lebendimpfstoff (CDC Atlanta) für Mitarbeiter von Laboratorien (II–3.11.30)

Gesetzliche Regelungen: Meldepflicht für den direkten und/oder indirekten Erregernachweis bei Hinweis auf akute Infektion

Bedeutung als Berufskrankheit: Prinzipiell jedoch Gesamtzahl der gemeldeten Fälle, <10/Jahr in Deutschland

I–144 Typhus abdominalis (Bauchtyphus)

Erreger: Salmonella typhi: fakultativ anaerobes, gramnegatives Stäbchen aus der Familie Enterobacteriaceae. Einstufung in Risikogruppe 3 (**) nach BioStoffV

Epidemiologie: Weltweite Verbreitung; einziges Erregerreservoir ist der Mensch, Bedeutung in Industrieländern fast nur noch als importierte Infektion aus Ländern mit niedrigem Hygienestandard (Entwicklungsländer, z.T. Schwellenländer), z.B ca. 80%ige Durchseuchung in Chile und Peru.

Übertragungsweg: Fäkal-orale Infektion; eine zentrale Rolle bei der Weiterverbreitung spielt der Genuß von fäkal verunreinigtem Trinkwasser bzw. die Speisenzubereitung mit kontaminiertem Wasser.

Inkubationszeit: Je größer die Erregeraufnahme, desto kürzer, im allgemeinen (3 Tage –) 1 bis 3 (- 8) Wochen. Entwicklung eines Dauerausscheiderstatus (vorwiegend bei älteren Patienten und Frauen) bei 2 bis 5 %, Prädisposition hierzu durch vorbestehende Gallenblasenleiden.

Krankheitsbilder: Etwa einwöchiges Stadium I mit schleichendem Beginn, häufigstes Symptom Kopfschmerz! Langsamer Fieberanstieg auf Werte um 40 °C, meist Obstipation (Durchfälle mit erbsbreiartigen Stühlen erst im späteren Krankheitsverlauf) im 1 bis 2 Wochen dauernden Stadium II Fieber-Kontinua (39 – 41 °C) mit Bradykardie, Delirien, Hepatosplenomegalie, Roseolen am Stamm (Durchmesser 2 – 4 mm, Entfärbung durch Druck), Ikterus, Komplikationen durch Darmperforation, kardiale Dekompensation, Meningoenzephalitis, Myokarditis, Osteomyelitis, Pneumonie, Thrombosen, typhöse Hepatitis. Übergang ins Stadium III mit Entfieberung von der 4. Krankheitswoche an, (relative) lebenslange Immunität.
Cave uncharakteristische Verläufe, Typhus abortivus bei Kleinkindern!

Differentialdiagnosen: Am wichtigsten Malaria bei unklarem Fieber nach Fernreise in Endemiegebiete; weiterhin: Rickettsiosen, Amöbiasis, Paratyphus, Malaria tropica, Miliartuberkulose, Brucellose

Labordiagnostik: Erregernachweis durch Venenblutkultur im frühen Erkrankungsstadium; Stuhl- und Urinkulturen meist erst später positiv (III–3.1)!; Serodiagnostik durch Nachweis agglutinierender Antikörper durch Gruber-Widal-Reaktion (III–5.1) gegen Ende der ersten Krankheitswoche; IgA- IgG -spezifische ELISA (III–5.2) möglich.

Therapie: Rehydratation, Elektrolytsubstitution, bei toxischen Krankheitsbildern Glucocorticoide, in jedem Fall antibiotische Behandlung Ciprofloxacin (33) 2 x 500 mg p.o. für 10-14 Tage oder 200 mg/d ; alternativ Ofloxacin 2 x 400 mg/d p.o. oder i.v. für 5 – 10 Tage; bei schweren Verläufen Ceftriaxon (19) 1 x 2g · d i.v. oder i.m.; bei β-Lactam-Resistenz Chloramphenicol (48) 50 mg/kg · d p.o. oder i.v.

Prophylaxe: Peinlich genaue Hygiene, präexpositionell Schutzimpfung mit Lebendvakzinen (Schluckimpfung) oder Totimpfstoff (II–3.11.25)

Gesetzliche Regelungen: Krankheitsverdacht, Erkrankung und Tod sowie direkter Nachweis von *Salmonella typhi* sind meldepflichtig; Tätigkeits-/Aufenthaltsbeschränkung für Krankheitsverdächtige, Erkrankte und Ausscheider und Personen in Wohngemeinschaft mit diesen für Gemeinschaftseinrichtungen; Tätigkeits- und Beschäftigungsverbot für Krankheitsverdächtige, Erkrankte und Ausscheider im Lebensmittelverkehr

Bedeutung als Berufskrankheit: In Mitteleuropa derzeit keine. In den USA ca. 10 % der sporadischen Typhusfälle bei Beschäftigten von bakteriologischen (Stuhl)laboratorien. Daher entsprechende Gefährdung auch hierzulande anzunehmen.

I–145 Ulcus molle (Weicher Schanker)

Erreger: Haemophilus ducreyi; Hämin(X)- abhängiges gramnegatives sporenloses Stäbchen der Genus Haemophilus. Einstufung in Risikogruppe 2 nach BioStoffV

Epidemiologie: Häufigstes genitales Ulcus der Tropen und Subtropen, in Mitteleuropa importierte Infektionen.

Übertragungsweg: Sexuelle Übertragung durch Schleimhautkontakt

Inkubationszeit: 3–10, im Mittel 4–7 Tage.

Krankheitsbilder: Scharf begrenztes, weiches schmerzhaftes Ulcus mit granulierendem Boden und nekrotischem Exsudat; häufigste Lokalisation am Präputium und an den Labien.

Differentialdiagnosen: Syphilitisches Ulcus, Herpes genitalis.

Labordiagnostik: Erregernachweis (orientierend) mikroskopisch (Grampräparat) (III–3.2), kulturelle Anzucht (Spezialnährboden) (III–3.1).

Therapie: Erythromycin (37) 4 x 500 mg/d für mind. 7 Tage; alternativ Ceftriaxon (19) 250 mg i.m. als Einmaldosis;, Ciprofloxacin (33) 2 x 500 mg/d für 3 Tage oder 750 – 1000 mg als Einmaldosis;

Prophylaxe: Keine spezifische Prophylaxe.

Gesetzliche Regelungen: erregerspezifisch keine

Bedeutung als Berufskrankheit: Keine.

I–146 Venezolanische Pferdeenzephalitis

Erreger: Venezolanisches Pferde-Enzephalitisvirus (VEE), RNA-Virus, Familie Togaviridae. Einstufung in Risikogruppe 3 nach BioStoffV

Epidemiologie: Verbreitung im südlichen Nord-, in Zentral- und im nördlichen Südamerika.

Übertragungsweg: Vom Hauptwirt Pferd wird der Erreger durch verschiedene Stechmücken auf den Menschen übertragen.

Inkubationszeit: 10 – 20 Tage

Krankheitsbild: Rasche Entwicklung enzephalitischer und enzephalomyelitischer Krankheitsbilder mit hoher Letalität bei Kindern (35 %), aber deutlich günstigerem Verlauf (um 1 % Letalität) bei Erwachsenen

Differentialdiagnose: Enzephalitiden anderer Ätiologie

Labordiagnostik: Virusanzucht, Serologische Diagnostik: Antigen- (III–3.6) und Antikörpernachweis mit ELISA (III–5.2) in Speziallaboratorien verfügbar

Therapie: Bislang keine kausale Therapie bekannt

Prophylaxe: Präexpositionell Schutzimpfung mit Lebend- oder Totvakzinen (II–3.11.28).

Gesetzliche Regelungen: erregerspezifisch in Mitteleuropa keine

Bemerkungen: Umgang mit VEE nur in Labors der Sicherheitsstufe 3

I–147 Whipple'sche Erkrankung

Erreger: Tropheryma whippelii, grampositives Bakterium, nicht auf künstichen Nährmedien anzüchtbar. Keine Einstufung in eine Risikogruppe nach BioStoffV

Epidemiologie: sporadisch auftretend, weltweit über 800 Fälle publiziert, 88% Männer, 12% Frauen, Altersgipfel 40 -50 J

Krankheitsbilder: chronisch verlaufende Systemerkrankung
Initialstadium: intermittierende Arthralgie, Anämie, Müdigkeit, Gewichtsverlust ; gelegentlich Spondylitiden
Fortgeschrittenes Stadium (nach Jahren): Abdominalschmerz, Diarrhoe, Steatorrhoe, axilläre bzw. zervikale Lymphadenopathie
Spätstadium: Perikarditis, Myokarditis, Endokarditis; ZNS – Symptome: Ophthalmoplegie, Tinnitus, Gehörverlust; Kopfschmerz, Lethargie

Differentialdiagnosen: postenteritische reaktive Arthritiden;Colitis ulcerosa, Morbus Crohn; Non-Hodgkin-Lymphom; atypische Mykobakteriose (Mycobacterium avium intracellulare)

Labordiagnostik: mikroskopischer Nachweis PAS-positiver Makrophagen; Nachweis der T.whippelii – DNA mittels spezifischer oder eubakterieller / broad-range- PCR (III–3.8)

Therapie: 1.2 Mio E Penicillin G (1) dazu 1g Streptomycin (62) täglich für 2 Wochen, anschließend Langzeit-Therapie mit Cotrimoxazol (50) 2 x 1 Tabl. a 160/800 mg für 1 Jahr

Prophylaxe: keine

Gesetzliche Regelungen: erregerspezifisch keine

I–148 Windpocken/ Herpes Zoster

Erreger: Varizella-Zoster-Virus (DNA-Virus, Familie Herpesviren). Einstufung in Risikogruppe 2 nach BioStoffV

Epidemiologie: Weltweite Verbreitung. In Deutschland ca. 92 % aller jungen Erwachsenen immun. Verschiebung des Durchseuchungsmaximums ins Erwachsenenalter. In England/Wales in den 60er Jahren 10 % der Windpockenfälle bei Personen > 14 Jahre, in den 90er Jahren 25 % mit Verdreifachung der Letalität

Übertragungswege: Bei hoher Kontagiosität (Infektionswege aerogen bis zu 20 m) Tröpfcheninfektion, Schmierinfektion durch Bläscheninhalt bei Windpocken. Bei Herpes zoster geringere Infektiosität.

Inkubationszeit: 2 (bis maximal 3) Wochen, Ansteckungsfähigkeit vom ersten Tag vor Ausbildung des Exanthems bis zum Abfall der Borken. Bläscheninhalt mindestens 2 Tage infektiös.

Krankheitsbilder: Erstmanifestation als Windpocken (Varizellen) nach uncharakteristischen Prodromi mit juckendem Exanthem und Fieber, wobei sich einzelstehende, verschorfende Papeln und Bläschen bilden und der schubweise Verlauf für die Koexistenz mehrerer Stadien sorgt (Gegensatz zu Pocken). Bei 25 % der betroffenen Kinder zumindest subklinische Hepatitis, hier schwerste Komplikation: Reye-Syndrom (3,2 Fälle/100.000 Kinder) mit 30 % Letalität. Bei mindestens 15 % der Betroffenen Pneumonie. Enzephalitis (15/100.000 bei Erwachsenen, 1,7/100.000 bei Kindern) und Guillain-Barré-Syndrom seltener. Weiterhin Myokarditis und Glomerulonephritis.
Cave: Bakterielle Superinfektionen (durch immunsupprimierende Eigenschaften des Erregers) v.a. mit Streptokokken! Bei spontaner Reaktivierung nach Jahren bis Jahrzehnten Viruspersistenz im Nervensystem als Gürtel- oder Gesichtsrose (Herpes zoster). Häufig nur schwere bis schwerste Schmerzen ohne Hauterscheinungen auf **ei-**

ner Körperseite, häufig im mittleren Thorakal- oder Gesichtsbereich. Bildung von Effloreszenzen mit infektiösem Inhalt. Hospitalisierungsrate bei > 14-Jährigen etwa 10 mal höher als bei < 14-Jährigen. Letalität bei Kindern < 14 Jahre 2,0/100.000 Erkrankte, bei Erwachsenen 50/100.000 Erkrankte

Differentialdiagnosen: Infektionen mit Herpes simplex Virus, anderen neurotropen Viren, Pocken, toxische oder allergische Reaktionen. Bei Herpes zoster Neuritiden

Labordiagnostik: Virusnachweis ggf. mit Hilfe der NAT/PCR (III–3.8) in Effloreszenzen selten indiziert; Serodiagnostik: indirekte IFT (III–5.6) und ELISA (III–5.2), bei Varizellen IgM- und IgA-, bei Herpes zoster meist nur IgG- und IgA-Nachweis.

Therapie: Aciclovir (79) 30 mg/kgKG · d i.v. in 3 Dosen bei schweren Varizellen und Herpes zoster. Lokale Behandlung der Bläschen. Bei Komplikationen und immunsupprimierten Patienten VZV-Immunglobulin (II–2.4.13), ebenso bei Schwangeren ohne VZ-Antikörper bzw. Anamnese oder Neugeborenen von präpartal erkrankten Müttern. Bei kompliziertem Herpes zoster: Famiciclovir 3 × 250 mg p.o./Valaciclovir 3 × 1000 mg p.o. je über 7 Tage.

Prophylaxe: Schutzimpfung mit Lebendimpfstoff (II–3.11.26), postexpositionell VZV-Immunglobulin

Gesetzliche Regelungen: Tätigkeits-/Aufenthaltsbeschränkung für Erkrankte bzgl. Gemeinschaftseinrichtungen

Bedeutung als Berufskrankheit. Bei Beschäftigten in Gesundheitsdienst und Wohlfahrtspflege fünfthäufigste Infektionsberufserkrankung. Bei Verdacht auf Berufskrankheit BK-Anzeige.

Gesetzliche Regelungen: Krankheitsverdacht und Erkrankung sind meldepflichtig, Quarantänepflicht, Umgebungsuntersuchungen zur Identifizierung von Kontaktpersonen.

I–149 Yersiniose

Erreger: Yersinia enterocolitica, gramnegatives, fakultativ aerobes Stäbchen aus der Familie Enterobacteriaceae mit plasmidkodierter Virulenz; zahlreiche Serogruppen; humanpathogen vor allem 0:3 und 0:9, in den USA auch 0: 8, seltener 0:5,0:27. Einstufung in Risikogruppe 2 nach BioStoffV

Epidemiologie: Weitverbreitete sporadische Erkrankung in den gemäßigten, weniger in den subtropischen Klimazonen, epidemische Häufungen (Trinkwasser-, Lebensmittelepidemien) wurden beobachtet.

Übertragungsweg: Y. enterocolitica kommt in Darm (und Rachen) bei einer Vielzahl von warmblütigen Wild-, Heim- und Nutztieren vor; Übertragung des Erregers auf den Menschen alimentär durch Aufnahme von kontaminiertem Trinkwasser/Lebensmitteln.

Inkubationszeit: 3 bis 10 Tage.

Krankheitsbilder: Enteritis, Enterokolitis (bei Kindern bis zu 6, und Erwachsenen > 30 Jahren); Ileitis terminalis, mesenteriale Lymphadenitis mit „Pseudoappendizitis" (Altersgruppe 10–30 Jahre); Folge-/Begleiterkrankungen reaktive Arthritis, Erythema nodosum, Uveitis vor allem bei Patienten mit dem Merkmal HLA B 27; Schwere septikämische Verläufe bei Abwehrschwäche.

Differentialdiagnosen: Andere bakterielle Darminfektionen, Appendizitis, reaktive Arthritiden anderer Genese (Chlamydien).

Labordiagnostik: Erregernachweis kulturell aus Stuhl und/oder Venenblutkultur (III–3.1); Serodiagnostik zum Nachweis einer Serokonversion der agglutinierenden Antikörper (III–5.1) (hohe Einzeltiter ggf. beweisend) bzw. mittels Indirekter Hämagglutination (III–5.5) oder ELISA (III–5.2); Immunblot (III–5.4) zum Nachweis von gegen Virulenzproteine gerichteten Antikörpern (IgG-, -M, -A); IgA-ELISA bei Verdacht auf Folgeerkrankung (reaktive Arthritis).

Therapie: Ciprofloxacin (33), Cotrimoxazol (50) Doxycyclin (47)

Prophylaxe: Keine spezifische Prophylaxe

Gesetzliche Regelungen: Meldepflicht bei (Verdacht auf) mikrobielle Lebensmittelvergiftung/akut infektiöse Gastroenteritis sowie für direkten und/oder Indirekten Nachweis darmpathogener Yersinia enterocolitica bei Hinweis auf akute Infektion

Bedeutung als Berufskrankheit: Nicht bekannt.

Bemerkungen: Yersinia pseudotuberculosis (Serogruppen I–V) ruft ähnliche Krankheitsbilder hervor, Epidemiologie vergleichbar der von Y. enterocolitica, jedoch selteneres Auftreten; Serodiagnostik durch Nachweis agglutinierender Antikörper (III–5.1)

I–150 Zystizerkose

Erreger: Taenia solium (Schweinebandwurm). Einstufung in Risikogruppe 3 (**) nach BioStoffV

Epidemiologie: Verbreitet vor allem in Ländern mit niedrigem hygienischen Niveau-niedrigem Lebensstandard; Durchseuchung z. B. in Zentral- und Südamerika 6–7%.

Übertragungsweg: Ingestion von Eiern der Taenia solium über kontaminierte Gegenstände/Lebensmittel/Trinkwasser.

Inkubationszeit: 8 -10 Wochen

Krankheitsbilder: Variabel, von milden zentralnervösen Symptomen (Kopfschmerz, Schwindel) über Sehstörungen (Diplopie, Photophobie) zu schweren Erscheinungen (Krampfanfälle, Amnesie, Lethargie, allgemeiner Verfall).

Differentialdiagnosen: Epilepsie, Psychosen, Tumoren.

Labordiagnostik: Serodiagnostik mittels ELISA (III–5.2), wichtiger ist der Röntgen- oder computertomographische Nachweis der Verkalkungsherde.

Therapie: Albendazol (98)(15mg/kg über 8 Tage), alternativ Praziquantel (105) (50 mg/kg über 15 d); gleichzeitig Gabe von Kortikosteroiden und Antikonvulsiva

Prophylaxe: Keine spezifische Prophylaxe.

Gesetzliche Regelungen: erregerspezifisch keine

Bedeutung als Berufskrankheit: Keine.

I–151 Zytomegalie

Erreger: Cytomegalievirus (CMV), DNA-Virus, Familie Herpesviridae. Einstufung in Risikogruppe 2 nach BioStoffV

Epidemiologie: Weltweite Verbreitung der Infektion; in tropischen Ländern Durchseuchung im Kindesalter nahezu 100% (5. Lebensjahr), in den Industrieländern Infektionsrate 1–20% pro Lebensjahr, abhängig vom sozialen Status Durchseuchung im gebärfähigen Alter etwa 40–70%.

Übertragungsweg: Erwerb des lebenslang persistierenden Virus durch Schmierinfektion bzw. durch direkten Schleimhautkontakt (eine der „Kissing"-Krankheiten), sexuell, pränatal (germinal transplazentar) oder iatrogen (Bluttransfusion, Transplantation).

Inkubationszeit: Variabel, nach Transfusion 2–6 Wochen bis zum Auftreten des „Posttransfusions-Mononukleose-Syndroms".

Krankheitsbilder: Die meisten erworbenen Infektionen verlaufen inapparent; klinische Manifestationen variieren stark in Abhängigkeit von Lebensalter bzw. Abwehrlage:
- konnatales CMV-Syndrom: Hepatosplenomegalie; Mikrozephalie, intrazerebrale Verkalkungen, Chorioretinitis, Retardierung (Primärinfektion in der Schwangerschaft ist bei etwa 2–3% der seronegativen Frauen zu erwarten; es ist mit einer fetalen Infektionsrate von etwa 40% und einer Schädigungsrate von 10% zu rechnen, Reaktivierung in der Schwangerschaft führt nicht zur fetalen Schädigung).
- postnatal im jugendl. Alter: mononukleoseähnlich, Lymphadenopathie von 1–4 Wochen Dauer. Schwere Verläufe bei iatrogener Primoinfektion oder
- Reaktivierung nach Transplantation: v.a. Pneumonie, d.w. Hepatitis, Meningitis
- Reaktivierung bei AIDS: v.a. Retinitis, d.w. Colitis, Oesophagitis

Differentialdiagnosen: EBV-Infektion, Toxoplasmose, Virushepatitiden.

Labordiagnostik: Methode der Wahl : Virusnachweis (Leukozytenfraktion/EDTA-Blut, Zellen aus Bronchiallavage) durch direkte IFT mit monoklonalen Antikörpern gegen Virus-Frühantigene (pp65) (III–3.6) und/ oder Nachweis einer Virus-Replikation durch Detektion von mRNA mittels NAT/NASBA; DNA -Nachweis mittels NAT/ PCR im Liquor bei Verdacht auf prä-, perinatale Infektion) (III–3.8); zum Therapiemonitoring auch quantitativer DNA -Nachweis mittels PCR ("Viruslast"-Bestimmung, III -3.8) Serodiagnostik durch Nachweis einer Serokonversion in KBR (III–5.7), ELISA (III–5.2) oder indirekter IFT (III–5.6); spezifische Serum-IgM bei Primoinfektion meist stark erhöht (ELISA, IFT)

Therapie: bei schweren generalisierten Verläufen/immunsupprimierten Patienten 2 – 3 Wochen lang Ganciclovir (80)10 mg/kgKG · d in 2 Dosen i.v. über je 1 Std. als Infusion; ggf. in Kombination mit spezifischem Immunglobulin; alternativ Foscarnet (82) 180 mg/kgKG · d in 2 – 3 Dosen, i.v.Infusion über 1 Stunde; ggf. Kombination Ganciclovir + Foscarnet bei Progression; Prophylaxe (bei CD-4 Zellen < 50/mm^3) bzw. Suppressionstherapie nach Retinitis: Ganciclovir 5 mg/kgKG · d i.v. oder 6 mg/kgKG · d an 5 Tagen/Woche oder 3 x 1000 mg/d p.o.

Prophylaxe: Lebendimpfstoffe in Erprobung, bislang noch keine überzeugenden Ergebnisse; vor Transplantationen CMV-Immunglobulin i.v.

Gesetzliche Regelungen: erregerspezifisch keine

Bedeutung als Berufskrankheit: Im Bereich des Gesundheitsdienstes (Krankenhaus) vereinzelt nachgewiesene Fälle von berufsbedingter Zytomegalie. Daher Empfehlung, Schwangere ohne Antikörper nicht in Bereichen arbeiten zu lassen, in denen mit verstärkter Exposition zu rechnen ist (Transplantationseinheiten).

II–1 Antimikrobielle/antiinfektive Chemotherapie

II–1.1 Grundlagen

II–1.1.1 Mikrobiologische Grundlagen

Das Fundament der antimikrobiellen Chemotherapie ist das Prinzip der selektiven Toxizität: Das therapeutische Agens schwächt/schädigt irreversibel Mikroorganismen (Bakterien, Viren, Pilze, Protozoen) bei Konzentrationen, die vom Wirtsorganismus toleriert werden. Diese selektive Toxizität wird z.B. erreicht, wenn Chemotherapeutika auf Strukturen oder biochemische Abläufe der prokaryoten Bakterienzelle einwirken, die sich von denen der eukaryoten Säugetierzelle unterscheiden. Nach der Wirkungsweise/dem Angriffspunkt lassen sich Chemotherapeutika in 4 Gruppen einteilen:

1. Inhibitoren der Synthese der bakteriellen Zellwand
a) Blockierung der Synthese von Peptidoglycan-Vorläufersubstanzen (Fosfomycin, Cycloserin, Bacitracin, Vancomycin)
b) Blockierung der Polymerisierung des Peptidoglycans (Penicilline, Cephalosporine, Carbapeneme, Monobactame)

2. Inhibitoren der Proteinsynthese am bakteriellen Ribosom
a) Angriffspunkt an der 30 S-Untereinheit (Aminoglykoside, Tetrazykline, Spectinomycin)
b) Angriffspunkt an der 50 S-Untereinheit (Makrolide, Chloramphenicol, Fusidinsäure)

3. Inhibitoren der Funktion der zytoplasmatischen Membran von Bakterien bzw. Pilzen (Polymyxine, Gramicidin, Polyene, Imidazole)

4. Inhibitoren der Nukleinsäuresynthese von Bakterien, Pilzen, Viren, Parasiten
a)Blockierung der Folsäuresynthese (Sulfonamide, Trimethoprim)
b)Störung des Nukleosid-Metabolismus (Vidarabin, Aciclovir, Flucytosin)
c)Störung der DNA-Matrizen-Funktion (Chloroquin)
d)Störung der DNA-Replikation (Chinolone, Nitroimidazole)
e)Blockierung der RNA-Polymerase (Rifampicin)

Im Hinblick auf das mikrobielle Agens wird ein bakteriostatiscber Wirktyp (analog fungistatisch) vom bakteriziden Wirktyp (analog fungizid) unterschieden. Bakterizide Agenden wirken effizienter; wie bei den bakteriostatischen Chemotherapeutika kommt ein Therapieerfolg jedoch nur durch die Mitwirkung der körpereigenen Abwehr (Phagozytose) zustande.

Mikroorganismen können gegenüber Chemotherapeutika natürlicherweise resistent sein (primäre/natürliche Resistenz), oder sie können Resistenzmerkmale erwerben (sekundäre/erworbene Resistenz) (vgl. III–1.3).

II–1.1.2 Pharmakologische Grundlagen

Antimikrobielle Chemotherapie wird grundsätzlich auf drei Weisen durchgeführt:
1. Infektionserreger und Erregerresistenz sind bekannt: gezielte Chemotherapie
2. Infektionserreger unbekannt/Erregerspektrum der Infektion und aktuelle Resistenzlage sind bekannt: kalkulierte/empirische Chemotherapie
3. Eine manifeste Infektion liegt nicht (noch nicht/nicht mehr) vor: Chemotherapeutika-Prophylaxe (als Infektionsprophylaxe zur Verhütung einer Infektion, Komplikationsprophylaxe z. B. postoperativ, Rezidivprophylaxe z. B. bei Endokarditis)

Die Auswahl des geeigneten Chemotherapeutikums und die Art der Applikation wird bestimmt durch folgende Faktoren:

1. Erreger:
- obligat/fakultativ pathogen
- Resistenz/Empfindlichkeit
- Monoinfektion/Mischinfektion
- extrazellulär/intrazellulär/in Phagozyten überlebend

2. Sitz der Infektion:
- bakteriämisch (virämisch, fungämisch)/lokalisiert
- Schleimhautinfektion/Gewebsinfektion/Abszess
- Zentralnervensystem
- Auge
- Hohlrauminfektion (Gallenblase, Niere, Harnblase)
- Nasen-Nebenhöhlen
- Auge
- Knochen
- Fremdkörper (Katheter, Implantat)
- Endokarditis

3. Patient:
- Immunsuppression/Immundefizienz
- Grundkrankheit (Niere, Leber, Magen, Darm)
- Alter
- Schwangerschaft
- Aufenthaltsort (Krankenhaus, Reise, zu Hause)
- Therapie (Kortikosteroide, Antiepileptika, Hormone)
- vorausgegangene Chemotherapie

Diese Faktoren entscheiden über die Durchführung als
1. lokale / topische Chemotherapie: Salben, Puder, Spülungen; Inhalation; Instillation; intraartikuläre, intrathekale Gabe; Implantation von Wirkstoffträgern

2. systemische Chemotherapie: oral, intramuskulär, intravenös (Bolus-Injektion; Kurzzeit-/Dauerinfusion),
   sowie als
3. Monotherapie oder
4. Kombinationstherapie.

Hierfür können folgende Anlässe gegeben sein:
- schweres Krankheitsbild
- Mischinfektion
- Verhinderung einer Resistenzentwicklung unter der Therapie (bes. bei M. tuberculosis)
- um die Dosierung eines toxischen Wirkstoffs zu reduzieren
- zum Erreichen eines synergistischen Effekts

Von Synergie (synergistischer Wirkung) kann gesprochen werden, wenn – bei gleichem antimikrobiellen Effekt – die Konzentration zweier Einzelkomponenten in der Kombination um den Faktor vier, im Vergleich zur Einzelanwendung, reduziert werden kann. Synergistische Kombinationen sind zu erwarten bei verschiedenen Angriffspunkten der Einzelkomponenten, z. B.:

Aminoglykosid (Ribosom) + (3-Laktam (Zellwand); Sulfonamid (kompetitive Hemmung der Pteridinsynthetase) + Trimethoprim (Hemmung der Dihydrofolat-Reduktase); (β-Laktam (Bindungsort PBP 1b oder 3) + Mecillinam (PBP2). Antagonismus kann aus der Kombination von bakteriostatischen mit bakteriziden Wirkstoffen resultieren (z. B. Tetrazyklin + Penicillin). Bei Indifferenz beeinflussen sich die Einzelkomponenten nicht.

In der überwältigenden Mehrzahl der Fälle kann der erwartete antimikrobielle Effekt einer Chemotherapie aus bekannten in vitro-Parametern (individuelle Erreger-Resistenz bzw. Resistenzlage) sowie der Pharmakokinetik des Wirkstoffs abgeleitet werden. Eine Serumspiegel-Bestimmung ist angezeigt, um konzentrationsabhängige toxische Nebenwirkungen zu vermeiden sowie zur Dosisanpassung unter besonderen klinischen Bedingungen bei
- Patienten mit Niereninsuffizienz
- Neugeborenen und Kleinkindern
- Patienten mit Blutungen, größeren Transfusionen/Infusionen
- Patienten mit lebensbedrohlichen Infektionen zum Erreichen optimaler Wirkspiegel

Tabelle 1: Sollwerte (mg/l) kontrollbedürftiger Chemotherapeutika

Wirkstoff	Maximum	Minimum
Gentamicin	5–10	< 2
Tobramycin	4–10	< 2
Netilmicin	5–12	< 2
Amikacin	15–30	< 8
Vancomycin*	20–40	5–10
Flucytosin	50–100	25–50
Chloramphenicol**	10–25	< 5

*1. Blutentnahme 30 min nach Ende einer einstündigen Infusion **1.Blutentnahme etwa 2 bis 3 Stunden nach Verabreichung

Spiegelbestimmungen sind weiterhin durchführbar für Rifampicin und Ethambutol

Durchführung: Serum-Entnahme 15–30 Minuten nach Ende einer dreißigminütigen i. v. Infusion oder 1 Std. nach i. m. Gabe zur Bestimmung der Maxima (Spitzen-Spiegel, peaks) und unmittelbar vor der folgenden Chemotherapeutikagabe zur Bestimmung der Minima (Tal-Spiegel, troughs).

II–1.2 Antibakterielle Chemotherapeutika: Wirkstoffklassen/Charakteristika

II–1.2.1 Beta-Laktamase-empfindliche Penicilline ohne Pseudomonas Wirkung

1

Wirkstoff und Handelspräparate:
PENICILLIN G (BENZYLPENICILLIN): verschiedene Handelsnamen, BENZATHIN-PENICILLIN G: Pendysin, Tardocillin CLEMIZOL-PENICILLIN G: Clemizol-Penicillin PROCAIN-PENICILLIN G: Jenacillin O.

Wirkspektrum: Streptokokken (einschl. Pneumokokken), Penicillinase-negative, Staphylokokken, Meningokokken, Gonokokken (β-Laktamase-negativ); C. diphtheriae; Treponemen, Borrelien, Clostridien (außer C. difficile); Aktinomyces; Fusobakterien, Peptokokken.

Indikationen: Scharlach, Erysipel, Syphilis, Gonorrhoe, Lyme-Borreliose, Rückfallfieber, Diphtherie, Leptospirose, Gasbrand, Milzbrand.

Dosierung:	Penicillin G i.v..	Benzathin-Pen. i.m.	Clemizo-/Procain-Pen i.m.
Erwachsene:	2–24 Mio E/d (bis 30 Mio E/d) in 4–6 Dosen	1,2–2,4 Mio E alle 2–4 Wo.	0.6–1,2 Mio E/d in 1–2 Dosen
Kinder:	40.000–120.000 (bis 600.000)E/kgKG in 4–6 Dosen	50.000 E/kgKG alle 2 – 4 Wo	25.000–50.000 E/kgKG in 1–2 Dosen
Neugeborene:			
< 1 Wo	50.000 -150.000 E/kgKG·d in 3 Dosen		50.000 E/kgKG · d in 1 Dosis
> 1Wo	75.000–200.000 E/kgKG·d in 3 – 4 Dosen		50.000 E/kgKG·d in 1 Dosis

Cave: Bei Niereninsuffizienz und Creatinin-Clearance < 10 ml/min Maximaldosis 10 Mio E /d
Nach Hämodialyse Zusatzdosis 0,5 – 1Mio E

Nebenwirkungen: „drug fever", allergische Reaktionen (1–5%) Anaphylaxie (1:10.000), bei sehr hoher Dosierung ZNS-Symptome (Krämpfe).

Kontraindikationen: Penicillin-Allergie.

Bemerkungen: Hochwirksam gegen empfindliche Erreger, in diesen Fällen immer Mittel der 1. Wahl; Depotpenicilline (Benzathin-, Procain-, Clemizol-) geeignet für ambulante Rezidivprophylaxe (z. B. rheumatisches Fieber).

2
Wirkstoff und Handelspräparate:
PENICILLIN V (PHENOXYMETHYLPENICILLIN), Antibiosin, Arcasin, Durapenicillin, Infectocillin, Isocillin, Ispenoral, Jenacillin V, Megacillin oral, Penbeta ,Penicillat, Penhexal;V-Tablopen
PHENOXYMETHYLPENICILLIN-BENZATHIN InfectoBicillin
PROPICILLIN, Baycillin.

Wirkspektrum: Wie Penicillin G

Indikationen: Wie Penicillin G, jedoch bei leichteren Krankheitserscheinungen; nicht bei Syphilis, Gonorrhoe.

Dosierung: per os.
Erwachsene 3–4 x 0,4 – 1,5 Mio E., Kinder: 25.000 – 50.000 E/kgKG·d in drei Dosen.

Nebenwirkungen: Gastrointestinale Beschwerden bei längerer Gabe; seltener allergische Erscheinungen.

Kontraindikationen: Bekannte Penicillin-Allergie.

3
Wirkstoff und Handelspräparate:
AMPICILLIN, (AMINOBENZYLPENICILLIN) Binotal, Dura-Ampicillin, Jenampin, Standacillin ;
AMOXICILLIN (PARAHYDROXYAMPICILLIN) Amagesan, AMC-PUREN, Amoxibeta, Amoxibiocin, Amoxi-Diolan, Amoxi-Hefa,Amoxi-Hexal, Amoxillat, Amoximerck, Amoxi-Wolff, Amoxypen, Clamoxyl, Infectomox, Jephoxin;
BACAMPICILLIN (Ampicillin-Ester) Ambacamp, Penglobe.

Wirkspektrum: Enterokokken (außer E. faecium); ß-Laktamase-negative H. influenzae, Staphylokokken und Gonokokken; Streptokokken; Meningokokken; Listerien; Clostridien, Salmonellen, Shigellen; E. coli (Resistenzquote > 50%!).

Indikationen:
Bronchitis, Otitis media, Harnwegsinfekte durch empfindliche Erreger (E. coli, Enterobakterien); Listeriose; Shigellose; Enterokokken-Infektionen (z. B. Endokarditis in Kombination mit Aminoglykosiden). Typhus abdominalis, Salmonellose.
Amoxicillin wird ebenso wie Bacampicillin nach oraler Gabe wesentlich besser als Ampicillin resorbiert und ist daher bei p.o. Therapie vorzuziehen.

Dosierung:	Ampicillin i.v.	Amoxicillin p.o.
Erwachsene:	3 – 4 x 0,5 – 2 g (bis 3 x 5g)	3 x 0,5 – 1 g
Kinder:	100 – 400 mg/kgKG·d in 4 Dosen	50 – 100 mg/kgKG·d in 3 Dosen
Neugeborene:		
< 1 Wo	50 -150 mg/kgKG·d in 2 – 3 Dosen	
> 1 Wo	100 – 200 mg/kgKG·d in 3 – 4 Dosen	

Cave: Bei Niereninsuffizienz Creatinin-Clearance < 10 ml/min maximale Dosis 1 g /d
Nach Hämodialyse Zusatzdosis 0,5g Ampicillin

Nebenwirkungen: Exanthem (1–5%; > 50% bei Patienten mit akuter EBV-Infektion), gastrointestinale Beschwerden (10%), pseudomembranöse Colitis

Kontraindikationen: Bekannte Penicillin-Allergie, infektiöse Mononukleose.

II–1.2.2 Beta-Laktamase-empfindliche Penicilline mit Pseudomonas-Wirkung

4
Wirkstoff und Handelspräparate:
MEZLOCILLIN [ACYLAMINO-(UREIDO-)PENICILLIN], Baypen, Melocin,Optocillin

Wirkspektrum: E. coli und andere Enterobakterien (Resistenzquote 10–60%!) Salmonellen, Shigellen, H.influenzae; Streptokokken, Gonokokken, Meningokokken, Pseudomonas aeruginosa (in Kombination mit Aminoglykosiden).

Indikationen: Infektionen durch gramnegative Erreger (Harnwege, Amnioninfektionssyndrom, Cholezystitis).

Dosierung: i. v.

Erwachsene:		3–4 x 2–5 g;
Kinder:		225 -300 mg/kgKG·d in 3–4 Dosen.
Neugeborene	< 1Wo	150–225 mg/kgKG·d in 2–3 Dosen
	> 1Wo	225–300 mg/kgKG·d in 3–4 Dosen

Cave: Bei Niereninsuffizienz Creatinin- Clearance < 10 ml/min maximale Dosis 2 g/d
Bei Hämodialyse Zusatzdosis 1 g

Nebenwirkungen: Wie bei anderen Penicillinen, allergische interstitielle Nephritis (selten), Thrombozytopenie.

Kontraindikationen: Bekannte Penicillin-Allergie.

Bemerkung: Breitspektrum-Penicilline nicht mit Aminoglykosiden in einer Infusionslösung mischen !

5
Wirkstoff und Handelspräparate:
AZLOCILLIN (ACYLAMINO-[UREIDO-]PENICILLIN) Securopen,
PIPERACILLIN Pipril, Fluxapril

Wirkspektrum: Wie Mezlocillin, aber stärkere Wirkung gegenüber Pseudomonas sowie gegenüber anderen gramnegativen Erregern.

Indikationen: Behandlung von Pseudomonas-Infektionen (ggf. in Kombination mit Aminoglykosid oder Ciprofloxacin).

Dosierung:	Azlocillin i.v.	Piperacillin i.v.
Erwachsene	3 – 4 x 2 – 5 g	3 – 4 x 2 – 4 g
Kinder	100 – 300 mg/kgKG · d in 4 Dosen	100 – 300 mg/kgKG · d in 4 Dosen
Neugeborene		200 – 300 mg/kgKG · d in 3 Dosen
< 1 Wo	100 – 200 mg/kgKG · d in 2 Dosen	
> 1 Wo	150 – 300 mg/kgKG · d in 3 Dosen	

Cave: Bei Niereninsuffizienz Creatinin-Clearance < 10 ml/min Maximaldosis Azlocillin 2 g/d, Piperacillin 2 g/d
Nach Hämodialyse Zusatzdosis Azlocillin 2 – 3g, Piperacillin 1 g

Nebenwirkungen: Wie Mezlocillin.

Kontraindikationen: Penicillin-Allergie.

Bemerkung: Breitspektrum -Peniclline nicht mit Aminoglykosiden in einer Infusionslösung mischen !

II–1.2.3 Beta-Laktamase-resistente Penicilline „Staphylokokken-Penicilline"

6

Wirkstoff und Handelspräparate:
OXACILLIN (ISOXAZOLYLPENICILLIN), Stapenor;
FLUCLOXACILLIN, AB-Flucloxacillin, Fluxapril, Fluclox-REU, Staphylex

Wirkspektrum: Staphylokokken mit Ausnahme der Oxacillin-Methicillin-resistenten Stämme, Pneumokokken, Streptokokken.

Indikationen: Infektionen durch β-Laktamase-bildende Staphylokokken z. B. Osteomyelitis, Pneumonie; toxisches Schock-Syndrom.

Dosierung:	i.v./i.m.	p.o. (Nüchterneinnahme)
Erwachsene	4 x 1 – 2 g	4 x 0.25 – 1 g
Kinder	100 – 200 mg/kgKG · d in 4 Dosen	50 – 100 mg/kgKG · d in 4 Dosen

Flucloxacillin:		
Erwachsene	3 x 1 – 2 g	3 x 1 g
Kinder	max. 100 mg/kgKG · d in 3 – 4 Dosen	
Neugeborene		
< 1Wo	50 mg/kgKG · d in 3 Dosen	
> 1Wo	max. 100 mg/kgKG · d in 4 Dosen	

Cave: Bei Niereninsuffizienz Creatinin-Clearance < 10 ml/min Maximaldosis 1g/d

Nebenwirkungen: Siehe Penicillin G, pseudomembranöse Colitis.

Kontraindikationen: Penicillin-Allergie.

Bemerkungen: Die chlorierten/fluorierten Präparate werden oral besser resorbiert.

II–1.2.4 Beta-Laktamase-hemmende Chemotherapeutika-Kombinationen

7

Wirkstoff und Handelspräparate:
CLAVULANSÄURE + AMOXICILLIN, Augmentan, Augmentin
CLAVULANSÄURE + TICARCILLIN, Betabactyl

Wirkspektrum: Wirkspektrum wie Amoxicillin bzw. Mezlocillin zuzüglich ß-Laktamase-bildende Bakterien, z. B. Staphylokokken, E. coli und andere Enterobakterien; Haemophilus influenzae, Moxarella catarrhalis, Anaerobier.

Indikationen: Infektionen der Atemwege, der Harnwege; Weichteilinfektionen in Chirurgie und Gynäkologie.

Dosierung (eine i.v. Dosis enthält jeweils 0,2g Clavulansäure; eine Tablette enthält 0,125 g)

	Augmentan, Augmentin	
	i.v.	p.o.
Erwachsene	3 – 4 x 1,2 – 2,2 g	2 x 1 g
Kinder:	60 mg/kgKG · d in 3 Dosen	37,5 – 75 mg/kgKG · d in 3 Dosen bzw. 80 mg/kgKG · d in 2 Dosen

Cave: Bei Niereninsuffizienz Creatinin-Clearance <10 ml/min Maximaldosis 0,6 g/d i.v., initial 1,2 g/d
Zusatzdosis nach Hämodialyse 0,6 g

Nebenwirkungen: Allergische Reaktionen, gastrointestinale Erscheinungen, pseudomembranöse Colitis.

Kontraindikationen: Penicillin-Allergie.

Bemerkungen: Clavulansäure selbst besitzt nur eine geringe antibakterielle Wirkung. Die ß-Laktamase zahlreicher Bakterien wird wirksam gehemmt;

8

Wirkstoff und Handelspräparat

SULBACTAM, Combactam

Wirkspektrum: siehe Spektrum des jeweiligen Kombinationspräparats

Indikation: siehe Indikation des jeweiligen Kombinationspräparats

Dosierung: i.v./i.m.
Erwachsene 3 – 4 x 1g
Kinder > 1Jahr 50 mg/kgKG · d in 3 – 4 Dosen

Nebenwirkungen: Allergische Reaktionen, gastrointestinale Beschwerden einschl. pseudomembranöse Colitis

Kontraindikationen: Allergie gegen ß-Laktam-Antibiotika

Bemerkungen: Sulbactam ist ein ß-Laktamase-Hemmer zur freien Kombination mit Breitspektrum-Antibiotika wie Mezlocillin, Piperacillin oder Cefotaxim. Die Substanz selbst besitzt kaum antibakterielle Wirkung. Bei Kombination mit Penicillinen wird das Wirkspektrum erweitert auf ß-Laktamase-bildende Stämme von St.aureus, H.influenzae, Klebsiellen, E.coli, Proteus, Gonokokken und Bacteroides-fragilis-Gruppe, bei Kombination mit Cephalosporinen Erweiterung auf Bacteroides-fragilis-Gruppe.

9

Wirkstoff und Handelspräparat

SULTAMICILLIN, Unacid
SULBACTAM + AMPICILLIN, Unacid

Wirkspektrum: Staphylokokken, Streptokokken, Pneumokokken, Gonokkoken, Meningokokken, Listerien, H.influenzae, E.coli, Klebsiellen, E.faecalis, Anaerobier, Proteus mirabilis und vulgaris

Indikation: Harnwegsinfektionen, Infektionen der Atemwege und der Weichteile in Chirurgie und Gynäkologie,

Dosierung: (Sulbactam : Ampicillin verhält sich wie 1 :2)

	Sulbactam/Ampicillin i.v./i.m.	Sultamicillin p.o.
Erwachsene	3–4 x 0,75 – 3 g	2 x 375 – 750 mg
Kinder	150 mg/kgKG · d in 3 – 4 Dosen	25 – 50 mg/kgKG · d in 2 Dosen

Neugeborene	75 mg/kgKG · d in 2 Dosen	50 mg/kgKG · d in 2 Dosen

Cave: Bei Niereninsuffizienz Creatinin-Clearance < 5 ml/min Maximaldosis 3 g/d
Zusatzdosis bei Hämodialyse 1,5 – 3 g

Nebenwirkungen: Allergische Reaktionen, gastrointestinale Beschwerden einschl. pseudomembranöse Colitis

10
Wirkstoff und Handelspräparate
TAZOBACTAM + PIPERACILLIN, Tazobac, Tazonam

Wirkspektrum: Staphylokokken, Streptokokken, Pneumokokken, Enterobakterien, Anaerobier incl. B.fragilis-Gruppe, Listerien, E.faecalis, Pseudomonas

Indikationen: Haut- und Weichteilinfektionen/ Mischinfektionen in Gynäkologie und Chirurgie

Dosierung

(Tazobactam/Piperacillin)	i.v./i.m.
Erwachsene und Kinder > 12 J.	3 x 0,5 g / 4 g

Nebenwirkungen: Allergische Reaktionen, gastrointestinale Beschwerden einschl. pseudomembranöser Colitis; Neutropenie, Anstieg der Transaminasen

Kontraindikationen: Penicillin -Allergie

Bemerkungen: Bei schweren Infektionen Kombination mit Aminoglykosid empfohlen

II–1.2.5 Cephalosporine der 1. Generation

11
Wirkstoff und Handelspräparate
CEFAZOLIN, Basocef,Elzogram Gramaxin, Kefezol, Zolicef

Wirkspektrum: Staphylokokken, Streptokokken, Pneumokokken, Gonokokken, Meningokokken, Fusobakterien, E.coli, Klebsiella

Indikationen: Infektionen durch empfindliche grampositive und gramnegative Erreger, z.B. Wundinfektionen, ambulant erworbene Pneumonien;

Dosierung:	i. m./i. v.
Erwachsene	2–3 x 0,5–2 g;
Kinder	60–100 mg/kgKG·d in 3 Dosen.

Neugeborene	< 1 Wo	40 – 60 mg/kgKG · d in 2 – 3 Dosen
	> 1Wo	60 – 100 mg/kgKG · d in 3 Dosen

Cave: Bei Niereninsuffizienz Creatinin-Clearance < 10 ml/min Maximaldosis 1 g/d
Zusatzdosis nach Hämodialyse 0,5 – 1g

Nebenwirkungen: transienter Transaminasen-Anstieg, bei Urämie Gerinnungsstörungen, Phlebitis, gastrointestinale Beschwerden, allergische Hautreaktionen (2 %), Medikamenten-Fieber

Kontraindikationen: Cephalosporin-Allergie.

12
Wirkstoff und Handelspräparate:
CEFALEXIN, Cephalobene,Ceporexin, Oracef, Ospexin, Sanaxin
CEFADROXIL, Bidocef, Cedrox, Grüncef
CEFACLOR, Ceclor, Cefallone, Cefa-Wolff, Cef-Diolan, Kefspor,Panoral

Wirkspektrum: Streptokokken, Pneumokokken, Staphylokokken, empfindliche Enterobakterien, Gonokokken, Cefaclor auch gegen H. influenzae.

Indikationen: Leichtere Infektionen der Atemwege und Harnwege, besonders in der Pädiatrie.

Dosierung: p. o.	Cefalexin	Cefadroxil	Cefaclor
Erwachsene	3 – 4 x 0,5 – 1g	1 – 2 x 1g	3 x 0.25 – 0,5g
Kinder	50 – 100 mg/kgKG · d in 4 Dosen	50 – 100 mg/kgKG · d in 2 Dosen	30 – 50 mg/kgKG · d in 3 Dosen

Cave: Bei Niereninsuiffizienz Creatinin- Clearance < 10 ml/min Maximaldosis für Cefalexin und Cefadroxil 0,5 g/d
Zusatzdosis Cefalexin und Cefadroxil bei Hämodialyse 0,5 g

Nebenwirkungen: Allergische Reaktionen, Erbrechen, Diarrhoe.

Kontraindikationen: Cephalosporin-Allergie.

Bemerkungen: Besser verträglich, jedoch teurer als Aminobenzylpenicilline.

II–1.2.6 Cephalosporine der 2. Generation

13
Wirkstoff und Handelspräparate:
CEFAMANDOL, Mandokef.
CEFOTIAM, Spizef;
CEFUROXIM, Cefurox REU, Curocef, Elobact, Zinacef,

Wirkspektrum: Streptokokken, Pneumokokken, Meningokokken, Staphylokokken, E. coli und andere Enterobakterien (falls empfindlich), Gonokokken, Salmonellen.

Indikationen: Wundinfektionen, Pneumonien, Osteomyelitis, Sepsis durch empfindliche Erreger; Kombination mit Aminoglykosid empfehlenswert.

Dosierung:

i. m./i. v.	Cefamandol	Cefuroxim	Cefotiam
Erwachsene	3 – 4 x 1 – 2 g	3 – 4 x 0,75 – 1,5 g	2 – 3 x 1 – 2g
Kinder	50 – 150 mg/kgKG·d in 3 – 4 Dosen	50 – 100 mg/kgKG·d in 3 Dosen	50 – 100 mg/kgKG·d in 3 Dosen
Neugeborene		50 – 100 mg/kgKG·d in 2 Dosen	50 – 100 mg/kgKG·d in 2 – 3 Dosen

Cave: Bei Niereninsuffizienz Creatinin-Clearance < 10ml Maximaldosis 1 g/d (Cefamandol, Cefotiam), 0,75 g/d Cefuroxim
Zusatzdosis nach Hämodialyse 0,5 g (Cefamandol, Cefotiam), 0,75 g Cefotiam

Nebenwirkungen: Phlebitis (2%), Exanthem (1 –4 %), reversible Neutro-, Thrombozytopenie, Vitamin-K-abhängige Blutungen, allergische Allgemeinreaktionen (Kreuzallergie mit Penicillin 5–15 %).

Kontraindikationen: Cephalosporin-Allergie.

Bemerkungen: Relativ preiswerte Präparate, im Vergleich zu den Cephalosporinen der 1. Generation deutlich verstärkte Wirkung gegenüber gramnegativen Erregern, keine Antibiotika zur Meningitis-Behandlung

14
Wirkstoff und Handelspräparate
CEFOXITIN (CEPHAMYCIN), Mefoxitin.

Wirkspektrum: Wie Cefamandol u. a., jedoch bessere Anaerobier-Wirksamkeit.

Indikationen: Bei leichten Mischinfektionen, zur perioperativen Prophylaxe.

Dosierung: i. m./i. v.
Erwachsene 3 – 4 x 1 – 2 g;
Kinder 80 – 160 mg/kgKG · d in 3 – 4 Dosen.
Neugeborene < 1Wo: 40 – 80 mg/kgKG · d in 2 Dosen
> 1Wo: 60 – 120 mg/kgKG · d in 3 Dosen
Cave: Bei Niereninsuffizienz Creatinin-Clearance < 10 ml/min Maximaldosis 1 g/d
Zusatzdosis nach Hämodialyse 1 g

Nebenwirkungen: Wie Cefamandol. Kontraindikationen: Cephalosporin-Allergie.

Bemerkungen: Cefoxitin induziert ß -Laktamase-Aktivität z. B. bei Enterobacter spp.

15
Wirkstoff und Handelspräparate:
CEFOTETAN (CEPHAMYCIN), Ceftenon

Wirkspektrum: Enterobakterien, Anaerobier.

Indikationen: Mischinfektionen in der Chirurgie, Gynäkologie (postoperativ).

Dosierung: i. v./i. m.
Erwachsene 2 x 1 – 2 g;
Kinder 20 -60 mg/kgKG · d in 4 Dosen.
Cave: Bei Niereninsuffizienz Creatinin-Clearance <10 ml/min Maximaldosis 1 g/d
Zusatzdosis nach Hämodialyse 0,5 g

Nebenwirkungen: wie Cefamandol; Cephalosporin-Allergie; günstigere Halbwertzeit als Cefoxitin.

16
Wirkstoff und Handelspräparate
CEFUROXIM-AXETIL, Zinnat

Wirkspektrum: Streptokokken, Pneumokokken. H. influenzae, Branhamella, Staphylokokken, Enterobakterien-Wirkung gegenüber den oralen Präparaten der 1. Generation verbessert.

Indikationen: Leichte bis mittelschwere Infektionen im HNO-Bereich, in den Atemwegen und Harnwegen, Gonorrhoe.

Dosierung: p. o. (nach den Mahlzeiten)
Erwachsene: 2 x 250 – 500 mg;
Kinder: 20 – 30 mg/kgKG · d in 2 Dosen.

Nebenwirkungen: Gastrointestinale Beschwerden, allergische Reaktionen.

Kontraindikationen: Cephalosporin-Allergie.

Bemerkungen: Cefuroxim-Axetil ist verestertes Cefuroxim. Nach oraler Resorption erfolgt Abspaltung des Esters und Freisetzung des Cefuroxims; die Dosisangaben beziehen sich auf den Cefuroxim- Anteil

17
Wirkstoff und Handelspräparate
LORACARBEF, Lorafem

Wirkspektrum: Streptokokken, Staphylokokken, Pneumokokken, H.influenzae, E.coli, Meningokokken, Klebsiellen, M.catarrhalis

Indikationen: Leichte und mittelschwere Infektionen im HNO-Bereich/der Atemwege, Harnwegsinfekionen

Dosierung p.o. (Nüchterneinnahme)
Erwachsene 2 x 200 – 400 mg
Kinder 15 – 30 mg/kgKG·d in 2 Dosen
Cave: Bei Niereninsuffizienz Creatinin-Clearance <10ml/min Maximaldosis 400 mg alle drei Tage
Zusatzdosis bei Hämodialyse 200 – 400 mg

Nebenwirkungen: allergische Reaktionen, gastrointestinale Beschwerden einschl. pseudomembranöse Colitis, selten Blutbildveränderungen

Kontraindikationen: Cephalosporin-Allergie

II–1.2.7 Cephalosporine der 3. Generation

18
Wirkstoff und Handelspräparate:
CEFOPERAZON, Cefobis.

Wirkspektrum: Enterobakterien, H. influenzae, Ps. aeruginosa (Streptokokken, Staphylokokken).

Indikationen: Infektionen durch gramnegative Erreger.

Dosierung: i. v./i. m.
Erwachsene 2 x 1–2 g;
Kinder 50–100 mg/kgKG·d in 2–3 Dosen.
Neugeborene: 50 – 200 mg/kgKG·d in 2 Dosen
Cave: Bei Niereninsuffizienz Creatinin-Clearance < 10 ml/min Maximaldosis 4g/d nicht überschreiten
Zusatzdosis nach Hämodialyse 1 g

Nebenwirkungen: Vitamin-K-abhängige Blutungen, allergische Reaktionen (Kreuzallergie zu Penicillin 5–15%, häufig Diarrhoe (ca. 20%).

Kontraindikationen: Cephalosporin-Allergie.

Bemerkungen: Zur Meningitis-Therapie nicht geeignet.

19
Wirkstoff und Handelspräparate:
CEFOTAXIM, Claforan.
CEFTRIAXON, Rocephin

Wirkspektrum: Enterobakterien, H. influenzae, Gonokokken, Meningokokken, Streptokokken, Pneumokokken.

Indikationen: Meningitis durch gramnegative Bakterien in Kombination mit Aminoglykosiden zur kalkulierten initialen Therapie schwerer Infektionen; Gonorrhoe.

Dosierung: i. v./i. m.	Cefotaxim	Ceftriaxon
Erwachsene	2–3 x 1 -3 g (bis 4 x 3 g)	1 x 1 – 2g (bis 1 x 4g)
Kinder	50 – 200 mg/kgKG · d in 3 – 4 Dosen	50 – 80 mg/kgKG · d in 1 Dosis
Neugeborene		
< 1Wo	100 mg/kgKG · d in 2 Dosen	50 mg/kgKG · d in 1 Dosis
> 1Wo	150 mg/kgKG · d in 3 Dosen	50 mg/kgKG · d in 1 Dosis

Cave: Bei Niereninsuffizienz Creatinin-Clearance < 10 ml/min Maximaldosis Cefotaxim 1g/d, Ceftriaxon 2gd

Nebenwirkungen: Wie Cefoperazon; Phlebitis (5–10%), gastrointestinale Beschwerden.

Kontraindikationen: Cephalosporin-Allergie.

Bemerkungen: Schwächere Staphylokokken-Wirkung im Vergleich zu den Cephalosporinen der 1. und 2. Generation, bessere Wirkung gegen gramnegative Bakterien als Cefoperazon mit ähnlichem Wirkspektrum, aber häufigeren Komplikationen (Blutungsneigung).

20
Wirkstoff und Handelspräparate
CEFMENOXIM, Tacef
CEFTIZOXIM, Ceftix

Wirkspektrum: Gramnegative Erreger einschl. Enterobacter, Citrobacter, Staphylokokken

Indikationen: Initialtherapie schwerer Infektionen bei unbekanntem Erreger bzw. gramnegativen Errregern

Dosierung:
Erwachsene 2–3 x 1 – 2g (bis 3 x 3 g)
Kinder 50 – 120 mg/kgKG·d in 3 – 4 Dosen
Cave: Bei Niereninsuffizienz Creatinin-Clearance < 10 ml/min Maximaldosis 1g/d

Nebenwirkungen: Allergische Reaktionen, gastrointestinale Beschwerden einschl. pseudomembranöser Colitis, Neutropenie, Thrombopenie, Vitamin-K-abhängige Blutungsneigung

Kontraindikationen: Cephalosporin-Allergie

21
Wirkstoff und Handelspräparate
CEFODIZIM, Opticef,Timecef
CEFPIROM, Cefrom

Wirkspektrum: ähnlich wie Cefotaxim, erhöhte ß-Laktamase-Stabilität

Indikationen: wie Cefotaxim

Dosierung:
Erwachsene iv./i.m 1–2x 1g

Nebenwirkungen: Exantheme, gastrointestinale Beschwerden, passagere Transaminasen-Erhöhung

Kontraindikationen: Cephalosporin-Allergie

Bemerkung: Für die Anwendung in der Schwangerschaft und bei Kindern < 14 J. liegen noch zu wenig Daten vor

22
Wirkstoff und Handelspräparate:
CEFTAZIDIM, Fortum, Kefazim

Wirkspektrum: Wie Cefotaxim, jedoch sehr gute Wirkung gegen Pseudomonas.

Indikationen: Wie Cefotaxim unter Einbeziehung von Pseudomonas-Infektionen.

Dosierung: i. v./i. m.

Erwachsene	2–3 x 1–2 g;
Kinder	50-150 mg/kgKG · d in 3 Dosen.
Neugeborene < 1Wo:	60 mg/kgKG · d in 2 Dosen
> 1Wo:	90 mg/kgKG · d in 3 Dosen

Nebenwirkungen: Wie Cefotaxim.

Kontraindikationen: Cephalosporin-Allergie.

Bemerkungen: Bei Mischinfektion Kombination mit Clindamycin, Vancomycin oder Flucloxacillin (z. B. Staphylokokken-Beteiligung)., bei Ps.aeruginosa- Infektionen Kombination mit Aminoglykosid empfehlenswert

23
Wirkstoff und Handelspräparate:
CEFSULODIN, Pseudocef.

Wirkspektrum: Pseudomonas aeruginosa.

Indikationen: Infektionen durch Ps. aeruginosa.

Dosierung: i. v./i. m.

Erwachsene	3 x 1–2 g;
Kinder	50–100 mg/kgKG · d in 2–3 Dosen.

Cave: Bei Niereninsuffizienz Creatinin-Clearance <10ml/min Maximaldosis 1g/d
Zusatzdosis nach Hämodialyse 0,5 g

Nebenwirkungen: Wie Cefotaxim.

Kontraindikationen: Cephalosporin-Allergie.

24
Wirkstoff und Handelspräparate:
CEFIXIM, Aerocef, Cephoral, Suprax,Tricef, Uro-Cephoral
CEFATEMET-PIVOXIL, Globocef

Wirkspektrum: Streptokokken, Pneumokokken, Enterobakterien, H. influenzae.

Indikationen: Infektionen des oberen Respirationstraktes: Otitis media, Sinusitis, Bronchitis, Harnwegsinfektionen, Gonorrhoe.

Dosierung: p. o.	Cefixim	Cefatemet-Pivoxil
Erwachsene	1 x 400 mg (2 x 200 mg)	2 x 500 mg
Kinder	8 mg/kgKG·d in 1 oder 2 Dosen	20 mg/kgKG·d in 2 Dosen

Cave: Bei Niereninsuffizienz Creatinin-Clearance <10 ml/min Maximaldosis Cefatemet-Pivoxil 125 mg/d
bei Cefixim Creatinin-Clearance <20 ml/min 200 mg/d

Nebenwirkungen: Gastrointestinale Beschwerden einschl. pseudomembranöse Colitis, allergische Reaktionen.

Kontraindikationen: Cephalosporin-Allergie.

Bemerkungen: Aktiv auch gegen gramnegative Stäbchen, die von Cephalosporinen der 1. und 2. Generation nicht erfaßt werden, jedoch vernachlässigbare Staphylokokken-Wirkung.

25
Wirkstoff und Handelspräparate:
CEFTIBUTEN, Keimax,

Wirkspektrum: H.influenzae, M.catarrhalis, Enterobakterien, Pneumokokken, A-Streptokokken

Indikationen: Harnwegsinfektionen, Infektionen im HNO Bereich/ der oberen und unteren Atemwege

Dosierung p.o.
Erwachsene 1 x 400 mg
Kinder 9mg/kgKG · d in einer Dosis
Cave: Bei Niereninsuffizienz Creatinin-Clearance < 30 ml/min Maximaldosis 100mg

Nebenwirkungen: Gastrointestinale Beschwerden einschl. pseudomembranöse Colitis, allergische Reaktionen

Kontraindikationen: Cephalosporin- Allergie

Bemerkungen: Günstige pharmakokinetische Eigenschaften; Staphylokokken-Lücke!

26
Wirkstoff und Handelspräparate:
CEFPODOXIM- PROXETIL, Biocef, Orelox, Otreon, Podomexef

Wirkspektrum: Streptokokken, Pneumokokken, H.influenzae, M.catarrhalis, Enterobakterien, Staphylokokken

Indikationen: Infektionen im HNO -Bereich, der oberen und unteren Atemwege, der Haut- und Weichteile, Harnwegsinfektionen

Dosierung p.o. (Einnahme mit den Mahlzeiten)
Erwachsene 2x 100 – 200 mg
Kinder 5- 12 mg/kgKG · d in 2 Dosen
Cave: Bei Niereninsuffizienz Creatinin-Clearance < 10ml/min Maximaldosis 200mg/48h
Zusatzdosis nach Hämodialyse 100 – 200 mg

II–1.2.8 Cephalosporine der 4. Generation

27

Wirkstoff und Handelspräparat:
CEFEPIM, Maxipime

Wirkspektrum: Pseudomonas aeruginosa, Streptokokken, Pneumokokken, Enterobakterien, H.influenzae, Fusobakterien, Staphylokokken, Acinetobacter

Indikationen: Initialtherapie schwerer Infektion, insbesonders, wenn Ps.aeruginosa in Betracht kommt

Dosierung i.v./i.m.
Erwachsene 2x 2 g

Cave: Bei Niereninsuffizienz Creatinin-Clearance < 10ml/min Maximaldosis 1g/d
Zusatzdosis nach Hämodialyse 1g

II–1.2.9 Carbapenem, Monobactam

28

Wirkstoff und Handelspräparate:
IMIPENEM/CILASTATIN, Zienam (CARBAPENEM)
MEROPENEM, Meronem, Optinem

Wirkspektrum: Breiteste Wirkung auf grampositive Bakterien (mit Ausnahme E. faecium und u. U. methicillinresistente Staphylokokken), gramnegative Bakterien einschl. Anaerobier.

Indikationen: Initialtherapie schwerster Infektionen (Sepsis, Peritonitis) bei unbekanntem Erreger, vor allem in Kombination mit Aminoglykosid.

Dosierung: i. v.	Imipenem	Meropenem
Erwachsene	3–4 x 0,5–1 g	3 x 0,5 – 1g (bei Meningitis 3 x 2g)
Kinder (> 3 Monate)	60 mg/kgKG·d in 4 Dosen	30–60 mg/kgKG·d in 3 Dosen (120 mg/kgKG·d bei Meningitis)

Cave: Bei Niereninsuffizienz Creatinin-Clearance <10 ml/min Maximaldosis 0,5 g
Zusatzdosis bei Hämodialyse 0,5 – 1g

Nebenwirkungen: Wie Cephalosporine der 3. Generation, unter Imipenem gelegentlich zentralnervöse Störungen (Krämpfe)

Kontraindikationen: Imipenem- oder Cilastatin-Allergie, Schwangerschaft und Kinder < 3 Monate.

Bemerkungen: Cilastatin inhibiert die renale Dipeptidase und verhindert die Inaktivierung der eigentlichen Wirksubstanz Imipenem.

29
Wirkstoff und Handelspräparate:
AZTREONAM, Azactam

Wirkspektrum: Breites Wirkspektrum gegenüber gramnegativen Erregern, keine Wirkung auf grampositive Erreger!

Indikationen: Schwerste Infektionen, ggf. Kombination mit Clindamycin, Vancomycin.

Dosierung: i. v./i. m.

Erwachsene	2–3 x 1 – 2 g (bis 4 x 2g)
Kinder	120 -200 mg/kgKG · d in 4 Dosen.
Neugeborene	30 -50 mg alle 12 Std

Cave: Bei Niereninsuffizienz Creatinin-Clearance <10ml/min Maximaldosis 1g/d
Zusatzdosis nach Hämodialyse 0,5 g

Nebenwirkungen: Allergische Reaktionen, Leber- und Gallenwegsbeschwerden.

Kontraindikationen: Schwangerschaft, Stillperiode.

Bemerkungen: Hohe Resorptionsrate und Serumstabilität, synergistische Kombination mit Aminoglykosiden. Keine Kreuzallergie zu Penicillinen un Cephalosporinen!

II–1.2.10 Chinolone/ Fluorchinolone

30
Wirkstoff und Handelspräparate
NORFLOXACIN, Barazan, Chibroxin, Urobacid,Zoroxin

Wirkspektrum: Enterobacteriaceae einschl. Salmonellen, Shigellen

Indikationen: Harnwegsinfektionen

Dosierung: 2 x 400mg

Nebenwirkungen: Gastrointestinale Beschwerden, Schwindel, Kopfschmerz, Photosensibilisierung

Kontraindikationen: Schwangerschaft, Stillperiode, Kinder in der Wachstumsphase, Anfallsleiden

31
Wirkstoff und Handelspräparate:
PEFLOXACIN, Peflacine, Peflacin
CINOXACIN, Cinoxacin 500

Wirkspektrum: Enterobakterien einschl. Salmonellen, Shigellen, Pseudomonas aeruginosa, Campylobacter, Gonokokken (Enterokokken, Staphylokokken).

Indikationen: Harnwegsinfektionen.

Dosierung p.o.	Pefloxacin	Cinoxacin
Erwachsene	800 mg Einmaldosis	1–2 x 500 mg

Cave: Bei Niereninsuffizienz Creatinin-Clearance < 15 ml/min Maximaldosis 400 mg/d

Nebenwirkungen: Gastrointestinale Beschwerden, Schwindel, Kopfschmerzen, Photosensibilisierung, Arthralgie, Überempfindlichkeit gegen Chinolone.

Kontraindikationen: Schwangerschaft, Stillperiode, Kinder im Wachstumsalter, Anfallsleiden.

Bemerkungen: Präparate mit ähnlicher Wirkung/Anwendung: ROSOXACIN, Winuron;

32
Wirkstoff und Handelspräparate:
OFLOXACIN, Floxal, Tarivid,
FLEROXACIN, Quinodis
ENOXACIN, Enoxor

Wirkspektrum: Wie Norfloxacin, zusätzlich Chlamydien, Legionellen, Mykobakterien, Rickettsien, Mykoplasmen.

Indikationen: Infektionen durch mehrfach resistente Enterobakterien: Harnwege, Atemwege, Knochen; Gonorrohe; Typhus/Paratyphus;selektive Darmkontamination; Prostatitis; Sanierung von Dauerausscheidern

Dosierung:	Ofloxacin p.o./i.v.	Fleroxacin p.o./i.v.	Enoxacin p.o.
Erwachsene	2 x 200 – 400 mg	1 x 200 – 400 mg	2 x 400 mg

Cave: Bei Niereninsuffizienz Creatinin-Clearance <30 ml/min halbe Maximaldosis

Nebenwirkungen: Gastrointestinale Beschwerden, psychotische Reaktionen, allergische Reaktionen; Al- und Mg-haltige Antacida, Multivitaminpräparate, Eisen und Zink verlängern die Resorption; Cave: Erhöhung der Theophyllin-Spiegel Enoxacin >Ciprofloxacin= Pefloxacin > Norfloxacin= Ofloxacin= Fleroxacin

Kontraindikationen: Überempfindlichkeit gegen Chinolone, Kinder in der Wachstumsphase, Schwangerschaft, Stillperiode; bei älteren Patienten (> 70 Jahre), Niereninsuffizienz und vorbestehenden ZNS-Störungen Zurückhaltung geboten

Bemerkungen: Bei Infektionen durch Staphylokokken und Pseudomonas oft schnelle Resistenzentwicklung, dennoch sind die neueren Fluorchinolone die einzigen oral applizierbaren Antibiotika bei Pseudomonas-Infektionen, wobei Enoxacin allerdings eine geringere Pseudomonas-Wirkung aufweist

33
Wirkstoff und Handelspräparate:
CIPROFLOXACIN, Ciloxan, Ciprobay, Ciproxin

Wirkspektrum: Wie Ofloxacin/Fleroxacin, aber höhere Pseudomonas-Wirkung.

Indikationen: Gastroenteritis, Harnwegsinfekte durch Cotrimoxazol-, Ampicillin-resistente Erreger, Typhus/Paratyphus(auch zur Sanierung von Dauerausscheidern), Prostatitis, Otitis media, Gonorrhoe, Infektionen der Knochen und Gelenke

Dosierung:	p.o.	i.v.
Erwachsene	2 x 250–500 mg	2 x 100–200 mg.
	bis 2 x 750 mg	bis 3 x 400 mg

Cave: Bei Niereninsuffizienz Creatinin-Clearance < 15 ml/min Tagesdosis halbieren

Nebenwirkungen: Wahrscheinlichkeit von Nebenwirkungen ca. 15%. Gastrointestinaltrakt 1,5%; ZNS 0,4%; Exantheme 0,6%; Transaminasen-Erhöhung ca. 1,5%, Resorptionsverlängerung und Theophyllin-Spiegel-Beeinflussung siehe Ofloxacin/Fleroxacin

Kontraindikationen: wie Ofloxacin/Fleroxacin

Bemerkungen: Ciprofloxacin ist das Fluorchinolon mit der höchsten Pseudomonas-Aktivität; i. v. kann Ciprofloxacin auch zur Endokarditis-Therapie, bei atypischen Mykobakteriosen sowie bei Legionellose eingesetzt werden, sollte aber nicht bei Pneumokokken-Pneumonie verwendet werden

34
Wirkstoff und Handelspräparate
GREPAFLOXACIN, Vaxar (***nicht mehr im Handel wegen erheblicher Nebenwirkungen!***)

Wirkspektrum: wie Ofloxacin/Fleroxacin aber geringere Pseudomonas-Wirkung, dafür hohe Wirksamkeit gegenüber Pneumokokken einschl. penicillinresistenter Stämme, Staphylokokken und Streptokokken

Indikationen: Infektionen der unteren Atemwege; Gonorhhoe, Chlamydien-Urethritis

Dosierung: p.o.
Erwachsene 1 x 400 – 600 mg

Nebenwirkungen: Gastrointestinale Beschwerden, Kopfschmerzen, Schlaflosigkeit, bei Leberinsuffizienz maximal 400 mg/d;

Kontraindikationen: Überempfindlichkeit gegenüber Fluorchinolonen; Schwangerschaft, Stillzeit, Kinder in der Wachstumsphase, mittlere und schwere Leberinsuffizienz;

Bemerkungen: Vorsicht bei QT-Intervall-Verlängerung !

35
Wirkstoff und Handelspräparate
TROVAFLOXACIN, Trovan (***nicht mehr im Handel wegen erheblicher Nebenwirkungen!***)

Wirkspektrum: wie Grepafloxacin aber zusätzliche Wirkung auf Anaerobier

Indikationen: Infektionen der Atemwege, Infektionen der Haut und Weichteile, Harnwegsinfektionen,

Dosierung	p.o.	i.v.
Erwachsene	1 x 100 – 200 mg	1 x 200 – 300 mg

Nebenwirkungen: Gastrointestinale Beschwerden, leichte ZNS-Beschwerden, allergische Reaktionen; Resorptionsverzögerung durch Mg- und Al-haltige Antacida sowie Eisen

Kontraindikationen:

Überempfindlichkeit gegenüber Fluorchinolonen, Epilepsie; Kinder in der Wachstumsphase; Schwangerschaft, Stillperiode

Bemerkung: Das nicht wasserlösliche Trovafloxacin wird parenteral als Alatrofloxacin (Prodrug) verabreicht, das im Körper schnell in die Wirksubstanz umgewandelt wird

36
Wirkstoff und Handelspräparate
SPARFLOXACIN, Zagam

Wirkspektrum: wie Grepafloxacin

Indikationen: bei Verdacht auf Pneumokokken-Pneumonie durch Penicillin-resistente Stämme

Dosierung p.o.
Erwachsene initial 1 x 400 mg, dann 1 x 200 mg
Cave: Bei Niereninsuffizienz nach der loading dose 1 x 200 mg alle 2 Tage

Nebenwirkungen: ausgesprochene Photo-toxizität ; gastrointestinale Beschwerden; ZNS-Störungen; additiver Effekt mit Substanzen, die das QT – Intervall im Ruhe-EKG verlängern; Resorptionsstörungen wie Grepafloxacin

Kontraindikationen: bekannte QT-Verlängerung; UV-Strahlen-Exposition, Überempfindlichkeit gegenüber Fluorchinolonen, Schwangerschaft, Stiillperiode, Kinder in der Wachstumsphase, gleichzeitige Anwendung von Amiodaron, Sotalos oder Bepidril.

36a
Wirkstoff und Handelspräparate
MOXIFLOXACIN Avalox

Wirkspektrum
Wie Grepafloxacin

Indikationen
Infektionen der unteren Atemwege
Pneumonien, Sinusitiden

Dosierung
1 × 400 mg/d p.o.

Nebenwirkungen
Gelegentlich Benommenheit, Nervosität, Schläfrigkeit, Tremor, Arthralgien, Exanthemata, Sehnenruptur bei gleichzeitiger Corticoid-Therapie

Kontraindikationen
Chinolonüberempfindlichkeit, Patienten mit Sehnenrupturen, bei QT-Intervall-Verlängerung

Bemerkungen
Im Gegensatz zu anderen Chinolonen geringes Potential der Auslösung von Photosensibilisierung

II–1.2.11 Makrolide

37
Wirkstoff und Handelspräparate:
ERYTHROMYCIN, Erybeta, Erycinum, Eryhexal, Erythrocin, Erythrogenat, Infectomycin, Meromycin, Monomycin, Paediathrocin, Sanasepton, Semibiotin, Stiemycine, lokal: Akne Cordes, Aknefug, Aknemycin, Eryaknen, Eupragin, Hydrodermed
JOSAMYCIN, Josalid, Wilprafen

Indikationen: Chlamydien-, Mykoplasmen-Pneunomie, Keuchhusten, Legionellose, Campylobacter-Infektionen; Lyme Borreliose (Frühstadium), bei Penicillin-Allergie als Alternative bei Streptokokken-Pharyngitis, Diphtherie, Erysipel, Gonorrhoe, Lues,

Dosierung	Erythromycin/Josamycin p.o.	Erythromycin i.v.
Erwachsene	4 x 0,25 -0,5 g	4 x 0,5 – 1g
Kinder	20–50mg/kgKG · d in 2–4 Dosen	20 – 50 mg/kgKG · d in 4 Dosen
Neugeborene		10 – 20 mg/kgKG · d in 2 – 3 Dosen

Nebenwirkungen: Leichte gastrointestinale Beschwerden, intrahepatische Cholestase (Erythromycin-Estolat); seltener allergische Reaktionen, die Toxizität von Cyclosporin, Theophyllin und Carbamazepin kann verstärkt werden; die Serumspiegel von Dugoxin, Phenytoin, Hexobarbital, Disopyramid, Lovastatin, Bromocriptin, Alfentanil, Warfarin, Methylprednisolon, Midazolam und Triazolam werden erhöht; kardiotoxische Wirkung bei gleichzeitiger Gabe von Terfenadin und Astemizol

Kontraindikationen: Erythromycin-Estolat in der Schwangerschaft nicht und bei Leber-Erkrankung mit Vorsicht anwenden.

Bemerkungen: Unterschiede in der Resorption und Biotransformation bei den verschiedenen Erythromycin-Estern beachten (Estolat, Stearat, Succinat), Josamycin ist deutlich schwächer wirsam als die Erythromycine

38

Wirkstoff und Handespräparate

CLARITHROMYCIN, Biaxin, Cyllind, Klacid, Maclar, Mavid
ROXITHROMYCIN, Roxigrün, Rulid; Rulide

Wirkspektrum:

Legionellen, Chlamydien, Mykoplasmen, Campylobacter, Bordetella pertussis, Corynebakterien, Borrelien, Pneumokokken, Staphylokokken, H. influenzae, Listerien
Clarithromycin: Mycobacterium avium, chelonae, leprae

Indikationen: Legionellose, Mykoplasmen- und Chlamydienpneumonien, Diphtherie, Campylobacter-Enteritis, Infektionen des HNO-Bereichs, Pneumokokken-Pneumonie, Pertussis,

Dosierung (Nüchterneinnahme)	Roxithromycin p.o.	Clarithromycin p.o.
Erwachsene	2 x150 mg	2x250 (- 500mg)
Kiinder	5 mg/kgKG · d in 2 Dosen	15 mg/kgKG · d in 2 Dosen

Cave: Bei Niereninsuffizienz Creatinin-Clearance <30 ml/min Clarithromycin-Dosis halbieren

Nebenwirkungen: Gastrointestinale Beschwerden, selten allergische Reaktionen, die Toxizität von Theophyllin und Carbamazepin kann verstärkt werden, Einflüsse auf Serumspiegel wie bei Erythromycin und Josamycin

Kontraindikationen: bei eingeschränkter Leberfunktion zurückhaltend einsetzen

Bemerkungen: Die pharmakokinetischen Eigenschaften der neueren Makrolide sind günstiger, Roxithromycin erreicht höhere Serumspiegel, Clarithromycin ist gewebegängig; Clarithromycin wurde erfolgreich zur Therapie atypischer Mykobakteriosen, der Lepra und zur Eradikation von Helicobacter pylori Erkrankungen eingesetzt

39
Wirkstoff und Handelspräparate
SPIRAMYCIN, Rovamycin, Selektomycin.
Das Präparat wird ausschließlich zur Behandlung der Toxoplasmose verwendet.
Dosierung bis zur 14. Schwangerschaftswoche 4 x 500 mg p.o.

II–1.2.12 Azalide

40
Wirkstoff und Handelspräparate
AZITHROMYCIN, Ultreon, Zithromax;

Wirkspektrum: Chlamydien, Mykoplasmen, Campylobacter, Legionellen, Bordetella pertussis, Borrelien, Streptokokken, Pneumokokken, Gonokokken, Listerien, Staphylokokken, Corynebacterien, Clostridien

Indikationen: Infektionen der Atemwege, Otitis media, Chlamydien-Urethritis, Gonorrhoe, Campylobacter-Enteritis, Streptokokken -Pharyngitis (bei Penicillin-Allergie)

Dosierung (Nüchterneinnahme) p.o.

Erwachsene	1 x 500 mg/d für 3 Tage
	oder
	1 x 500mg/d gefolgt von 1 x 250 mg für 4 Tage
Kinder	10 mg/kgKG · d für 3 Tage
	oder
	10 mg/kgKG · d gefolgt von 5 mg/kgKG für 4 Tage

Nebenwirkungen: selten allergische Erscheinungen, gastrointestinale Beschwerden, Al- und Mg-haltige Antazida verzögern die Resorption, die Serumspiegel von Carbamazepin, Theophyllin oder Terfenadin werden nicht beeinflußt

Kontraindikationen: Überempfindlichkeit gegen Makrolide und Azalide, bei stark eingeschränkter Leberfunktion zurückhaltend einsetzen

Bemerkungen: Azithromycin erreicht hohe Serum- und Gewebsspiegel, so daß verkürzte Therapie-Schemata für Chlamydien-Urethritis und Gonorrhoe möglich sind: Einmaldosis 1 g p.o.

II–1.2.13 Aminoglykoside

41
Wirkstoff und Handelspräparate:
GENTAMICIN, Gentax, Gentamix, Refobacin,
topisch: Sulmycin, Decoderm, Dispagent, Diprogenta, Gentamytrex;
TOBRAMYCIN, Brulamycin,Gernebcin,TOBRA-cell, Tobrasix, Tobrex
am Auge: Tobramaxin;

Wirkspektrum: Enterobakterien, Pseudomonas aeruginosa, Staphylokokken, H. influenzae, Neisserien

Indikationen: Mittel der Wahl bei Endokarditis (in Kombination mit ß-Laktamen) und schweren Pseudomonas-Infektionen; sinnvolle Anwendung bei Mykobakteriosen ; Initialtherapie der Sepsis, Infektionen bei Immunsupprimierten.; Listerien, Staphylokokken und Enterobakterien (Kombination mit ß-Laktamen), als Monotherapie bei Tularämie und Pest, zur präoperativen Prophylaxe (Gallenwege), in Kombination mit Vancomycin oder Ampicillin bei Enterokokken-Endokarditis

Dosierung: i. v./i. m.

Erwachsene:		3–5 mg/kgKG · d in 1 – 3 Dosen
Kinder:		3 – 7,5 mg/kgKG · d in 3 Dosen
Neugeborene	< 1Wo	4 – 5 mg/kgKG · d in 2 Dosen
	> 1Wo	5 – 7,5mg/kgKG · d in 3 Dosen

Nebenwirkungen: Bei Überdosierung (Talspiegel > 2mg/l) häufig irreversible Innenohrschädigung sowie Nephrotoxizität (reversibel), neuromuskuläre Blockade

Kontraindikationen: Schwangerschaft

Bemerkungen: Therapie unter Spiegelkontrolle (angepaßte Dosierung!); Nierenfunktion kontrollieren Tobramycin mit besserer Pseudomonas-Wirkung; Streptokokken (einschl. Pneumokokken) sowie Enterokokken sind grundsätzlich resistent; Methicillinresistente Staphylokokken fast immer auch mit Aminoglykosid-Resistenz; Tobramycin gilt als geringer nephrotoxisch

42
Wirkstoff und Handelsname
AMIKACIN, Biklin, Amikacin
NETILMICIN Certomycin

Wirkspektrum: Enterobakterien, Ps.aeruginosa, Staphylokokken

Indikationen: wie Gentamycin, Tobramycin

Dosierung i.v./i.m.	Amikacin	Netilmicin
Erwachsene	15 mg/kgKG · d in 1 – 3 Dosen	4 -7,5 mg/kgKG · d in 1 – 3 Dosen
Kinder	15 mg/kgKG · d in 2 Dosen	6 – 7,5 mg/kgKG · d in 3 Dosen
Neugeborene		
< 1Wo	15 mg/kgKG · d in 2 Dosen	6 mg/kgKG · d in 2 Dosen
> 1Wo	15 mg/kgKG · d in 3 Dosen	7,5 -9 mg/kgKG · d in 3 Dosen

Cave: Bei Niereninsuffizienz Creatinin-Clearance < 10 ml/min Maximaldosis Amikacin 125 mg/d Netilmicin 30 mg/d

Nebenwirkungen: wie Gentamicin

Kontraindikationen: wie Gentamicin

Bemerkungen: Amikacin gilt als Reserve-Aminoglykosid und soll nur bei nachgewiesener Resistenz gegenüber anderen Aminoglykosiden angewandt werden

43
Wirkstoff und Handelspräparate:
SPECTINOMYCIN, Stanilo.

Wirkspektrum: Gonokokken (insbes. Penicillin-resistente Stämme) Gardnerella vaginalis.

Indikationen: Therapie der Gonorrhoe bei Penicillin-Allergie bzw. ß-Laktamase-bildenden Gonokokken.

Dosierung: i. m.

Männer	2 g/d als Einzeldosis.
Frauen	4 g/d als Einzeldosis
Kinder	40 mg/kgKG als Einzeldosis

Nebenwirkungen: Exanthem, Fieber, schmerzhafte i.m.-Injektion; keine Nephro- oder Ototoxizität bekannt,

Kontraindikationen: Schwangerschaft, Neugeborene

Bemerkungen: Spectinomycin wird ausschließlich zur Go-Therapie verwendet.

44
Weitere Wirkstoffe und Handelspräparate:
NEOMYCIN, Mycerine (in Deutschland nicht erhältlich);
FRAMYCETIN, Leukase N, Sofra-Tüll
Aminoglykoside mit stark eingeschränkter Indikation, Wirkspektrum wie Gentamicin; Anwendung wegen hoher Toxizität lokal; keine Resorption,
KANAMYCIN lokal am Auge: Kanamycin POS, Kanamytrex.
Das früher systemisch gebräuchliche Präparat mit Wirksamkeit gegen Enterobakterien und Staphylokokken, aber hoher Toxizität, wird heute nur noch lokal angewendet (z. B. Kanamytrex).

II–1.2.14 Lincosamine

45
Wirkstoff und Handelspräparate:
CLINDAMYCIN Aclinda, Clindabeta, Clindahexal, Clinda-Wolff, Dalacin, Sobelin, Turimycin;
Lokal: Basocin, Dalacin
LINCOMYCIN Albiotic.

Wirkspektrum: Staphylokokken, Streptokokken, Pneumokokken; Clindamycin auch Anaerobier.

Indikationen: Staphylokokken-Infektionen (Osteomyelitis, Abszesse); Clindamycin: Anaerobier-Infektionen.

Dosierung:	Clindamycin i.m./i.v.	Clindamycin p.o.	Linkomycin i.m./i.v.	Linkomycin p.o
Erwachsene	4 x 300 – 600 mg	4 x 150 – 450 mg	3 – 4 x 600 mg	3 – 4 x 500 mg
Kinder	15 – 40 mg/ kgKG · d in 3 – 4 Dosen	10 – 40 mg/ kgKG · d in 3 – 4 Dosen	20 – 100 mg/ kgKG · d in 3 Dosen	10 – 20 mg/ kgKG · d in 3 – 4 Dosen
Neugeborene				
< 1Wo	15 mg/kgKG · d in 3 Dosen			
> 1Wo	20 mg/kgKG · d in 4 Dosen			

Nebenwirkungen: antibiotikaassoziierte pseudomembranöse Enterocolitis (in 2 – 30%), Transaminasenanstieg, Thrombophlebitis, Leukopenie; Clindamycin kann die neuromuskuläre Blockade von Ether, Pancuronium und Tubocurarin verstärken

Kontraindikationen: Vorsicht bei Leberschädigung., Linkomycin ist kontraindiziert in Schwangerschaft und Stillperiode sowie bei Kindern < 1 J.

Bemerkungen: Clindamycin hat, nicht zuletzt wegen der hervorragenden Anaerobier-Wirkung, Lincomycin weitgehend verdrängt.

II–1.2.15 Tetrazykline

46
Wirkstoff und Handelspräparate:
TETRACYCLIN, Achromycin, Fluorex, Mysteclin, Supramycin, Tetralution,
lokal: Imex;
OXYTETRACYCLIN, Oxytetrycyclin Jenapharm
CHLORTETRACYCLIN, lokal Aureomycin;

Wirkspektrum: Chlamydien, Mykoplasmen, Legionellen, Leptospiren, Rickettsien, Brucellen, Pasteurellen, Francisella, Yersinien, Campylobacter, Gonokokken, Borrelien; Treponemen; Streptokokken, Staphylokokken, Listerien, Clostridien, H. influenzae, Salmonellen, Shigellen, Enterobakterien je nach Resistogramm.

Indikationen: Atypische Pneumonien: Ornithose, Chlamydien-Pneumonie, Mykoplasma-Pneumonie, Legionellose; Bronchitiden; nicht-gonorrhoische Urethritis; Leptospirose, Rickettsiosen, Lyme-Borreliose, Tularämie, Cholera, Pest; Alternative bei Lues, Gonorrhoe, Listeriose, Ruhr.

Dosierung	p.o. (Nüchterneinnahme)	i.v	Rolitetracyclin i.v..
Erwachsene	4 x 250 – 500 mg	2 x 250 – 500 mg	2 – 3x 275 mg
Kinder > 9 J.	20–30 mg/kgKG · d in 4 Dosen	10 -20 mg/kgKG · d in 2 Dosen	10 mg/kgKG · d in 2 -3 Dosen

Nebenwirkungen: Gastrointestinale Beschwerden, Stomatitis, Glossitis, Photosensibilisierung, Rest-N-Anstieg, Allergien selten, Pseudoglukosurie, (benigne) Hirndruck-Erhöhung.

Kontraindikationen: Wegen Einlagerung in Knochen und Zähne keine Anwendung in der Schwangerschaft und in der Wachstumsphase; keine Anwendung bei Niereninsuffizienz;

47
Wirkstoff und Handelspräparate:
DOXYCYCLIN, Azudoxat, Clinofug, Doxakne, Doxy-Hexal, Doxy-Puren, Doxy-Wolff, Duradoxal, Jenacyclin, Mespafin, Neodox,Sigadoxin, Vibramycin, Vibravenös;

MINOCYCLIN, Klinomycin, Lederderm, Skid, Udima
lokal: Akne-Puren, Durakne, Minakne,

Wirkspektrum: Wie Tetracyclin.

Indikationen: Wie Tetracyclin.

Dosierung:	Doxycyclin p.o./i.v.	Minocyclin p.o.
Erwachsene	initial 200 mg, dann 1 x 100 -200 mg	initial 200 mg, dann 2 x 100 oder 1 x 200 mg
Kinder> 9 J.	initial 4 mg/kgKG · d, dann 2 mg/kgKG · d in 1 Dosis	initial 4 mg/kgKG · d, dann 4 mg/kgKG · d in 1 – 2 Dosen

Nebenwirkungen: Wie Tetracyclin, unter Minocyclin häufig Schwindel

Kontraindikationen: Wie Tetracyclin; zusätzlich Doxycyclin: Myasthenia gravis; Minocyclin: Niereninsuffizienz.

Bemerkungen: Doxycyclin kann auch bei Patienten mit Niereninsuffizienz eingesetzt werden; alle Tetrazykline wirken bakteriostatisch, deshalb keine Anwendung bei Sepsis, Meningitis, Endokarditis angezeigt; bei Staphylokokken und Streptokokken nicht ohne Resistogramm einsetzen; im Vergleich zu den anderen Tetracyclinen bessere Resorption von Doxy- und Minocyclin

II–1.2.16 Amphenicole

48
Wirkstoff und Handelspräparate:
CHLORAMPHENICOL, Chloramsaar,Halomycetin, Kemicetin, Paraxin
zur lokalen Anwendung: Aquamycetin, Oleomycetin, Posifenicol, Thilocanfol;

Wirkspektrum: Anaerobier, H. influenzae, Meningokokken, Pneumokokken, Streptokokken, Rickettsien; Salmonellen, Shigellen, Enterokokken; Staphylokokken, Enterobakterien.

Indikationen: Alternativ bei Typhus/Paratyphus, Rickettsiose, Brucellose, Tularämie

Dosierung: i. v./p. o.

Erwachsene:	3–4 x 0,5 g (bis 3 x 1 g); Gesamtdosis 25 g nicht überschreiten;
Kinder	50–100 mg/kgKG · d in 4 Dosen (max. 700 mg/kgKG).
Neugeborene	
< 2 Wo	25 mg/kgKG · d in einer Dosis
3–4 Wo	50 mg/kgKG · d in 2 Dosen

Nebenwirkungen: Blutbildveränderungen: aplastische Anämie (1:25.000), dosisabhängig, Gray-Syndrom bei Neugeborenen bei Dosierung > 25mg/kgKG · d; gastrointestinale Beschwerden

Kontraindikationen: Schwangerschaft und Stillperiode, Neugeborene, Leberschädigung; hämatopoetisches Grundleiden.

Bemerkungen: Anwendung nur bei strenger Indikation als alternative Therapie, Blutbildkontrolle obligat!

II–1.2.17 Sulfonamide, Cotrimoxazol

49
Wirkstoff und Handelspräparate:
SULFACETAMID lokal am Auge: Albucid;
SULFADIAZIN Sulfadiazin Heyl
SULFAETHIDIOL-SULFAMETHIZOL[1] Harnosal,
SULFAGUANOL[2] Enterocura;
SULFALEN Longum;
SULFASALAZIN[3] Azulfidine, Colo-Pleon;

Wirkspektrum: E. coli, Shigellen; hoher Anteil resistenter Erreger.

Indikationen:
[1] Kurzzeittherapie unkomplizierter Harnwegsinfekte,
[2] Shigellose,
[3] chronische Darmerkrankungen.

Dosierung: p. o., je nach Handelspräparat.

Nebenwirkungen: Exantheme, Photosensibilisierung, Neurotoxizität, Hepatotoxizität, hämolytische Anämie

Kontraindikationen: Schwangerschaft, Sulfonamid-Allergie, Niereninsuffizienz;

Bemerkungen: Sulfonamide haben wegen ihrer vergleichsweise schwachen bakteriostatischen Wirkungen, hoher Resistenzentwicklung und relativ zahlreicher Nebenwirkungen heute eine eingeschränkte Indikation; ggf. für ausreichend Flüssigkeitszufuhr sorgen

50
Wirkstoffe und Handelspräparate:
COTRIMOXAZOL (TRIMETHOPRIM/SULFAMETHOXAZOL 1 : 5), Bactrim, Bactoreduct, Berlocid, Cotrim-Diolan, Cotrim-Puren, Cotrim-Hexal, Cotrim-Stada, Cotrimox-Wolff, Drylin, Duratrimet, Eusaprim, Kepinol, Linaris, Microtrim, Supracombin,

SULFAMERAZIN + TRIMETHOPRIM: Berlocombin
SULFAMETROL + TRIMETHOPRIM: Lidaprim.

Wirkspektrum: Breites Wirkspektrum, Ausnahmen: Pseudomonas, Anaerobier, Mykoplasmen, Clostridien, Enterokokken; schlecht wirksam gegen Chlamydien; zunehmende Resistenzentwicklung erfordert Beachtung des Resistogramms

Indikationen: Harnwegsinfektionen, Infektionen der Atemwege; Typhus, Paratyphus, Ruhr, Pneumocystis-Pneumonie

Dosierung (TMP/SMZ)

		p.o. (nach den Mahlzeiten)	i.v. (Kurzinfusion)
Erwachsene		1 – 2 x 160/800 mg	8–20/40–100 mg/kgKG · d in 2–4 Dosen
Kinder	6 Wo-5 M	2 x 20/100 mg	6/30 mg/kgKG · d in zwei Dosen
	0,5–5 J	2 x 40/200 mg	
	6–12 J	2 x 80/400 mg	

Cave: Bei Niereninsuffizienz Creatinin-Clearance < 15 ml/min nicht anwenden!

Nebenwirkungen: Gesamtrate 10–33%, meist leichtere gastrointestinale Reaktionen (Übelkeit, Erbrechen, Diarrhoe), allergische Reaktionen (häufig Exantheme), sehr selten Knochenmarksdepression; Verschlechterung geschädigter Nierenfunktion; Verstärkung der Cumarin-Wirkungen, Spiegelerhöhung von Phenytoin und Methotrexat

Kontraindikationen: Schwangerschaft, Stillperiode, 1. Lebensmonat, Niereninsuffizienz, Sulfonamidallergie, Hb-Anomalien, Leberfunktionsstörung; Störung des blutbildenden Systems.

Bemerkung: Bei Langzeittherapie Blutbildkontrollen,

II–1.2.18 Peptid-Antibiotika

II–1.2.18.1 Glykopeptide

51
Wirkstoff und Handelspräparate:
VANCOMYCIN AB-Vancomycin, VANCO, VANCO-cell, Vancomycin

Wirkspektrum: Grampositive Bakterien einschl. Methicillin-resistente Staphylokokken und Enterococcus faecium

Indikationen: Alternative bei Penicillin-/Cephalosporin-Allergie zur Behandlung schwerer grampositiver Infektionen; Streptokokken- und Enterokokken-Endokarditis,-

Sepsis (ggf. Kombination mit Aminoglykosid); orale Therapie der pseudomembranösen Colitis.

Dosierung:	i.v.	p.o.
Erwachsene	2 x 1 g oder 4 x 500 mg als Infusion	4 x 125 mg
Kinder	20–40 mg/kgKG · d in 4 Dosen.	
Neugeborene		
< 1Wo	20 mg/kgKG · d in 2 Dosen	
> 1Wo	30 mg/kgKG · d in 3 Dosen	

Cave: Bei Niereninsuffizienz Dosierung streng nach Nomogramm!

Nebenwirkungen: Erythem ("red-men"-Syndrom) bei zu schneller Infusion, allergische Reaktionen, Thombophlebitis, ototoxisch und nephrotoxisch bei Überdosierung und längerer Anwendung (> 10 Tage).

Kontraindikationen: Schwangerschaft und Stillperiode, Niereninsuffizienz, Schwerhörigkeit.

Bemerkungen: Serumspiegelkontrollen durchführen! (II–1.1.2)

52
Wirkstoff und Handelspräparate:
TEICOPLANIN, Targocid.

Wirkspektrum: Wie Vancomycin.

Indikationen: Wie Vancomycin.

Dosierung:	i.v./i.m.	p.o.
Erwachsene	initial 1–2 x 400 mg, weiter mit 1 x 200–400 mg;	2 x 200 mg
Kinder	initial 3 x 10 mg/kgKG in 12std.Abstand dann 1 x 6 – 10 mg/kgKG·d in 1 Dosis	
Neugeborene	initial 16 mg/kgKG, dann 8mg/kgKG·d in 1 Dosis	

Nebenwirkungen: Wie Vancomycin, zusätzlich reversible Anstiege der Leberenzyme (AP, Transaminasen).

Kontraindikationen: Wie Vancomycin, zusätzlich Stillperiode, Kinder

Bemerkungen: geringere Nephrotoxizität als Vancomycin

II–1.2.18.2 Polypeptide

53

Wirkstoff und Handelspräparate:

Bakterizide Chemotherapeutika mit sehr enger Indikationsstellung und heute fast ausschließlich lokaler Anwendung in Kombinationen z. B.

POLYMYXIN B Polymyxin B Pfizer und POLYMYXIN E (= COLISTIN) Wirksamkeit gegen gramnegative Bakterien) zur präoperativen Darmsterilisation (oral) oder zur Pneumonieprophylaxe bei assistiert beatmeten Patienten (Kombination mit Gentamicin); BACITRACIN + NEOMYCIN: zur lokalen Wundbehandlung; Handelspräparate: Anginomycin, Batrax, Cicatrex, Medicrucin, Nebacetin, Neotracin, Polyspectran, Prednitracin, Tonsilase N;

GRAMICIDIN: zur lokalen Anwendung im Handel als Ultexiv.

II–1.2.19 Verschiedene Wirkstoffe

54

Wirkstoff und Handelspräparate:

METRONIDAZOL, Anaerobex, Ascacea, Arilin, Clont, Elyzol, Flagyl, Fossyol, Metronimerck, Metronour, Metront, Trichex, Vagimid

Wirkspektrum: Anaerobe, gramnegative Stäbchen und anaerobe, grampositive Kokken, Campylobacter, Gardnerella vaginalis.

Indikationen: Vor allem bei schweren Mischinfektionen mit Verdacht auf Beteiligung von Anaerobiern (z. B. Peritonitis) in Kombination mit einem Cephalosporin der 3.Generation und/oder Aminoglykosid; Giardiasis; Trichomoniasis; Amöben-Ruhr; pseudomembranöse Colitis.

Dosierung	p.o.	i.v.Infusion über 1 Std
Erwachsene und Kinder > 12 J	2 – 3 x 400 mg	3 x 500 mg
Kinder < 12 J	20 – 30 mg/kgKG·d in 2 – 3 Dosen	30 mg/kgKG·d in 3 Dosen

Cave: Bei Niereninsuffizienz Creatinin-Clearance < 10 ml/min Dosisreduktion auf 2 x 500 mg

Nebenwirkungen: Gastrointestinale Beschwerden, periphere Neuropathien, Schwindel, Krämpfe, seltener Exantheme; Alkoholintoleranz, Neutropenie; Verstärkung der Wirkung oraler Antikoagulanzien

Kontraindikationen: Grunderkrankungen des hämatopoetischen Systems bzw. des ZNS.

Bemerkungen: Gehört zur Wirkstoffklasse der Nitroimidazole, sehr gute antiparasitäre Wirksamkeit bei Amöbiasis, Giardiasis, Trichomoniasis, hier aber andere Dosierung beachten !

55
Wirkstoff und Handelspräparate:
FUSIDINSÄURE, Fucidine.
Lokal am Auge : Fucithalmic

Wirkspektrum: Grampositive Bakterien, Gonokokken, Meningokokken.

Indikationen: Staphylokokken-Infektionen einschl. Methicillin-resistente Stämme. alternativ zur Vancomycin/Teicoplanin – Therapie

Dosierung:	p.o. (Einnahme zu den Mahlzeiten)	i.v.Infusion über 2 – 4 Std
Erwachsene	3 x 500 mg	3 x 500 mg
Kinder	20 – 30 mg/kgKG·d in 3 Dosen	20 – 30 mg/kgKG·d in 3 Dosen
Neugeborene		
< 1 Wo	20 mg/kgKG·d in 4 Dosen	20 mg/kgKG·d in 4 Dosen
> 1Wo	30 – 45 mg/kgKG·d in 3 Dosen	30 – 45 mg/kgKG·d in 3 Dosen

Nebenwirkungen: Gastrointestinale Beschwerden; selten Allergien; lokale Reizerscheinungen nach i.v.-Injektion, daher nur infundieren

Kontraindikationen: Bisher keine.

Bemerkungen: Häufig Resistenzentwicklung während der Therapie.

56
Wirkstoff und Handelspräparate:
FOSFOMYCIN, Fosfocin,
FOSFOMYCIN-TROMETAMOL, Monuril.

Wirkspektrum: Staphylokokken, Streptokokken, Pneumokokken; Gonokokken, H. influenzae; Enterobakterien; Fosfomycin – Trometamol nur für akute unkomplizierte Harnwegsinfektionen bei Frauen

Indikationen: Alternative bei Patienten mit Penicillin-/Cephalosporin-Allergien, vor allem bei Staphylokokken-Infektionen.

Dosierung:	Fosfomycin i.v.	Fosfomycin-Trometamol p.o. (Nüchterneinahme)
Erwachsene	2 – 3 x 3 – 5 g	Einmaldosis 3 g
Kinder	100 – 400 mg/kgKG · d in 2 – 3 Dosen	
Neugeborene	100 mg/kgKG · d in 2 Dosen	

Cave: Bei Niereninsuffizienz Creatinin-Clearance < 10 ml/min Maximaldosis 2,5,g/d
Zusatzdosis nach Hämodialyse 2,5 g

Nebenwirkungen: Gastrointestinale Beschwerden, Anstieg der Leberenzyme, Allergien selten; Serumelektrolyt-Veränderungen (Kontrollen!).

Kontraindikationen: Überempfindlichkeit gegen Fosfomycin

Bemerkung: Fosfomycin bei schweren Infektionen mit einem ß-Laktam-Antibiotikum kombinieren

57
Wirkstoff und Handelspräparate:
TRIMETHOPRIM, Infectotrimet, TMP ratiopharm, Triglobe, Triprim

Wirkspektrum: Vorwiegend gramnegative Erreger.

Indikationen: Leicht verlaufende Harnwegsinfektionen.

Dosierung: p.o.
Erwachsene: 200 – 400 mg/d
Kinder: > 12 J 200–400 mg/d;
< 12 J 2 mg/kgKG·d.

Nebenwirkungen: Exantheme

Kontraindikationen: Schwangerschaft, Stillperiode.

58
Wirkstoff und Handelspräparate
PIPEMIDSÄURE, Deblaston

Wirkspektrum: gramnegative Bakterien außer Ps.aeruginosa;

Indikationen: Harnwegsinfektionen

Dosierung: p.o.
Erwachsene 2 x 400 mg/d

Nebenwirkungen: Übelkeit, Erbrechen, Hauterscheinungen

Kontraindikationen: Schwangerschaft, Epilepsie, Niereninsuffizienz

Bemerkungen: Es besteht Kreuzresistenz zur Nalidixinsäure

59
Wirkstoff und Handelspräparate:
MUPIROCIN Bactroban, Turixin.

Wirkspektrum: Staphylococcus aureus einschl. Methicillin-resistente Stämme.

Indikationen: Elimination von Staphylokokken aus der Nasenschleimhaut.

Dosierung: 2–3 x tägliches Einbringen von ca. 30 mg („Streichholzkopfgröße") Salbe in jedes Nasenloch mittels Watteträger. Anwendung über 5–7 Tage.

Nebenwirkungen: In seltenen Fällen lokale Erscheinungen (Jucken, Brennen).

Kontraindikationen: Überempfindlichkeit gegenüber Mupirocin oder Glycerol bzw. Vaselin.

60
Wirkstoff und Handelspräparate:

DAPSON, Dapson-Fatol, Isoprodian

Wirkspektrum: Mykobakterien.
Indikationen: Lepra.

Dosierung: p.o.
Erwachsene 50–100 mg·d über 6 Monate, z. T. lebenslang.

Nebenwirkungen: Methämoglobinämie.

Kontraindikationen: Schwangerschaft.

60a
Wirkstoff und Handelspräparate
QUINOPRISTIN / DALFOPRISTIN Synercid

Wirkspektrum: Grampositive Erreger

Indikationen: Nosokomiale Pneumonie, Haut- und Weichteilinfektionen durch grampositive Erreger
Insbes. Vancomycin-resistente Enterokokken

Dosierung: i.v. 7,5 mg/kg KG alle 8 Stunden

Nebenwirkungen: Übelkeit, Durchfall, Erbrechen; selten (< 1 %) orale Candidiasis, Exanthem, Benommenheit

Kontraindikationen: Überempfindlichkeit gegenüber Streptograminen; schwere Leberinsuffizienz; gleichzeitige Gabe von Mutterkorn-Alkaloiden

Bemerkungen: Quinopristin/Dalfopristin gilt als Reserveantibiotikum bei Infektionen mit multiresistenten grampositiven Erregern; bei Verdacht auf Mischinfektion immer in Kombination mit einem Wirkstoff gegen gramnegative Erreger!

II–1.2.20 Tuberkulostatika

61
Wirkstoff und Handelspräparate:
RIFAMPICIN, Eremfat, Rifa, Rifoldin, Rimactan.
RIFABUTIN Alfacid, Mycobutin

Wirkspektrum: Mycobacterium tuberculosis, Mycobacterium leprae; atypische Mykobakterien; grampositive Kokken; Legionellen, Chlamydien, Meningokokken, Gonokokken, H. influenzae,

Indikationen: Rifampicin ist ein bakterizides Tuberkulose- Therapeutikum der 1.Wahl; Rifabutin besitzt eine höhere Aktivität gegenüber atypischen Mykobakterien und wirkt auch bei etwa 25% der Stämme mit Rifampicin-Resistenz;
Umgebungsprophylaxe bei Meningokokken-, Haemophilus-Meningitis;
Brucellose (in Kombination mit Doxycyclin)

Dosierung:	Rifampicin i. v./p. o.	Rifabutin p.o.
Erwachsene	10 mg/kgKG · d in einer Dosis (i.d.R. 600 mg/d)	1 x 300–450 mg (ggf. 450 – 600 mg)
Kinder	10–20 mg/kgKG · d in einer Dosis, max. 600 mg/d.	

Nebenwirkungen: Transaminasenanstieg, Ikterus, seltener allergische Reaktionen, gastrointestinale Beschwerden; Blutbild: Eosinophilie, Neutro-Lymphopenie.

Kontraindikationen: Schwangerschaft, Leberschädigung.

Bemerkungen: zahlreiche Interaktionen mit anderen Medikamenten, so z.B. Wirkverlust von Barbituraten, Betablockern, Diazepam, Digitoxin, oralen Antikoagulanzien und oralen Kontrazeptiva; höherdosierte Rifabutin-Therapie indiziert bei Infektionen mit multiresistenten M. tuberculosis -Stämmen

62
Wirkstoff und Handelspräparate:
STREPTOMYCIN, Strepto-Fatal

Wirkspektrum: Mycobacterium tuberculosis (bakterizide Wirkung), Brucellen, Yersinia pestis, Francisella tularensis; Staphylokokken, Streptokokken, Enterokokken, Enterobakterien.

Indikationen: Tuberkulose, Pest, Brucellose, Tularämie

Dosierung:

Erwachsene	15 mg/kgKG · d (bis zu 1 d/(d);
Kinder >1 .Lebensjahr:	20–40 mg/kgKG in 2 Dosen.

Nebenwirkungen: Ototoxizität vor allem bei Tagesdosen 1 g und Behandlungsdauer 60 Tage; Nephro-Hepatotoxizität; Exanthem, Fieber, Parästhesien, Schwindel, Sehstörungen.

Kontraindikationen: Schwangerschaft, Niereninsuffizienz.

Bemerkungen: Streptomycin wird nur noch in Ausnahmefällen außerhalb der tuberkulostatischen Therapie eingesetzt.

63
Wirkstoff und Handelsprparate:
ISONIAZID (INH) Isocid Tebesium.

Wirkspektrum: M. tuberculosis, M. kansasii (bakterizid).

Indikationen: Tuberkulose-Therapeutikum der ersten Wahl

Dosierung:	p. o./i. v.
Erwachsene	durchschnittl. 300 mg/d (max. 600 mg/d);
Kinder:	10–20 mg/kgKG · d in 1–3 Dosen (max. 300 mg/d).

Nebenwirkungen: Schwindel, Krämpfe, Psychosen; Hepatitis (1 %), Exanthem, Anämie; verminderte Alkoholtoleranz, Erhöhung der Serumspiegel von Carbamazepin, Phenytoin

Kontraindikationen: Akute Hepatitis, Psychosen, Epilepsie, Vorsicht bei Niereninsuffizienz

Bemerkungen: Immer in Kombination anwenden, Neuritis-Prophylaxe mit Pyridoxin 50 mg/kgKG

64
Wirkstoff und Handelspräparate:
ETHAMBUTOL EMB – Fatol, ETIBI, Myambutol.

Wirkspektrum: M. tuberculosis, M. kansasii, M. avium-intracellulare (bakteriostatisch)

Indikationen: Tuberkulostatikum

Dosierung: p. o./i. v./i. m.
Erwachsene 25 mg/kgKG · d über 2 Monate,
dann 15 mg/kgKG · d als Einmaldosis
oder 50 mg/kgKG · d zweimal wöchentl.
Kinder 15–25 mg/kgKG · d als Einmaldosis (max. 2,5 g/d).
Cave: Bei Niereninsuffizienz Ceatinin -Clearance < 10ml/min Maximaldosis 15 ml/kg · 48 Std

Nebenwirkungen: Dosisabhängige Optikus-Neuritis; periphere Neuropathien; gastrointestinale Beschwerden

Kontraindikationen: Vorschädigungen des N. opticus.

Bemerkungen: In Kombination anwenden, Primärresistenz ca 4%

65
Wirkstoff und Handelspräparate:
PROTIONAMID, Ektebin, Isoprodian, Peteha

Wirkspektrum: M. tuberculosis, M. kansasii

Indikationen: Tuberkulostatikum der Reserve

Dosierung: p. o.
Erwachsene 3 – 4 x 250 mg;
Kinder 15–20 mg/kgKG · d in 3 – 4 Dosen.

Nebenwirkungen: Hohe Nebenwirkungsrate!
gastrointestinale Beschwerden, Photosensibilisierung, Kopfschmerz, Schwindel, Leberschädigung, Hypothyreose, Neutropenie, verminderte Alkoholtoleranz, Potenzierung der Nebenwirkungen bei Kombination mit INH

Kontraindikationen: Schwangerschaft 1. Trimenon, Lebervorschädigung; Vorsicht bei Psychosen

Bemerkung: Tuberkulostatikum der Reserve; rasche Resistenzentwicklung während der Therapie

66
Wirkstoff und Handelspräparate:
PYRAZINAMID, Pyrafat, Pyrazinamid.

Wirkspektrum: M. tuberculosis (bakterizid)

Indikationen: Tuberkulose-Therapeutikum der ersten Wahl in Kombination mit Rifampicin und INH für die Kurzzeit-Erstbehandlung

Dosierung: p.o.
Erwachsene 20 – 35 mg/kgKG · d (max. 2 g/d) als Einmaldosis;
oder
50 mg/kgKG zweimal wöchentlich (max 3 g)
Kinder wie Erwachsene
Cave: Bei Niereninsuffizienz Creatinin-Clearance < 10ml/min Maximaldosis 12 -20 mg/kgKG · d

Nebenwirkungen: Hyperurikämie mit Lichtanfällen, gastrointestinale Beschwerden, Photosensibilisierung, Leberschädigung; Verstärkung der Wirkung oraler Antidiabetika

Kontraindikationen: Lebervorschädigung, Gicht.

67
Weitere Wirkstoffe:
ANSAMYCIN
CAPREOMYCIN, Ogostal
CYCLOSERIN, Terizidon
ETHIONAMID, Trecator
PAS;
VIOMYCIN;
Diese Wirkstoffe werden routinemäßg nicht mehr zur primären Therapie von Mykobakteriosen verwendet, können aber gelegentlich bei Nichteinsetzbarkeit der o. g. Medikamente herangezogen werden.

68
CLOFAZIMIN Lamprene ist ein in Deutschland nicht erhältliches Präparat zur Lepra-Therapie (siehe I -85).

II–1.3 Antimykotische Chemotherapie

Systemische Mykosen gehören zu den am schwierigsten zu therapierenden Infektionen.

Die Indikationsstellung zur antimykotischen Therapie ist sehr oft nur auf der Grundlage klinischer und paraklinischer Befunde möglich, da spezifische Labormethoden von geringer Spezifität und/oder Sensitivität sind. Wegen der oft wochenlangen Behandlung und der zahlreichen Nebenwirkungen der eingesetzten Wirkstoffe ist die Entscheidung zur antimykotischen Therapie sehr sorgfältig zu treffen.

Tabelle 2: Therapie der Wahl bei Systemmykosen

Erkrankung	1. Wahl	Alternative
Aspergillose	Amphotericin B +	Itraconazol Flucytosin
Blastomykose	Ketoconazol	Itraconazol
Candidiasis	Amphotericin B + Flucytosin	Fluconazol
Kokzidioidomykose	Amphotericin B	Ketoconazol
Kryptokokkose	Amphotericin +Fluconazol	Fluconazol oder Itraconazol
Histoplasmose	Amphotericin B	Ketoconazol oder Itraconazol
Mucor-Mykose	Amphotericin B	keine

Angewendet werden z. Zt. drei Wirkstoffklassen mit unterschiedlichen Angriffsorten.

1. Polyene: Oxidative Zerstörung der zytoplasmatischen Membran der Pilzzelle: Amphotericin B, Nystatin

2. Nukleosid-Analoga: Hemmung der RNA- und DNA-Synthese: Flucytosin

3.Azole: Hemmung des Einbaus von Ergosterol in die zytoplasmatische Membran, dadurch Funktionsstörung: Imidazole: Miconazol, Ketoconazol; Triazole: Itraconazol, Fluconazol.

Resistenz gegenüber Amphotericin B ist selten und wurde nur bei ausgefallenen Spezies (z. B. Candida lusitaniae) festgestellt. Gegenüber Azolen ist Resistenz ebenfalls nicht häufig, wurde aber bei Candida albicans beobachtet. Flucytosin hingegen zeigt häufig Resistenz gegenüber Candida spec. (primär in 20–40% der Stämme, Resistenzentwicklung auch unter Therapie), so daß eine Resistenzbestimmung unerläßlich ist.

II–1.3.1 Antimykotika

69
Wirkstoff und Handelspräparate:
AMPHOTERICIN B Amphotericin B, Ampho-Moronal,

Wirkspektrum: Candida (außer C.lusitanae)

Torulopsis, Cryptococcus, Histoplasma, Blastomyces, Aspergillus, Mucor, Coccidioides, Paracoccidioides, Sporothrix.

Indikationen: Das z.Z. wirksamste Antimykotikum ; schwere Infektionen durch o. g. Erreger,

Dosierung:	i. v. (Infusion über 3–4 Std. in 5% Glukose);	
	Amphotericin B	AmBisome
Erwachsene	initial 0,1 – 0,25 mg/kgKG tgl. steigern um 0,1 – 0,25 mg/kgKG bis auf 0,6 – 1,5 mg/kgKG in einer Dosis Maximaldosis 5 g	1 mg/kgKG tgl steigern bis auf 3 – 5 mg/kgKG·d Maximaldosis 16g
Kinder	wie Erwachsene	wie Erwachsene

Nebenwirkungen: Reversible Nierenschädigung, Fieber, Schüttelfrost, Erbrechen, Anämie, Leberschädigung, Thrombophlebitis; Nephrotoxizität u.a. durch gleichzeitige Gabe von Aminoglykosiden und Vancomycin erhöht

Kontraindikationen: Da eine Therapie oft die ultima ratio ist, kann eine Kontraindikation nicht allgemein benannt werden.

Bemerkungen: liposomales Amphotericin B (AmBisome) ist indiziert , wenn das konventionelle Präparat versagt oder die Therapie wegen nephrotoxischer Wirkungen nicht fortgeführt werden kann

70
Wirkstoff und Handelspräparate:
FLUCYTOSIN, Ancotil.

Wirkspektrum: Candida, Torulopsis, Cryptococcus, Aspergillus.

Indikationen: Disseminierte Candidiasis, Kryptokokkose, Aspergillose (Kombination mit Amphotericin B).

Dosierung: i. v.
Erwachsene 100 – 150 mg/kgKG·d in 4 Dosen.
Kinder wie Erwachsene
Cave: Bei Niereninsuffizienz Creatinin-Clearance < 10 ml/min Maximaldosis 37,5 g /48 – 72 Std.

Nebenwirkungen: Anämie, Anstieg der Leberenzyme, Übelkeit, Erbrechen, Diarrhoe.

Kontraindikationen: Schwangerschaft, Neugeborene.

Bemerkungen: Nur in Kombination einsetzen, da primäre Resistenz häufig, nicht prophylaktisch anwenden; Serumspiegelkontrollen angezeigt bei verminderter Nierenfunktion

71

Wirkstoff und Handelspärparate

KETOCONAZOL, Beltop, Nizoral
lokal: Terzolin,
MICONAZOL, Acnidazil, Daktar
Lokal: Fungur, Infectosoor, Micotar, Mykotin mono

Wirkspektrum: Candida, Coccidioides, Blastomyces, Histoplasma, Cryptococcus, Dermatophyten.

Indikationen: Tiefe Hautmykosen, rezidivierende Candida-Vaginitis, Candida -Ösophagitis, Kokzidioidomykose, Blastomykose, Histoplasmose.

Dosierung:	Ketoconazol p.o. (mit der Mahlzeit)	Miconazol i.v.
Erwachsene	1 x 200–600 mg;	1 -3 x 600 mg/d als Infusion
Kinder > 2 Jahre	2,5- 5 mg/kgKG·d in 1 Dosis	15-20 mg/kgKG·d als Infusion in 3 Dosen

Nebenwirkungen: Gastrointestinale Beschwerden; Exanthem, dosisabhängig Impotenz, Gynäkomastie, Thrombozytopenie.

Kontraindikationen: Schwangerschaft, Stillperiode.

Bemerkungen: Miconazol ist wirksam gegen Aspergillus, nicht aber gegen Blastomyces; Ketoconazol wirkt nicht bei Aspergillose und nicht sicher bei systemischer Candidiasis; keine Kombination mit Amphotericin B!

72

Wirkstoff und Handelspräparate:

FLUCONAZOL, Diflucan, Fungata.

Wirkspektrum: Candida, Cryptococcus, Blastomyces, Coccidioides, Blastomyces, Histoplasma

Indikationen: Systemische Candidiasis, Cryptococcus-Meningitis, prophylaktische Gabe bei neutropenischen und HIV – Patienten

Dosierung:	p. o./i. v.
Erwachsene	initial 1 x 200 – 400 mg Einzeldosis, dann 100 – 200 mg/d;
Kinder	3–6 mg/kgKG als Einzeldosis.
Säuglinge < 2 Wo	3–6 mg/kgKG alle 72 Std
2 – 4 Wo	3–6 mg/kgKG alle 48 Std

Cave: Bei Niereninsuffizienz Creatinin-Clearance < 20 ml/min Maximaldosis 100 mg/d

Nebenwirkungen: Exanthem, gastrointestinale Beschwerden, Transaminasen-Erhöhung.

Kontraindikationen: Schwangerschaft.

Bemerkungen: Gute Liquorgängigkeit, bessere Verträglichkeit als Amphotericin B;

73
Wirkstoff und Handelspräparate
ITRACONAZOL, Sporanox, Sempera

Wirkspektrum: Candida (außer C.glabrata und C.krusei), Aspergillus, Cryptococcus, Coccidioides, Blastomyces, Histoplasma, Cladosporium, Phialophora, Dermatophyten

Indikation: oropharyngeale und oesophageale Candidiasis, als Alternative zu Amphotericin B bei invasiver Aspergillose

Dosierung p.o. (Einnahme mit der Mahlzeit)

Erwachsene	1 – 2 x 200 mg bei schweren Infektionen 3 x 200 mg 3 – 4 d lang

Nebenwirkungen: Gastrointestinale Beschwerden, Kopfschmerzen, allergische Reaktionen; zahlreiche Arzneimittel-Interaktionen: Itraconazol erhöht u.a. Serumspiegel von Cyclosporin, Tacrolimus, Phenytoin, Digoxin; zur Erniedrigung der Itraconazol-Spiegel können u.a. führen Rifampicin, INH, Phenobarbital und Carbamazepin

Kontraindikationen: Schwangerschaft, Stillzeit; gleichzeitige Gabe von Terfenadin oder Astemizol

74
Wirkstoff und Handelspräparate:
NYSTATIN
oral: Adiclair, Biofonal, Candida-Lokalicid, Candido-Hermal, Moronal, Mykundex;
lokal: Biofonal, Candido-Hermal, Candido-Lokalicid, Moronal, Mykundex.

Wirkspektrum: Sproßpilze der Gattungen Candida, Geotrichum, Torulopsis, Rhodotorula.

Indikationen: p. o. bei Sproßpilz-Befall des Darms, Anwendung lokal zur Therapie des Soor (Mundhöhle, Vagina usw.).

Dosierung: p. o.

Erwachsene	3 x 500.000 – 1 Mio E./d
Kinder	3 x 500.000 – 1 Mio E/d
Säuglinge	500.000 – 1 Mio E/d in drei Dosen

Nebenwirkungen: Evtl. gastrointestinale Störungen.

Kontraindikationen: Keine.

75
Wirkstoff und Handelspräparate
GRISEOFULVIN Fulcin,Gricin (auch lokal), Griseomed, Grisovin, Likuden,

Wirkspektrum: Verschiedene Dermatophyten: Trichophyton-Arten, Epidermophyton, Mikrosporon.

Indikationen: Dermatomykosen.

Dosierung: p. o.
Erwachsene 4 x 125 mg/d (Maximaldosis 500 mg/d).

Nebenwirkungen: Gastrointestinale Störungen, Kopfschmerzen, seltener Photosensibilisierung, Glossitis, Stevens-Johnson-Syndrom, Lyell – Syndrom.

Kontraindikationen: Bei Kinderwunsch und in der Frühschwangerschaft, bei Leberfunktionsstörungen, Kollagenosen.

Bemerkungen: Teratogen an zahlreichen Versuchstieren, beim Menschen nach vorliegenden Erfahrungen offensichtlich nicht.

76
Wirkstoff und Handelspräparate:
TERBINAFIN, Lamisil.

Wirkspektrum: Durch Dermatophyten verursachte, schwere, therapieresistente Hautinfektionen, nicht wirksam gegen Hefepilze!

Indikationen: Tinea corporis, Tinea pedis, Tinea cruris.

Dosierung: 1 x 250 mg/d.

Nebenwirkungen: Allergische Hauterscheinungen, Kopfschmerz, gastrointestinale Erscheinungen: Diarrhoe, Völlegefühl.

Kontraindikationen: Schwangerschaft, Vorsicht bei Leberfunktionsstörungen.

77
Wirkstoff und Handelspräparate:
Imidazol-Präparate zur lokalen antimykotischen Therapie
BIFONAZOL, Bifomyk, Fungiderm, Mycospor;
CHLORMIDAZOL, Myco- Synalar;
COTRIMAZOL Antifungol, Candibene, Canesten, Cutistad, Durafungol, Fungizid, Gilt, Jenamazol, KadeFungin, Mycofug, Mykofungin, Mykohaug, OvisNeu, Pedisafe, Radikal, SD-Hermal, Uromykol;
ISOCONAZOL Travocort, Travogen;

OXICONAZOL Liderman, Myfungar, Oceral;
TIOCONAZOL, Fungibazid, Mykontral.

Wirkspektrum: Sproßpilze (Candida), Trichomonas, antibakterielle Wirkung (Anaerobier) unterschiedlich ausgeprägt.

Indikationen: Pilzinfektionen der Haut, der äußeren Genitale; der Vagina.

Dosierung: Lokale Anwendung als Cremes, Lösungen, Ovula.

Nebenwirkungen: Lokale Hauterscheinungen: Erythem, Urtikaria, Austrocknungserscheinungen.

Kontraindikationen: Schwangerschaft.

78
Wirkstoff und Handelspräparate:
TOLNAFTAT Sorgoa, Tinatox, Tonoftal.

Wirkspektrum: Dermatophyten einschl. Sproßpilze. Indikationen und Anwendungen wie bei Imidazolen; keine Anwendung am Auge!

II–1.4 Antivirale Chemotherapie

Wegen der engen Verzahnung der viralen Replikation mit dem Stoffwechsel der eukaryoten Wirtszelle ist das Prinzip der selektiven Toxizität in der Therapie von Virusinfektionen besonders schwer zur Anwendung zu bringen.

Derzeit sind folgende spezifische Wirkmechanismen bei den verschiedenen Virostatika realisiert:

I. Hemmung von Uncoating und Assembly:
   Amantadin, Rimantadin;
II. Hemmung des 5'-Capping der viralen mRNA: Ribavirin;
III. Hemmung der viralen DNA-Replikation (verschiedene Mechanismen):
   Aciclovir, Ganciclovir, Valaciclovir, Famciclovir, Foscarnet;
IV. Hemmung der viralen reversen Transkriptase/Nukleinsäuresynthese:
   Zidovudin, Stavudin, Lamivudin, Didanosin, Zalcitabin; Nevirapin, Delavirin, Abacavir
V. Hemmung des Reifens von Viruspartikeln:
   Ritonavir, Saquinavir, Indinavir, Nelfinavir
VI. Hemmung der Freisetzung neugebildeter Viruspartikel: Zanamivir

Die Wirkungen nach III und IV werden in erster Linie durch Substanzen vom Typ der Nukleosidanaloga erreicht.

Eine Resistenzentwicklung kann auch gegen Virostatika eintreten; die Bestimmung der Empfindlichkeit gehört gegenwärtig nicht zu den Routinemethoden im Labor, wird jedoch vor allem für die Therapie der HIV- Infektion zunehmend unerläßlich

II–1.4.1 Virostatika vom Typ der Nukleosid-Analoga

79

Wirkstoff und Handelspräparat:
ACICLOVIR Acic, Aciclostad, Aciclobeta, Acivir, Activir, Herpetad, Herpofug, Herpotern, Herpoviric, Mapox, Supravirax, Virax Puren, Virzin, Zovirax
Lokal: Aciclobeta, Herpaviric, Mapox, Nycovir, Supravirax, Virax Puren, Virupos, Zoliparin, Zovirax
VALACICLOVIR Valtrex

Wirkspektrum: Herpesviridae: HSV, VZV

Indikationen: Herpes genitalis, Herpes zoster-Infektionen; Herpes -Enzephalitis, Herpes- und VZV-Infektionen bei abwehrgeschwächten Patienten;

Dosierung:	Aciclovir i.v. (1 Std.Infusion)	Aciclovir p.o.	Valaciclovir p.o.
Erwachsene	15 -30mg/kgKG·d in 3 Dosen	5 x 200 – 800 mg im Abstand von 4 Std. (Maximaldosis bei Kindern >2 J 80 mg/kgKG·d)	2 – 3 x 0,5 – 1g
Kinder 3 M – 12J	750 – 1500 mg/m^2 KO · d in 3 Dosen		
Neugeborene und Säuglinge < 3M	15 – 30 mg/kgKG · d in 3 Dosen		
Zur Prophylaxe		4 x 200 – 400 mg	

Cave: Bei Niereninsuffizienz Creatinin-Clearance < 10 ml/min Maximaldosis 2,5 – 5 mg/kgKG · d
Zusatzdodis nach Hämodialyse 2,5 mg/kgKG i.v. bzw. 200 mg p.o.

Nebenwirkungen: Passagere Störung der Nierenfunktion, Phlebitis, Erbrechen; gelegentlich Kopfschmerz, Verwirrtheit, Tremor

Kontraindikationen: Aciclovir-Überempfindlichkeit; Schwangerschaft, Stillperiode

Bemerkungen: Valaciclovir hat als Prodrug von Aciclovir eine bessere Bioverfügbarkeit und Pharmakokinetik.

80

Wirkstoff und Handelspräparat:
GANCICLOVIR, Cymeven, Cymevene

Wirkspektrum: CMV

Indikationen: CMV-Infektion bei immunsupprimierten Patienten.

Dosierung:	i.v. Infusion über 1 Std	p.o. (mit der Mahlzeit)
Erwachsene	10 mg/kgKG · d in 2 Dosen	
Suppressionstherapie	5 mg/kgKG · d täglich oder 6 mg/kgKG · d an 5 Wochentagen	3 x 1 g

Cave: Bei Niereninsuffizienz Creatinin-Clearance < 10 ml/min Maximaldosis i.v. 1,5 mg/kgKG · d
p.o. 0,5 g bei dreimal wöchentlicher Gabe

Nebenwirkungen: Neutropenie, Anämie, Thrombopenie, Fieber, ZNS-Störungen wie Verwirrtheit, Krämpfe; Erhöhung der Transaminasen

Kontraindikationen: Überempfindlichkeit gegen Ganciclovir; schwere Neutropenie, Schwangerschaft, Stillperiode.

Bemerkungen: Suppressionstherapie zur Vermeidung von Rückfällen bei HIV -Patienten notwendig

81
Wirkstoff und Handelspärparate
FAMCICLOVIR, Famvir

Wirkspektrum: HSV-1 und HSV-2, VZV

Indikationen: Herpes genitalis, unkomplizierter Herpes zoster

Dosierung: p.o.
Erwachsene 2 – 3 x 125 – 250 mg
Cave: Bei Niereninsuffizienz < 30 ml/min Maximaldosis 1 x 250 mg
Zusatzdosis nach Hämodialyse 250 mg

Nebenwirkungen: Abgeschlagenheit, Kopfschmerzen, Übelkeit

Kontraindikationen: Schwangerschaft und Stillperiode, Penicilline, nichtsteroidale Antiphlogistika, Patienten < 18 Jahre

81a
Wirkstoff und Handelspärparate
CIDOFOVIR, Vistide

Wirkspektrum: Zytomegalie-Virus (CMV)

Indikationen: Behandlung der CMV-Retinitis bei Patienten mit AIDS

Dosierung: Nur als Infusion!

Erwachsene	Initialbehandlung: 5 mg/kg KG über einen Zeitraum von 1 Stunde 2 Wo. hintereinander jeweils 1× pro Woche
	Erhaltungsdosis 2 Wochen nach beendeter Initialbehandlung 5 mg/kg KG über einen Zeitraum von 1 Stunde einmal alle 2 Wochen
	Probenecid wird zusätzlich mit jeder Dosis Cidofovir oral verabreicht: 2 g Probenecid 3 Std. vor, 1g 2 Stunden nach und 1 g 8 Stunden nach Behandlung Per os

Nebenwirkungen: Proteinurie, Fieber, Übelkeit, Neutropenie, Hautausschlag
Die Probenecid-Gabe beeinflußt den Metabolismus zahlreicher Arzneimittel!
z.B. Zidovudin-Behandlung unterbrechen oder Dosierung um 50 % reduzieren

Kontraindikationen: Eingeschränkte Nierenfunktion; gleichzeitige Gabe nephrotoxischer Medikamente (z.B. Aminoglykoside)

82
Wirkstoff und Handelspräparat:
FOSCARNET, Foscavir
Lokal: Triapten

Wirkspektrum: Herpesviridae

Indikationen: CMV-Infektion bei Immunsupprimierten.

Dosierung:	i. v.-Infusion über 1 Std.	i.v.Infusion über 2 Std
Erwachsene		
Induktionstherapie	180–200 mg/kgKG · d in 3 Dosen. über 2 – 3 Wochen	
Erhaltungstherapie		90 – 120 mg/kgKG · d in einer Dosis

Nebenwirkungen: ZNS-Störungen (Psychosen), Anämie, Erbrechen, Exantheme, Fieber, gastrointestinale Beschwerden, Erhöhung der Transaminasen; Toxizitäts-Steigerung mit anderen nephrotoxischen Medikamenten z.B. Aminoglykoside, Aciclovir, Amphotericin B, Cyclosoprin

Kontraindikationen: Schwangerschaft, Stillperiode.

Bemerkungen: Nur bei lebensbedrohenden CMV-Infektionen, z.B. CMV -Retinitis

82a
Wirkstoff und Handelspräparat:
PENCICLOVIR lokal, Vectavir Creme

Wirkspektrum: HSV-1 und HSV-2, VZV

Indikationen: Lokaltherapie der Herpes labialis

Nebenwirkungen: Reizerscheinungen

Kontraindikationen: Immunsupprimierte Patienten, Patienten < 18 Jahre, Schwangerschaft und Stillzeit (relative Kontraindikation)

83
Wirkstoff und Handelspräparat:
VIDARABIN lokal :Vidarabin 3% Thilo.

Wirkspektrum: Herpesviren HSV-1 und HSV-2, VZV

Indikationen: Lokaltherapie des Herpes zoster, der Keratitis dendritica,von Herpes-Infektionen der Haut.

Nebenwirkungen: Reizerscheinungen, selten allergische Reaktionen.

Kontraindikationen: Schwangerschaft.

84
Wirkstoff und Handelspräparat:
ZIDOVUDIN, (AZIDOTHYMIDIN, AZT), Retrovir

Wirkspektrum: Retroviridae: HIV1, HIV2.

Indikationen: Kombinationstherapie der HIV – Infektion

Dosierung:	p. o. (Nüchterneinnahme)	i.v.
Erwachsene	5 – 6 x 100 -200 mg	6 x 1 – 2 mg/kgKG
Kinder	4 x 180 mg/m^2 KO (maximal 4 x 200 mg)	4 x 80 -160 mg/m^2 KO

Nebenwirkungen: Myelodepression, Inappetenz, Appetitlosigkeit, Parästhesien, Fieber, Schlaflosigkeit; zahlreiche Interaktionen mit Arzneimitteln, verstärken die toxischen Wirkungen, u.a. Amphotericin B, Cotrimoxazol, andere, die wie Zidovudin in der Leber glukuronidiert werden, z.B. Acetylsalicylsäure, Indomethacin, Cimetidin

Kontraindikationen: Schwangerschaft, starke Neutropenie (relative Kontraindikationen).

85
Wirkstoff und Handelspräparat:
DIDANOSIN (DIDESOXYINOSIN,ddI), Videx.
ZALCITABIN (DIDESOXYCYTIDIN, ddC), Hivid

Wirkspektrum: HIV1, HIV2.

Indikationen: Kombinationstherapie der HIV -Infektion.

Dosierung: p.o. (Nüchterneinnahme)

			Didanosin	Zalcitabin
Erwachsene	Körpergewicht	< 75kg	2 x 300 mg	3 x 750 mg
		50 – 74 kg	2 x 200 mg	
		35 – 49 kg	2 x 100 mg	
Kinder	Körperoberfl.	1,1 – 1,4 m²	2 x 100 mg	> 13 Jahre
		0,8 – 1,0 m²	2 x 75 mg	3 x 750 mg
		0,5 – 0,7 m²	2 x 50 mg	
		< 0,4 m²	2 x 25 mg	

Cave: Bei Nieneninsuffizienz Creatinin-Clearance < 25 ml/min Maximaldosis Zalcitabin 750 mg/d

Nebenwirkungen: Pankreatitis(10–20%), periphere Neuropathien bei bis zu einem Drittel der Patienten; bei Zalcitabin auch orale Ulzerationen und Leberfunktionsstörungen

Kontraindikationen: Schwangerschaft, gleichzeitige Verabreichung neurotoxischer und/oder Pankreatitis – verursachender Medikamente

86

Wirkstoff und Handelspräparat:
STAVUDIN (d4T), Zerit
LAMIVUDIN (3 TC), Epivir

Wirkspektrum: HIV1, HIV2; Hepatitis B -Virus (Lamivudin)

Indikationen: Kombinationstherapie der HIV – Infektion

Dosierung:		Stavudin p.o.	Lamivudin (Nüchterneinnahme p.o.)
Erwachsene	> 60 kgKG	2 x 40 mg	2 x 150 mg
	< 60 kgKG	2 x 30 mg	
Kinder 3 Mo – 12 J			8 mg/kgKG · d in 2 Dosen

Cave: Bei Niereninsuffizienz Creatinin-Clearance < 25 ml/min Maximaldosis Stavudin 1 x 15 mg;
bei Lamivudin u. Clearance < 5 ml/min Maximaldosis 1 x 25 mg

Nebenwirkungen: Periphere Neuropathie bei Stavudin; Meteorismus, Pankreatitis, Müdigkeit; Neutropenie

Kontraindikationen: Stavudin (relativ) vorbestehende Neuropathie; Lamivudin- Überempfindlichkeit

Bemerkungen: Lamivudin ist auch zur Therapie der Hepatitis B (Virusinfektion) geeignet; entspr. Daten siehe unter I -60. Als feste Kombination ist Lamovudin mit Zidovudin erhältlich: Combivir

87
Wirkstoff und Handelspräparat:
ABACAVIR, Ziagen

Indikationen: Kombinationstherapie der HIV-Infektion

Dosierung:	Erwachsene	2 x 300 mg/d
	Kinder > 3 Monate	2 x 8 mg/kgKG · d

Nebenwirkungen: Überempfindlichkeitsreaktion

Kontraindikationen: Schwangerschaft

88
Wirkstoff und Handelspräparat:
RIBAVIRIN, Virazole.

Wirkspektrum: Orthomyxoviren, Paramyxoviren, Arenaviren, Hepatitis C -Virus

Indikationen: Schwerverlaufende RSV-Infektionen: Pneumonie, Bronchiolitis. Hepatitis C; i.v.-Therapie bei Lassa- Fieber, Hanta-Virus -Infektionen

Dosierung:	inhalativ	i.v.
	20 mg/ml Aq.dest.	initial 2 g, dann
	über 3–6 Tage bei	4 x 1 g für 4 Tage und
	12 -18 Std. Inhalation	3 x 0,5 g für weitere 6 Tage

Nebenwirkungen: Exanthem, hämolytische Anämie

Kontraindikationen: Schwangerschaft.

Bemerkungen: Vorsicht bei assistiert beatmeten Patienten

89
Wirkstoff und Handelspräparate:
IDOXURIDIN, IDU Röhm, Synmiol, Virunguent, Zostrum.

Wirkspektrum: Herpesviren HSV-1/2.

Indikationen: Keratitis herpetica, Herpes labialis, genitalis.

Dosierung: Lokale Anwendung (Auge, Haut, Schleimhaut).

Nebenwirkungen: Konjunktivitiden, Keratopathien.

Kontraindikationen: Schwangerschaft.

89a
Wirkstoff und Handelspräperate
BRIVUDIN, Helpin

Wirkungsspektrum: Varizella-Zoster-Virus (VZV), Herpes Virus Type 1 (HSV1)

Indikationen: Infektionen durch VZV, schwere mukokutane HSV1-Infektionen

Dosierung:	Erw.:	4 x 125 mg/d in 6 std. Intervall
	Kinder:	3 x 5 mg/d in 8 std. Intervall

Nebenwirkungen: Gastrointestinale Störungen, Inappetenz, Kopfschmerzen

Kontraindikationen: Patienten ohne Immundefekt, gleichzeitige Einnahme von Fluoruracil

II–1.4.2 Nichtnukleosidische Inhibitoren der Reversen Transkriptase

90
Wirkstoff und Handelspräparat
NEVIRAPIN, Viramune

Wirkspektrum: HIV1, HIV2

Indikationen: Kombinationstherapie der HIV- Infektion

Dosierung: Erwachsene 1x 200 mg/d für 14 Tage, dann 2 x 200 mg

Nebenwirkungen: allergische Hautrötungen (in 17%), Steven-Johnson-Syndrom (in 3%)

Kontraindikationen: Schwangerschaft

Bemerkungen: gut liquorgängig

91
Wirkstoff und Handelspräparat
DELAVIRDIN, Rescriptor

Wirkspektrum: HIV1, HIV2

Indikationen: Kombinationstherapie der HIV – Infektion

Dosierung: Erwachsene 3 x 400 mg/d

Nebenwirkungen: allergische Hautreaktionen (in 18%), Kopfschmerz, Übelkeit, Durchfälle

Kontraindikationen: Schwangerschaft

92
Wirkstoff und Handelspräparat
EFAVIRENZ, Sustiva

Wirkspektrum: HIV1, HIV2

Indikationen: Kombinationstherapie der HIV – Infektion

Dosierung: Erwachsene 1 x 600 mg

Nebenwirkungen: ZNS -Symptome (in 50%) : Konzentrationsschwäche, Schwindel, Schlafstörung, Dysphorie

Kontraindikationen: Schwangerschaft

II–1.4.3 Hemmstoffe der Virusreifung

II–1.4.3.1 Hemmstoffe der retroviralen Protease

93
Wirkstoffe und Handelspräparate:
RITONAVIR, Norvir
SAQUINAVIR, Invirase, Fortovase
INDINAVIR, Crixivan

Wirkspektrum: HIV1, HIV2

Indikationen: Kombinationstherapie der HIV – Infektion

Dosierung:	Ritonavir p.o. (mit den Mahlzeiten)	Saquinavir p.o. (mit den Mahlzeiten)	Indinavir p.o. (Nüchterneinnahme)
Erwachsene	initial 2 x 300mg, alle 2 d um 2 x 100mg steigern bis zu 2 x 600 mg	3 x 600 mg	3 x 800 mg

Nebenwirkungen: Durchfälle, Inappetenz, Magenschmerzen, Lipodystrophie; zahlreiche Arzneimttel-Interaktionen

Kontraindikationen: Schwangerschaft

94
Wirkstoff und Handelspräparate:
NELFINAVIR, Viracept

Wirkspektrum: HIV1,HIV 2

Indikationen: Kombinationstherapie der HIV-Infektion

Dosierung: 3 x 250 mg/d

Nebenwirkungen: Durchfälle, Lipodystrophien, zahlreiche Arzneimittel-Interaktionen

Kontraindikationen: Schwangerschaft

95
Wirkstoff und Handelspräparate
AMPRENAVIR, Agenerase

Wirkspektrum: HIV1, HIV2

Indikationen: Kombinationstherapie der HIV-Infektion

Dosierung:	Erwachsene	2 x 1200 mg/d
	Kinder	2 x 22mg/kgKG · d

Nebenwirkungen: Übelkeit, Durchfall, Kopfschmerzen, Exantheme

Kontraindikationen: Schwangerschaft

II–1.4.3.2 Andere Wirkprinzipien

96
Wirkstoff und Handelspräparate:
AMANTADIN, Adekin, Aman, Amanta, Amixx, InfectoFlu, Infex, PK Merz, Tregor, Viregyt.

Wirkspektrum: Orthomyxoviren.

Indikationen: Prophylaxe von Influenza A-Infektionen.

Dosierung:	p. o.
Erwachsene	2 x 100 mg/d
Kinder	5–9 Jahre 1 x 100 mg/d

Nebenwirkungen: Psychische Wirkungen (Unruhe, Depression), Ödeme bei Herzinsuffizienz.

Kontraindikationen: Zentralnervöse Anfallsleiden, Psychosen, Schwangerschaft.

Bemerkungen: Die Notwendigkeit, Amantadin kurz vor der Infektion geben zu müssen, schränkt die Indikation praktisch stark ein.

96a
Wirkstoff und Handelspräparate:
ZANAMIVIR, Relenza

Wirkspektrum: Orthomyxoviren

Indikationen: Therapie der Influenza A und B-Erkrankung

Dosierung: 2mal täglich 2 Inhalationen (entspr. 2x täglich 2x 5 mg Zanamivir)

Nebenwirkungen: gastrointestinale Beschwerden, ggf. grippeähnliche Symptome

Kontraindikationen: Schwangerschaft und Stillzeit, Kinder unter 12 Jahre, Überempfindlichkeit.

Bemerkungen: Die Behandlung sollte so früh wie möglich, d.h. innerhalb 48 Std. nach Auftreten der Symptome, beginnen.

96b
Wirkstoff und Handelspräparate:
OSELTAMIVIR, Tamiflu

Wirkspektrum: Orthomyxoviren

Indikationen: Therapie der Influenza bei Erwachsenen > 18 J.

Dosierung: 2 × 1 Kapsel à 75 mg während 5 Tagen, Behandlungsbeginn am ersten oder zweiten Tag des Auftretens von Symptomen

Nebenwirkungen: Übelkeit in etwa 13%

Kontraindikationen: Überempfindlichkeit

II–1.4.3.3 Interferon-Therapie

Interferone sind eine Familie von Proteinen, deren Gemeinsamkeit in ihren antiviralen, antiproliferativen und immunmodulatorischen Wirkungen liegt. Man unterscheidet α-, β- und γ-Interferone.

Interferone wirken über die Bindung an spezifische Interferonrezeptoren auf den Zellen. Sie haben keine biologische Wirkung innerhalb der Zelle, in der sie produziert werden. Interferon-Rezeptor-Komplexe werden durch Endozytose internalisiert.

Innerhalb der Zelle wird die IFN-Wirkung über sog. „2nd messengers" vermittelt. Diese sind im einzelnen noch nicht bekannt. Durch die Interferone wird eine Zelle in den sogenannten „antiviralen Zustand" gebracht. Für diesen Zustand wichtige Proteine sind das MX-Protein, eine Proteinkinase sowie die 2050 Oligoadenylat-Synthetase. Letzere führt zur Bildung von 2050 Oligoadenylat, welches eine Ribonuklease aktiviert, die sowohl virale als auch zelluläre RNA abbaut.

Die unterschiedlichen Interferone unterscheiden sich in ihrer Fähigkeit, diese Synthetase in verschiedenen Zellen zu induzieren. Die Kenntnisse über die Wirkung von Interferonen bei klinischer Anwendung sind insgesamt noch recht unvollständig.

Tabelle 3: Charakteristika humaner Interferone

Typ	IFN α	IFN β	IFN γ
Subtypen	ca. 20	1 (+ 1)	1
Molek. gew.	16–27 kD	ca. 23 kD	17–25 kD
Ort der Produktion	Monozyten B-Zellen	Fibroblasten	T-Zellen
Induktoren	Viren ds-RNA	Viren ds-RNA	Antigene Zytokine Mitogene

97

Wirkstoff und Handelspräparate:
INTERFERON – ALPHA, Cytoferon, Intron A (rekombinant), Roferon

Wirkspektrum und Indikationen: Anwendung bei chronischer Hepatitis B erwachsener Patienten mit Merkmalen der aktiven Virusreplikation (HBe-Ag +, PCR +); bei Patienten mit Hepatitis C (chronischer Verlauf). Insgesamt strenge Indikationsstellung.

Dosierung: s.c.	Hepatitis B	Hepatitis C
Erwachsene	3 x 5 Mio E pro Woche	3 x 3 Mio E pro Woche

Nebenwirkungen: Exantheme, Pruritus, Herpes-Reaktivierung, Haarausfall, Schwitzen, Tremor, Benommenheit, Sehstörungen, Stomatitis, Muskel- und Gelenkschmerzen, Hb-Abfall,

Kontraindikationen: Dekompensierte Leberzirrhose, Autoimmunerkrankungen, maligne Erkrankungen, schwere kardiopulmonale Insuffizienz, Schwangerschaft und Stillzeit, Überempfindlichkeit gegebüber Interferon-α, gleichzeitige immunsuppressive Therapie

Bemerkungen: Vorsicht bei Gabe von Zidovudin und anderen myelosuppressiven Medikamenten

II–1.5 Antiparasitäre Chemotherapie

II.1.5.1. Antihelminthika

98

Wirkstoff und Handelspräparat:
ALBENDAZOL, Eskazole

Wirkspektrum: Echinococcus granulosus, Echinococcus multilocularis, Trichinella spiralis.

Indikationen:
Zystische Echinokokkose (Echinococcus-granulosus-Infektion, Hundebandwurm-Befall): inoperable Verlaufsform, nicht radikaloperierbare Verlaufsform, präoperative Unterstützung der chirurgischen Therapie;

Alveoläre Echinokokkose (Echinococcus-multilocularis-Infektion, Fuchsbandwurm-Befall): inoperable Verlaufsfor, nicht radikaloperierbare Verlaufsform, präoperative Unterstützung der chirurgischen Therapie;

Trichinen-Befall (Trichinella-spiralis-Infektion, Trichinose); Behandlungsversuch bei Zwergfadenwurmbefall.

Dosierung:
Zystische oder alveoläre Echinokokkose: 2 x täglich 1 Filmtablette 400 mg Wirkstoff für die Dauer von 28 Tagen mit anschließender 14tägiger Pause. Es sollten mindestens zwei, jedoch nicht mehr als drei Behandlungszyklen aufeinander folgen.

Trichinose:	2 x täglich 1 Filmtablette 400 mg Wirkstoff 6 Tage lang.
Strongyloidiasis:	400 mg p. o. für drei Tage (leichte Fälle), 800 mg p. o. für drei Tage (schwere Fälle), evtl. Wiederholung; Personen unter 60 kgKG: tgl. 15 mg/kgKG p. o., verteilt auf Einzeldosen.

Nebenwirkungen: Anstieg der Leberenzyme; Leukopenie, selten Panzytopenie, Magen-, Darmbeschwerden, Schwindel, Kopfschmerzen, Nasenbluten, Haarausfall, Juckreiz, Hautausschlag, Fieber (alle reversibel).

Kontraindikationen: Schwangerschaft, Stillperiode, nicht bei Kindern < 6 Jahren.

99
Wirkstoff und Handelspräparat:
DIETHYLCARBAMAZIN, Hetrazan.

Wirkspektrum: Wucheria bancrofti, Onchocerca volvulus, Loa Loa.

Indikationen: Filiariasis, Onchocercose, Loiasis.

Dosierung: p. o.
Erwachsene: 6 mg/kg·d in drei Dosen über 3–4 Wochen, bei Mikrofilarien über 3–5 Tage.

Nebenwirkungen: Erbrechen, Kopfschmerzen, Sehstörungen, allergische Reaktionen, Ataxie.

Kontraindikationen: Krampfbereitschaft, Epilepsie, Leber-, Nierenfunktionsstörungen.

100
Wirkstoff und Handelspräparat:
MEBENDAZOL, Pantelmin, Surfont, Vermox.

Wirkspektrum: Enterobius, Askaris, Taenia.

Indikationen: Nematodenbefall, gemischter Wurmbefall.

Dosierung: p. o.

Oxyuriasis:	1 x 100 mg als Einmalbehandlung, Wh. nach 2–4 Wochen;
Askaridiasis und Mischinfektionen:	2 x 100 mg (morgens, abends) für 3 Tage.

Nebenwirkungen: Diarrhoe, Leibschmerzen.

Kontraindikationen: Schwangerschaft und Stillzeit.

101
Wirkstoff und Handelspräparat:
METRIFORNAT, Bifural, Bilarcil

Wirkspektrum: Schistosoma haematobium

Indikation: Bilharziose

Dosierung: 3 x 7,5 – 10 mg/kgKG in zweiwöchigem Abstand

Nebenwirkungen: selten

Kontraindikationen: keine

102
Wirkstoff und Handelspräparat:
NICLOSAMID, Yomesan.

Wirkspektrum: Taenien.

Indikationen: Taeniasis.

Dosierung: p. o.

Erwachsene und Kinder > 6 Jahren:	4 x 0,5 g als Einmalbehandlung
Kinder 2–6 J.	2 x 0,5 g;
Kinder < 2 J.	1 x 0,5 g.

Nebenwirkungen: Brechreiz, Übelkeit, Leibschmerzen.

Kontraindikationen: 1. Trimenon der Schwangerschaft.

103
Wirkstoff und Handelspräparat:
OXAMNIQUIN, Vansil

Wirkspektrum: Schistosoma mansoni

Indikationen: Therapie der Bilharziose

Dosierung: a) Sch.mansoni- Stämme der westlichen Hemisphäre

Erwachsene	12 – 17mg/kgKG als Einmaldosis
Kinder	2 x 10mg/kgKG in 2 – 8 std. Abstand, einmalig

b) Sch.mansoni anderer Herkunft (Erw. und Kinder)
30 – 60 mg/kgKG in zwei Dosen an einem, oder verteilt auf bis zu 3 Tage

Nebenwirkungen: leichte ZNS-Symptome (z.B. Schläfrigkeit); Erhöhung der Transaminasen, Pruritus, Urtikaria, Verfärbung des Urins

Kontraindikationen: Stillzeit, Schwangerschaft

104
Wirkstoff und Handelspräparat:
PIPERAZIN, Tasnon, Vermicompren

Wirkspektrum: Ascaris lumbricoides, Enterobius vermicularis

Indikationen: zur Therapie der Askariasis und Oxyuriasis

Dosierung: p.o. 65 mg/kgKG · d (maximal 2,5 g/d) über 7 Tage

Nebenwirkungen: Übelkeit, Erbrechen, gelegentlich Kopfschmerz, selten Krämpfe; Cave: Piperazin kann hämolytische Anämie auslösen

Kontraindikationen: Schwangerschaft

105
Wirkstoff und Handelspräparate:
PRAZIQUANTEL, Biltricide, Cesol, Cysticide.

Wirkspektrum: Schistosomen, Taenien, Zystizerken, Leberegel.

Indikationen: Schistosomiasis/Bilharziose; Taeniasis, Zystizerkose, Leberegel-Befall.

Dosierung: p. o.

	Schistosomiasis	Zystizerkose
	1 x 40 mg/kgKG als Einmalbehandlung;	50 mg/kgKG · d für 15 Tage, ggf. Wiederholung nach 3 Monaten (okuläre Form).

Nebenwirkungen: Leibschmerzen, Urtikaria, Schwäche, Müdigkeit, Kopfschmerzen.

Kontraindikationen: 1. Trimenon der Schwangerschaft, Stillzeit (Karenz beachten).

106
Wirkstoff und Handelspräparat:
PYRANTEL, Combantrin, Helmex

Wirkspektrum: Nematoden, Enterobius, Askaris, Ancylostoma.

Indikationen: Befall mit o. g. Würmern.

Dosierung: p. o.

Erwachsene	10 mg/kgKG als Einmalbehandlung (bei Necator americanus u. U. für 3 Tage).

Nebenwirkungen: Gastrointestinale Störungen, Kopfschmerz, Schwindel.

Kontraindikationen: Schwangerschaft.

107
Wirkstoff und Handelspräparate:
PYRVINIUM, Molevac, Pyrcon.

Wirkspektrum: Enterobius.

Indikationen: Oxyuriasis.

Dosierung: p. o.
7.5 mg/kgKG als Einmalbehandlung.

Nebenwirkungen: Selten gastrointestinale Störungen.

Kontraindikationen: Entzündliche Darmerkrankungen; Säuglinge < 3 Monate.

108
Wirkstoff und Handelspräparate:
THIABENDAZOL, Minzolum, Mintezol.

Wirkspektrum: Wucheria bancrofti; Brugia brugii.

Indikationen: Kutane und viszerale Larva migrans.

Dosierung: p. o.

Erwachsene 2	5–50 mg/kgKG · d für 2d
Kinder	25 mg/kgKG · d für 2d;

Nebenwirkungen: Kopfschmerz, Erbrechen, Schwindel.

Kontraindikationen: Vorsicht bei Lebererkrankung.

109
Wirkstoff und Handelspräparat:
TRICLABENDAZOL, Fasinex

Wirkspektrum: Anthelmintikum

Indikationen: Behandlung der Fasciolosis

Dosierung: 2 x 5 mg/kgKG p.o., 6 – 8h nach den Mahlzeiten

Nebenwirkungen: Urtikaria, gastrointestinale Beschwerden, ZNS-Symptome

Kontraindikationen: Schwangerschaft, Stillzeit

II–1.5.2 Mittel gegen Malaria

II–1.5.2.1 Aminochinoline

110
Wirkstoff und Handelspräparate:
CHLOROQUIN, Chlorochin, Resochin, Weimerquin

Wirkspektrum: Malaria-Plasmodien.

Indikationen: Malaria-Prophylaxe und -Therapie

Dosierung: p. o. (bezogen auf Base)	Prophylaxe	Therapie
Erwachsene:	2 x 300 mg immer am gleichen W-Tag beginnend 1 W vor Einreise; Ende 6 Wochen nach Rückkehr	2 x 600 mg initial dann nach 6,24 u. 48 h jeweils 300 mg

Kinder: < 5–6 kgKG	75 mg/W	10 mg/kgKG initial
7–14 kgKG	150 mg/W	dann nach 6,24, und 48h
15–18 kgKG	225 mg/W	jeweils 5 mg/kgKG
19–35 kgKG	300 mg/W	
> 35 kgKG	600 mg/W	
	im gleichen Turnus.	

Nebenwirkungen: Exantheme, Schlafstörungen, Unruhe, Myopathien.

Kontraindikationen: Möglichst keine Anwendung in der Schwangerschaft und Stillzeit.

111
Wirkstoff und Handelspräparat:
MEFLOQUIN, Lariam.

Wirkspektrum: Malaria-Plasmodien.

Indikationen: Malaria-Prophylaxe (ggf. auch Therapie).

Dosierung: p. o.	Prophylaxe	Therapie
Erwachsene	1 x 250 mg/Woche, Beginn 1 Woche vor Einreise Ende 4 Wochen nach Rückkehr	3 x 250 mg initial 2 x 250 mg nach 6 h 1 x 250 mg nach weiteren 6 h Wiederh. nach 7 d
Kinder 5–12 kg	¼ Tabl./Woche	3 Dosen von 8 mg/kgKG im
13–24 kg	½ Tabl./Woche	Abstand von 6 h
25–35 kg	¾ Tabl./Woche	Wiederh. nach 7 d
> 36 kg	1 Tabl./Woche Beginn 1 Woche vor Einreise Ende 4 Wochen nach Rückkehr	

Nebenwirkungen: Leukozytose, Bradykardie, psychische Veränderungen.

Kontraindikationen: Schwangerschaft.

II–1.5.2.2 Chininalkaloide

112
Wirkstoff und Handelspräparat:
CHINIDINDIHYDROCHLORID

Wirkspektrum: Malaria -Plasmodien

Indikation: zur paranteralen Malaria-Therapie

Dosierung:

Erwachsene:	20 mg/kgKG als Initialdosis in 500ml 5%iger Dextroselösung über 4h infundieren danach alle 8 Std. 10 mg/kgKG über 2 -4 Std. infundieren (max 1800 mg/d) Übergang zur oralen Therapie

Nebenwirkungen: Gastrointestinale Erscheinungen. ZNS-Symptome, allergische Reaktionen

Kontraindikationen: Schwangerschaft

113

Wirkstoff und Handelspräparate:

CHININ, Limptar, Sagittaproct

Wirkspektrum: Malaria-Plasmodien.

Indikationen: U. U. als Alternative zur Malariatherapie bei Chloroquin-Resistenz.

Dosierung:	i. v.	i.m.	p.o.
Erwachsene	250 – 500 mg/d	8–10 mg/kgKG · d	3 x 600 mg/d über 7 d

Nebenwirkungen: Gastrointestinale Erscheinungen, allergische Reaktionen (Exantheme, Urtikaria), Schwindel, Sehstörungen, Erregungsleitungsstörungen, Bronchospasmen.

Kontraindikationen: Schwangerschaft; Myasthenia gravis, N. opticus Schäden.

II–1.5.2.3 Biguanide

114

Wirkstoff und Handelspräparate:

PROGUANIL, Paludrine.

Wirkspektrum: Malaria-Plasmodien.

Indikationen: Einsatz zur Malaria – Prophylaxe

Dosierung: p. o.

Erwachsene		1 x 200 mg/d (2 Tabl.) Beginn 1–2 d vor Einreise Ende 4 Wo nach Rückkehr
Kinder	5–8 kgKG	¼ Tabl/d
	9–16 kgKG	½ Tabl/d
	17–24 kgKG	¾ Tabl/d
	25–35 kgKG	1 Tabl/d
	> 36 kgKG	2 Tabl/d Beginn 1–2 d vor Einreise Ende Wo nach Rückkehr

Nebenwirkungen: Leichte gastrointestinale Störungen, selten Haarausfall.

Kontraindikationen: Vorsicht in den ersten 6 Monaten der Schwangerschaft.

II–1.5.2.4 Andere Malariamittel

115
Wirkstoff und Handelspräparat:
HALOFANTRIN, Halfan Tabletten, Halfan Suspension

Wirkspektrum: Malaria-Plasmodien.

Indikationen: Therapie der Malaria.

Dosierung: p. o.

Erwachsene:	3 Dosen á 500 mg (2 Tabl.) im Abstand von 6 Stunden Wiederholung nach 7 d
Kinder	3 Dosen á 8 mg/kgKG im Abstand von 6 Stunden Wiederholung nach 6 d

Nebenwirkungen: Übelkeit, Kopfschmerzen, Exantheme, passagerer Transaminasenanstieg.

Kontraindikationen: Strenge Indikationsstellung in der Schwangerschaft, QT_c-Zeit Verlängerung im Ruhe EKG

116
Wirkstoff und Handelspräparat:
SULFALEN, Longum

Wirkspektrum: Malaria-Plasmodien

Indikation: Malaria-Prophylaxe in Kombination mit Pyrimethamin vor allem bei chloroquinresistenten Pl.falciparum

Dosierung:

Erwachsene:	1 x 1g wöchentlich
Kinder:	30 mg/kgKG pro Woche

Nebenwirkungen: Urtikaria, Exantheme, gastrointestinale Symptome, Kopfschmerz

Kontraindikationen: Nierenschäden, Schwangerschaft 3. Trimenon, Hämoglobin-Anomalien, Leberinsuffizienz

II–1.5.3 Mittel gegen Trypanosomen

117
Wirkstoff und Handelspräparate:
BENZNIDAZOL, Rochagan, Radinil.

Wirkspektrum: Trypanosoma cruzi.

Indikationen: Chagas-Krankheit.

Dosierung: p. o.
Erwachsene 2,5 mg/kgKG · d über 2 Monate.

Nebenwirkungen: selten exfoliative Dermatitis, Anorexie, 10–30% periphere Neuritis.

Kontraindikationen: Schwangerschaft.

118
Wirkstoff und Handelspräparate:
MELARSOPROL, Arsobal, MelB

Wirkspektrum: Trypanosoma brucei rhodiense und gambiense.

Indikationen: Zur Therapie der Spätphase der Schlafkrankheit (ZNS-Befall).

Dosierung: i. v.
Erwachsene: 3 x 1,2 mg/kgKG für 3 Tage,
Wh. nach einer sowie 3–4 Wochen.

Nebenwirkungen: Erbrechen, periphere Neuropathie, Hypertonus, Herxheimer-Reaktion.

Kontraindikationen: Nur relativ, Therapie ist ultima ratio.

Bemerkungen: Organische Arsenverbindung (Kombination von Melarsen-Oxid und Dimercaprol); Präparat in Deutschland nicht zugelassen.

119
Wirkstoff und Handelspräparate:
NIFURTIMOX, Lampit, Bayer 2502.

Wirkspektrum: Trypanosoma cruzi.

Indikationen: Akutes Stadium der Chagas-Krankheit.

Dosierung: p. o.
Erwachsene: steigende Dosen von 5 mg/kgKG · d bis 15 mg/kgKG · d
in der 10. Behandlungswoche,
Fortsetzung der Therapie für 7 Wo.

Nebenwirkungen: Gastrointestinale und neurotoxische Symptome.

Kontraindikationen: Schwangerschaft.

120
Wirkstoff und Handelspräparat:
SURAMIN, Antrypol.

Wirkspektrum: Trypanosomen, Onchocerca.

Indikationen: Schlafkrankheit, Onchocercose.

Dosierung:

Erwachsene	initial 0,1 – 0,2 g; dann 1 g Tagesdosis am 1.,3., 7.,14. und 21.Tag langsam infundieren
Kinder	20 mg/kg am 1.,3., 7.,14. und 21. Tag lamgsam infundieren

Nebenwirkungen: Anaphylaktischer Schock, Photophobie, periphere Neuritis.

Kontraindikationen: Nur relativ.

Bemerkungen: Therapie nur unter ärztlicher Aufsicht.

121
weitere Medikamente zur Behandlung der Schlafkrankheit (T.b.gambiense)
EFLORNITHIN Ornidyl; TRYPARSAMID Tryparsone

II – 1.5.4 Anti-Protozoen-Mittel

122
Wirkstoff und Handelspräparate:
ANTIMONPRÄPARATE
STIBOPHEN (1), Fantorin, Reprodal
NATRIUM-STIBOGLUCONAT (2)Pentostam
MEGLUMIN-ANTIMONAT (2) Glucantim.

Wirkspektrum:
(1) Schistosoma haematobium (mansoni, japonicum)
(2) Leishmania donovani

Indikationen:
(1) Schistosomiasis/Bilharziose
(2) Kala-Azar

Dosierung: i,m.
Erwachsene: 15–40 mg/d ansteigend auf 600 mg/d innerhalb 2–4 Wochen;

Nebenwirkungen: Starke toxische Effekte auf Leber und Herz/ Kreislauf bei den Präparaten mit dreiwertigem Antimon(1); plötzlicher Tod kann in jedem Behandlungsstadium eintreten! Die fünfwertigen Antimon-Präparate (2) sind besser verträglich: Fieber, Myalgie, Diarrhoen.

Kontraindikationen: Keine absolute Kontraindikation bei Kala-Azar-Therapie.

123
Wirkstoff und Handelspräparat:
ATOVAQUON, Wellvone

Wirkspektrum: Pneumocystis carinii, Toxoplasma gondii

Indikationen: Pneumocystis carinii-Pneumonie; Kombinationstherapie der Toxoplasmose

Dosierung: Erwachsene 3 x 750mg/d (Einnahme mit den Mahlzeiten)

Nebenwirkungen:: Exanthem, Übelkeit, Durchfall, Kopfschmerzen, Transaminasen-Erhöhung, Anämie

Kontraindikationen: Stillzeit; Vorsicht bei Schwangeren

124
Wirkstoff und Handelspräparat:
DILOXANID-FUROAT, Furamid

Wirkspektrum: Entamoeba – Zysten

Indikationen: Zur definitiven Eradikation der intestinalen Amöbenzysten (Entamoeba histolytica) bei akuter und chronischer Amöbiasis

Dosierung:	Erwachsene	3 x 500mg/d über 10 Tage
	Kinder >2 – 12J.	20 mg/kgKG · d in 3 Einzeldosen über 10 Tage

Nebenwirkungen: leichte gastrointestinale Störungen (Flatulenz), selten Pruritus, Urticaria

Kontraindikationen: Kinder < 2 J., Schwangerschaft

125
Wirkstoff und Handelspräparat:
EMETIN, Mebadin.

Wirkspektrum: Entamoeba histolytica (Schistosomen, Leishmanien).

Indikationen: Intraluminale und extraintestinale Amöbiasis.

Dosierung:	p. o.	i.m.
Erwachsene:	als Emetinhydrochlorid oder Wismutsalz 3 x 60 mg für 10 Tage	60 mg/d

Nebenwirkungen: Kardiotoxisch! Erbrechen, Diarrhoe.

126
Wirkstoff und Handelspräparat:
PAROMOMYCIN, Humatin

Wirkspektrum: Entamöba histolytica.

Indikationen: Zur Therapie der nichtinvasiven Amöbiasis.

Dosierung: p. o.
Erwachsene 15–50mg/kgKG · d über mindest. 5 Tage.

Nebenwirkungen: Gastrointestinale Störungen. Kopfschmerz, Schwindel.

Kontraindikationen: Schwangerschaft und Stillzeit.

127
Wirkstoff und Handelspräparate:
PENTAMIDIN, Pentacarinat

Wirkspektrum: Pneumocystis carinii.

Indikationen: Prophylaxe und Therapie der P. carinii-Pneumonie.

Dosierung:	Prophylaxe	Therapie
	Inhalation 200 mg/d	4 mg/kgKG täglich als 1 std. Infusion

Nebenwirkungen: Hypoglykämie, schwerer Blutdruckabfall, Pankreatitis, Leukopenie, Thrombozytopenie, Azotämie, Schwindel, Kollaps, Exanthem.

Kontraindikationen: Schwangerschaft und Stillzeit.

128
Wirkstoff und Handelspräparat:
PYRIMETHAMIN, Daraprim

Wirkspektrum: Toxoplasma gondii, Malaria-Plasmodien.

Indikationen: Toxoplasmose.

Dosierung: p.o.
Kombinationstherapie bei Toxoplasmose:
1.Tag 50 mg; 2.-30. Tag 25 mg Pyrimethamin;
1.Tag 1000 mg; 2.-30. Tag 500 mg Sulfamethoxydiazine.

Nebenwirkungen: Gastrointestinale Störungen, Unwohlsein, Fieber, Anämie, Schlafstörungen.

Kontraindikation: Frühschwangerschaft (vor der 16./17. Woche).

Bemerkungen: Die feste Kombination PYRIMETHAMIN 25 mg/ SULFADIOXIN 500 mg wurde als Fansidar lange Zeit als Malaria-Prophylaktikum eingesetzt; schwere Reaktionen auf Fansidar (meist nach Beginn der Prophylaxe) traten in einer Häufigkeit 1:20.000 auf; in Deutschland ist Fansidar nicht mehr zugelassen.

129
Wirkstoff und Handelspräparate:
TINIDAZOL, Simplotan

Wirkspektrum: Giardia lamblia, Trichomonas, Entamoeba.

Indikationen: Amöbiasis, Giardiasis, Trichmoniasis.

Dosierung: p. o.
Erwachsene: 2 g als Einmalbehandlung
Kinder: 30–35 mg/kgKG als Einmalbehandlung.

Nebenwirkungen: Milde gastrointestinale Beschwerden, Kopfschmerz.

Kontraindikationen: Schwangerschaft, Stillperiode, hämatopoetische Erkrankungen; bei Amöbiasis immer mit intraluminal wirkendem Präparat nachbehandeln!

Weitere Präparate zur antiparasitären Chemotherapie
DOXYCYCLIN (47)
COTRIMOXAZOL (50)
METRONIDAZOL (54)
CLINDAMYCIN (45)
SPIRAMYCIN (39)
TETRAZYKLINE (46)
AMPHOTERICIN B (69)

II–1.5.5 Externa

130
Wirkstoff und Handelspräparat:
BENZYLBENZOAT, Antiscabiosum Mago.

Wirkspektrum: Krätzemilben.

Indikationen: Lokalbehandlung der Skabies.

Dosierung: Einreiben des gesamten Körpers an 3 aufeinanderfolgenden Tagen.

Nebenwirkungen: Brennen und Röten der Haut (selten).

Kontraindikationen: Keine.

131
Wirkstoff und Handelspräparate:
LINDAN, Jacutin.

Wirkspektrum: Kopf- und Filzläuse, Krätzemilben.

Indikationen: Lokaltherapie der Pediculosis capitis, pubis; Skabies.

Dosierung: An drei aufeinanderfolgenden Tagen Einreiben des Körpers.

Nebenwirkungen: Cave Überempfindlichkeits-Reaktionen.

Kontraindikationen: Schwangerschaft und Stillzeit.

132
Wirkstoff und Handelspräparat:
MALATHION, Organoderm.

Wirkspektrum: Kopfläuse.

Indikationen: Lokaltherapie der Pediculosis capitis.

Dosierung: Haar/Kopfhaut mit 10–20 ml benetzen, an der Luft trocknen, 12 Std. später mit Shampoo waschen.

Nebenwirkungen: Gelegentlich Haut/Augenreizungen.

Kontraindikationen: Säuglingsalter.

133
Wirkstoff und Handelspräparat:
PYRETHRUM, Goldgeist.

Wirkspektrum: Kopf-, Filz-, Kleiderläuse.

Indikationen: Lokaltherapie bei Läusebefall.

Dosierung: Haar 1/2 Std. durchtränken, dann ausspülen.

Nebenwirkungen: Ggf. leichte Reizung der Haut.

Kontraindikationen: Cave Augen und Schleimhaut-Kontamination.

II–1.6 Chemotherapeutika/Antiinfektiva von A-Z (Freinamen)

Tabelle 4: Chemotherapeutika/Antiinfektiva (Freinamen)

Wirkstoff	Verz.
Abacavir	87
Aciclovir	79
Albendazol	98
Amantadin	96
Amikacin	42
Amoxicillin	3
Amphotericin B	69
Ampicillin	3
Amprenavir	95
Ansamycin	67
Atovaquon	123
Azithromycin	40
Azlocillin	5
Aztreonam	29
Bacampicillin	3
Bacitracin	53
Benznidazol	117
Benzylbenzoat	130
Bifonazol	77
Capreomycin	67
Cefaclor	12
Cefadroxil	12
Cefalexin	12
Cefamandol	13
Cefatemet-Pivoxil	24
Cefazolin	11
Cefepim	27
Cefixim	24
Cefmenoxim	20
Cefodizim	21
Cefoperazon	18
Cefotaxim	19
Cefotetan	15
Cefotiam	13
Cefoxitin	14
Cefpirom	21
Cefpodoxim-Proxetil	26
Cefsulodin	23
Ceftazidim	22
Ceftibuten	25
Ceftizoxim	20
Ceftriaxon	19
Cefuroxim	13
Cefuroximaxetil	16
Chinidindihydrochlorid	112
Chinin	113
Chloramphenicol	48
Chlormidazol	77
Chloroquin	110
Chlortetracyclin	46
Cinoxacin	31
Ciprofloxacin	33
Clarithromycin	38
Clavulansäure	7
Clemizol-PenicillinG	1
Clindamycin	45
Clofazimin	68
Clotrimazol	77
Colistin	53
Cotrimoxazol	50
Cycloserin	67
Dapson	60
Delavirdin	91

II–1.6 Chemotherapeutika/Antiinfektiva von A- Z (Handelspräparate)

Tabelle 5: Chemotherapeutika/Antiinfektiva (Handelspräparate)

Wirkstoff	Verz.
AB Flucloxacillin	6
AB-Vancomycin	51
Achromycin	46
Acic	79
Aciclobeta	79
Aciclostad	79
Aclinda	45
Activir	79
Aciclobeta	79
Acivir	79
Acinidazil	71
Adekin	96
Adiclair	74
Aerocef	24
Agenerase	95
AkneCordes	37
Aknefug	37
Aknemycin	37
Akne Puren	47
Albiotic	45
Albucid	48
Alfacid	61
Amagesan	3
Aman	96
Amanta	96
Ambacamp	3
AMC Puren	3
Amixx	96
Amoxi-Basan	3
Amoxibeta	3
Amoxibiocin	3
Amoxi-Diolan	3
Amoxi-Hexal	3

Wirkstoff	Verz
Amoxi-Hefa	3
Amoxillat	3
Amoximerck	3
Amoxypen	3
Amoxi-Wolff	3
Ampho-Moronal	69
Amphotericin	69
Ampicillat	3
Anaerobex	54
Ancotil	70
Anginomycin	53
Antifungol	77
Antiscabiosum-Mago	130
Antrypol	120
Aquamycetin	48
Arcasin	2
Arilin	54
Arsobal	118
Ascacea	54
Augmentan	7
Augmentin	7
Aureomycin	46
Avalox	36a
Azactam	27
Azudoxat	47
Azulfidine	49
Azutrimazol	78
Bactroban	59
Bactoreduct	50
Bactrim	50
Barazan	30
Basocef	11

Wirkstoff	Verz.
Diprogenta	41
Dispagent	41
Dispaphenicol	48
Doxakne	47
Doxy-Hexal	47
Doxy-Puren	47
Doxy-Wolff	47
Drylin	50
Dura-Ampicillin	3
Duradoxal	47
Durafungol	47
Durakne	47
Duratrimet	50
Ektebin	65
Elobact	13
Elzogram	11
EMB-Fatol	64
Elyzol	54
Enoxor	32
Enterocura	49
Epivir	86
Ery-Aknen	37
Erybeta	37
Erycinum	37
Eryhexal	37
Eremfat	61
Erythrocin	37
Erythrogenat	37
Eskazole	98
ETIBI	64
Eupragin	37
Eusaprim	50
Famvir	81
Fantorin	122
Fasinex	109
Flagyl	54

Wirkstoff	Verz.
Fluorex	46
Floxal-Augensalbe	32
Fluclox REU	6
Fluxapril	5,6
Fortovase	93
Fortum	22
Foscavir	82
Fosfocin	56
Fossyol	54
Fucidine	55
Fucithalmic	55
Fulcin	75
Fungata	72
Fungibazid	77
Fungiderm	77
Fungizid	77
Fungur	71
Furamid	124
Gentamix	41
Gentamytrex	41
Gentax	41
Gernebcin	41
Gilt	78
Globocef	24
Glucantin	122
Goldgeist	133
Gramaxin	11
Gricin	75
Griseomed	75
Grisovin	75
Grüncef	75
Halfan	115
Halomycetin	48
Harnosal	49
Helmex	106
Herpoviric	79

Wirkstoff	Verz.
Rifoldin	61
Rimactan	61
Rochagan	117
Roferon	97
Rovamycin	39
Roxigrün	38
Rulid	38
Sagittaproct	113
Sanasepton	37
Sanaxin	12
SD Hermal	78
Securopen	5
Selectomycin	39
Semibiotin	37
Sempera	73
Sigadoxin	47
Simplotan	129
Skid	47
Sobelin	45
Sofratüll	44
Sorgoa	78
Spizef	13
Sporanox	73
Standacillin	3
Stanilo	43
Stapenor	6
Staphylex	6
Stiemycine	27
Strepto Fatal	62
Sulfadiazin Heyl	49
Sulmycin	41
Supracombin	50
Supracyclin	47
Supramycin	46
Supraviran	79
Suprax	24
Surfont	100

Wirkstoff	Verz.
Sustiva	92
Synercid	60a
Synmiol	89
Tacef	20
Tamiflu	96b
Tardocillin	1
Targocid	52
Tarivid	32
Tasnon	104
Tazobac	10
Tazonam	10
Terizidon	67
Terzolin	71
Tetralution	46
Thilocanfol	48
Tinatox	78
Tinecef	21
TMP ratiopharm	57
Tobra-Cell	41
Tobramaxin	41
Tobrasix	41
Tobrex	41
Tonoftal	78
Tonsilase N	53
Travocort	77
Travogen	77
Trecator	67
Tregor	96
Triapten	82
Tricef	24
Trichex	54
Triglobe	57
Triprim	57
Tryparsone	121
Turimycin	45
Turixin	59

Wirkstoff	Verz.
Udima	47
Unacid	9
Ultexiv	53
Ultreon	40
Urobacid	30
Uro-Cephoral	24
Uromykol	77
Vagimid	54
Valtrex	79
VANCO	51
Vancocell	51
Vancomycin	51
Vansil	103
Vaxar	34
Vermicompren	104
Vermox	
Vibramycin	47
Vibravenös	47
Vidarabin 3% Thilo	83
Videx	85
Viracept	94
Viramune	90
Virazole	88
Virax Puren	79

Wirkstoff	Verz.
Viregyt	96
Virunguent	89
Virupos	79
Virzin	79
V-Tablopen	2
Weimerquin	110
Wellvone	123
Wilprafen	37
Yomesan	102
Zagam	36
Zerit	86
Ziagen	87
Zienam	28
Zinacef	13
Zinnat	16
Zithromax	40
Zolicef	11
Zoliparin	79
Zoroxin	30
Zostrum	89
Zovirax	79

II–2 Immunglobuline und Antitoxine

Seit vor 100 Jahren Emil von Behring das Prinzip der Antikörperwirkung entdeckte und erstmals „Antiseren“ einsetzte, werden Immunglobuline bei der Bekämpfung von Infektionskrankheiten angewendet. Ist beispielsweise aus irgendeinem Grund eine Schutzimpfung nicht möglich (Rötelnimpfung während der Schwangerschaft) oder wurde sie versäumt, können in zahlreichen Fällen Infektionskrankheiten durch die Gabe von menschlichem Immunglobulin verhindert oder zumindest mitigiert werden.

Bei der Anwendung unterscheidet man
- polyvalente humane Immunglobuline und
- Hyperimmunglobuline

Polyvalente humane Immunglobuline werden heutzutage zur Prophylaxe zahlreicher Krankheiten eingesetzt wie z.B.
- zur Hepatitis-A-Prophylaxe, wenn die Impfung nicht durchgeführt wurde und wegen einer Epidemie ein sofortiger Schutz anzustreben ist und die alleinige Schutzimpfung nicht indiziert ist, beispielsweise bei chronisch HBV- oder HCV-Infizierten,
  aber auch
- bei der Therapie chronischer Infektzustände und schließlich
- zur effizienten Antikörpersubstitution – so beispielsweise beim Antikörpermangelsyndrom.

Auf **Hyperimmunglobuline (spezifische Immunglobuline)** greift man immer dann zurück, wenn beispielsweise seltenere Krankheiten bekämpft werden sollen wie etwa die Hepatits B. Hier reicht wegen der recht geringen Antikörperprävalenz bei der Allgemeinbevölkerung das polyvalente Immunglobulin nicht aus, so daß man auf Immunglobuline von Spendern zurückgreift, die hohe Hepatitis-B-Antikörperspiegel aufweisen.

II–2.1 Einsatz von Immunglobulinen bei der Prophylaxe von Infektionskrankheiten und der Therapie rezidivierender Infekte

Die Einsatzbereiche polyvalenter Immunglobuline sind unter II–2.4.1 – 2.4.13 nachzuschlagen.

Außer den i.m. applizierbaren Immunglobulinen sind in letzter Zeit auch vermehrt i.v.-Immunglobuline entwickelt worden, da man **auf keinen Fall i.m.-Präparate i.v. einsetzen darf.** Dies ist deshalb nicht möglich, weil bei einer so gearteten Applikation im Rahmen der Aktivierung des Komplementsystems durch bereits vorhandene IgG-Aggregate schwere Reaktionen drohen können, die bis zum Schock reichen. Bei den im Handel befindlichen i.v.-Präparaten werden durch Proteolyse Veränderungen im Fc-Bereich des Antikörpers vorgenommen, so daß eine unspezifische Komplementaktivierung nicht mehr erfolgen kann. Vorteil der i.v.-Präparate ist der sofort erreichbare hohe Antikörperspiegel.

Seit einigen Jahren werden sowohl rezidivierende Infekte, besonders im Atemwegsbereich, als auch Polynosen erfolgreich mit Immunglobulinen therapiert. Ausgangspunkt der Überlegungen ist dabei die Tatsache, daß häufig Viren bei der Ätiologie im Spiel sind, die nicht mit Antibiotika behandelt werden können. Antivirale Antikörper, die in Immunglobulinen präsent sind, richten sich u. a. gegen

- Adenovirus, Typ 3 und 7,
- Coxsackievirus A und B,
- Cytomegalievirus,
- ECHO-Viren, Typ 4, 6, 8, 9 und 18,
- Epstein-Barr-Virus,
- Herpes simplex Virus Typ I und II,
- Influenzavirus A,
- Influenzavirus B,
- Parainfluenzavirus

Mehrere in den letzten Jahren durchgeführte Untersuchungen haben gezeigt, daß eine Immunglobulinbehandlung hier erfolgreich sein kann.

II–2.2 Einsatz von Hyperimmunglobulinen

Bei einer ganzen Reihe von Krankheiten ist die Prophylaxe mit Standard-Immunglobulinen nicht ausreichend, da sie zu niedrige Antikörpertiter aufweisen. Zu diesem Zweck sind spezielle Präparationen aus Spenderpools entwickelt worden, die gegenüber einzelnen Infektionskrankheiten hohe Immunglobulingehalte aufweisen.

Immunisierungszwischenfälle können vorkommen bei
- Nichtbeachtung der Kontraindikation (z. B. bekannte Überempfindlichkeit gegenüber Immunglobulinen) oder
- i.v.-Applikationen von i.m.-Immunglobulinpräparaten

II–2.3 Einsatz von Antiseren

Bei der Bekämpfung einiger bakterieller Erkrankungen (z. B. Diphtherie, Gasbrand) kommt es nicht in erster Linie darauf an, das Bakterienwachstum zu beeinflussen, sondern vor allem wegen der gefürchteten Komplikationen die Toxinbildung zu unterbinden. Da die Gabe – ähnlich wie bei den meisten Immunglobulinen – postexpositionell erfolgt, sind die entsprechenden Substanzen zusammen mit den Immunglobulinen in der Übersicht aufgeführt. Zu beachten ist, daß die Gabe von heterologen Antiseren nur eine Notlösung darstellt und nur dort angewendet wird, wo menschliche Immunglobuline nicht zur Verfügung stehen. Bei mehrmaliger Verabreichung kann die Serumkrankheit drohen!

II–2.4 Immunglobuline und Antiseren – Übersicht

In die nachfolgende Übersicht wurden die wichtigsten Indikationsbereiche für Immunglobuline und Antiseren aufgenommen. Selbstverständlich können Standard-Immunglobuline bei der Prophylaxe aller Infektionskrankheiten eingesetzt werden, die so häufig sind, daß in den Präparationen genügend große Mengen Antikörper enthalten sind (siehe II–2.1).

II–2.4.1 BOTULISMUS

Substanz: Botulismus-Antitoxin, polyvalentes Immunserum vom Pferd. Enthält Antitoxin gegen Clostridium botolinum Typ A, B und E

Indikation: Botulismus-Intoxikation bzw. postexpositionelle Prophylaxe nach vermuteter Intoxikation.

Applikationszeitraum: Möglichst umgehend nach Verdacht auf Botulismus bzw. spätestens beim Auftreten erster Vergiftungserscheinungen.

Dosierung: Unabhängig von Körpergewicht und Lebensalter (Kinder und Erwachsene erhalten die gleiche Dosis) intial 250 ml i.v. langsam infundieren, dabei auf Kreislaufreaktion achten. Anschließend weitere 250 ml per infusionem. Nach weiteren 4 – 6 Stunden – je nach klinischem Bild – weitere 250 ml applizieren.

Bei **schweren Intoxikationen** intralumbal (nach Ablassen von 20 ml Liquor) 20 ml Botulismus-Antitoxin, v.a. dann, wenn auf i.v. Gabe hin keine wesentliche Besserung eingetreten ist. Bei Bedarf Wiederholung im Abstand von jeweils 24 Stunden.

Zusätzliche Maßnahmen: Kortikosteroide, Laxantien.

Wirkung: Bei frühzeitigem Therapiebeginn gut.

Bemerkungen: Botulismus-Antiseren binden nur frei zirkulierende Toxine, nicht jedoch bereits gebundene. Diese können daher auch nicht mehr neutralisiert werden.

Präparat: Botulismus-Antitoxin Behring.

II–2.4.2 CYTOMEGALIE

Substanz: Cytomegalie-Hyperimmunglobulin

Indikation: Cytomegalieprophylaxe bei seronegativen Transplantationsempfängern und Immunsupprimierten.

Applikationszeitraum: Mindestens sechsmalige Gabe

Dosierung: 1 ml/kgKG

Zusätzliche Maßnahmen: Keine

Wirkung: Gut

Präparat: Cytoglobin Cytotect

II–2.4.3 DIPHTHERIE

Substanz: Diphtherie-Antitoxin vom Pferd

Indikation: Bereits beim Vorliegen eines Diphtherieverdachts

Applikationszeitraum: Möglichst umgehend nach Intrakutan- bzw. Konjunktivaltest zur Vermeidung allergischer bzw. anaphylaktischer Reaktionen

Dosierung: prophylaktisch: 3.000 I.E., therapeutisch 250 bis 2.000 Einheiten/kg KG i.m. je nach klinischer Situation. Bei weiter bestehender Indikation Wiederholung der Dosis bzw. Erhöhung erwägen. Bei toxischer Diphtherie kann die Hälfte der Initialdosis (in NaCl-Lösung) langsam i.v. gegeben werden. Bei Diphtherie-Krupp 10.000 I.E. Gesamtdosis.

Zusätzliche Maßnahmen: Penicillin bzw. (bei Penicillinallergie) Erythromycin

Wirkung: gut

Bemerkungen: Bei wiederholter Gabe Gefahr der Serumkrankheit, in sehr seltenen Fällen Gefahr des anaphylaktischen Schocks

Präparat: Diphtherie-Antitoxin Behring

II–2.4.4 FSME

Substanz: FSME-Immunglobulin

Indikation: Postexpositionelle Prophylaxe der Frühsommermeningoenzephalitis

Applikationszeitraum: Postexpositionell bis maximal vier Tage nach Zeckenstich – Faustregel: Je eher, desto besser

Dosis: Postexpositionell: Bis 48 Stunden nach Zeckenstich 0,1 ml/kg KG i.m., bis 96 Stunden nach Zeckenstich 0,2 ml/kg KG i.m.

Zusätzliche Maßnahmen: Postexpositionell Zeckenentfernung – diese Maßnahme ist aber nicht geeignet, die Infektion völlig zu vermeiden. Gleichzeitig an mögliche Borreliose denken (auf Erythema migrans-Entwicklung achten!)

Wirkung: Umstritten. Bei Kindern FSME-Immunglobulingabe in Deutschland mittlerweile obsolet. Bei Erwachsenen möglicherweise Hemmung der Bildung bestimmter FSME-Antikörper durch die FSME-Immunglobulingabe, vor allem, wenn einige Tage zuvor bereits ein zusätzlicher FSME-Kontakt stattgefunden hatte (der möglicherweise nicht bemerkt worden war). In diesem Zusammenhang schwere Verläufe (bis hin zum letalen Ausgang) dokumentiert.

Bemerkungen: Vor Applikation Herstellerangaben prüfen, da Präparate unterschiedlich sein können! Nach jüngsten Empfehlungen bei Zeckenkontakt in FSME-Risikogebieten Arztkontakt zur sofortigen Verabreichung der ersten FSME-Schutzimpfung (II–3.11.6) nutzen.

Präparate: Encegam, ENDOBULIN Immuno

II–2.4.5 GASBRAND

Substanz: Gasbrand-antitoxinhaltiges Pferdeimmunserum

Indikation: Bei klinischem Verdacht auf Gasbrand

Applikationszeitraum: Möglichst umgehend

Dosierung: 40 ml i.v. initial, je nach weiterer Indikation nach klinischem Bild jeweils 20 ml im Abstand von zwei bis drei Stunden.

Zusätzliche Maßnahmen: Optimale Wundversorgung, Chemotherapie, eventuell Sauerstoffüberdruckkammer.

Wirkung: Gut

Bemerkungen: Serumkrankheit möglich, sehr selten allergische Spätreaktionen, Gefahr der allergischen Sensibilisierung. Heute fast ausschließlich andere Behandlungsmöglichkeiten (chirurg.).

Präparat: Gasbrand-Antitoxin Behring (Restbestände)

II–2.4.6 HEPATITIS A

Substanz: Standard-Immunglobulin

Indikation: Früher zur präexpositionellen Prophylaxe und zur Umgebungsprophylaxe bei Hepatitis-A-Ausbruch genutzt, heute nur noch Umgebungs- und postexpositionelle

Simultanprophylaxe (d.h. zusammen mit Hepatitis-A-Schutzimpfung) bei Personen, die an chronischen Lebererkrankungen leiden und anti HAV-negativ sind (z.B. chronische Hepatitis-B- oder Hepatitis-C-Virus-Infektion). Ansonsten in den vorgenannten Fällen immer ausschließlich Hepatitis-A-Schutzimpfung (II–3.11.9).

Applikationszeitraum: Faustregel: Je eher desto besser Wirksamkeit bis etwa fünf Tage nach Kontakt.

Dosis: 0,1 ml/kg KG i.m.

Zusätzliche Maßnahmen: Simultan kontralateral intradeltoidal Hepatitis-A-Schutzimpfung verabreichen

Wirkung: Simultan gut, allerdings etwas geringere anti HAV-Antikörperbildung als bei alleiniger Hepatitis-A-Schutzimpfung.

Bemerkungen: Vor Applikation Herstellerangaben prüfen, da unterschiedliche Präparate auf dem Markt!

Präparate: Alphaglobin, Beriglobin, Gammabulin Immuno s, LGammabulin A Immuno s

II–2.4.7 HEPATITIS B

Substanz: Hepatitis-B-Immunglobulin. Unterschiedliche Präparate für i.m. bzw. i.v. Applikation. I.m.-Präparate dürfen niemals i.v. verabreicht werden!

Indikation: A Blut- oder Sexualkontakt eines Nichtimmunen (in unklaren Fällen möglichst schnell anti HBs bestimmen) mit einem Infektiösen (in unklaren Fällen möglichst schnell HBs-Schnelltest) oder mit einer gebrauchten (Müllsack-)Kanüle
Einzelheiten siehe Tabelle 6

Tabelle 6: Postexpositionelle Hepatitis-B-Prophylaxe

Aktueller Anti-HBs-Wert	erforderlich ist die Gabe von	
	HB-Impfstoff	HB-Immunglobulin
≥ 100 IE/l	nein	nein
10 – 100 IE/l	ja	nein
< 10 IE/l	ja	ja
nicht innerhalb von 48 Stunden zu bestimmen	ja	ja

B Neugeborene HBs-Ag-positiver Mütter unmittelbar nach Geburt (siehe „zusätzliche Maßnahmen“)
C bei Blut- oder Blutbestandteilstransfusion wenn HBs-Ag-Kontamination durch Testverfahren nicht ausgeschlossen werden konnte.

Applikationszeitraum: Nach Möglichkeit spätestens 48 Stunden nach infekiösem Kontakt, Faustregel: je schneller, desto besser

Dosierungen: A 0,06 ml/kg KG i.m.
B Gesamtdosis bei Simultanprophylaxe (siehe unter „zusätzliche Maßnahmen“ 1 ml i.m. bzw. 0,4 mg/kg KG i.v.
C 0,12 ml/kg KG i.m. bzw. – 0,2 ml/kg KG i.v.

Zusätzliche Maßnahmen: Um ganz auf der sicheren Seite zu sein, kann **in jedem Fall** bei Bekanntwerden des Ereignisses Hepatitis-B-Schutzimpfung durchgeführt werden. Hepatitis-B-Immunglobulingabe erst, wenn Indikation (siehe Tabelle) feststeht, in jedem Fall jedoch dann, wenn anti HBs-Bestimmung nicht rechtzeitig möglich ist.

Wirkung: Früher zweimalige Gabe (innerhalb von einem Monate zwei Dosen Immunglobulin) bzw. einmalige Applikation von Immunglobulin der Simultanimpfung eindeutig unterlegen, da immer wieder klinisch relevante Hepatitis-B-Fälle bzw. anti HBc-Serokonversionen beobachtet.

Bemerkungen: Vor Applikation Herstellerangaben genau prüfen, da unterschiedliche Präparate auf dem Markt sind! Siehe auch II–3.11.11

Präparate: Hepatect (i.v.), Hepatitis-B-Immunglobulin Behring (i.m.)

II–2.4.8 MASERN

Substanz: Masern- oder Standard-Immunglobulin

Indikation: Bei Masernkontakt nichtimmuner Risikopatienten, oder bei Säuglingen bei Masern-Kontakt als Expositionsprophylaxe bzw. zur Mitigierung der Krankheitserscheinungen und zur Vermeidung von Komplikationen während der Inkubationszeit.

Applikationszeitraum: Faustregel: Je schneller, desto besser; bis zum 7. Tag nach Kontakt niedrigere (A), danach höhere Dosis (B)

Dosierung : 0,2–0,4 ml/kgKG (A) bzw. 0,5 bis 1,0 ml/kgKG i.m.

Zusätzliche Maßnahmen: keine

Wirkung: gut

Bemerkungen: Da bei verschiedenen Immunglobulinen unterschiedliche IG-Gehalte, vor Applikation Herstellerangabe beachten!

Präparate: Alphaglobin, Beriglobin, Gammabulin Immuno, Sandoglobulin

II–2.4.9 MUMPS

Substanz: Standard-Immunglobulin

Indikation: Bei Mumpskontakt nichtimmuner Risikopatienten, oder bei Säuglingen bei Mumpskontakt als Expositionsprophylaxe bzw. zur Mitigierung der Krankheitserscheinungen und zur Vermeidung von Komplikationen während der Inkubationszeit.

Applikationszeitraum: Faustregel: Je früher, desto besser

Dosis: 0,3 – 0,5 ml/kg KG i.m.

Zusätzliche Maßnahmen: keine

Wirkung: Keine eingehenden Studien durchgeführt.
Geringere Inzidenz an Mumps-Orchitiden nach Immunglobulingabe wahrscheinlich.

Bemerkungen: Da bei verschiedenen Immunglobulinen unterschiedliche IG-Gehalte, vor Applikation Herstellerangabe beachten!

Präparate: Beriglobin, Gammabulin Immuno s

II–2.4.10 RÖTELN

Substanz: Röteln-Immunglobulin

Indikation: Prophylaxe der Röteln-Embryopathie bei (fraglichem) Rötelnkontakt von Schwangeren mit unbekanntem Immunitätsstatus oder nachgewiesener, fehlender Immunität im ersten Trimenon

Applikationszeitraum: Faustregel: Je früher, desto besser

Dosis: Mindestens 15 ml i.m. bzw. 0,3 ml/kgKG – Herstellerangaben beachten, da unterschiedliche Präparate auf dem Markt erhältlich.

Zusätzliche Maßnahmen: Gleichzeitige Antikörper(titer)bestimmung veranlassen!

Wirkung: Bei rechtzeitiger Gabe signifikante Reduktion von Schäden (oder sogar völlige Vermeidung der Rötelnembryopathie) beim Embryo. Allerdings Aufklärung darüber, daß die Maßnahme in der Regel nicht von 100 %igem Erfolg begleitet ist.

Bemerkungen: Sorgfältige Titerverlaufskontrolle nach IG-Gabe erforderlich!

Präparat: Gammavenin, Röteln-Immunglobulin Behring, Sandoglobulin

II–2.4.11 TETANUS

Substanz: Tetanus-Immunglobulin

Indikation: Postexpositionelle Tetanusprophylaxe bei nicht oder unvollkommen geimpften Verletzten (siehe Tabelle 7)

Tabelle 7: Tetanus-Immunprophylaxe im Verletzungsfall

Tetanus-Impf-anamnese	Saubere, geringfügige Wunde	Saubere, geringfügige Wunde	alle anderen Wunden	alle anderen Wunden
	Td oder DT	TIG	Td oder DT	TIG
Unbekannt	ja	nein	ja	ja
0–1	ja	nein	ja	ja
2	ja	nein	ja	nein, wenn Verletzung < 24 Std. zurückliegt, ansonsten ja
3 oder mehr	nur wenn letzte Impfung > 10 Jahre zurückliegend	nein	nur wenn letzte Impfung > 5 Jahre zurückliegend	nein

Applikationszeitraum: Möglichst schnell nach Verletzung – Faustregel: Je schneller, desto besser. Dabei aber nach Möglichkeit genaue Erhebung der Impfanamnese.

Dosis: Im Allgemeinen 250 I.E. (in der Regel 1 ml – bezüglich Abweichungen Herstellerangaben beachten!), bei Kopfverletzungen Verletzung mit 250 I.E. Tetanus-Immunglobulin umspritzen.

Zusätzliche Maßnahmen: Tetanus-Impfstoff kontralateral verabreichen.

Wirkung: Bei Simultanprophylaxe gute Wirkung

Präparate: Tetagam, Tetanobulin Immuno

II–2.4.12 TOLLWUT

Substanz: Tollwut-Immunglobulin

Indikation: Tollwutverdächtige Verletzung, wenn kein Impfschutz besteht oder Impfung > 5 Jahre bzw. mit Impfstoff, der in der EU nicht zugelassen ist. Kriterien in Abhängigkeit von der Art der Verletzung siehe Tabelle 8

Tabelle 8: Postexpositionelle Tollwutimmunprophylaxe

Exposition	Exposition durch ein tollwutverdächtiges Wild- oder Haustür	Exposition durch einen Tollwut-Impfstoffköder	Immunprophylaxe
I	Berühren oder Füttern von Tieren, Belecken der intakten Haut	Berühren von Impfstoffködern bei intakter Haut	keine
II	Knabbern an der unbedeckten Haut, oberflächliche, nicht blutende Kratzer durch ein Tier, Belecken der nicht intakten Haut	Kontakt mit Impfflüssigkeit eines beschädigten Impfstoffköders mit nichtintakter Haut	Impfung mit Tollwutvakzine
III	Jegliche Bißverletzung oder Kratzwunden, Kontamination von Schleimhäuten mit Speichel (z.B. durch Lecken, Spritzer)	Kontamination von Schleimhäuten und frischen Hautverletzungen mit der Impfflüssigkeit eines beschädigten Impfstoffköders	Impfung mit Tollwutvakzine **und einmalig simultan mit erster Impfung passive Immunisierung mit Tollwutimmunglobulin (20 I.E./kg KG)**

Applikationszeitraum: Umgehend nach Verletzung, Faustregel: Je schneller, desto besser

Dosis: 20 I.E/kgKG

Zusätzliche Maßnahmen: Immer Schutzimpfung (II–11.23).
Möglicherweise kontaminierte Körperstellen und alle Wunden unverzüglich und großzügig mit Seife oder Detergentien reinigen, mit Wasser gründlich spülen und mit 70 % Ethanol oder Jodpräparat behandeln – auch bei Kontamination mit Impfflüssigkeit eines Impfstoffköders. Bei Expositionsgrad III Tollwutimmunglobulin – soweit möglich – in

und um die Wunde instillieren und den Rest intramuskulär verabreichen. **Wunden möglichst nicht primär nähen.**
In unklaren Fällen Immunprophylaxe unverzüglich durchführen, d.h. nicht bis zur Klärung des Infektionsverdachts beim Tier abwarten. Bei Entkräftung des Tollwutverdachts durch Tierarzt Weiterführung der Immunprophylaxe als präexpositionelle Schutzimpfung! **Des weiteren Indikation zur Tetanus-Immunprophylaxe prüfen (II–2.4.12)!**

Wirkung: Bei Simultanimpfung i.d.R. zuverlässiger Schutz gegenüber Tollwutinfektion, in Deutschland in den letzten Jahren ein einziger Fall beobachtet, bei dem es trotz rechtzeitig ergriffener Maßnahmen zum letalen Ausgang kam.

Präparat: Berirab, Tollwutglobulin Mérieux s

II–2.4.13 VARIZELLEN/HERPES ZOSTER

Substanz: Varizellen-Immunglobulin

Indikationen:
- Varizellen/Zoster-Kontakt nichtimmuner Risikopatienten (z.B. Kinder mit Leukämie unter Zytostatikabehandlung, Langzeittherapie mit Kortikosteroiden)
- Neugeborenes, dessen Mutter perinatal (innerhalb von sieben Tagen vor Geburt oder bis zu zwei Tagen danach) an Windpocken erkrankte,
- Kinder, die zur Zeit einer vermuteten Ansteckung mit Windpocken an einer anderen Infektionskrankheit leiden,
- Schwangere nach einer vermuteten VZV-Infektion ohne Windpocken in der Anamnese

Applikationszeitraum: Möglichst umgehend, postnatal Wirkung bis drei Tage nach Kontakt anzunehmen.

Dosierung: 0,5 ml/kgKG i.m., bei i.v.Präparat 1 ml/kgKG.

Zusätzliche Maßnahmen: Keine

Wirkung: Bei rechtzeitiger Applikation gut

Präparate: Varicellon i.m., Varitect i.v.

II–3 Schutzimpfung

Bei der Bekämpfung von Infektionskrankheiten spielen Schutzimpfungen mittlerweile die wichtigste Rolle. Zahlreiche Neuentwicklungen in den letzten 20 Jahren (z.B. Hepatitis A-, Hepatitis B-, Hämophilus Influenzae b-Impfstoff, neue inaktivierte Poliomyelitisvakzine, azellulärer Keuchhustenimpfstoff, kühlschrankstabile Varizellenvakzine) haben das Spektrum der Infektionsprophylaxe entscheidend vergrößert. Mit der Durchführung der Schutzimpfung verfolgt man das Ziel, gegenüber einem bestimmten Infektionserreger eine (humorale wie zelluläre) Immunität zu induzieren. Je nach Art der Vakzine unterscheidet man dabei vier Arten von Impfungen, und zwar die

- Lebendimpfung mit vermehrungsfähigen, hinsichtlich der Pathogenität abgeschwächten (attenuierten) Erregern, die
- Totimpfung mit abgetöteten Erregern, die
- Totimpfung mit Erregerbestandteilen und die
- Toxoidimpfung, die das Ziel einer Immunität nicht gegenüber dem Erreger selbst, sondern dessen Giftstoffen (Toxinen) verfolgt.

In der Regel werden Impfstoffe präexpositionell allein oder in Kombination verabreicht. In einigen Fällen kann auch noch postexpositionell geimpft werden (Beispiel: Hepatitis A-Impfstoff). In anderen Fällen wird bei der postexpositionellen Prophylaxe aktiv-passiv vorgegangen, d.h. Impfstoff und Immunglobulin werden simultan verabreicht (Beispiele: Hepatitis B-Prophylaxe, Tollwutprophylaxe).

II–3.1 Gewinnung von Vakzinen und ihre wichtigsten Eigenschaften

Das Idealziel bei einer Impfung ist naturgemäß die Erreichung einer lebenslangen Immunität mit Hilfe einer einmaligen Impfstoffgabe. In der Praxis gelingt eine solche Impfstoffentwicklung nur sehr selten, da es häufig sehr schwierig ist, vermehrungsfähige Erreger ohne pathogene Eigenschaften zu gewinnen (Beispiel: Hepatitis-A-Viren) oder den Erreger überhaupt zu züchten (Beispiel: Hepatitis-B-Viren). In den nachfolgenden, kurzen Abschnitten sollen daher kurz die Prinzipien der Impfstoffherstellung sowie die Vor- und Nachteile der jeweiligen Vakzinierungen dargestellt werden.

II–3.2 Lebendimpfstoffe

Zur Gewinnung einer Lebendvirusvakzine vermehrt man die Viren auf bestimmten Zelltypen. Im Rahmen der Züchtung erfolgen dabei zunächst Selektionspassagen, bei denen die Viren langsam, aber sicher ihre pathogenen Eigenschaften verlieren. So läßt sich das Poliovirus in Affennierenzellen vermehren, wobei die erste Passage zwischen 4 und 5 Monate dauert, d.h. mit dieser Zeit muß man rechnen, will man nennenswerte Mengen Virusmaterial gewinnen, das dann erneut auf Affennierenzellkulturen gezüchtet wird, geerntet, wieder in neue Kulturen eingebracht wird usw. Auf Fibroblastenkulturen läßt sich dieses Impfvirus dann in so großen Mengen vermehren, daß eine Impfstoffproduktion möglich wird. In der Praxis wird solch ein (oder ein ähnliches) Verfahren der Impfstoffherstellung bei einer ganzen Reihe von Impfviren praktiziert, und zwar im Falle folgender Erkrankungen:

- Tuberkulose (BCG-Impfung -seit 1998 nicht mehr öffentlich empfohlen)
- Gelbfieber,
- Poliomyelitis (Schluckimpfung OPV)
- Masern,
- Mumps,
- Röteln,
- Windpocken und
- Adenovirus-Infektionen (in Deutschland nicht erhältlich)

Die unbestreitbaren Vorteile einer Lebendimpfung liegen darin, daß lokal eine Infektionserkrankung nachgeahmt und durch die zahlreichen Antigene, die durch ihre Verabreichung angeboten werden, eine häufig dauerhafte Immunität geschaffen wird, die einen sehr langen Schutz garantiert – wie etwa bei der

- Poliomyelitis (Schluckimpfstoff OPV), beim
- Gelbfieber

oder sogar – nach dem heutigen Stand der wissenschaftlichen Erkenntnis – eine vermutlich lebenslange Immunität induziert wie etwa im Falle der

- Röteln, der
- Masern- oder der
- Mumpsimpfung.

Hauptnachteil von Lebendimpfstoffen ist die potentielle Gefahr der Rückmutation zum Wildtyp (Beispiel: Orale Poliovakzine).

II–3.3 Totimpfstoffe

Bei einer ganzen Reihe von Erregern gelingt es bei der Abschwächung der infektiösen Agentien nicht, apathogene, aber immer noch vermehrungsfähige Impferreger zu produzieren, bzw. zu garantieren, daß die Abschwächung genetisch so stabil ist, daß keine Reversion zum Wildtyp (virulenter Stamm) möglich ist (Beispiel: Hepatitis-A-Vakzine).

Auch hier werden die Erreger erst vermehrt, dann aber

- physikalisch (d.h. durch Erwärmung oder Ultraschall) oder
- chemisch (d.h. durch Einwirkung von Substanzen wie z.B. Formaldehyd)

inaktiviert. Krankheiten, gegen die entsprechende Impfstoffe auf diese Art und Weise gewonnen werden, sind die

- Poliomyelitis (Spritzimpfstoff IPV),
- FSME,
- Keuchhusten,
- Tollwut,
- Influenza,
- Hepatitis A.

Einen besonderen Fall bei der Entwicklung einer Totvakzine stellte die Hepatitis-B-Impfung dar. Eine Vermehrung der Hepatitis-B-Viren in Zellkulturen ist hier nicht gelungen. Da man sich hier im klaren war, daß eine Impfstoffproduktion allererste Priorität hatte (z.B. wegen der Gefährdung des medizinischen Personals), inaktivierte man bei der 1. Generation Hepatitis-B-Impfstoffe mit verschiedenen Methoden (u.a. Formaldehyd) Plasma von chronisch Infizierten, um so schließlich das immunogene HBs-Antigen zu erhalten. Bei der 2. Generation Hepatitis-B-Impfstoffe gelang es, mit Hilfe gentechnischer Methoden reines HBs-Antigen herzustellen. Dabei wird aus einem bestimmten, aus knapp 900 Basenpaaren bestehenden Abschnitt der Hepatitis-B-Virus-DNA und E.coli-Bakterien ein Plasmid konstruiert, das zur Impfstoffproduktion auf Bäckerhefezellen übertragen wird. Die Freisetzung des gewünschten Impfstoffantigens wird durch Zerstörung der Hefezellen erreicht. (5, 7). Ähnlich wird auch die Produktion des in Zukunft zu erwartenden Hepatitis-C-Impfstoffs ablaufen (2).

Bei einigen Impfungen werden gereinigte Proteine oder Polysaccharide zur Immunisierung angeboten, wie z.B. im Falle der

- Pneumokokkenimpfung oder
- Meningokokkenimpfung oder

bakterielle Kapselsubstanz mit Hilfe eines Trägerproteins (z.B. Tetanustoxoid) als Impfstoff angeboten wird – wie etwa bei der Impfung gegen

- HIB (Hämophilus influenzae Typ B) (1, 6).

Wichtigster Nachteil bei der Anwendung von Totimpfstoffen ist die Notwendigkeit zur Mehrfachimmunisierung, da die Antikörperspiegel in der Regel relativ schnell in ihrer Konzentration abfallen. So müssen im Allgemeinen nach der (beispielsweise drei- oder sogar viermaligen) Grundimmunisierung zahlreiche weitere Impfstoffgaben (Booster) in bestimmten Zeitabständen oder in Abhängigkeit von der Immunitätslage erfolgen, um das Immunsystem immer wieder zur Antikörperproduktion anzuregen. Einen Sonderfall könnte hier die Hepatitis-B-Impfung darstellen. Beobachtungen der Antikörperkinetik geben hier Anlaß zu der Vermutung, daß – oberhalb eines bestimmten Schwellenspiegels – der Kontakt mit infektiösem Material (Blut) genügen kann, um eine Boosterung zu erzielen.

II–3.4 Toxoidimpfstoffe

Bei einigen Erkrankungen ist es nicht notwendig, die Erregervermehrung durch die Entwicklung einer beispielsweise antibakteriellen Immunität zu unterbinden. So ermöglichte die Charakterisierung einiger für den Menschen pathogenen Toxine die Produktion von Impfstoffen, die ausschließlich eine antitoxische Immunität versprechen. Zwei Beispiele, bei denen ein solches Verfahren mit Erfolg angewendet wird, sind die Immunisierungen im Falle von

- Tetanus und
- Diphtherie.

Bei der Impfstoffentwicklung wurden die Toxine chemisch so inaktiviert und modifiziert (durch Einwirkung von Formaldehyd), daß ihre Giftigkeit ausgeschaltet wurde, gleichzeitig aber die Immunogenität erhalten blieb.

Nachteil dieser Immunisierungen ist – wie bei der Anwendung der Totimpfstoffe – die ebenfalls in regelmäßigen Abständen erforderliche Auffrischung durch Boosterimpfungen.

II–3.5 Kombinationsimpfstoffe

Im Falle einiger Impfungen werden Kombinationsimpfstoffe angeboten – nicht zuletzt auch unter dem Aspekt, daß der Impfling (da häufig im Säuglings- oder Kleinkindalter) möglichst wenig belästigt werden soll. Kombinationsimpfstoffe gibt es nicht nur bei Toxoid- und/oder Totvakzinen – Beispiele:

- DT = Diphtherie/Tetanusvakzine oder
- DPT = Diphtherie/Pertussis/Tetanusvakzinen,

sondern auch bei Lebendimpfstoffen – Beispiele:

- MMR = Masern/Mumps/Rötelnimpfstoff oder
- Polio Typ 1/Typ 2/Typ 3

In den nächsten Jahren ist die Zulassung weiterer Kombinationsvakzine zu erwarten.

Was die Immunogenität von Kombinationsvakzinen angeht, so scheinen zumindest in einigen Fällen die verschiedenen Impfstoffkomponenten einander als Adjuvantien zu dienen, was am Ende zu einer besseren Immunantwort führt (3).

II–3.6 Adjuvantien

Die Beobachtung, daß das FREUNDsche Adjuvans (Wirkprinzip: abgetötete Mykobakterien mit Mineralölaufbereitung und Emulgator), bei Labortieren appliziert, in der Lage ist, Makrophagen anzulocken und damit das Immunsystem zu aktivieren, hat auch im Falle der Impfstoffentwicklung dazu geführt, daß Vakzine hinsichtlich ihrer Immunogenität deutlich verbessert werden konnten, wenn man Adjuvantien zusetzte.

So werden bei der Hepatitis-A-Vakzine höhere Antikörperspiegel erreicht, wenn Aluminiumhydroxid zugesetzt wird (4). Ähnliche Verfahren sind auch beim Hepatitis-B-Impfstoff sowie bei zahlreichen anderen Toxoid-und Totimpfstoffen üblich.

II–3.7 Bestimmung des Impferfolgs

Der Impferfolg kann durch die Messung protektiver Antikörper (humorale Immunität), ggf.durch Bestimmung der zellulären Immunität überprüft werden. Grundsätzlich ist nur die Untersuchung auf Antikörper der IgG-Klasse angezeigt. Zur Bestimmung protektiver Antikörper sind verschiedene Verfahren gebräuchlich.

So wird etwa im Falle der Rötelnimpfung der Antikörpertiter gemessen. Bei der Zugabe von Probandenserum zu einer definierten Erregermenge wird geprüft, ob eine Neutralisierung, d.h. eine Ausschaltung der Erreger, stattfindet oder nicht. Wenn ja, dann wird immer weiter verdünnt und der „Titer" bestimmt, bei dem gerade noch eine Erregerausschaltung stattfindet. Da immer auf das doppelte Volumen verdünnt wird, ergibt sich eine Titerabfolge von 1:2, 1:4, 1:8, 1:16, 1:32, 1:64 usw. Bei einigen anderen Impfungen verdünnt man zunächst 1:10 und dann immer weiter, so daß sich Titer wie 1:80, 1:160, 1:320 usw. ergeben. Je höher der erzielte Titer, um so höher die zirkulierende Antikörpermenge.

Ein weiteres Verfahren stellt die Angabe von Antikörperkonzentrationen in genau definierten „Internationalen Einheiten" (I.E. oder – englisch – I.U.) dar. Diese Methode wird beispielsweise bei der Hepatitis A oder der Hepatitis B, neuerdings aber auch bei Masern, Mumps und Röteln angewandt. Auch hier gilt: Je höher die nachgewiesene Antikörpermenge in I.E., desto höher der aktuelle Schutz.

Tabelle 9: Serologische Überprüfung des Impferfolgs

Impfung	Methode	Ergebnisse	Schutzschwelle/protektiver Titer
Diphtherie	Neutralisations-test	IU/ml	>0.1 IU/ml (langfristiger Schutz > 1 IU/ml)
FSME	ELISA	VU(Vienna-Units)/ml	i.d.R. > 120 (nach Angaben des Herstellers)
Hepatitis B	ELISA	IU/l	> 100 IU/l (langfristiger Schutz)
Masern (*)	ELISA	Units	nicht definiert (**)
Mumps (*)	ELISA	Units	nicht definiert (**)
Röteln	HHT	Titer	1:32 – bei Titern < 1:32 Bestätigungstest (ELISA, HIG) erforderlich
Tetanus	ELISA	IU/ml	>0.1 IU/ml (langfristiger Schutz > 1 IU/ml)
VZV	ELISA	Units	nicht definiert (**)

* Bestimmung nur in Ausnahmefällen erforderlich (z.B. Aufenthaltsgenehmigung in den USA)

** als protektiv gelten nachweisbare IgG-Antikörper deutlich über dem Grenzwert

Die routinemäßige Überprüfung gilt nur für die Hepatitis B- (Risikogruppen) und die Röteln-Impfung (Kinderwunsch). Ansonsten ergeben sich Indikation von Fall zu Fall bei

- Allergikern (z.B. Tetanus-Impfung)
- Immundefizienten (z.B. Windpocken)
- ggf. bei unklarer Impfanamnese

Die zuverlässige und preiswerte Bestimmung der **zellulären Immunität** dürfte in den nächsten Jahren noch nicht möglich sein.

II–3.8 Impfpläne

Die Ständige Impfkommission am Robert-Koch-Institut (**STIKO**) ist für die Impfempfehlungen in Deutschland zuständig. Sie spricht Empfehlungen aus, die dann von den Länder-Gesundheitsministerien als öffentliche Empfehlungen übernommen werden können. Dies bedeutet, daß die

- öffentliche Empfehlung von Impfungen und das
- kostenlose Angebot gewisser Immunisierungsmaßnahmen durch den Öffentlichen Gesundheitsdienst

in die Kompetenz der Länder fallen. Das **Bundesseuchengesetz** (das demnächst durch das **Infektionsschutzgesetz** abgelöst werden soll) regelt die Verfahrensweise der Versorgung der bei den heute zugelassenen Impfstoffen ausgesprochen seltenen Impfschäden.

Im Gegensatz zu zahlreichen anderen europäischen und außereuropäischen Ländern hat man in Deutschland seit der Einstellung der Pockenschutzimpfung darauf verzichtet, bestimmte Immunisierungsmaßnahmen zur Pflicht zu machen – eine Tatsache, die sich sehr ungünstig auf die Durchimpfungsraten ausgewirkt hat, insbesondere bei Immunisierungsmaßnahmen gegen Röteln, Masern und Mumps, aber auch gegen die Poliomyelitis.

Die Durchführung von Impfmaßnahmen im internationalen Reiseverkehr wird von den jeweiligen Ländern geregelt und von der Weltgesundheitsorganisation (WHO) bekanntgegeben.

Weitere Impfempfehlungen, die speziell das Arbeitsleben betreffen, sind dem Berufsgenossenschaftlichen Grundsatz **G 42** zu entnehmen.

II–3.8.1 STIKO-Impfempfehlungen (siehe Anhang S. 359)

Im internationalen Bereich wird die Durchführung von Impfmaßnahmen von den jeweiligen Ländern geregelt und in Abstimmung mit der WHO bekanntgegeben. Nationale Impfmaßnahmen werden von den Regierungen der entsprechenden Länder vorgenommen, wobei ebenfalls ständiger Kontakt mit der Weltgesundheitsorganisation bzw. deren Regionalbüros (für die Europaregion in Kopenhagen) besteht.

Die Impfempfehlungen für Deutschland, Österreich und die Schweiz sind im Anhang abgedruckt.

An dieser Stelle soll nur auf die Situation in Deutschland eingegangen werden: Hier ist die Ständige Impfkommission (STIKO) am Robert-Koch-Institut in Berlin für die Impfempfehlung zuständig. Die STIKO ist ein Fachgremium, das maximal 16 Mitglieder hat und vom Bundesgesundheitsminister für eine jeweils drei Jahre dauernde Amtsperiode berufen wird. Was die Beurteilung von Impfproblemen auf der virologischen Seite angeht, so wird der STIKO u.a. von der Deutschen Vereinigung zur Bekämpfung der Viruskrankheiten (DVV) zugearbeitet. Die DVV ist eine halbstaatliche Einrichtung, die vom Bund, von den Ländern und den Krankenkassen finanziert wird.

Die STIKO-Empfehlungen beinhalten nicht nur den jeweils aktuellen Impfkalender, sondern enthalten auch Hinweise zu den Themen

- Aufklärungspflicht,
- Impfabstände,
- Kontraindikationen,
- Falsche Kontraindikationen,
- Umgang mit Impfstoffen und Vorgehen bei der Impfung,
- Dokumentation der Impfung,
- Impfreaktionen,
- Vorgehen bei unerwünschten Arzneimittelwirkungen,
- Hinweise zur Kostenübernahme von Schutzimpfungen.

Kernstücke der STIKO-Empfehlungen sind der

- Impfkalender für Säuglinge, Kinder und Jugendliche und der
- Kalender der Indikations- und Auffrischimpfungen.

Der Impfkalender für Säuglinge, Kinder und Jugendliche sieht Immunisierungsmaßnahmen gegenüber den therapeutisch schwer oder kaum zu beeinflussenden Krankheiten

- Diphtherie,
- Haemophilus Influenzae Typ b Erkrankungen,
- Hepatitis B
- Keuchhusten,
- Masern,
- Mumps,
- Poliomyelitis,
- Röteln und
- Tetanus vor.

Bei den Indikations- und Auffrischimpfungen existieren darüber hinaus Regelungen für

- Cholera,
- FSME,
- Gelbfieber,
- Hepatitis A,
- Influenza,
- Meningokokkeninfektionen,
- Pneumokokkeninfektionen,
- Tollwut,
- Typhus und
- Varizellen.

Ergänzt werden die Informationen jeweils durch Handlungsanweisungen bei bestimmten Problemfällen, z.B.

- Hepatitis-B-Immunprophylaxe bei Exposition,
- Tetanus-Immunprophylaxe im Verletzungsfall,
- postexpositionelle Tollwut-Immunprophylaxe oder auch
- Impfung bei HIV-Infektion.

Eine Schwäche der STIKO-Empfehlungen liegt sicherlich darin, daß nur solche Impfstoffe behandelt werden, die auch in Deutschland erhältlich sind. Vakzine, die z.B. in der Reisemedizin häufig angewandt werden, aber nur über internationale Apotheken bezogen werden können wie z.B.

- orale Cholera-Vakzine,
- Japan-Enzephalitisvakzine oder
- Pestimpfstoff

sind nicht in den Empfehlungen enthalten.

Die Übernahme der STIKO-Empfehlungen zur öffentlichen Empfehlung obliegt den Bundesländern, die sehr selten auch einmal von den nationalen Regeln abweichen können. So sind beispielsweise in Sachsen bei der Poliomyelitisschutzimpfung sowohl der Spritz- als auch der Schluckimpfstoff öffentlich empfohlen. Die öffentliche Empfehlung bedeutet im übrigen, daß im Falle einer gutachterlich nachgewiesenen unerwünschten Arzneimittelwirkung vom Impfling Versorgungsamtleistungen beantragt werden können. Die Registrierung der Impfkomplikationen obliegt dem Bundesamt für Sera und Impfstoffe (Paul-Ehrlich-Institut, PEI) in Langen. Daß unerwünschte Arzneimittelwirkungen bei Impfstoffen relativ seltene Ereignisse sind, liegt ohne Frage daran, daß die STIKO nur solche Impfstoffe empfiehlt, bei denen die Frage der Nebenwirkungen genau geprüft ist. Werden ernste Zwischenfälle bekannt, kann dies zur Aufhebung der Empfehlung durch die STIKO führen. Zuletzt war dies beim Tuberkulose-Impfstoff (BCG-Vakzine) sowie bei der oralen Poliovakzine der Fall, deren Verimpfung seit Frühjahr 1998 von der STIKO nicht mehr empfohlen wird – es sei denn, es käme (im Fall des Polioimpfstoffs) zu einer Epidemie, die nur durch die Anwendung der Schluckimpfung kontrolliert werden könnte.

II–3.9 Impfabstände

Von der STIKO werden zwischen verschiedenen Impfungen Mindestintervalle empfohlen, die unbedingt eingehalten werden sollten. Das Prinzip ist ganz einfach: Da im Rahmen von viralen Lebendimpfungen eine Infektion erzeugt wird, wäre eine **nachfolgende** Impfung mit einem Lebendimpfstoff wirkungslos. Immer möglich ist aber die **gleichzeitige** Verabreichung mehrerer Lebendvakzine – wie sie ja auch im Falle der Anwendung von Kombinationsimpfstoffen (z.B. Masern, Mumps, Röteln) üblich ist.

II–3.10 Kontraindikationen

Nicht geimpft werden sollte generell

- bei akuter Erkrankung bzw. schlechtem Gesundheitszustand der Impflings,
- im Falle von Lebendimpfungen, wenn der Impfabstand zu einer vorangegangenen Lebendimpfung zu kurz ist und
- in gewissen Fällen bei Bestehen einer Schwangerschaft (Lebendimpfstoffe, Ausnahme Gelbfieber (s.u.)

Entgegen der landläufig häufig kolportierten Meinung, wonach während der Schwangerschaft auf keinen Fall geimpft werden sollte, können doch einige Immunisierungsmaßnahmen (Totimpfstoffe) durchaus während der Gravidität vorgenommen werden. Generell sollten natürlich Nutzen und Risiko gegeneinander abgewogen werden, wenn es um die Vakzinegabe bei einer schwangeren Frau geht. Vor allem bei herabgesetztem Allgemeinzustand sollte nach Möglichkeit auf die Immunisierung verzichtet werden.

Kontraindiziert sind bei Schwangeren lediglich Lebendimpfungen mit **Ausnahme** der

- oralen Polioimpfung (die aber nur noch im Epidemiefall angewendet werden könnte) und der
- Gelbfieberimpfung bei nicht aufschiebbarem Aufenthalt im einem Endemiegebiet (hier aber Immunisierung mit verminderter Dosis).

Ausdrücklich **indiziert** ist z.B. die Tollwutimpfung mit der HDC-Vakzine, aber auch die Hepatitis-B-Schutzimpfung z.B. bei nicht zu umgehender beruflicher Gefährdung.

Auf der anderen Seite stellt eine versehentliche Impfung mit einem Lebendimpfstoff bei noch nicht diagnostizierter, aber bereits bestehender Schwangerschaft keinen zwingenden Grund zum Schwangerschaftsabbruch dar (z.B. Röteln).

Weitere Kontraindikationen für Lebendimpfungen bestehen bei

- immunsuppressiver Therapie und bei
- mangelnder Immunkompetenz (z.B. AIDS).

Hier – wie auch bei Personen, die an Multipler Sklerose leiden – sind Lebendimpfungen unbedingt zu vermeiden. Bei Diabetikern ergeben sich – vorausgesetzt, die Krankheit wird klinisch gut beherrscht – keine besonderen Kontraindikationen.

Impfabstände und aktuelle Impfempfehlungen ergeben sich aus den Empfehlungen der STIKO (siehe Anhang S. 359)

Literatur

(1) Berkowitz, C.D., Ward, J.I., Meier, K. et al. Safety and immunogenicity of Haemophilus influenzae type b polysaaccharide and polysaccaride diphtheria toxoid conjugate vaccines in children 15 to 24 months of age. J.Pediatr. 110, 500 – 514 (1987)
(2) Choo, Q.L., Kuo, G., Ralston, R. et al.: Vaccination of chimpanzees against infection by the hepatitis C virus. Proc.Natl.Acad.Sci.USA 91, 1294 – 1298 (1994)
(3) Flehmig, B., Heinricy, U., Pfisterer, M.: Simultaneous vaccination for hepatitis A and B. J.Infect.Dis. 161, 865 – 868 (1990)
(4) Flehmig, B., Heinricy, U., Pfisterer, M.: Acute and long term immunity after vaccination for hepatitis A, in: Occupational health for health care workers (Hagberg, M. et al, eds.) ecomed-Verlag, Landsberg, S. 142 – 144 (1993)
(5) McAleer, W.J., Buynak, E.B., Maigetter, R.Z. et al.: Human hepatitis B vaccine from recombinant yeast. Nature 307, 178 – 180 (1984)
(6) Schneerson, R., Barrera, O., Sutton, A., Robbins, J.B.: Preparation, characterization and immunogenicity of H. infleunzae type b polysaccharide-protein conjugates. J.Exp.Med. 152, 361 – 376 (1980)
(7) Valenzuela, P., Medina, A., Rutter, W.J. et al.: Synthesis and assembly of hepatitis B virus surface antigen particles in yeast. Nature 298, 347 – 350 (1982)

II–3.11 Impfungen gegen einzelne Erreger

II–3.11.1 ADENOVIRUS-INFEKTIONEN

Art des Impfstoffs: Orale Lebendvakzine

Impfschema: Einmalige Gabe spätestens 2 Stunden nach Einreise ins Endemiegebiet (bzw. Militärlager)

Impferfolg: Bei rechtzeitiger Gabe 100 %ige Unterbindung von Epidemien, bei 95 % der Geimpften ausreichende Antikörperbildung

Indikationen: Bislang nur im militärischen Bereich (zuletzt Golfkrieg) definiert

Kontraindikationen: Außer fieberhafter Erkrankung keine wesentlichen bekannt

Nebenwirkungen: Keine wesentlichen bekannt

Kombinationen: Keine

Öffentliche Empfehlung. In Deutschland, in Österreich und in der Schweiz nicht öffentlich empfohlen.

Bemerkungen: Onkogene Eigenschaften von Impfviren konnten ausgeschlossen werden (Beobachtung von 5000 Geimpften über 20 Jahre, DNA-Analysen). Pädiatrische Vakzine bislang nur an Erwachsenen getestet

Präparat: Anfragen richten an United States Armed Forces Institute for Infectious Disease Research (USAMRIID), Fort Detrick, Frederick, Maryland, USA!

II–3.11.2 ARGENTINISCHES HÄMORRHAGISCHES FIEBER

Art des Impfstoffs: Lebendimpfstoff

Impfschema: Einmalige Vakzinegabe

Impferfolg: Bislang bei Impfung von mehreren 10.000 Personen in Endemiegebieten offenbar guter Erfolg

Indikationen: Aufenthalt in Junin-Virus-Endemiegebieten Argentiniens.

Kontraindikationen: Akute fieberhafte Erkrankung, Immundefizienz, immunsuppressive Therapie, Schwangerschaft

Nebenwirkungen: Bislang offensichtlich keine schwerwiegenden. Bei versehentlicher Impfung in der Schwangerschaft keine fetalen Schäden beobachtet.

Kombinationen: Keine

Öffentliche Empfehlung: In Deutschland, Österreich und in der Schweiz nicht öffentlich empfohlen, keine Zulassung.

Bemerkungen: Vermutlich Kreuzprotektion gegenüber Infektionen mit dem Machupo-Virus (Erreger des bolivianischen hämorrhagischen Fiebers)

Präparat: Candid 1, zu beziehen über Centers for Disease Control and Prevention (CDC) Atlanta, Georgia, USA, sowie über United States Armed Forces Institute for Infectious Disease Research (USAMRIID), Fort Detrick, Frederick, Maryland, USA.

II–3.11.3 B-ENZEPHALITIS (Japanische Enzephalitis)

Art des Impfstoffs: Totimpfstoff

Impfschema: Zweimalige Impfstoffgabe (s.c.) innerhalb von ein bis zwei Wochen, Booster nach ein bis vier Jahren

Impferfolg: Bei bislang geringer Erfahrung in Mitteleuropa gut

Indikationen: Nur bei längerem Aufenthalt in ländlichen Gebieten Ost-, Südost- und Südasiens zu empfehlen, wenn die Reise zwischen Juni und September stattfindet.

Kontraindikationen: Bislang keine bekannt

Nebenwirkungen: Bei 1 % der Impflinge Fieber, Kopfschmerzen, Lokalreaktionen an der Einstichstelle. Ein Fall von schwerer Anaphylaxie auf 17.000 Impfungen wird mit der Vakzinegabe in Verbindung gebracht.

Kombinationen: Keine

Öffentliche Empfehlung: In Deutschland keine

Präparat: Der in Japan produzierte Impfstoff ist in Deutschland nicht zugelassen. Bezug über internationale Apotheken möglich. Weiterhin existiert eine chinesische Vakzine.

II–3.11.4 CHOLERA

Art des Impfstoffs: Totimpfstoff

Impfschema: Zweimalige Impfstoffgabe im Abstand von 1 – 8 (am besten 2) Wochen, Booster, falls wegen Epidemie o.ä. erforderlich, alle 6 Monate

Impferfolg: Relative Schutzdauer 6 Monate, allerdings nur sehr eingeschränkter Impferfolg objektivierbar.

Indikationen: Nur wenn unumgänglich (Einreisebestimmungen, Vermeidung unhygienischer Impfung im Zielland, wenn Impfpflicht entgegen internationalen Usuancen zu befürchten)

Kontraindikationen: Fieberhafter Infekt, schwere Allgemeinreaktion bei vorangegangener Choleraimpfung

Nebenwirkungen: Lokale Reaktionen an der Einstichstelle, Kopfschmerzen und Fieber in maximal 1 % der Fälle. Vorsicht bei koronarer Herzkrankheit (Neigung zu Gefäßspasmen) – Gabe von Calciumantagonisten erwägen.

Kombinationen: Keine

Öffentliche Empfehlung: Keine, auch von Seiten der WHO keine Impfempfehlung

Bemerkungen: Orale Lebendvakzine in der Schweiz und weiterer Impfstoff in Schweden erhältlich. Hierfür bislang keine Zulassung und keine öffentliche Empfehlung in Deutschland, über internationale Apotheken erhältlich.

Präparat: Cholera-Impfstoff Behring

II–3.11.5 DIPHTHERIE

Art des Impfstoffs: Toxoid-Impfstoff

Impfschema: Ab 3. Lebensmonat als Kombinationsimpfung dreimal im Abstand von vier Wochen. Ab 12. Lebensmonat Booster, Auffrischimpfung im 5./6. Lebensjahr, weitere Booster alle 10 Jahre. Bis zum 6. Lebensjahr Kinderdosis (D), danach Erwachsenendosis (1/10 der Kinderdosis), vorzugsweise als Kombination Td.

Impferfolg: Sehr gut, zwar kein Schutz gegenüber der Infektion, jedoch gegenüber Diptherietoxin. **Diphtheriegeimpfte können damit gesunde Träger von Diphtheriebakterien sein.**

Indikationen: Alle Kleinkinder und Erwachsenen. Bei Epidemie Impfung aller Personen, bei denen die letzte Impfung mehr als drei Jahre zurückliegt bzw. Vervollständigung der Grundimmunisierung. Bei letzter Impfung > 15 Jahre zweimalige Impfstoffgabe im Abstand von 6 Monaten zu empfehlen. Bei Erkrankungsverdacht zusätzlich passive Immunisierung.

Kontraindikationen: Schwere fiebrige Erkrankung, allergische Reaktion oder Thrombozytopenie bzw. neurologische Reaktion nach früherer Diphtherieimpfung (rel. Kontraindikation)

Nebenwirkungen: Lokalreaktionen an der Einstichstelle. Schwere Zwischenfälle (Polyneuritis) sehr selten. Die Enzephalopathiestudie in Großbritannien mit DT zeigte eine leicht erhöhte Rate an ZNS-Symptomen, die aber auf bereits existierende und anamnestisch bekannte Vorschädigungen zurückgeführt werden konnten.

Kombinationen: Bei Kindern mit Tetanus-, azellulärer Pertussis-, Hämophilus influenzae Typ b sowie IPV-Vakzine, bei Erwachsenen Td, TdaP

Öffentliche Empfehlung: In Deutschland, Österreich und Schweiz öffentlich empfohlen.

Präparate: Einzelimpfstoff: Diphtherie-Adsorbat-Impfstoff Behring für Erwachsene, Diphtherie-Adsorbat-Impfstoff Behring für Kinder. Kombinationspräparate: DTaP-IPV Vakzine SSI, DPT Mérieux, DT-Impfstoff Behring für Kinder, DT-Impfstoff Mérieux für Kinder, HIB-DPT Mérieux, HibDPT-Vaccinol, HIB-DT Mérieux, HibDT-Vaccinol, Infanrix, Infanrix+Hib, Infanrix-IPV+Hib, Infanrix Hexa, Pentavac, Quatro-Virelon, Revaxis, Td-Impfstoff Behring, Td-Impfstoff Mérieux, Td-pur, Td-Rix, Td-Vaccinol

II–3.11.6 FLECKFIEBER

Art des Impfstoffs: Totimpfstoff

Impfschema: Dreimalige Vakzinegabe bei der Grundimmunisierung im Abstand von 7 bis 30 Tagen, in Endemiegebieten jährlicher Booster

Impferfolg: Relativ guter, allerdings nur wenige Jahre anhaltender Schutz.

Indikationen: Ärztliches und Pflegepersonal in Hochendemiegebieten

Kontraindikationen: Hühnereiweißallergie, schwere fieberhafte Erkrankung, keine ausreichenden Erfahrungen mit Schwangeren.

Nebenwirkungen: Keine ausreichenden Erfahrungen

Kombinationen: Keine

Öffentliche Empfehlung: In Deutschland keine

Präparat: Impfstoff in Deutschland nicht zugelassen, zu beziehen durch internationale Apotheken über Pasteur-Mérieux, Frankreich

II–3.11.7 FRÜHSOMMERMENINGOENZEPHALITIS (FSME)

Art des Impfstoffs: Totimpfstoff

Impfschema: Zwei Impfstoffgaben innerhalb von einem bis drei Monaten, Booster nach neun bis zwölf Monaten und dann alle drei Jahre. Kurzschema: Tage 0 – 7 – 21, Booster nach einem Jahr, dann alle drei bis fünf Jahre

Impferfolg: Gut

Indikationen: Reisen bzw. Wohnen oder exponiertes Arbeiten in Risikogebieten (in Deutschland größter Teil Bayerns und Baden-Württembergs sowie Südhessens, größter Teil Österreichs, Nordschweiz, Slowenien, Kroatien, Ungarn, Polen, Osteuropa, Schweden, Südwestfinnland, Baltikum, große Teile der ehemaligen Sowjetunion).

Kontraindikationen: Bei gleichzeitiger Tetanusschutzimpfung zweimal Impfzwischenfälle (Neuritiden) aufgetreten, Hühnereiweißallergie

Nebenwirkungen: Neurologische Nebenwirkungen sehr selten

Kombinationen: Keine

Öffentliche Empfehlung: Als Indikationsimpfung in Deutschland und Österreich öffentlich empfohlen.

Präparate: Encepur

II–3.11.8 GELBFIEBER

Art des Impfstoffs: Lebendimpfstoff (17-D-Gelbfiebervakzine)

Impfschema: Einmalige Impfung bei Ausreise in Gelbfieberendemiegebiete spätestens 10 Tage vor Reisebeginn durch autorisierte Gelbfieberimpfstellen (siehe 8), Wiederimpfung bei bestehender Indikation nach jeweils 10 Jahren. Cave: Einige Länder erkennen nur kürzere Fristen an, vor Ausreise daher genau erkundigen!

Impferfolg: Gut

Indikationen: Ausreise in Gelbfieberendemiegebiete

Kontraindikationen: Säuglinge bis 7. Lebensmonat. Bis Ende des 1. Lebensjahres 0,1 ml streng intrakutan, identisches Verfahren bei Schwangeren. Booster bei Frauen, die während der Schwangerschaft immunisiert wurden nach drei Jahren.
Weitere Kontraindikationen: Lebendimpfung < 4 Wochen.
(Andere Lebendimpfungen frühestens 2 Wochen nach Gelbfieberimpfung), Hühnereiweißallergie, akute oder chronische Leber- oder Nierenkrankheiten.

Nebenwirkungen: Enzephalitis mit einer Häufigkeit von 1 : 6,6 Millionen. Ansonsten nur uncharakteristische Symptome wie Kopfschmerzen, gelegentlich leichtes Fieber.

Kombinationen: Keine

Öffentliche Empfehlung: Als Indikationsimpfung öffentlich empfohlen

Bemerkungen: Die Gelbfieberimpfung wird in der Bundesrepublik Deutschland von den im Anhang genannten Gelbfieberimpfstellen durchgeführt (siehe Anhang S. 337)

Präparate: Stamaril, Gelbfieber-Lebend-Impfstoff RKI

II–3.11.9 HAEMOPHILUS INFLUENZAE TYP B (HiB)

Art des Impfstoffs: Totimpfstoff, Kapselpolysaccharid (PRP) von HiB gekoppelt an ein Protein (Tetanus-Toxoid, Diphtherie-Toxoid oder Proteinkomplex der äußeren Membran von Neisseria meningitidis)

Impfschema: Bei Monoimpfstoff: Dreimalige Impfstoffgabe im 3., 5. und 12. – 15. Monat, bei Erstimpfung nach dem 12. – 15. Lebensmonat Einfachimpfung. Bei Kombinationsimpfstoff: Viermalige Impfstoffgabe im 3., 4., 5. und 12. – 15. Monat

Impferfolg: Schutzwirkung nach Impfung im 4.-6.Lebensmonat ca 90%, bei Boosterung im 12.-18. Monat 100%

Indikationen: Indiziert bei Kindern von 2 Monaten bis 6 Jahre, nach dem 6. Lebensjahr nur in Ausnahmefällen (z.B. funktionelle oder anatomische Asplenie)

Kontraindikationen: Bis auf schwere fieberhafte Erkrankung keine

Nebenwirkungen: Bis auf milde Lokalreaktionen keine wesentlichen bekannt

Kombinationen: Mit Diphtherie-, Tetanus, azellulärer Pertussisvakzine sowie IPV und Hepatitis-B-Impfstoff, weitere Kombinationen in Vorbereitung

Öffentliche Empfehlung: In Deutschland, Österreich und der Schweiz als Säuglings- und Kinderimpfung öffentlich empfohlen.

Präparate: Einzelimpfstoffe: Act-HIB, HIB Mérieux, HibTITER, HIB-Vaccinol, Pedvax-HIB Liquid, Kombinationspräparate: HIB-DPT Mérieux, HibDPT-Vaccinol, HIB-DT Mérieux, HibDT-Vaccinol, Infanrix + Hib, Infanrix IPV + Hib, Infanrix Hexa, Pentavac, Procomvax

II–3.11.10 HEPATITIS A

Art des Impfstoffs: Totvakzine

Impfschema: präexpositionell: Grundimmunisierung mit zwei Impfstoffgaben (Monate 0 sowie 6 – 12), bei Kombination mit Hepatitis-B-Impfstoff dreimalige Grundimmunisierung (Monate 0, 1, 6), Booster voraussichtlich nach 5 – 10 Jahren. Bei Kindern Impfung mit spezieller Vakzine mit erniedrigtem Antigengehalt. Postexpositionell bei Kontakt zu Hepatitis-A Erkrankten oder Infizierten, z.B. im Rahmen von Ausbrüchen/Epidemien einmalige Gabe von Impfstoff, Vervollständigung der Immunisierung durch Booster nach 6 – 12 Monaten. Nur bei an chronischen Infektionen/Krankheiten der Leber leidenden Personen ohne nachweisbares anti-HAV in diesem Fall Gabe von Standard-Immunglobulin (II–2.4.6)

Impferfolg: Nach Booster 99,9 % Erfolgsrate.

Indikationen: Gefährdung durch Hepatitis A Viren – bei Reisenden in Länder mit niedrigem hygienischem Standard, Entwicklungshelfern, Beschäftigte im Gesundheitsdienst (Krankenpflege, Kinderkrankenpflege, Reinemachefrauen, Beschäftigte in Stuhllabors und auf Infektionsstationen), in der Wohlfahrtspflege (Personal von kinderbetreuenden Einrichtungen), Personal von psychiatrischen Einrichtungen, im Abwasserbereich (Kanalarbeiter – Klärwerksarbeiter trotz noch nicht nachgewiesener höherer Antikörperprävalenz), Personen, die an einer chronischen Lebererkrankung leiden und keine HAV-Antikörper aufweisen, homosexuell aktive Männer. Impfung im Lebensmittelsektor sinnvoll.

Kontraindikationen: Schwere akute fieberhafte Erkrankung. Noch keine ausreichenden Erfahrungen mit Schwangeren

Nebenwirkungen: Außer milden Lokalreaktionen an der Einstichstelle keine wesentlichen bekannt.

Kombinationen: Kombination mit Hepatitis-B-Impfstoff

Öffentliche Empfehlungen: Als Indikationsimpfung in Deutschland, Österreich und Schweiz öffentlich empfohlen.

Präparate: Einzelimpfstoffe: Epaxal, Epaxal Berna, Havrix 720 Kinder, Havrix 1440, VAQTA, VAQTA K pro infantibus (für Kinder), Kombinationsvakzine: Twinrix Erwachsene, Twinrix Kinder (mit Hepatitis-B-Komponente)

II–3.11.11 HEPATITIS B

Art des Impfstoffs: Totimpfstoff, gentechnisch gewonnen, auf HBs-Basis. Kinderimpfstoff (mit verminderter Dosis), Erwachsenenimpfstoff sowie Dialysepatientenabfüllung (mit erhöhtem Wirkstoffgehalt)

Impfschema: Präexpositionell: Standardschema 0 – 1 – 6 Monate oder 0 – 1 – 2 – 12 Monate bei schnell einsetzender Gefährdung. Postexpositionell in Abhängigkeit von der Impfanamnese und vom anti-HBs u.U. zusammen mit Hepatitis-B-Immunglobulin (II–2.4.7) z.B. bei Z.n Kanülenstichverletzung an HBs-positivem Patienten, wenn Empfänger nicht gegen Hepatitis-B immun ist oder unter der Geburt, wenn Mutter HBs-positiv ist oder wenn der Hepatitis-B-Status der Mutter unbekannt ist (siehe Tabelle 10). Ist im Zweifel eine Bestimmung von anti-HBs nicht möglich, sollte bei früher bekanntem anti-HBs> 100 IU/l 5 – 10 Jahre nach der Impfung die Schutzimpfung ohne Testung verabreicht werden, bei unbekanntem Status immer die Simultanimpfung.

Tabelle 10: Postexpositionelle Hepatitis-B-Prophylaxe

Aktueller Anti-HBs-Wert	erforderlich ist die Gabe von	
	HB-Impfstoff	HB-Immunglobulin
≥ 100 IE/l	nein	nein
10 – 100 IE/l	ja	nein
< 10 IE/l	ja	ja
nicht innerhalb von 48 Stunden zu bestimmen	ja	ja

Impferfolg: Je nach Alter und Geschlecht 95 bis 99 %, Dauer des Impfschutzes bis > 10 Jahre, bei Risikopersonen (z.B. Gesundheitsdienst) individuell nach Antikörperkonzentration boostern, Boosterindikation anti-HBs < 100 I.U/l, bei höheren anti-HBs-Konzentration Booster nach 10 Jahren.

Indikationen: Alle Säuglinge, Kinder und Jugendlichen. Weiterhin beruflicher und außerberuflicher Kontakt mit Blut und Körperflüssigkeiten (Gesundheitsdienst, psychiatrische Einrichtungen, Ersthelfer, Polizisten, Sozialarbeiter und Gefängnispersonal mit Kontakt zu Drogenabhängigen, Dialysepatienten, Patienten mit häufiger Übertragung von Blut oder Blutbestandteilen, Patienten mit chronischen Lebererkrankungen ohne Hepatitis-B-Schutz, durch Kontakt mit HBs-Trägern in Familie und Gemeinschaft gefährdete Personen, homosexuell aktive Männer, Drogenabhängige, Prostituierte, länger einsitzende Strafgefangene, Reisende in Regionen mit hoher Hepatitis-B-Prävalenz bei längerfristigem Aufenthalt oder bei zu erwartenden engen Kontakten zur einheimischen Bevölkerung (z.B. Entwicklungshelfer)

Kontraindikationen: Schwere akute fieberhafte Erkrankung. Bei Schwangeren Impfung, wenn Indikation gegeben und kein Wechsel des Arbeitsplatzes möglich.

Nebenwirkungen: Außer milden Lokalreaktionen an der Einstichstelle keine wesentlichen. Bei bekannter Allergie gegen Impfinhaltsstoffe (Zwischenfall bei Tetanus- oder früherer Hepatitis-B-Schutzimpfung) 1 Std. vor Impfung 1 Amp. Tavegil i.v.

Kombinationen: Kombination mit Hepatitis-A- bzw. Haemophilus-influenzae-B-Impfstoff auf dem Markt. Weitere Kombinationen für Säuglinge und Kinder in Entwicklung

Öffentliche Empfehlungen: In Deutschland, Österreich und der Schweiz öffentlich empfohlen.

Bemerkungen: Bei Non- (< 10 IU anti-HBs/l) und Lowresponse (- 100 IU anti-HBs/l) weitere Impfstoffgaben.

Präparate: Einzelimpfstoffe: Engerix-B Erwachsene, Engerix-B Kinder, Gen H-B-Vax, Gen H-B-Vax-D (für Dialysepatienten), Gen H-B-Vax-K pro infantibus (für Kinder), Kombinationsvakzine: Infanrix Hexa, Procomvax, Twinrix Erwachsene (Hepatitis A + B Impfstoff), Twinrix Kinder

II–3.11.12 INFLUENZA

Art des Impfstoffs: Ganzvirus-, Spalt- oder Untereinheit-Totimpfstoffe, die gemäß den Angaben der WHO der jeweiligen epidemiologischen Lage angepaßt werden.

Impfschema: Einmalige Impfung, jährliche Booster, bei Kindern bis zum 3. Lebensjahr Grundimmunisierung (zweimalige Gabe der halben Impfstoffmenge im Abstand von einem Monat)

Impferfolg: Kein absoluter Schutz vor Erkrankung, jedoch in jedem Fall Symptommilderung

Indikationen: Angehörige von Risikoberufen, die sich selbst infizieren und die Infektion weitergeben können (z.B. Gesundheitsdienst, Gemeinschaftseinrichtungen, Einrichtungen mit großem Publikumsverkehr wie z.B. Banken, Postämter etc.), Personen über 60 Jahre, Angehörige aller Altersklassen mit erhöhter gesundheitlicher Gefährdung durch chronische Grundleiden, so z.B. Herz/Kreislauferkrankungen, Lungen-, Leber- und Nierenleiden, Diabetes mellitus und andere Stoffwechselkrankheiten, Immundefizienz (auch HIV-Infektion). Impfung vorzugsweise im Herbst vor Beginn der „Erkältungssaison" bzw. bei drohender Epi/Pandemie

Kontraindikationen: Akute schwere fieberhafte Erkrankung, Hühnereiweißallergie

Nebenwirkungen: Außer leichten Lokalreaktionen an der Einstichstelle keine gravierenden bekannt.

Kombinationen: Keine

Öffentliche Empfehlung: In Deutschland, Österreich und in der Schweiz als Indikationsimpfung öffentlich empfohlen.

Präparate: Begrivac, Grippe-Impfstoff Chiron, Grippe-Impfstoff PB, Inflexal S, Influsplit SSW, Influvac, Mutagrip

II–3.11.13 KEUCHHUSTEN (PERTUSSIS)

Art des Impfstoffs: Totimpfstoff, Ganzkeimimpfstoff nicht mehr von Bedeutung, verschiedene azelluläre Pertussisvakzinen (aP) im Handel.

Impfschema: Routineimpfung ab 3. Lebensmonat, dreimalige Impfstoffgabe im ersten Lebensjahr, Booster ab 12. Lebensmonat. In der Regel in Kombination mit anderen Vakzinen (Tetanus, Diphtherie, Hämophilus influenzae B, IPV).

Impferfolg: Gut, zwar auch bei Geimpften Erkrankungen, diese häufig jedoch durch B. parapertussis, gegen den die Keuchhustenvakzine nicht schützt.

Indikationen: Prinzipiell alle Säuglinge, Kleinkinder und Jugendliche. Auch Erwachsenenimpfung möglich, da keine Altersbeschränkung.

Kontraindikationen: Bei Kindern mit hirnorganischen Erkrankungen keine größeren Erfahrungen vorhanden. Ansonsten außer schwerer fieberhafter Erkrankung keine Kontraindikation. Bei Kindern mit Fieberneigung postvakzinale Prophylaxe durch zweimalige Gabe von Paracetamol.

Nebenwirkungen: Außer leichten Lokalreaktionen an der Einstichstelle keine wesentlichen bekannt.

Kombinationen: Mit Tetanus, Diphtherie, HiB und IPV in verschiedenen Kombinationen verfügbar, weitere Kombinationen (z.B. mit HB-Vakzine) in Entwicklung.

Öffentliche Empfehlungen: Als Routineimpfung in Österreich, der Schweiz und Deutschland öffentlich empfohlen.

Präparate: Einzelimpfstoffe: Acel-P Lederle, Pac Mérieux, Pa-Vaccinol.
Kombinationsvakzine: DTaP-IPV Vakzine SSI, DPT Mérieux, HIB-DPT Mérieux, Infanrix, Infanrix + Hib, Infanrix IPV + Hib, Infanrix Hexa, Pentavac, Quatro-Virelon, Tetravac, Boostrix

II–3.11.14 LEPTOSPIROSE

Art des Impfstoffs: Totimpfstoff

Impfschema: Bislang noch keine großangelegten Studien zur Etablierung eines Impfschemas.

Impferfolg: Noch nicht endgültig beurteilbar.

Indikationen: Da bislang Erkrankungs- und Todesfälle hauptsächlich im Kanalarbeiterbereich, hier Diskussion einer möglichen Indikation

Kontraindikationen: Da bislang nur geringe Probandenzahl geimpft, keine endgültigen Ausagen möglich

Nebenwirkungen: Wegen zu geringer Probandenzahl bislang nicht ausreichend untersucht.

Kombinationen: Keine

Öffentliche Empfehlung: In Deutschland, in Österreich und in der Schweiz nicht öffentlich empfohlen, keine Zulassung.

Präparat: Impfstoff wird hergestellt vom Institut Pasteur, Paris (Vaccin Leptospires Icterohaemorrhagiae Pasteur)

II–3.11.15 MASERN

Art des Impfstoffs: Lebendimpfstoff

Impfschema: Zweimalige Gabe, und zwar ab 12. Lebensmonat. Zweite MMR-Impfung frühestens 4 Wochen nach Erstimpfung, aus praktischen Gründen jedoch zum Zeitpunkt der Schuleingangsuntersuchung. Bei Erwachsenen Impfung, wenn Immunitätslücke (kein Antikörper) nachgewiesen oder keine Impfanamnese besteht, vorwiegend in Risikobereichen (Gesundheitsdienst, kinderbetreuende Einrichtungen, andere Gemeinschaftseinrichtungen). Impfstoffverabreichung auch als MMR-Kombinationsvakzine.

Impferfolg: Mindestens 95 % bei Kindern. Bei gleichzeitiger Infektion (Erkältung) Serokonversionsabfall < 90 % (US-Studie). Bei Erwachsenen nur noch ca. 90 % iger Impferfolg, daher hier immer Antikörpernachweis nach Impfung, ggf. Impfwiederholung, bei erneut negativem Ausfall ggf. zweite Impfwiederholung.

Indikationen: Impfung aller Kinder. Weitere Indikationen bei zufälliger Entdeckung fehlender Immunität beruflicher Gefährdung (siehe oben)

Kontraindikationen: Keine Impfung bei
- schwerer fieberhafter Erkrankung,
- Leukosen,
- immunsuppressiver Therapie,
- manifester Immunschwäche,
- Schwangerschaft,
- Allergien gegen
  - Hühnereiweiß
  - Neomycin,
- vorangegangener Impfung mit (Virus-)Lebendvakzine < 4 Wochen

Nebenwirkungen: Pruritus und gelegentliche leichte Schmerzen nach Applikation der Vakzine an der Einstichstelle, Fieber > 39,4 °C bei 5 – 15 % der Impflinge, vorübergehende Rötung bei 5 %, Enzephalopathie nach Impfung mit Wahrscheinlichkeit 1 : 3,6 Millionen (d.h. niedriger als zufällige Entwicklung einer Enzephalopathie). Bei einigen Impflingen in der zweiten Woche flüchtiges Exanthem. Zwischenfälle nur bei Nichtbeachtung der Kontraindikationen.

Kombinationen: In der Regel Kombination mit Mumps- und Röteln-Impfstoff (MMR). Kombination von MMR mit Varizellen-Impfstoff (= MMRV) in Vorbereitung.

Öffentliche Empfehlung: In Deutschland, in Österreich und in der Schweiz als Routine- und als Indikationsimpfung öffentlich empfohlen.

Präparate: Einzelimpfstoffe: Masern-Impfstoff Mérieux, Masern-Virus-Impfstoff Chiron Behring. Kombinationspräparate: MM-Diplovax, MMR Triplovax, M-M-RVax, M-MVax, Priorix

II–3.11.16 MENINGOKOKKEN-INFEKTIONEN

Art des Impfstoffs: Quadrivalenter Totimpfstoff auf der Basis von gereinigten Polysacchariden der Kapseln, Gruppenvakzine – je nach Hersteller – gegen Meningokokken der Gruppen A, C, Y, W-135

Impfschema: Einmalige Impfstoffgabe, Schutz von der dritten Woche nach Impfung – nach vorläufigen Ergebnissen mehr als 4 Jahre anhaltend

Impferfolg: Serokonversionsraten bei Erwachsenen bei 92 – 97 % je nach Serogruppe, bei Kindern abhängig vom Alter – vom 18. Monat bis zum 8. Lebensjahr zwischen 85 und 93 %, bei Säuglingen und Kleinkindern bis 18 Monate schlechter Impferfolg der Serogruppen Y, W_{135}, C

Indikationen: Längerer Aufenthalt in Endemiegebieten, ebenfalls bei entsprechenden Epidemien in Mitteleuropa (wo derzeit ca. 1/4 der Erkrankungsfälle auf Gruppe-C-Infekktionen entfällt), der Rest fast vollständig auf (nicht durch Impfung verhütbare) Infektionen mit Gruppe B

Kontraindikationen: Bei Schwangeren keine Erfahrungen, jedoch Impfung bei strenger Indikationsstellung (z.B. Epidemie) möglich, ansonsten außer schwerer fieberhafter Erkrankung keine Kontraindikation

Nebenwirkungen: Bei Säuglingen und Kindern bis 5 Jahre 1,8 % Fieber > 38,5 °C, bei > 500.000 Impflingen eine anaphylaktoide Reaktion anläßlich einer Boosterung

Kombinationen: Keine

Öffentliche Empfehlung: Als Indikationsimpfung (s.o.) öffentlich empfohlen.

Präparate: Mencevax ACW_{135}, Y, Meningitec, Meningokokken-Impfstoff A + C Mérieux.

II–3.11.17 MUMPS

Art des Impfstoffs: Lebendimpfstoff

Impfschema: Zweimalige Gabe, und zwar ab 12. Lebensmonat. Zweite MMR-Impfung frühestens 4 Wochen nach Erstimpfung, aus praktischen Gründen jedoch zum Zeitpunkt der Schuleingangsuntersuchung. Bei Erwachsenen Impfung, wenn Immunitätslücke (kein Antikörper) nachgewiesen oder keine Impfanamnese besteht, vorwiegend in Risikobereichen (Gesundheitsdienst, kinderbetreuende Einrichtungen, andere Gemeinschaftseinrichtungen). Impfstoffverabreichung auch als MMR-Kombinationsvakzine.

Impferfolg: Mindestens 90 – 95 % bei Kindern. Bei gleichzeitiger Infektion (Erkältung) Serokonversionsabfall. Bei Erwachsenen nur noch ca. 80%iger Impferfolg, daher hier immer Antikörpernachweis nach Impfung, ggf. Impfwiederholung, bei erneut negativem Ausfall ggf. zweite Impfwiederholung.

Indikationen: Impfung aller Kinder. Weitere Indikationen bei zufälliger Entdeckung fehlender Immunität beruflicher Gefährdung (siehe oben)

Kontraindikationen: Keine Impfung bei
- schwerer fieberhafter Erkrankung,
- Leukosen,
- immunsuppressiver Therapie,
- manifester Immunschwäche,
- Schwangerschaft,
- Allergien gegen
  - Hühnereiweiß
  - Framycetin,
- vorangegangener Impfung mit (Virus-)Lebendvakzine < 4 Wochen

Nebenwirkungen: Pruritus und gelegentliche leichte Schmerzen nach Applikation der Vakzine an der Einstichstelle, Zwischenfälle nur bei Nichtbeachtung der Kontraindikationen. Erstmanifestation eines Typ-1-Diabetes nach Mumpsimpfung nicht häufiger, sondern sogar seltener als bei Nichtgeimpften.

Kombinationen: In der Regel Kombination mit Masern- und Röteln-Impfstoff (MMR). Kombination von MMR mit Varizellen-Impfstoff (= MMRV) in Vorbereitung.

Öffentliche Empfehlung: In Deutschland, in Österreich und in der Schweiz als Routine- und als Indikationsimpfung öffentlich empfohlen.

Präparate: Monopräparat: Mumpsvax, Kombinationsimpfstoffe: MM-Diplovax, MMR Triplovax, M-M-RVax, M-MVax, Priorix

II–3.11.18 PEST

Art des Impfstoffs: Früher Anwendung einer Lebendvakzine, deren Verimpfung wegen zahlreicher Nebenwirkungen aber inzwischen eingestellt wurde. Heute zwei Totimpfstoffe (hitze- bzw. formalininaktiviert) im Handel.

Impfschema: Zweizeitige Impfstoffgabe im Abstand von vier Wochen, Booster vier bis zwölf Wochen später. Bei Kindern im Säuglingsalter 0,1 ml, bis zu vier Jahren 0,2 ml, bis zu 10 Jahren 0,3 ml, bei älteren Kindern Gabe der Erwachsenendosis. Booster mit halber Dosis alle sechs Monate.

Impferfolg: Wegen geringer Erfahrungen nur eingeschränkt beurteilbar. Schutz vor der Bubonenpest (nicht vor der Lungenpest) drei bis sechs Monate.

Indikationen: Entwicklungshelfer in Endemiegebeiten (z.B. Vietnam)

Kontraindikationen: Schwerer akuter fieberhafter Infekt, ansonsten keine weiteren bekannt.

Nebenwirkungen: Bislang keine ausführlichen Studien durchgeführt.

Kombinationen: Keine

Öffentliche Empfehlung: In Deutschland, in Österreich und in der Schweiz nicht öffentlich empfohlen, keine Zulassung.

Präparate: Bezug über internationale Apotheken, Hersteller: Cutter Laboratories, Berkeley CA 94710, U.S.A.

II–3.11.19 PNEUMOKOKKEN

Impfstoff I

Art des Impfstoffs: 23-valenter Polysaccharidimpfstoff

Impfschema: Bei der Grundimmunisierung einmalige Impfstoffgabe, Auffrischimpfung bei Kindern frühestens drei Jahre nach Grundimmunisierung, bei Erwachsenen sechs Jahre nach erster Impfstoffgabe.

Impferfolg: Befriedigend

Indikationen:
- Z. n. Splenektomie,
- geplante Splenektomie (bis 2 Wochen vor Eingriff)
- funktionelle Asplenie
- Sichelzellanämie,
- hämatologische Neoplasien,
- chronische Nierenkrankheit (Hämodialyse-Transplantatpatienten)
- HIV-Infektion,
- respiratorische Insuffizienz, obstruktive Atemwegserkrankung,
- Patienten mit Diabetes mellitus,
- Patienten vor Beginn einer immunsuppressiven Therapie
- Patienten über 60 Jahre

Kontraindikationen: Kurz zuvor vorgenommene Impfung mit der 14-valenten Vakzine, frühere schwere Pneumokokkenerkrankung weniger als 3 Jahre vor der Impfung (bei Erwachsenen 6 Jahre), Patienten mit M. Hodgkin vor bzw. während einer immunsuppressiven Therapie sowie Patienten mit M. Hodgkin nach extensiver Chemotherapie und/oder Lymphknotenbestrahlung

Nebenwirkungen: Bei Beachtung der Kontraindikationen bis auf milde Lokalreaktionen an der Einstichstelle keine wesentlichen bekannt.

Kombinationen: Keine

Öffentliche Empfehlung: Als Indikationsimpfung in Deutschland, Österreich und in der Schweiz öffentlich empfohlen.

Bemerkungen: Derzeit kontroverse Diskussion darüber, ob die Impfung breiter angewendet werden sollte, vor allem, ob die Altersgrenze von 60 Jahren (bislang 65 Jahre) (noch weiter) herabgesetzt werden sollte. In zahlreichen Kollektiven von Kindern widersprüchliche Berichte über Kosten/Nutzen-Relation. In den USA protektive Wirkung bei schwarzen, nicht aber bei weißen Kindern erwiesen (soziale Verhältnisse?).

Präparate: Pneumopur, Pneumorix, Pneumovax 23, PNU Immune 23, PNU Praxis 23, PNU Lederle

Impfstoff II

Art des Impfstoffs: 7-valenter Pneumokokken-Konjugatimpfstoff

Impfschema: Bei Kindern unter 23 Monaten simultane Verabreichung im 3., 4., 5. und 12. bis 15. Lebensmonat, bei Kindern im Alter von 7 bis 23 Monaten ohne vorherige Impfungen reduzierte Dosisanzahl, bei Kindern von 24 bis 59 Monaten mit hohem Risiko für invasive Pneumokokken-Infektionen (einschließlich von Kindern mit funktioneller, anatomischer oder kongenitaler Asplenie, HIV-Infektion und anderen prädisponierenden Erkrankungen – die nicht vorher mit Impfstoff immunisiert wurden) werden zwei Dosen empfohlen. (Empfehlungen der American Academy of Pediatrics 2000 – die STIKO hat die Meinungsbildung zu dem im Frühjahr 2001 auf dem deutschen Markt eingeführten Impfstoff noch nicht abgeschlossen). Die American Academy of Pediatrics empfiehlt das in Tabelle 1 wiedergegebenen Schema.

Impferfolg: Nach den bisherigen Erfahrungen gut.

Indikationen (Tabelle nach American Academy of Pediatrics):

Tabelle 1: Kinder mit hohem Risiko für eine invasive Pneumokokken-Infektion

Hohes Risiko (Rate invasiver Pneumokokken-Erkrankungen > 150/100.000 Fälle/Jahr)
1. Sichelzellanämie, kongenitale oder erworbene Asplenie, Funktionsstörung der Milz
2. HIV-Infektion

Mutmaßliches hohes Risiko (Erkrankungsrate nicht ermittelt)
1. Kongenitale Immundefizienz: einige B-(humoral-) oder T-Lymphozyten-Defekte, Komplement-Mangel (vor allem C1-, C2-, C3- und C4-Mangel) oder Erkrankungen der Phagozyten (mit Ausnahme der chronischen familiären Granulomatose)
2. Chronische Herzerkrankungen (vor allem zyanotische kongenitale Herzkrankheit und Herzinsuffizienz)
3. Chronische Lungenerkrankungen (einschließlich Asthma, das mit hochdosierten oralen Kortikosteroiden behandelt wird)
4. Liquorfisteln
5. Chronische Niereninsuffizienz, einschließlich nephrotisches Syndrom
6. Erkrankungen im Zusammenhang mit einer immunsuppressiven Therapie oder Strahlentherapie (einschließlich maligne Neoplasmen, Leukämien, Lymphome und Morbus Hodgkin) sowie Organtransplantation*
7. Diabetes mellitus

Mäßiges Risiko (Rate invasiver Pneumokokken-Erkrankungen > 20/100.000 Fälle/Jahr)
1. Alle Kinder im Alter von 24–35 Monaten
2. Kinder im Alter von 36–59 Monaten, die Gemeinschaftseinrichtungen besuchen
3. Kinder im Alter von 36–59 Monaten von amerikanischen Ureinwohnern (Indianer und Eskimos) oder Kinder afroamerikanischer Abstammung

* Die Richtlinien zur Anwendung von Pneumokokken-Impfstoffen für Kinder, bei denen eine Knochenmarktransplantation durchgeführt wurde, werden derzeit überarbeitet (Centers for Disease Control and Prevention, persönliche Mitteilung, 2000).

Tabelle 2: Empfehlungen für die Pneumokokken-Immunisierung mit PCV7 oder 23PS-Impfstoff bei Kindern mit hohem Risiko für eine Pneumokokken-Erkrankung (siehe Definition in Tabelle 1*)

Alter	Vorhergehende Impfungen	Empfehlungen
≤ 23 Monate	Keine	PCV7 wie in Tabelle 1
24–59 Monate	4 Dosen von PCV7	1 Dosis des 23PS-Impfstoffs im Alter von 24 Monaten in einem Mindestabstand von 6–8 Wochen nach der letzten Dosis PCV7
24–59 Monate	1–3 Dosen von PCV7	1 Dosis von PCV7 1 Dosis des 23PS-Impfstoffs 6–8 Wochen nach der letzten Dosis PCV7 1 Dosis des 23PS-Impfstoffs 3–5 Jahre nach der ersten Dosis des 23PS-Impfstoffs
24–59 Monate	1 Dosis von 23PS	2 Dosen von PCV7 im Abstand von 6–8 Wochen, Beginn frühestens 6–8 Wochen nach der letzten Dosis des 23PS-Impfstoffs 1 Dosis des 23PS-Impfstoffs, 3–5 Jahre nach der ersten Dosis des 23PS-Impfstoffs
24–59 Monate	Keine	2 Dosen von PCV7 im Abstand von 6–8 Wochen 1 Dosis des 23PS-Impfstoffs 6–8 Wochen nach der letzen Dosis PCV7 1 Dosis des 23PS-Impfstoffs, 3–5 Jahre nach der ersten Dosis des 23PS-Impfstoffs

* Kinder mit Sichelzellanämie, Asplenie, HIV-Infektion und anderen Hochrisikofaktoren
PCV7 = 7-valenter Konjugatimpfstoff, 23PS = 23-valenter Polysaccarid-Impfstoff

Kontraindikationen: Keine Impfung bei akutem mäßigen bis schweren Fieber, keine Verabreichung bei Thrombozytopenie oder anderen Koagulationsstörungen

Nebenwirkungen: Lokalreaktionen mit teilweise mäßigem Fieber, mäßige Lokalreaktionen bei ca. 5% der Kinder

Kombinationen: Keine

Öffentliche Empfehlung: Bislang in Mitteleuropa noch keine öffentlichen Empfehlungen ausgesprochen

Präparate: Prävenar

II–3.11.20 POCKEN

Art des Impfstoffs: Lebendimpfstoff aus Vacciniaviren, dadurch Infektion mit Kuhpocken, die mit Schorfabfall zwei Wochen dauern.

Impfschema: Nach Grundimmunisierung Booster alle drei bis zehn Jahre

Impferfolg: Durch konsequente Impfung Pocken ausgerottet.

Indikationen: Nur Beschäftigte in Hochsicherheitslabors, in denen mit Pockenviren umgegangen wird. Weiterhin Impfung bei Beschäftigten in Labors, in denen mit genetisch veränderten Vacciniaviren gearbeitet wird (z.B. HIV-Genomabschnitte)

Kontraindikationen: Alle anderen Personen, da Impfung wegen weltweiter Eradikation obsolet.

Nebenwirkungen: Bei Erstimpfung pro Million Impflinge bis 6,5 Enzephalitiden, bis 24,3 Ekzema vaccinatum, bis 70 generalisierte Vakzinia, bis 33,3 akzidentelle Infektion, bei Nachimpfung deutlich weniger Komplikationen.

Kombinationen: Keine

Öffentliche Empfehlung: In Deutschland, Österreich und in der Schweiz keine öffentliche Empfehlung, keine Zulassung.

Präparat: Impfstoff wird nach Richtlinien der WHO weiterhin in Vorrat gehalten. Impfstoffbezug bei Indikation über CDC-Atlanta (U.S.A.)

II–3.11.21 POLIOMYELITIS

Art der Impfstoffe: Impfstoffe mit abgetöteten bzw. attenuierten Polioviren I, II und III. Inaktivierte Poliovakzine (Totimpfstoff)(als Regelimpfstoff) oder Orale Poliovakzine (Lebendimpfstoff) (OPV) (Schluck)impfstoff als Vakzine für Riegelungsimpfungen im Falle von Ausbrüchen/Epidemien.

Impfschema: Grundimmunisierung zwei-, drei- oder viermal, je nach Vakzine. Bei Säuglingen ab 3. Lebensmonat, Booster ab 12. Lebensmonat, weitere Auffrischimpfung ab 11. Lebensjahr, danach Indikationsimpfung. Bei Riegelungsimpfungen nach Anweisung der Gesundheitsbehörden, i.d.R. einmalige Lebendimpfstoffgabe bei Nichtgeschützten.

Impferfolg: Nahe 100 %

Indikationen: Routineimpfung für Säuglinge, Kinder und Jugendliche, Indikation bei Erwachsenen:

- Personal im Gesundheitsdienst,
- Personal in Labors mit Poliomyelitisrisiko,
- Personen mit engem Kontakt zu Poliokranken,
- Reisende in Regionen mit Polioinfektionsrisiko (vor Reise nach aktuellen Endemiegebieten erkundigen. Gesamter amerikanischer Kontinent poliofrei).

- Aussiedler, Flüchtlinge und Asylbewerber aus Gebieten mit Poliorisiko, die in Gemeinschaftsunterkünften leben,
- Personal und freiwillige Helfer, das diese Gruppen betreut.

Kontraindikationen: Bei IPV keine, bei OPV
- Durchfallerkrankung,
- Immunschwäche,
- HIV-Infektion,
- Immunsuppressive Therapie,
- Personen mit immunsuppressiver Therapie oder Immunschwäche im selben Haushalt, wenn keine absolute Einhaltung der Hygiene gewährleistet.
- Vorangegangene Impfung mit Lebendvakzine < 4 Wochen,
- vorangegangene Typhus-abdominalis-Schluckimpfung < 3 Tage

Nebenwirkungen: Bei IPV keine außer milden Lokalreaktionen an der Einstichstelle. Bei OPV Impfzwischenfälle: Vakzineassoziierte paralytische Poliomyelitis (VAPP), hervorgerufen durch Impfviren 1 Fall pro 500.000 Erstimpfungen (USA), pro 4,4 Millionen (Deutschland), 1 Fall auf 13 Millionen Dosen bei Zweitimpfung (USA), 1 Fall auf 15,5 Millionen (Deutschland), in Deutschland bis 1997 pro Fall ein bis zwei VAPP-Fälle, u.a. auch bei (immungesunden) Kontaktpersonen zu OPV-Geimpften

Kombinationen: Bei Kinderimpfstoffen Kombinationen von IPV mit Tetanus-, Diphtherie, Pertussis- und Hämophilus influenzae B-Vakzinen, bei Erwachsenen mit Diphtherie und Tetanus.

Öffentliche Empfehlung: In Deutschland, in Österreich und in der Schweiz Poliomyelitisimpfung als Routinemaßnahme bei Säuglingen/Kindern sowie als Indikationsimpfung bei Erwachsenen öffentlich empfohlen.

Präparate: Lebendimpfstoff (OPV) Oral Virelon, Polio Sabin-S
Totimpfstoff (IPV): Einzelimpfstoffe für Erwachsene: IPV-Mérieux, IPV-Virelon. Kombinationsimpfstoffe für Kinder: Infanrix Hexa, Infanrix IPV + Hib, Pentavac, Quatro- Virelon, Revaxis, Tetravac

II–3.11.22 RIFT-VALLEY-FIEBER

Art der Impfstoffe: Zwei Totimpfstoffe verfügbar
- NDBR-103 (auf primären Affennierenzellen hergestellt),
- TSI-GSD-200 (auf diploiden fetalen Rhesuslungenzellen gezüchtet)

Impfschema: Grundimmunisierung 0–10–28 Tage, Booster nach einem halben Jahr

Impferfolg: Bislang bei eingeschränkten Erfahrungen offensichtlich gut.

Indikationen: Tierärztliches und Laborpersonal sowie UN-Soldaten in Endemiegebieten (v.a. Ägypten)

Kontraindikationen: Schwerer fieberhafter Infekt

Nebenwirkungen: Bislang keine schwerwiegenden bekanntgeworden.

Kombinationen: Keine

Öffentliche Empfehlung: In Deutschland, in Österreich und in der Schweiz keine öffentliche Empfehlung, keine Zulassung.

Präparate: RVFV-Vakzinen TSI-GSD-200 und NDBR-103 zu beziehen über Centers for Disease Control and Prevention (CDC) Atlanta, Georgia, USA oder United States Armed Forces Institute for Infectious Disease Research (USAMRIID), Fort Detrick, Frederick, Maryland, USA

II–3.11.23 RÖTELN

Art des Impfstoffs: Lebendimpfstoff

Impfschema: Zweimalige Gabe, und zwar ab 12. Lebensmonat. Zweite MMR-Impfung frühestens 4 Wochen nach Erstimpfung, aus praktischen Gründen jedoch zum Zeitpunkt der Schuleingangsuntersuchung. Bei Erwachsenen Impfung, wenn Immunitätslücke (kein Antikörper) nachgewiesen oder keine Impfanamnese besteht, vorwiegend in Risikobereichen (Gesundheitsdienst, kinderbetreuende Einrichtungen, andere Gemeinschaftseinrichtungen). Impfstoffverabreichung auch als MMR-Kombinationsvakzine.

Impferfolg: Mindestens 97 % bei Kindern. Bei gleichzeitiger Infektion (Erkältung) Serokonversionsabfall. Bei Erwachsenen ähnliche Impfungserfolgsraten. Hier immer Antikörpernachweis nach Impfung, ggf. Impfwiederholung, bei erneut negativem Ausfall ggf. zweite Impfwiederholung.

Indikationen: Impfung aller Kinder. Weitere Indikationen bei zufälliger Entdeckung fehlender Immunität beruflicher Gefährdung (siehe oben)

Kontraindikationen: Keine Impfung bei
- schwerer fieberhafter Erkrankung,
- Leukosen,
- immunsuppressiver Therapie,
- manifester Immunschwäche,
- Schwangerschaft,
- Allergie gegen Neomycin,
- vorangegangener Impfung mit (Virus-)Lebendvakzine < 4 Wochen

Nebenwirkungen: Pruritus und gelegentliche leichte Schmerzen nach Applikation der Vakzine an der Einstichstelle, gelegentliche Arthralgie bzw. Arthritis mit einer Inzidenz von 1 % (bei Doppelblindstudie mit MMR-Impfstoff), bei einigen Impflingen rötelnartiges Exanthem ein bis zwei Wochen nach Impfung, bisweilen Erscheinungen wie bei einem vorübergehenden katharralischen Infekt. Zwischenfälle nur bei Nichtbeachtung der Kontraindikationen. Bei versehentlicher Rötelnimpfung während der Schwangerschaft im Rahmen zweier in den USA und in Deutschland durchgeführter retrospektiver Untersuchungen keine Röteln-Embryopathie (1538 dokumentierte Impfungen).

Kombinationen: In der Regel Kombination mit Masern- und Mumps-Impfstoff (MMR). Kombination von MMR mit Varizellen-Impfstoff (= MMRV) in Vorbereitung.

Öffentliche Empfehlung: In Deutschland, in Österreich und in der Schweiz als Routine- und als Indikationsimpfung öffentlich empfohlen.

Präparate: Einzelimpfstoffe. Ervevax Röteln-Lebendimpfstoff, Röteln-Impfstoff HDC Mérieux, Röteln-Vaccinol, Rubellovac Röteln-HDC-Vaccine.
Kombinationsimpfstoffe. MMR-Triplovax, M-M-RVax, Priorix

II–3.11.24 TETANUS

Art des Impfstoffs: Toxoidimpfstoff

Impfschema: Präexpositionell: Bei Säuglingen Grundimmunisierung, in der Regel mit Kombinationsimpfstoffen, ab 3. Lebensmonat, weitere Impfstoffgabe im 4. und 5. Lebensmonat, Booster ab 12. Monat, erneute Auffrischimpfung, in der Regel in Kombi-

Tabelle 11: Tetanus-Immunprophylaxe im Verletzungsfall

Tetanus-Impfanamnese	Saubere, geringfügige Wunde	Saubere, geringfügige Wunde	alle anderen Wunden	alle anderen Wunden
	Td oder DT	TIG	TD oder DT	TIG
Unbekannt	ja	nein	ja	ja
0–1	ja	nein	ja	ja
2	ja	nein	ja	nein, wenn Verletzung < 24 Std. zurückliegt, ansonsten ja
3 oder mehr	nur wenn letzte Impfung > 10 Jahre zurückliegend	nein	nur wenn letzte Impfung > 5 Jahre zurückliegend	nein

nation mit Diphtherievakzine (Td) ab 5. und ab 11. Lebensjahr, dann alle zehn Jahre. Postexpositionell je nach Art der Wunde als Alleinimpfung (als Td) oder simultan mit Tetanus-Immunglobulin (II–2.4.12) nach folgendem Schema (Tabelle 11)

Impferfolg: Sehr gut

Indikationen: Gesamte Bevölkerung

Kontraindikationen: Schwere fieberhafte Erkrankung, bei Zwischenfällen im Rahmen einer vorangegangenen Tetanusimpfung antihistaminische Vorbehandlung (z.B. 1 Amp. Tavegil i.v. 1 Stunde vor Impfung)

Nebenwirkungen: Lokale Reaktionen an der Einstichstelle bei bis zu 50 % der Impflinge, Überimpfung vermeiden, da mit der Zahl der Impfungen die Komplikationsrate steigt.

Kombinationen: Kombinationen für Säuglinge/Kinder mit Diphtherievakzine (D) sowie mit Impfstoffen gegen Keuchhusten, Hämophilus influenzae b und IPV, für Erwachsene mit Diphtherie (Td), IPV oder Pertussis

Öffentliche Empfehlung: In Deutschland, in Österreich und in der Schweiz als Routineimpfung für die gesamte Bevölkerung öffentlich empfohlen.

Präparate: Einzelimpfstoffe: T-Immun, Tetavax, Tetasorbat SSW, (Tetanus-Adsorbat-Impfstoff) Tetamun SSW (Tetanus Fluidimpfstoff), Tetanol, T-Immun Immuno
Kombinationsimpfstoffe: Boostrix, HIB-DPT Mérieux, HibDPT-Vaccinol, HIB-DT Mérieux, HibDT-Vaccinol, Infanrix, Infanrix + Hib, Infanrix IPV + Hib, Infanrix Hexa, Pentavac, Quatro-Virelon, Revaxis, Td-Impfstoff Behring, Td-Impfstoff Mérieux, Td-pur, Td-Rix, Td-Vaccinol, Tetravac

II–3.11.25 TOLLWUT

Art der Impfstoffe: Totimpfstoffe entwickelt in
- humanen diploiden Zellen (HDCV) (seit 1976 im Handel) oder in
- Hühnerfibroblasten (PCECV) (seit 1984 im Handel)

Impfschema: Präexpositionell:
Schema I (Normalschema) dreizeitige Impfstoffgabe an den Tagen 0, 28, 56.
Schema II (beschleunigtes Schema) dreizeitige Impfstoffgabe an den Tagen 0, 7, 21.
Booster nach einem Jahr, weitere Auffrischimpfungen nach drei bis fünf Jahren.
Postexpositionell siehe Tabelle 12

Impferfolg: Hervorragend

Tabelle 12: Postexpositionelle Tollwutimmunprophylaxe

Exposition	Exposition durch ein tollwutverdächtiges Wild- oder Haustür	Exposition durch einen Tollwut-Impfstoffköder	Immunprophylaxe
I	Berühren oder Füttern von Tieren, Belecken der intakten Haut	Berühren von Impfstoffködern bei intakter Haut	keine
II	Knabbern an der unbedeckten Haut, oberflächliche, nicht blutende Kratzer durch ein Tier, Belecken der nicht intakten Haut	Kontakt mit Impfflüssigkeit eines beschädigten Impfstoffköders mit nichtintakter Haut	Impfung mit Tollwutvakzine
III	Jegliche Bißverletzung oder Kratzwunden, Kontamination von Schleimhäuten mit Speichel (z.B. durch Lecken, Spritzer)	Kontamination von Schleimhäuten und frischen Hautverletzungen mit der Impfflüssigkeit eines beschädigten Impfstoffköders	Impfung mit Tollwutvakzine **und einmalig simultan mit erster Impfung passive Immunisierung mit Tollwutimmunglobulin (20 I.E./kg Körpergewicht)**

Indikationen: Waldarbeiter und Jäger in Endemiegebieten, Tierärzte, Tierpfleger sowie landwirtschaftliches Personal in Endemiegebieten, Entwicklungshelfer, Reisende bei längeren Reisen in Drittweltländer.

Kontraindikationen: Allergien (siehe Tabelle 13)

Tabelle 13: Kontraindikationen bei Tollwutimpfstoffen

Allergie gegenüber	Kontraindikation für HDC-Vakzine	Kontraindikation für PCECV-Vakzine
Amphotericin-B		ja
Aureomycin	ja	
Neomycin	ja	ja
Tetracyclin		ja

Bei Allergie antihistaminische Vorbehandlung 1 Std. vor Impfung (z.B. 1 Amp. Tavegil i.v.).

Nebenwirkungen: HDC-Vakzine 1,1/1.000 Impfungen (allergische Reaktionen bis zur Anaphylaxie, regelmäßig beherrschbar).

Kombinationen: Keine

Öffentliche Empfehlung: In Deutschland, Österreich und in der Schweiz als Indikationsimpfung öffentlich empfohlen.

Zusätzliche Maßnahmen: Möglicherweise kontaminierte Körperstellen und alle Wunden unverzüglich und großzügig mit Seife oder Detergentien reinigen, mit Wasser gründlich spülen und mit 70 % Ethanol oder Jodpräparat behandeln – auch bei Kontamination mit Impfflüssigkeit eines Impfstoffköders. Bei Expositionsgrad III Tollwutimmunglobulin – soweit möglich – in und um die Wunde instillieren und den Rest intramuskulär verabreichen. **Wunden möglichst nicht primär nähen. In unklaren Fällen Immunprophylaxe unverzüglich durchführen, d.h. nicht bis zur Klärung des Infektionsverdachts beim Tier abwarten.** Bei Entkräftung des Tollwutverdachts durch Tierarzt Weiterführung der Immunprophylaxe als präexpositionelle Schutzimpfung! **Des weiteren Indikation zur Tetanus-Immunprophylaxe prüfen (II–2.4.12)!**

Präparate: Tollwut-Impfstoff (HDC) inaktiviert(HDC-Vakzine), Rabipur (PCEC-Vakzine), Rabipur Tollwut-HDV-Vakzine

II–3.11.26 TUBERKULOSE

Art des Impfstoffs: Lebendimpfstoff BCG (Bacille Calmette Guérin), Stamm Kopenhagen

Impfschema: Bis 1998 einmalige Impfung bei Neugeborenen und Säuglingen bis zur 6. Lebenswoche unter bestimmten Umständen von der STIKO empfohlen. Impfung von tuberkulinnegativem Personal im Gesundheitsdienst und entsprechende Impfschemata schon länger umstritten.

Nach Auflösen und Homogenisieren des Impfstoffs im Lösungsmittel Impfstoffgabe streng intrakutan bei Erwachsenen im linken (oder bei Linkshändern im rechten) Oberarm, bei Säuglingen im Bereich des linken Oberschenkels (vor dem Trochanter maior)

Impferfolg: Die Impfung verleiht nur einen relativen Schutz, d.h. der Krankheitsverlauf wird allenfalls abgeschwächt. Im Rahmen einer großangelegten Doppelblindstudie in Indien (Chingleputstudie), die von der WHO intiiert wurde, waren nach 7 1/2 Jahren folgende Ergebnisse zu objektivieren: 275.000 Menschen wurden in die Studie aufgenommen und in drei Gruppen eingeteilt (Gruppe 1, Injektion von Kochsalzlösung, Gruppe 2 0,1 mg BCG-Wirkstoff/ml, Gruppe 3 0,01 mg BCG-Wirkstoff/ml). In Gruppe 1 wurden 481 Tuberkulosefälle registriert, in Gruppe 2 486 und in Gruppe 3 480. Damit stand fest, daß die BCG-Impfung mehr als 50 Jahre nach ihrer Entwicklung ohne Wirkung war. Bis vor kurzem hielt sich noch die Ansicht, die tuberkulöse Meningitis bei Säuglingen werde durch die Impfung vermieden. Dies wurde durch Forscher des Paul-Ehrlich-

Instituts widerlegt: Von den letzten 6 an tuberkulöser Meningitis erkrankten Kindern in Deutschland waren drei geimpft und drei nicht geimpft. Schließlich sprach noch ein drittes Argument gegen die BCG-Impfung: Aufgrund der bei den meisten Impflingen beobachteten Konversion der Tuberkulinreaktion (negativ – positiv) wurde eine genaue Tuberkuloseüberwachung unmöglich bzw. nur noch mit Hilfe häufigeren Thoraxröntgens realisierbar. Damit ergab sich – vor allem für Angehörige von Risikoberufen (z.B. Gesundheitsdienst) u.U. eine nicht unerhebliche Strahlenbelastung.

Aus diesen Gründen und – siehe unten – wegen der bisweilen erheblichen Impfnebenwirkungen wurde im Frühjahr 1998 die Empfehlung zur BCG-Impfung aus dem deutschen Impfkalender gestrichen.

Indikationen: Keine

Kontraindikationen: Früher durchgemachte Tuberkulose, akute erkrankte, inkubierte oder rekonvaleszente Patienten, Schwangerschaft, Gewicht < 2,5 kg bei Neugeborenen, Immunschwäche, immunsuppressive Therapie

Nebenwirkungen: Ulzeration (Häufigkeit 1 bis 50 Fälle/10.000 geimpfte Säuglinge). in seltenen Fällen Osteomyelitis (Häufigkeit 1/20.000 bei Säuglingsimpfungen) und persistierende Lymphknotenverhärtungen. Weiterhin BCGitis v.a. bei Immunschwachen – Inzidenz in Deutschland von 1987 bis 1996 1 – 2/100.000 Impfungen.

Kombinationen: Keine

Öffentliche Empfehlung: Seit 1998 in Deutschland von der STIKO nicht mehr empfohlen.

Präparat: In Deutschland nicht mehr verfügbar.

II–3.11.27 TYPHUS ABDOMINALIS (BAUCHTYPHUS)

Art des Impfstoffs:
a) Lebend-Schluckimpfstoff mit attenuierten Typhusbakterien
b) Totimpfstoff aus gereinigtem Kapselpolysaccharid von Salmonella typhi

Impfschema:
a) Dreizeitige Gabe im Abstand von zwei Tagen eine Stunde vor den Mahlzeiten
b) einmalige i.m. oder s.c.-Injektion

Impferfolg: Gut, Schutz für mindestens ein Jahr (a) bzw. für drei Jahre (b).

Indikationen: Ausreise in Typhusendemiegebiete (z.B. Dritte Welt, Osteuropa, Russland)

Kontraindikationen a)
- akuter schwerer fieberhafter Infekt,
- Immunschwäche,

- immunsuppressive Behandlung,
- Enteritis

Keine ausreichenden Erfahrungen mit der Impfung von Schwangeren. Bisherige Erfahrungen jedoch gut. Daher Impfempfehlung nur bei Unaufschiebbarkeit der Reise. Alternativ Verwendung von b).

b) akuter schwerer fieberhafter Infekt

Impferfolg bei Kindern < 2 Jahre unsicher. Hier Impfung nur während einer Epidemie.

Nebenwirkungen: a) In ca. 2,5 % Bauchschmerzen, 1 % Durchfall, 1 % Kopfschmerzen.
b) Leichte Lokalreaktionen an der Einstichstelle, gelegentlicher Durchfall und Übelkeit.

Kombinationen: a) Keine. b) Kombinationen mit anderen Reiseimpfstoffen in Entwicklung

Öffentliche Empfehlung: Als Indikationsimpfung in Deutschland, Österreich und der Schweiz öffentlich empfohlen.

Präparate: Typherix, Typhim Vi (Totimpfstoffe), Typhoral L, Vivotif, (Lebendimpfstoffe)

II–3.11.28 VENEZOLANISCHE PFERDEENZEPHALITIS

Art der Impfstoffe: a: Lebendimpfstoff (TC-83) sowie aus diesem durch Formalininaktivierung gewonnener b: Totimpfstoff (C-84) verfügbar.

Impfschema: Lebendimpfstoff: Einmalige Gabe, Totimpfstoff: Schemata noch in Diskussion

Impferfolg: Bei TC-83 sehr gut, bei C-84 hohe neutralisierende Antikörper nachgewiesen, jedoch Langzeiteffekt noch nicht bekannt.

Indikationen: Aufenthalt in Endemiegebieten, v.a. Venezuelas

Kontraindikationen: a: Schwerer fieberhafter Infekt, Impfung mit anderer Lebendvakzine < 4 Wochen, Schwangerschaft, Immundefizienz
b: Schwerer fieberhafter Infekt

Nebenwirkungen: a: Sehr nebenwirkungsreich, bei 25 % der Geimpften leichte Form der Erkrankung, bei Schwangeren möglicherweise teratogenes Risiko.

Kombinationen: Keine

Öffentliche Empfehlung: In Deutschland, in Österreich und in der Schweiz nicht öffentlich empfohlen, nicht zugelassen.

Präparate: Zu beziehen über Centers for Disease Control and Prevention (CDC) Atlante, Georgia, USA oder United States Armed Forces Institute for Infectious Disease Research (USAMRIID), Fort Detrick, Frederick, Maryland, USA

II–3.11.29 WINDPOCKEN

Art des Impfstoffs: Lebendimpfstoff

Impfschema: Einmalige Impfstoffgabe bei Kindern vom vollendeten 1. bis vollendeten 13. Lebensjahr, 2 Impfungen im Abstand von mind. 6 Wochen bei Personen ab vollendetem 13. Lebensjahr.

Impferfolg: Bei Kindern und Erwachsenen gut.

Indikationen: Derzeit keine Routineimpfung im Säuglings/Kinderalter. Jedoch Indikation zur Impfung von seronegativen Personen, und zwar unter folgenden Voraussetzungen:
- Kinder mit Leukämie bei klinischer Remission für mindestens 1 Jahr und vollständige hämatologische Remission,
- Kinder mit soliden malignen Tumoren,
- Kinder mit schwerer Neurodermitis,
- Kinder vor geplanter Immunsuppression,
- Geschwister und Eltern der Kinder aus diesen Gruppen,
- Beschäftigte im Gesundheitsdienst, vorzugsweise aus den Bereichen (onkologische) Pädiatrie, Geburtshilfe und Betreuung von nicht immunkompetenten Personen,
- Frauen mit Kinderwunsch

Kontraindikationen: Schwangerschaft, Personen unter intensiver immunsuppressiver Therapie, vorangegangene Impfung mit Lebendvakzine < 4 Wochen.

Nebenwirkungen: Geringe Lokalreaktionen an der Einstichstelle, ansonsten keine wesentlichen bekannt.

Kombinationen: Kombination mit MMR als MMRV in Entwicklung.

Öffentliche Empfehlung. In Deutschland, Österreich und der Schweiz öffentlich empfohlen.

Präparat: Varilrix

II–3.11.30 WEITERE IMPFSTOFFENTWICKLUNGEN

Zusätzlich zu den genannten Impfstoffen gibt es weitere Entwicklungen, die zum Teil abgeschlossen scheinen, teilweise aber auch der Geheimhaltung unterliegen, da es sich um Vakzinen im militärischen Bereich handelt. Ein Milzbrand-Impfstoff, der von der US-amerikanischen Armee produziert wird, wird durch Bio Port Corporation, Lansing, Michigan hergestellt (Telefon: 001-517-327-1500). Weiterhin existiert seit kurzem ein Lebendimpfstoff gegen die Tularämie, über den noch keine genauen Angaben vorliegen. Details können folgender Publikation entnommen werden: Waag, D.M. et al.: Clin. Diagn. Lab. Immunol. 2. 143–148 (1995). Des weiteren ist ein russischer Impfstoff verfügbar, der jedoch nach älteren Angaben relativ nebenwirkungsreich sein soll. Schließlich wurde im Frühjahr 2001 gemeldet, dass ein Q-Fieber-Impfstoff auf dem Markt eingeführt werden soll, allerdings offensichtlich (noch?) nicht in Europa.

III–1 Allgemeine Grundsätze

Die mikrobiologische Labordiagnostik hat zum Ziel, die mikrobielle (bakterielle, virale usw.) Ätiologie eines gegebenen Krankheitsbildes zu beweisen/auszuschließen, Aufschluß über das Stadium der Erkrankung zu geben (erregerseitig: Exposition, Anhaften, Eindringen, Generalisierung, Elimination/Latenz/Persistenz); wirtsseitig: unspezifische Abwehr, frühe/späte spezifische Immunantwort, protektive/nichtprotektive Immunität und therapeutisch relevante Daten (Antibiogramm III–3.3) bzw. epidemiologische Hinweise (Erregertypisierung III–3.4) zu ermitteln

Der Erfolg mikrobiologischer Diagnostik hängt in weitaus größerem Maße als in anderen Zweigen des Labors von präanalytischen Faktoren ab: Indikationsstellung zur Diagnostik, Wahl des Untersuchungsmaterials, Zeitpunkt und Turnus der Untersuchung. Mikrobiologische Laborparameter sind „Momentaufnahmen" des Wechselverhältnisses Makroorganismus /Mikroorganismus, das durch erregerseitige Faktoren (z. B. Virulenz) und Wirtsfaktoren (z. B. Abwehrlage) bestimmt wird. Auch die mit gleichen Methoden erbrachten Laborergebnisse sind in ihrer Wertigkeit bei verschiedenen Infektionen/ Infektionskrankheiten (aber auch in verschiedenen Infektionsstadien, in verschiedenen Altersgruppen, bei verschiedener epidemiologischer Ausgangslage!) sehr unterschiedlich. Dabei lassen sich theoretisch zwei Gruppen von Erkrankungen unterscheiden:

1. Infektionen/Infektionskrankheiten, die den Koch-Henle'schen Postulaten genügen: Erkrankungen durch obligat pathogene Erreger, bei denen jeder positive Laborbefund Gewicht hat z. B. Syphilis, Gonorrhoe, Pocken, Pest, Milzbrand, Leptospirose;
2. Infektionen/Infektionskrankheiten, die zu einem großen Teil asymptomatisch/subklinisch verlaufen, durch latente/persistierende Erreger, durch fakultativ pathogene Erreger (Erreger der normalen Standortflora des Menschen, Umwelt-Kontaminanten mit geringem pathogenem Potential).

Mit dem Verschwinden der klassischen Infektionskrankheiten in den Industrieländern handelt es sich bei der überwiegenden Zahl der Erkrankungen, bei denen mikrobiologische Labordiagnostik heute durchgeführt wird, um solche der Gruppen 2. Aber auch für die Diagnostik von (theoretisch) der Gruppe 1 zuzurechnenden Erkrankungen gilt, daß die Interpretation mikrobiologischer Laborbefunde nur unter Einbeziehung patientenbezogener klinischer und epidemiologischer Daten möglich ist. In noch stärkerem Maße als die allgemeine (klinisch-chemische) Labordiagnostik ist die mikrobiologische Diagnostik deshalb fachärztliche Tätigkeit, die die möglichst enge Kooperation von Labor und Praxis/Klinik erfordert.

III–2 Methodische Grundsätze

Prinzipiell ist der Nachweis/Ausschluß der erregerbedingten Ätiologie eines Krankheitsbildes auf zweierlei Weise möglich.

III–2.1 Nachweis eines das Krankheitsbild verursachenden (komplizierenden) mikrobiologischen Agens (Bakterium, Virus, Pilz, Parasit): Erregernachweis

Traditionell erfolgt der Erregernachweis durch Anzucht des Erregers mittels Kulturverfahren (Bakteriologie, Mykologie, Parasitologie) (III–3.1) oder Zellkultur (Virologie, Parasitologie) (III–3.5). Lichtmikroskopische Verfahren (III–3.2) haben eine vororientierende (Bakteriologie) oder beweisende Bedeutung (Mykologie, Parasitologie). Nur noch in Ausnahmefällen ist der diagnostische Tierversuch angezeigt.

Erregernachweis (Kultur/Anzucht)

Vorteile:
- höchste Spezifität ("Goldstandard") – hohe Sensitivität
- Antibiogramm und epidemiologische Typisierung möglich

Nachteile:
- hoher methodischer Aufwand
  - Zeitaufwand i. d. R. 18–24 Std. (bei Viren länger)
  - eine Reihe von Erregern ist nicht kultivierbar

An die Stelle des Nachweises vermehrungsfähiger Erreger bzw. ergänzend hierzu sind seit den 70er Jahren diagnostische Verfahren getreten, bei denen auf immunserologischem Wege ganze Erreger bzw. Erreger-Antigene im Untersuchungsmaterial nachgewiesen werden: immunserologischer Antigennachweis (III–3.6).

Immunserologischer (Erreger-)Antigennachweis

Vorteile
- hohe Spezifität
- hohe Sensitivität
- schnellste/einfache Durchführbarkeit (i. d. R. 4 Std.)

Nachteile:
- Kreuzreaktionen möglich

Seit den 80er Jahren stehen Methoden zur Verfügung, bei denen Teile des Erregergenoms durch Nukleinsäurehybridisierung (III–3.7) u. U. nach vorheriger Amplifikation der gesuchten genomischen Abschnitte mittels Nukleinsäure-Amplifikations-Techniken (NAT) (III–3.8.) diagnostisch nachgewiesen werden.

Nachweis von Erreger-Genomabschnitten

Vorteile:
- hohe Spezifität
- höchste Sensitivität

Nachteile:
- Aussage über pathogenetische Bedeutung u. U. schwierig

III–2.2 Nachweis einer spezifischen humoralen (seltener zellulären) Immunantwort, die gegen ein mit dem Krankheitsbild zu assoziierendes mikrobielles Agens gerichtet ist: Serodiagnostik (zellvermittelte Tests)

Unter Zuhilfenahme eines diagnostischen Antigens (= Erreger oder immunogener Bestandteil des Erregers, dessen ätiologische Rolle im gegebenen Fall zu beweisen/auszuschließen ist) werden im Patientenserum vorhandene Antikörper über unterschiedliche Indikatorsysteme qualitativ oder quantitativ bestimmt (III–4.1.: Grundlagen der Serodiagnostik): Serodiagnostik ist immer dann indiziert,

a) wenn der Erregernachweis methodisch und zeitlich aufwendig (oder gar nicht möglich) ist (z. B. Lues)
b) wenn die Gewinnung von Untersuchungsmaterial zum Erregernachweis unverhältnismäßig aufwendig ist (Organmanifestationen in ZNS, Lunge, usw.),
c) wenn mit einem Erregernachweis nicht mehr gerechnet werden kann (länger zurückliegende Infektionen)
d) wenn ein Erregernachweis allein keine pathogenetische Beweiskraft besitzt (z. B. Enterovirus – Infektionen)

III–3 Labordiagnostik im Überblick

III–3.1 Kulturelle Anzucht/ Bakteriologische Kulturverfahren

Erregerkultur

Prinzip: Vermehrung von in verdächtigem Untersuchungsmaterial vorhandenen Bakterien (Pilzen) in chemisch definierten, unbelebten, organischen, festen, flüssigen/halbstarren Nährmedien mit folgenden (je nach Erreger) variablen Teilschritten:
- Konservierung/Transport;
- Anzucht (selektiv/nichtselektiv; anspruchsvoll/anspruchslos) bei der jeweils optimalen Inkubationstemperatur (i. d. R. 37°C) und im geeigneten Milieu (aerob, mikroaerophil, anaerob) für eine ausreichende Zeit (i. d. R. 48 Stunden, aber z. B. 6 Wochen bei Mykobakterien)

Anwendung/wichtigste Indikationen: Alle bakteriellen Infektionskrankheiten, je nach Pathogenese. Nachweis:
a) an der Eintrittspforte, z. B.: Nasopharyngeal-Raum, Wunde;
b) am lokalen Infektionsherd, z. B. Lymphknoten, Mittelohr, Wunde, Tonsillen, Tracheal/Bronchialsekret, Vagina, Urethra, Zervix;
c) in der Generalisations-/bakteriämischen Phase im Blutstrom;
d) am Ort der Organmanifestation, z. B. Liquor, Gelenkpunktat, Gewebe, Abszeßinhalt, Petechien;
e) in Ausscheidungen, z. B. Urin, Stuhl, Lochialsekret.

Durchführung: Es gilt der Grundsatz, Untersuchungsmaterial *vor* Beginn der Antibiotikatherapie zu entnehmen und für schnellstmögliche Überstellung ans Labor zu sorgen.

Materialmenge: Venenblut zur Blutkultur: 8–10 ml (bei Kindern die Hälfte); Eiter: es genügen Mengen in der Größenordnung um 1 ml; Liquor 2 ml, optimal 10 ml; Exsudate/Punktate 5–10 ml; Sputum: 5-10 ml; Urin: (falls nicht per Nährbodenträger) 5-10 ml (Mykobakterien 50 ml); Stuhl fest: bohnengroße Probe, Stuhl flüssig 3–5 ml; Abstriche sind „direkten" Materialien oft unterlegen, Merke: Wundabstriche immer am Übergang zum gesunden Gewebe entnehmen! Transportmedien benutzen (s. u.).

Nährmedien: *Konservierungs-/Transportmedien:* enthalten Puffersysteme, Schutzkolloide (Glycerin), Detoxifikantien (Aktivkohle), Reduktionsmittel (Cystein, Thioglykolat); obligat für alle empfindlichen Erreger (z. B. Neisserien, Haemophilus, Chlamydien, Anaerobier Bordetellen, Mykoplasmen), z. B. Amies-Medium, CaryBlair-Medium, Stuart-Medium (Port-a-Cul™, Transgrow™), nichtselektive Nährmedien (blut-, pepton-, fleischextrakthaltig), z. B. 5% Blut-Agar (Schafblut für Hämolyseprüfung bei Streptokokken), Kochblutagar;

Selektiv anspruchslos: z. B. Selenit-F-Bouillon, Tetrathionat-Bouillon, Desoxycholat-Zitrat-Agar nach Leifson für Salmonellen, Shigellen; MacConkey-Agar: Enterobakterien; Schröer-, Clauberg I, II–Agar für Corynebakterien; Sabouraud festflüssig für Sproßpilze; TCBS-Agar für Vibrionen;

Selektiv anspruchsvoll: z. B. BCYE α-(buffered charcoal-yeast-extract. α-Ketoglutarat)Agar für Legionellen; Thayer-Martin-Medium für Gonokokken; Korthof-Medium für Leptospiren; Cycloserin-Cefoxitin-Fruktose-Agar für Clostridium difficile; Kelly-Medium für Borrelia burgdorferi; Schaedler-(Kanamycin-Vancomycin)Agar für Anaerobier;

Nährbodenträger zur Urinkultur (z. B.Uricult™): Kombination je eines Selektivmediums für grampositive und gramnegative Erreger.

Fehlermöglichkeiten: falsches, falsch gelagertes/überlagertes Untersuchungsmaterial. Merke: Zwischenlagerung i. d. R. bei 4°C (Kühlschrank), jedoch Warmhalten von Liquor mit Verdacht auf Meningokokken, Vorwärmen und Vor-/Zwischen-Inkubation bei 37°C von Venenblutkulturen auf Station! Weiterhin:

- Einsatz ungeeigneter/überalterter Nährmedien;
- Wahl zu kurzer Inkubation der Kulturen bzw.
- nichtoptimaler Inkubationsbedingungen.

Interpretation: Bei einem entsprechenden klinischen Bild ist die Anzucht des Erregers aus normalerweise sterilen Körperflüssigkeiten (Liquor, Venenblut) beweisend für die mikrobielle Ätiologie; die Interpretation von Erregernachweisen aus mischinfiziertem Material/ normalerweise besiedelten Körperregionen erfordert Erfahrung (siehe III: Einleitung).

III–3.2 Mikroskopische Verfahren

Mikroskopie

a) Lichtmikroskopie (Hellfeldmikroskopie),
b) Dunkelfeldmikroskopie,
c) Fluoreszenzmikroskopie,
d) Elektronenmikroskopie (routinemäßig unüblich).

Prinzip: Nachweis gefärbter (a), ungefärbter (b), fluorochromierter (c) oder kontrastierter (Wolframsalze) (d) Mikroorganismen in situ (am Infektionsort) oder zur Ergebniskontrolle bei Kulturverfahren/ Zellkultur durch lichtoptische (a, b, c) oder elektronenoptische (d) Vergrößerung mit Hilfe geeigneter Linsensysteme.

Anwendung/wichtigste Indikationen: Orientierender Nachweis von Erregern in situ (im infizierten Gewebe) oder zur Erfolgskontrolle im Kultur-/Zellkultur-Medium.

Wichtigste Indikationen;

a) Lichtmikroskopie
   - Gramfärbung/Gram-Präparat: Liquordiagnostik bei Verdacht auf bakterielle Meningitis; Gasbrand-Schnelldiagnostik; Go-Diagnostik beim Mann/orientierend bei der Frau; orientierende Beurteilung von Stuhlproben, Proben aus dem Respirationstrakt, Wundsekret, Eiter (Clostridien), Pilze;
   - Ziehl-Neelsen-Färbung: Nachweis säurefester Stäbchen, z. B. Mykobakterien in Sputum, Liquor, Eiter;
   - Nativpräparat: Nachweis von Amöben und Wurmeiern/Würmern im Stuhl;
   - Giemsa-Färbung: Nachweis von Protozoen im Gewebe (z. B. Malaria-Plasmodien im Dicken Tropfen);
   - Silberfärbung (Grocott): Nachweis von P. carinii in Bronchiallavage;
   - Karbolfuchsin-Präparat: Nachweis von Treponemen im Rachenabstrich bei Angina Plaut-vincenti;
   - Neisser-Färbung: Nachweis von Corynebakterien (Di);
   - Methylenblau-Färbung: orientierende Liquor-/Go-Diagnostik; Polfärbung bei Yersinia pestis, Pasteurella;

b) Dunkelfeldmikroskopie: Treponemen-Nachweis im syphilitischen Primäraffekt, Leptospirennachweis im frischen, körperwarmen Urin

c) Fluoreszenzmikroskopie: Nachweis von säurefesten Stäbchen im Sputum

Durchführung: *Gram-Färbung:* Karbol-Gentianaviolett-Lösung (frisch) 3 min, Farbe abgießen, mit Lugol-Lösung 90 sec bedecken, dann abgießen, in Entfärber (Ethanol 96% mit 2% Aceton) waschen, bis keine Farbwolken abgehen, mit Karbolfuchsin-Lösung (7 : 10 verdünnt) 2 min gegenfärben, mit Aqua dest. abspülen, trocknen; *Ziehl-Neelsen-Färbung:* hitzefixierte Abstriche mit Karbolfuchsin-Lösung bedecken, mit Bunsenbrennerflamme bis zur Dampfbildung erhitzen, nach 5 min mit Wasser abspülen, Entfärben durch Auftropfen von HCl-Alkohol (ca. 2–4 Min, bis keine Farbwolken mehr abgehen), abspülen s. o., mit Methylenblau (0,3%ig) 30 sec gegenfärben, Trocknen.

Fehlermöglichkeiten: Fehlerhaftes Auftragen des Untersuchungsmaterials (zu dick!); überalterte Farblösungen.

Interpretation: Die Auswertung erfolgt qualitativ und/oder halbquantitativ (+ – +++), große Erfahrung des Untersuchers bei der Interpretation notwendig!

III–3.3 Antibiogramm/Resistogramm

3.3.1 Erreger-Resistenzbestimmung, Empfindlichkeitsprüfung von Bakterien

Grundlagen: Unter „Resistenz“ (Erregerresistenz) wird die Widerstandsfähigkeit eines Mikroorganismus gegenüber Chemotherapeutika verstanden. Die Wirksamkeit eines Chemotherapeutikums gegenüber einem Mikroorganismus wird durch die *minimale Hemmkonzentration* (MHK) definiert:
Die MHK ist die geringste Konzentration eines Chemotherapeutikums, mit der das Wachstum/die Vermehrung eines Mikroorganismus komplett gehemmt wird. Unterschieden wird eine *biologische Resistenz* (erhöhte MHK eines Stammes/Isolats gegenüber den übrigen Organismen einer Spezies) von der, praktisch wichtigeren, *therapeutischen Resistenz.*

Zu unterscheiden ist zunächst eine primäre (natürliche, wildtypische) Resistenz von der sekundären (erworbenen) Resistenz.

Primäre Resistenz: natürliche Eigenschaft einer Spezies, i. d. R. chromosomal determiniert; häufigste Grundlage: Unfähigkeit eines Chemotherapeutikums, ins Innere der Bakterienzelle zu penetrieren, Folge: einheitliche Insensitivität sämtlicher Stämme gegenüber einem (mehreren) Wirkstoff(en), z. B. Penicillin G in therapeutisch erreichbaren Dosen unwirksam gegenüber Enterobakterien.

Sekundäre Resistenz: Auftreten von unempfindlichen Varianten einer natürlicherweise sensitiven Spezies bedingt durch
a) Veränderung eines natürlichen chromosomalen Gens durch spontane Mutation (Häufigkeit ca. 10^{-10})
b) Erwerb von Resistenzgenen (Aufnahme fremder DNA): Plasmide, Transposons, durch Transformation/Rekombination, Transduktion (via Phagen).

Die Entwicklung einer sekundären Resistenz ist nicht gleichzusetzen mit therapeutischer Resistenz.
Letztere wird von der am Infektionsort erreichbaren Chemotherapeutika-Konzentration bestimmt, diese entscheidet über den Behandlungserfolg.

Biochemische Grundlagen der Resistenz:
a) Veränderung des bakteriellen Rezeptors für ein Chemotherapeutikum, z. B. PBP (penicillin-binding-protein)-2a-Bildung führt zu Oxacillin-Resistenz bei S. aureus
b) Enzymatische Inaktivierung eines Chemotherapeutikums, z. B. Spaltung des ß-Laktam-Rings von Penicillinen und Cephalosporinen durch bakterielle ß-Laktamasen; Adenylierung von Aminoglykosiden

c) Einschränkung der Penetrationsfähigkeit durch Membranveränderung, z. B. verminderte Synthese von Omp (outer-membrane-protein) F bei E. coli mit nachfolgender Resistenz gegenüber Chinolonen

Besonders große praktische Bedeutung hat die *Inaktivierung von β-Laktam-Antibiotika durch ß-Laktamasen:* konstitutive oder induzierbare bakterielle Enzyme, die ins Milieu abgegeben werden (bei grampositiven Bakterien) und den ß-Laktam-Ring spalten oder im periplasmatischen Raum (bei gramnegativen Bakterien) die Bindung der ß-Laktam-Antibiotika an deren Zielproteine (Penicillin Binding-Proteins, PBP's) verhindern; breites Substrat-Spektrum (Penicillinasen, Cephalosporinasen); Lokalisation der ß-Laktamase -Gene chromosomal oder plasmidgebunden; letztere Eigenschaft sorgt für weltweite, z. T. „epidemische" Ausbreitung der ß-Laktamase-vermittelten Resistenz z. B. bei Gonokokken (ßlac+-Rate 8% in den USA), bei H. influenzae Serotyp B (30% in Spanien); chromosomale und plasmidgebundene Breitspektrum-ß-Laktamasen inaktivieren auch neue Cephalosporine der 3. Generation (II–12.6); zunehmendes Vorkommen mit Problemen in der Intensivmedizin.

Anwendungsbereich und wichtigste Indikationen: Die Erregerresistenz-Bestimmung ist die Grundlage der gezielten Chemotherapie (II–11.1). Sie trägt weiterhin bei zur Aktualisierung der kalkulierten Chemotherapie (II–11.1: Auswahl des richtigen Chemotherapeutikums in Kenntnis der aktuellen/örtlichen Resistenzlage bestimmter Erreger zur initialen/dringlichen Therapie vor Fertigstellung eines Antibiogramms. „Blinde" Chemotherapie ist obsolet! Eine Empfindlichkeits-Prüfung ist immer indiziert für folgende Erreger gegenüber den genannten Chemotherapeutika:

Staphylokokken: 1. Reihe Penicillin G, Oxacillin, Erythromycin, Tetracyclin, Fusidinsäure, Ofloxacin, 2. Reihe Gentamicin, Amikacin, Cephalotin, Rifampicin, Imipenem, Cotrimoxazol, Fosfomycin;

Enterobakterien: 1. Reihe Ampicillin, Augmentan, Cefazolin, Cefuroxim, Gentamicin, Cotrimoxazol, Tetracyclin, Mezlocillin, Ofloxacin 2. Reihe Amikacin, Cefoxitin, Cefotaxim, Imipenem, Chloramphenicol, Aztreonam;

Enterokokken: 1. Reihe Penicillin G, Ampicillin, Cephalotin, Tetracyclin, Erythromycin, Gentamicin, Ciprofloxacin 2. Reihe Cotrimoxazol, Chloramphenicol, Vancomycin, Clindamycin;

Pseudomonas und Nichtfermenter: 1. Reihe Azlocillin, Ticarcillin, Ceftazidim, Gentamicin, Tombramycin, Amikacin, Ciprofloxacin; 2. Reihe: Imipenem, Netilmicin, Ciprofloxacin, Aztreonam.

Die Empfindlichkeitsprüfung ist angezeigt für die Erreger, denen im gegebenen Fall mit hoher Wahrscheinlichkeit eine pathogenetische Bedeutung zukommt. Antibiogramme für normale Standortflora sind i.d.R. nicht sinnvoll!

Empfindlichkeitsprüfung bei schnellwachsenden Bakterien: Ausgangspunkt ist stets eine Reinkultur des zu testenden Erreger-Stammes

a) Agardiffusionstest: Testblättchen mit standardisiertem Chemotherapeutika-Gehalt werden auf die mit einem definierten Inokulum beimpfte Oberfläche eines zur Empfindlichkeitsprüfung geeigneten Agars gelegt (z. B. Müller-Hinton-Agar). Nach 18–24 Std. Bebrütung werden Hemmhöfe deutlich, deren Durchmesser bestimmt wird. Die Größe der Hemmhöfe korreliert mit der MHK. Eine Bestimmung der MHK auf diesem Wege ist möglich, wenn anstelle von Testblättchen Streifen verwendet werden, die abgestufte Wirkungskonzentrationen enthalten (E-Test). Die MHK entspricht dann der Wirkstoffkonzentration, auf deren Höhe am Streifen ein deutlicher Hemmhof ablesbar ist.
b) Bouillonverdünnungsmethode: In Röhrchen oder Kavitäten von Mikrotiterplatten befindet sich ein Medium mit abgestuften Konzentrationen des Chemotherapeutikums. Es wird ein definiertes Inokulum zugegeben und nach 18–24 Std. Bebrütung das Röhrchen/die Kavität bestimmt, bei der kein Wachstum auftritt. Die dort vorhandene Konzentration entspricht der MHK.

Fehlerquellen sind in erster Linie ungeeignete Nährmedien, zu großes/zu kleines bakterielles Inokulum, falsche Inkubation.

Die Ergebnisse der Resistenzbestimmung werden in der Praxis anhand vorgegebener Interpretationshilfen nach Messung der Hemmhofgrößen im Agardiffusionstest in die folgenden Kategorien der Empfindlichkeit übersetzt: „*Sensibel*": die MHK für das entsprechende Chemotherapeutikum ist so gering, daß bei Therapie mit der Regeldosis ein Therapieerfolg zu erwarten ist (Orientierung am erreichbaren Serumspiegel); „*Intermediär*" (vermindert empfindlich): die MHK liegt in einem Bereich, in dem ohne weitere Beurteilungskriterien (z. B. Ort der Infektion, Pharmakokinetik) ein Therapieerfolg nicht prognostiziert werden kann; „*Resistent*": Die MHK liegt so hoch, daß auch bei empfohlener Maximaldosierung ein Therapieerfolg nicht zu erwarten ist.

3.3.2 Resistenz-Testung bei Pilzen

Die Bestimmung der Resistenz gegenüber Antimykotika kann prinzipiell auf die gleiche Weise wie die Erregerresistenzbestimmung in der Bakteriologie d.h. mittels Bouillon-Verdünnungs-Methode, Agar-Verdünnungs-Methode oder Agar-Diffusionstest erfolgen. Indiziert ist die Resistenz-Testung allerdings nur für die Substanz-Klasse der Inhibitoren der Pyrimidin-Synthese, d.h. für das 5- Fluoro-Cytosin. Vor Therapie sowie unter der Therapie zu prüfen sind alle Isolate von *Candida spp.*, *Aspergillus fumigatus* und *Phialophora spp.* Therapie-Versager bei anderen Antimykotika sind bisher selten. Bekannt ist Amphotericin B – Resistenz bei *Candida lusitaniae.* VerminderteEmpfindlichkeit wurde bei *Candida albicans*-Stämmen, isoliert bei immundefizienten Patienten, festgestellt. Azol-Resistenz wurde bei *Candida krusei*, *Torulopsis glabrata* und *Candida albicans* -Stämmen beobachtet. Die klinische Relevanz der Resistenz-Testung gegenüber Antimykotika ist insgesamt noch unzureichend dokumentiert.

3.3.3 Resistenz-Testung bei Viren

Virostatika üben auf Viren einen starken Selektionsdruck aus. Betroffen sind insbesonders RNA -Viren, bei deren Replikation mit einer statistischen Wahrscheinlichkeit von etwa 10^{-4} Mutationen auftreten. Die an der Genomreplikation beteiligten Enzyme können nicht überprüfen, ob neusynthetisierte Sequenzen mit den Ausgangs-Sequenzen übereinstimmen. Selektiert werden unter antiviraler Therapie die Mutanten, die sich trotz Anwesenheit der Chemotherapeutika replizieren können. Eine standardisierte Resistenz-Testung für Viren gibt es nicht. Ergebnisse werden i.d.R. als ICD_{50} ausgedrückt, entsprechend der Wirkstoffdosis, die eine 50% ige Hemmung der Replikation eines Virus bewirkt.

Phänotypische Methoden

- Plaque-Reduktionstest:
  Hemmung der Bildung von Plaques in der Zellkultur, Goldstandard für HSV, VZV, CMV; hier anzuwenden für Aciclovir (ICD_{50} >2 ug/ml),Ganciclovir (ICD_{50} 3 -4fach höher als vor Therapie), Foscarnet (ICD_{50} >100 µg/ml), Vidarabine (ICD_{50} 2fach höher als vor Therapie; möglich für Influenza A -Virus (Amantadin) und HIV
- Dye-Uptake Test (Farbstoff-Aufnahme-Test):
  Aufnahme von Neutralrot durch lebende, nicht aber durch auf Grund zytopathischen Virus-Effekts geschädigter Zellen,; Vorteil Automatisierbarkeit; ICD_{50} höher als im Plaque-Reduktionstest
- Virusisolierung/Züchtung auf peripheren Blut-Lymphozyten in Gegenwart von Medikamenten (HIV)
  Funktions-Bestimmung der Reversen Transkriptase (RT) oder Protease durch Bestimmung der RT-Aktivität bzw. p24 -Antigenproduktion im Zellkulturüberstand
- Enzymklonierung (HIV)
  Klonierung der Sequenz des Wildvirus vom Patienten in ein neutrales Hybridvirus. Testung der Virus-Replikation mittels Plaque-Reduktionstest im HeLA CD4+ -Zellkultursystem bzw. in Mikrotiterplatten mittels colorimetrischer Tests (MTT-Test) (RT -Antivirogram™)

Genotypische Methoden

- DNA – Hybridisierung: kommerziell erhältlich für HSV, CMV und VZV als DNA-DNA-Hybridisierungskits in der Zellkultur (Hybriwix™ ,125J -markierte Sonden); für HIV als „line probe assay“ (Inolipa™): Hybridisierung mit kurzen Sonden auf Nitrozellulose-Streifen
- Nukleinsäure-Sequenzierung: Nach PCR-Amplifikation der für eine Mutation in Frage kommenden Genomabschnitte (Herpesviren: Thymidinkinase, ggf. DNA-Polymerase; HIV: Reverse Transkriptase, Protease) Sequenzierung, Ableitung der Amino-

säuresequenz und Zuordnung zu den Schlüsselaminosäuren; Berechnung des Grades der Hemmung (Resistenz) aus Art und Anzahl der Mutationen; kommerzielle Systeme für HIV verfügbar, z.B. Affymetrix™ (Chip-Technik); Visible Genetics™ (Sequenzierung)

III–3.4 Erregertypisierung

Eine *Typisierung von mikrobiellen Erregern* kann aus verschiedenen Gründen angezeigt sein:

(1) Bestimmung der klinischen Bedeutung eines isolierten Erregers, wenn bekannt ist, daß nur bestimmte Subtypen einer Spezies pathogen sind (z. B. E. coli-Serotypen bei Darminfektionen) bzw. bestimmte Subtypen einer Spezies als besonders virulent gelten (z. B. Haemophilus influenzae Typ B)

(2) Nachweis der Identität wiederholter Isolate beim gleichen Patienten zur Beantwortung der Frage Erreger-Persistenz? Reinfektion?

(3) Nachweis der Identität verschiedener Isolate einer Spezies bei verschiedenen Patienten
   a) zur Aufklärung epidemiologischer Zusammenhänge (Infektketten bei Krankenhausinfektionen, Infektionsquellen- Ermittlung bei Salmonellose)
   b) Identifikation besonders virulenter Klone (Nachweis einer klonalen Selektion z. B. bei E. coli-K1-Meningitis).

Folgende Methoden sind durchführbar und für verschiedene Erreger mehr oder weniger erprobt:

3.4.1 Phänotypische Methoden

Antibiogramm: Vergleich der phänotypischen Resistenz-Ergebnisse mehrerer Stämme (z. B. Oxacillin-resistente Staphylokokken).

Serotypisierung: Nachweis von bakteriellen Oberflächenantigenen (Geißel, Kapsel, Lipopolysaccharid, z. B. E. coli, Klebsiella) bzw. viralen Oberflächenproteinen (z. B. Enteroviren, Adenoviren, Rotaviren, RS-Virus) mit spezifischen polyklonalen oder monoklonalen Seren.

Biochemotyp: Nachweis bakterieller Stoffwechsel-Varianten.

Bacteriocinotyp: Nachweis der Bildung/Empfindlichkeit gegenüber Bakteriocinen (z. B. Pseudomonas, Salmonellen).

Lysotopie, Phagentypisierung: Testung der Empfindlichkeit gegenüber Testphagen (z. B. Staphylokokken).

Analyse der Proteinmuster: Auftrennung der viralen Proteine bzw. der Proteine der äußeren bakteriellen Membran im Polyacrylamidgel (z. B. CMV, Haemophilus influenzae).

Multilocus-Enzym-Elektrophorese (MEE): Auftrennung von metabolischen Enzymen durch Elektrophorese von bakteriellen Zellextrakten in nichtdenaturierenden Stärkegelen; die Position des Enzyms wird durch kolorimetrische Reaktion auf dem Gel (oder einem Replikat) verifiziert; Variationen der elektrophoretischen Motilität eines Enzyms (sog. Elektromorphe) beruhen auf Aminosäure-Austauschen, denen wiederum Allel-Varianten der chromosomalen Gene für das entsprechende Enzym zugrundeliegen; Elektrophoretische Typen (ET's) entstehen durch Kombination von Elektromorphen und werden als ein „multilocus genotype" verstanden

3.4.2 Genotypische Methoden

Plasmid-Fingerprinting: Nachweis von Plasmiden (Zahl, Größe) bei Bakterien (z. B. Salmonella enteritidis, Yersinia enterocolitica).

RFLP, Restriction Fragment Length Polymorphism: Vergleich der durch bestimmte Restriktions-Enzyme beim Abbau des bakteriellen Chromosoms entstehenden DNA-Fragmente im Agarose-Gel.

Tabelle 14: Übersicht zur Erregertypisierung

Methode	Durchführbarkeit (Einfachheit)	Verfügbarkeit standardisierter Reagenzien	Diskriminierung
Antibiogramm*	++++	++++	+
Serotyp*#	+++	++	++
Bichemotyp*	+++	++++	++
Bacteriocinotyp	++	+	+++
Lysotypie/Phagen-Typisierung	+	+	+++
Analyse der Proteinmuster#	++	+	+++
MEE	+++	+	++++
Plasmid-Fingerprinting	++	++	++++
RFLP#	+	++	++++
PCR-Verfahren#	++	++	++++
Ribotyping	++	++	++++

*: derzeit auch in Routinelaboratorien verfügbare Verfahren
#: auch für Viren anwendbar

Ribotyping: Vergleich der Lokalisierung der die ribosomale 16sRNA codierenden Genabschnitte nach Restriktion und Hybridisierung mit spezifischen oder konservierten (E. coli) 16sRNA-Sonden.

Typisierung mittels PCR:
Restriktions – Analyse von PCR-Produkten Differenzierung durch unterschiedliche Fragmentbildung der Amplifikationsprodukte („Amplikons“ mit Restriktionsenzymen.

Arbitrary Primed PCR („Random Amplified Polymorphic DNA“) Sehr kurze Primer (ca. 10 Basen) binden zufällig an verschiedenen Stellen des zu untersuchenden Chromosoms; Anzahl und Position dieser „random binding sites“ differieren von Stamm zu Stamm; die Diskriminierung verschiedener Stämme erfolgt nach Länge und Zahl der entstandenen Amplikone.

III–3.5 Zellkultur (Anzucht von Viren in der Zellkultur)

Monolayer-Kultur

Prinzip: Viren sind obligate Zeltparasiten und außerhalb lebender Zellen nicht zur Vermehrung/Replikation fähig. Humanmedizinisch relevante Viren benötigen zur Anzüchtung und Vermehrung Warmblüterzellen. Verschiedene Zellen können in vitro als Monolayer kurzzeitig oder permanent kultiviert und mit virushaltigem Untersuchungsmaterial inokuliert werden. Die Replikation der gesuchten Viren in der Zellkultur wird nachgewiesen

a) durch Entstehen eines zytopathischen Effektes;
b) durch immunserologischen Nachweis von Virusantigen in der Zeltkultur mit direkter IFT, ELISA (III–3.6) DNA-Hybridisierung (III–3.7) oder PCR (III–3.8);
c) durch Verhinderung eines zytopathischen Effektes mittels spezifischer Antiseren;
d) durch Prüfung auf Interferenz

Zu unterscheiden sind

a) Primärzellkulturen: Züchtung von Zellen aus Organen und Geweben; Vorteil: hohe Empfänglichkeit; Nachteil: begrenzte Lebensdauer/Passagezahl;
b) Diploide Zeltkulturen: Züchtung von embryonalen Zellen (Fibroblasten), hohe Empfänglichkeit bei hoher Passagezahl (ca. 40);
c) Permanente Zellen (Zellinien): von menschlichen Tumoren oder Primaten herrührende Zellen; Vorteil: unkomplizierte Zucht, unbegrenzte Passagenzahl; Nachteil: begrenztes Virus-Spektrum

Anwendungen: siehe Tab. 15

Geeignete Untersuchungsmaterialien: je nach Infektion (siehe Teil I)

Durchführung: Zellen und Zellkulturmedien sind kommerziell erhältlich; die Kultivierung erfolgt durch 1–2 x wöchentliches Teilen (Splitting) mit Medienwechsel; geeignete Untersuchungsmaterialien werden (u. U. nach Zerkleinerung) zentrifugiert (10.000 U/min für 30 min), der Überstand mit Penicillin/Streptomycin versetzt und im Verhältnis 1: 20/1 :10 (bezogen auf die Größe der Zellkulturfläche/ Menge des Erhaltungsmediums) inokuliert; täglich Prüfung im Umkehrmikroskop auf zytopathischen Effekt; Passage des Materials auf frische Zellen nach 9–10 Tagen; je nach Virus 2–5 nachfolgende Passagen abwarten bis zur Mitteilung eines Ergebnisses.

Tabelle 15: Wichtigste Zelltypen zur Virus-Isolierung

Zelltyp	Herkunft	Typ	Anwendung
Humane embryonale Fibroplasten, z. B. WI-38, MRC-5 HeLa	humane embryonale Vorhaut, Niere u. a. human, Tumor	diploid	CMV, HSV, VZV, RSV, Rhinoviren
		permanent	HSV, RSV, Adenoviren
HEp-2 Primäre Affennieren-Zellen	human, Tumor Affenniere	permanent primär	RSV, Adeno-, Entero-, Influenza- Parainfluenza-, Masern-, Mumpsviren
Periphere Blutlymphozyten	Mensch	Primär	HIV
Vero	Affenniere	permanent	Influenza-, Rötelnvirus

Störmöglichkeiten:

a) bakterielle Kontamination der Zellkulturen;
b) Mykoplasmen/Fremdviren-Kontamination der Zellkultur;
c) zu stark bakteriell verunreinigtes Untersuchungsmaterial;
d) toxische Beimengungen im Untersuchungsmaterial.

Interpretation: Der Nachweis replikationsfähiger Viren aus relevantem Untersuchungsmaterial mittels Zellkultur wird in seiner Aussagekraft von keinem anderen diagnostischen Verfahren erreicht. Zurückhaltende Interpretation ist geboten, wenn asymptomatische Virusausscheidung regelmäßig vorkommen kann, z. B. Enterovirus-Nachweis im Stuhl.

III–3.6 Direkter immunserologischer Erregernachweis

Antigennachweis

Prinzip/Grundlagen: Nachweis von mikrobiellen (bakteriellen, viralen, pilzlichen) Strukturbestandteilen mit Hilfe von spezifisch gegen diese Strukturbestandteile gerichteten polyklonalen oder monoklonalen Antiseren. Detektion der entstehenden Antigen-Antikörperkomplexe mit üblichen immunserologischen Techniken.

1. Präzipitations-Techniken: Nachweis löslicher/gelöster Antigene im Agarose-Gel durch einfache Röhrchenpräzipitation (ASCOLI-Test zur Milzbranddiagnostik), radiale Immundiffusion (Staphylokokken-Enterotoxin-Nachweis), gerichtete Immundiffusion (Gegenstrom-Elektrophorese: z. B. bakterielle Kapselpolysaccharide), radiokativ markierte Reaktanden (Radio-Immunpräzipitation: z. B. HIV-Virus).
2. Partikel-/Träger-Agglutination: Mit spezifischen Antiseren beladene Trägerpartikel agglutinieren bei Hinzutreten des im Untersuchungsmaterial vorhandenen mikrobiellen Antigens; Trägerpartikel: Latex-Partikel (Latextests, Latex-Agglutination), COWAN-I-Staphylokokken (Coagglutination).
3. Nachweis mit Hilfe markierter Antiseren:
   a) Mikroskopische Verfahren zum Antigen-/Erregernachweis an Gewebeschnitten, in Abstrichmaterial oder Zellsuspensionen (Rachenspülwasser, Nasensekret), z. B. direkte Immunfluoreszenztechnik (direkte IFT): das nachzuweisende Antigen liegt auf dem Objektträger und wird mit Hilfe des FITC-markierten homologen Antikörpers sichtbar gemacht;
   b) Liganden-Immunoassays:
   Durch einen an eine feste Phase (z. B. Polystyrol-Kugeln, Kavitäten von Mikrotiterplatten) gebundenen Antikörper wird das gesuchte Antigen aus einer flüssigen Phase (Serum, Stuhlsuspension) gebunden („gefangen"). Mit Hilfe eines zweiten, radioaktiv (RIA) oder enzymmarkierten (EIA, ELISA) Antikörpers wird der gebundene Antigen-Antikörper-Komplex detektiert.

Wichtigste Indikation: siehe Tabelle 16

Fehlermöglichkeiten: Unspezifische Testausfälle durch Kreuzreaktionen; falsch negative Resultate durch Immunkomplexbildung in vivo

Interpretation: Die Befundung hat unter Berücksichtigung des jeweiligen klinischen Bildes und der von den Herstellern angegebenen Validitätsparameter (Spezifität, Sensitivität) zu erfolgen. Cave: Antigennachweise sind nicht gleichzusetzen mit dem Nachweis vermehrungsfähiger/replizierender Erreger, so können z. B. mikrobielle Polysaccharide noch Tage (bis Wochen) nach Ablauf einer bakteriellen Meningitis nachgewiesen werden (Urin).

Tabelle 16: Auswahl praktisch wichtiger Antigennachweise
(1: Methode der Wahl, 2: orientierend)

Test/Technik	Erkrankung	Nachweis von	Wertigkeit
Latex-Partikel-Agglutination	Bakterielle Meningitis	Hib, Pneumokokken, Meningokokken, B-Streptokokken	2
	Gastro-Enterokolitis	Rotaviren	1
		Adenoviren	1
		Cl. difficile	2
direkte IFT	Akuter Atemwegsinfekt	RSV	1
		Adenoviren	1
		Influenzavirus	1
		Parainfluenzavirus	1
	chron. Durchfall	Giardia	2
		Kryptosporidien	1
ELISA	Urethritis	Chlamydia trachomatis	2
	Zervizitis	Gonokokken	2
ELISA/RIA	Hepatitis-B	HBs/HBe-Antigene	1

III–3.7 Nukleinsäurehybridisierung

DNA (RNA)-Hybridisierung

Prinzip: Grundlage der Technik ist das Prinzip der Komplementarität im Aufbau der Nukleinsäuren DNA und RNA (Nukleotidpaarung A-T und G-C). Die Nukleinsäurehybridisierung beinhaltet die Zusammenlagerung komplementärer DNA-Abschnitte oder die Anlagerung von komplementären DNA-Abschnitten (cDNA) an RNA.

In der mikrobiologischen Diagnostik benutzt man bekannte DNA-Abschnitte, sog. Sonden oder „probes“, die mit der entsprechenden komplementären DNA (oder RNA) im Untersuchungsmaterial hybridisieren. Der Nachweis dieser Hybride dient als Beweis des Vorhandenseins des gesuchten Erregers.

Anwendung/Indikation: Die Technik findet Anwendung in erster Linie zum Nachweis nicht oder schlecht anzüchtbarer Erreger: z. B. bis vor kurzem DNA von Hepatitis B-Virus in Serum. Eine besondere Anwendung ist die sog. In-situ-Hybridisierung, bei der Erreger-DNA in infizierten Zellen nachgewiesen wird, z. B. Nachweis von Papilloma-Viren in Zellen der Cervix uteri; Nachweis von Parvovirus B19 in Abortmaterial. Seit Einführung der Polymerase-Kettenreaktion (PCR) wird die Hybridisierungstechnik in der Diagnostik vor allem als letzter Teilschritt der PCR zur Bestätigung der Spezifität der vorangegangenen Gen-Amplifikation eingesetzt.

Untersuchungsmaterial: Serum, Gewebsproben

Durchführung: Die Untersuchung erfolgt in folgenden Teilschritten:

1. Isolierung der Gesamt-DNA des Untersuchungsmaterials, in dem die Erreger-DNA (Ziel-DNA) nachgewiesen werden soll (z. B. Phenol-Chloroform-Extraktion)
2. Denaturierung der Ziel-DNA und Transfer/Bindung an eine geeignete Matrix (Nitrozellulose-Membran)
3. Hybridisierung einer markierten (radioaktiv; dUTP-Digoxigenin) DNA-Sonde mit der Ziel-DNA unter optimalen Bedingungen;
4. Auswaschen nichtgebundener DNA;
5. Nachweis des Hybrid-DNA entsprechend der eingesetzten Markierung der Sonde:
   Autoradiographie = radioaktive Markierung
   Enzymimmunoassay = Markierung/Detektion über Alkalische-Phosphase-Anti-Digoxigenin-Komplex
   FISH (Fluoreszenz In Situ Hybridisierung) = Marketing der Sonden mit Fluoreszenz-Farbstoff
6. Bei der In-situ-Hybridisierung wird die DNA-Sonde direkt auf die verdächtigen Zellen (Dünnschnitt) gebracht.

Störungen können insbesonders auftreten durch
- unzureichende DNA-Präparation aus dem Untersuchungsmaterial;
- nicht-optimale Hybridisierungsbedingungen
- unzureichende Wasch-Schritte.

Interpretation: Die Spezifität des Verfahrens ist bei optimalen Reaktionspartnern und korrekter Durchführung 100%. Bei der Interpretation muß berücksichtigt werden, daß die Nachweisempfindlichkeit des Verfahrens (Nachweis von Ziel-DNA im Nanogramm-Bereich) oft geringer als die kultureller Anzuchtverfahren ist. Weiterhin ist zu beachten, daß der Nachweis von Erreger-DNA nicht gleichgesetzt werden kann mit dem Auftreten vermehrungsfähiger, virulenter Mikroorganismen im Untersuchungsmaterial.

III–3.8 Nukleinsäure Amplifikations Techniken (NAT)

3.8.1 Prinzip

Das Grund-Prinzip der NAT besteht in der enzymatischen Vermehrung (Amplifizierung) ausgewählter Abschnitte einer gesuchten DNA (oder RNA nach vorhergehender reversen Transkription in eine cDNA) in einer zyklischen Folge von in vitro-Synthesen. Die Vermehrung kann erfolgen, nachdem Sonden (Oligonukleotide, sog. „Primer") an den gesuchten DNA- oder RNA-Abschnitt hybridisieren konnten. Der amplifizierte Abschnitt, das Amplikon, liegt nach Abschluß der NAT in hohen Konzentrationen vor und kann im Agarose-Gel oder durch Hybridisierung an markierte Oligonucleotide im Format eines EIA detektiert werden.

NAT erfordern demzufolge folgende Teilschritte:

- Isolierung der Gesamt-DNA (mit der gesuchten Ziel-DNA) aus dem jeweiligen Untersuchungsmaterial; (im Fall des Nachweises viraler RNA: Isolierung der Gesamt-RNA, nachfolgend Umschreiben der RNA mittels reverser Transkription zu cDNA, letztere dient im weiteren als Ziel-DNA);
- Herstellen des Reaktionsgemisches bestehend aus Ziel-DNA, Sonden („Primern"), Nukleotiden und Enzym-/Enzymgemisch in einem geeigneten Puffersystem;
- Durchführen der eigentlichen Amplifikation bestehend aus den sich wiederholenden Schritten Denaturierung-Hybridisierung-DNA-Synthese in einem Temperatur-Cycler;
- Detektion des Amplikons mittels DNA-Hybridisierung (und/oder Agarosegel) vgl. III–3.7 oder Hybridiserung an einer Festphase gefolgt von einer zweiten Hybridisierung an enzymmarkierte Oligonukleotide, Nachweis der erfolgten Hybridisierungen mittels EIA/ELISA.

NAT werden nach der Art der zu amplifizierenden Zielsequenz unterteilt in:

- Target-Amplifikation:Vermehrung eines mikrobiellen / viralen Genomabschnitts
- Primer-Amplifikation:Vermehrung der Sonden („Primer")
- Signal-Amplifikation:Vermehrung von Signal-Sequenzen
  (Bem.: Bei dieser Technik handelt es sich strenggenommen um eine optimierte Hybridiserungs-Technik und nicht um eine echte NAT)

Eine Übersicht über die gegenwärtig üblichen NAT gibt Tabelle 17.

Tabelle 17: Übersicht über NAT

Amplikon	Methode	Target	Enzym
Target	PCR[1]	DNA	Tth-Polymerase
	RT-PCR[2]	RNA	TthPolymerase
	NASBA[3]	DNA,RNA	Reverse Transkriptase
			T7 RNA Polymerase
	SDA[4]	DNA	Restriktions-Endonukleasen
Probe/Primer	LCR[5]	DNA	DNA – Ligase
	Qß – Replikase	DNA,RNA	RNA – Polymerase (Qß)
			RNAseIII
Signal	b-DNA[6]	DNA,RNA	–

[1] Polymerase Chain Reaction
[2] Reverse Transcriptase-Polymerase Chain Reaction
[3] Nucleic Acid Sequence Based Amplification
[4] Strand Displacement Amplification
[5] Ligase Chain Reaction
[6] branched-DNA

Testparameter: Hinsichtlich Sensitivität (Nachweisgrenze im Femtogrammbereich, d. h. z. B. 1 Erreger-Genom pro ml) und Spezifität übertreffen die NAT zumindest theoretisch alle bisher verfügbaren Verfahren des Erregernachweises. Grundsätzlich sind NAT prädestiniert

1. zum qualitativen Nachweis von Genomabschnitten

a) von praktisch nicht-anzüchtbaren Erregern: z. B. Hepatitis C-Virus, Hepatitis B-Virus, Parvovirus B19, Tropheryma whipelii
b) von nur schwer/mit hohem (Zeit)Aufwand anzüchtbaren Erregern: Borrelia burgdorferi; Chlamydia trachomatis, Mykobakterien, Legionellen, Mykoplasmen; alle Viren

2. zur Quantifizierung von Genomabschnitten

a) zur Indikationsstellung für eine antivirale Therapie: HIV, HCV, HBV
b) zum Therapie – Monitoring: HIV , HBV, HCV, CMV

3. zur Differenzierung angezüchteter Erreger:

- z.B. Detektion des mec-Gens zum Nachweis/Ausschluß der Methicillin-Resistenz von S. aureus
- Identifizierung von EHEC durch Nachweis des Hämolysin-Operons

Untersuchungsmaterial: Heparin- oder EDTA-Blut, Serum, Liquor, Urin, Stuhl, Gewebsproben, Punktate, Bronchial /-Trachealsekret, Augenkammerwasser, Abstriche.

Fehlermöglichkeiten:
Kontamination: Die extreme Sensitivität der Methode erfordert außerordentliche Vorkehrungen zum Schutz vor Kontamination mit unerwünschter Fremd-DNA. Solche Kontaminationen entstehen besonders, wenn nach der Reaktion mit den Amplifikationsprodukten (Amplikons) in hohen Konzentrationen umgegangen wird.

Inhibition: Zur Prüfung der „Amplifizierbarkeit" des Untersuchungsmaterials (Vorliegen von Polymerase-Inhibitoren?) sind entsprechende interne Kontrollen mitzuführen.

Interpretation: Für die Bestimmung der Viruslast bei HIV-Infizierten gelten entspr. Richtlinien (vgl. I–2), für die HCV- und HBV- Viruslast gibt es gesicherte Indikationen. Ansonsten gilt grundsätzlich:

Negatives Resultat eines Erregernachweises mittels NAT schließt eine Infektion nicht aus, positives Resultat für sich allein ist nicht beweisend für eine Infektion!

III–4 Serodiagnostik

III–4.1 Immunologische Grundlagen der Serodiagnostik

Das Immunsystem bildet Antikörper, wenn natürliche (z. B. bakterielle, virale usw.), künstliche (z. B. Impfstoffe) oder körpereigene (Autoimmunkrankheiten) Makromoleküle als fremd erkannt und im weiteren als *Antigen* behandelt werden. Synthese und Sekretion der Antikörper werden durch die Zellen des Immunsystems reguliert (Makrophagen, B-Lymphozyten, T-Lymphozyten). Über komplizierte feed-back-Mechanismen entstehen Antikörperpopulationen einer bestimmten

- Spezifität (definiert durch die antigenen Epitope der als fremd erkannten Makromoleküle)
- Affinität (Maß für die Intensität der Reaktion des Antikörpers mit dem Antigen);
- Immunglobulinklasse (definiert nach Anzahl und Struktur der Untereinheiten des Ig-Moleküls als IgG, IgM oder IgA sowie IgE und IgD);
- Lokalisation (Serumantikörper, Schleimhautantikörper).

Die Antikörperproduktion beginnt mit einer raschen Zellteilung von B-Lymphozyten, nachdem diesen das (i. d. R. prozessierte) Antigen durch Makrophagen präsentiert wurde. Die B-Lymphozyten expandieren zu einem Klon und beginnen mit der Produktion antigenspezifischer Immunglobuline der Klasse M (IgM). Mikrobielle Antigene besitzen stets mehrere antigene Spezifitäten, deshalb entstehen auch mehrere B-Zell-Klone; die Immunantwort nach Infektion ist stets polyklonal. Ein Teil der Zellen eines jeden B-Zell-Klons verbleibt als Gedächtniszellen (memory cells) und steht für erneuten Kontakt mit dem Antigen u. U. lebenslang bereit.

Fortgesetzte antigene Stimulation, starker oder erneuter Antigenkontakt bewirken eine wesentlich stärkere Expansion jedes Klons, der nun eine Differenzierung erfährt und Antikörper der Klasse G (IgG) produziert (sog. class-shift, switch). So erklärt sich, daß der Nachweis von IgM-Antikörpern mit frühen Infektionsstadien korreliert und zur Frühdiagnostik/Diagnostik im akuten Stadium herangezogen wird, während IgG-Antikörper erst im Verlauf der Erkrankung auftreten, dann aber ggf. lebenslang nachweisbar bleiben.

Mit der class-shift ist die Antikörperdifferenzierung jedoch noch nicht abgeschlossen. Als Folge weiterer antigener Stimulation verändert sich die Antigen-Bindungsstelle der IgG, so daß später gebildete IgG eine höhere Affinität aufweisen. Diese hochaffinen IgG vermitteln den humoralen Immunschutz, sind also Grundlage der protektiven Immunität. Die Möglichkeit, unterschiedliche Affinitäten der IgG diagnostisch heranzuziehen, wird z. B. in der Röteln-Serologie praktisch genutzt

Tabelle 18: Übersicht über die Immunglobulinklassen des Menschen

	IgG	IgA	IgM	IgE	IgD
Anzahl der Monomere	-	1, 2, 3	5	-	-
Subklassen	1, 2, 3, 4	1, 2	1, 2	-	-
Mol.-Gewicht	150 K	160 K 320 K	850 K	196 K	172 K
Plasma-Konz. (g/l) (bei Erw.)	8–18	0,9–4,5	0,6–2,80	> 0,24 mg/l	0,04
Halbwertszeit (Tage)	18–23	6	5	2	3
antibakterielle Lyse	+	+	+++	?	?
antivirale Aktivität	*	+++ **	+	?	?
Plazenta-passage	+++	-	-	-	-

* IgG1 und IgG3 werden gegen Virusproteine fast ausschließlich produziert (letzteres als früher Antikörper); IgG2 dominieren bei der Immunantwort gegenüber bakteriellen Polysacchariden

** vor allem sekretorisches, dimeres IgA der Schleimhäute

III–4.2 Antigen-Antikörper-Reaktion und serologische Testverfahren

Jedes Verfahren der Serodiagnostik beinhaltet die qualitative Erfassung („Sichtbarmachung") und Quantifizierung einer Antigen-Antikörper-Reaktion. Dabei reagiert der im Patientenserum gesuchte Antikörper mit dem im Test eingesetzten bekannten diagnostischen Antigen. Entsprechend den physikochemischen Abläufen jeder Antigen-Antikörper-(Ag-Ak-)-Reaktion unterscheidet man serodiagnostische Verfahren grundlegend *in primäre Tests und sekundäre Tests.*

Primäre serologische Tests

Jede Ag-Ak-Reaktion beginnt mit der primären Bindung von Antigen und Antikörper, die in Millisekunden erfolgt. Ablaufgeschwindigkeit und Intensität der Bindung sind auf molekularer Ebene determiniert und werden als Affinität bezeichnet (s. o.). Die primäre Reaktion ist unsichtbar. Prototypen dieser Tests sind die sog. „binding-assays" *Radioimmunoassay (RIA)* und *Enzymimmunoassay (EIA, ELISA)*. Die gebundene Aktivität eines markierten Reaktionsteilnehmers (z. B. radioaktiv markiertes Antigen) korreliert direkt mit der Menge des vom diagnostischen Antigen gebundenen Antikörpers im Patientenserum. Die Ergebnisse dieser Tests werden in Einheiten (Units), falls möglich standardisiert/an internationalen Standards kalibriert, ausgedrückt. Die eingesetzten Markierungsverfahren verleihen diesen Tests eine außerordentlich hohe Sensitivität, die Spezifität hängt wesentlich von der Qualität (Reinheit) und Auswahl der diagnostischen Antigene ab.

Der EIA/ELISA wird fast ausschließlich als primärer Mehrfach-Antikörper-Test (multiple antibody binding assay) angewendet, bei dem die Menge des an das diagnostische Antigen gebundenen Patientenantikörpers über einen markierten Zweitantikörper (Anti-Human-IgG,-IgM,-IgA) bestimmt wird. Primäre Tests sind in der Regel in 4–6 Std durchführbar. Theoretisch ist es beim primären Test möglich, daß Seren mit hoher Konzentration eines wenig affinen Antikörpers den gleichen Meßwert ergeben wie Seren mit niedriger Konzentration eines hoch-affinen Antikörpers. In der serodiagnostischen Praxis ist dieser Umstand meist weniger zu bedenken als die Tatsache, daß positive Resultate in primären Tests zunächst nichts aussagen über die tatsächliche biologische Aktivität der gemessenen Antikörper, z. B. ihre protektive Bedeutung. Vor allem für solche Fragestellungen sind gelegentlich andere Testverfahren unumgänglich.

Sekundäre serologische Tests

Diese Testverfahren erfassen über die primäre Bindung hinausgehende Merkmale der Ag-Ak-Reaktion, die abhängen von

a) der Multivalenz des Antigens: Präzipitations-Reaktionen (Röhrchenpräzipitation, Radiale Immundiffusion, Gegenstromelektrophorese)
b) biologischen Eigenschaften der Antikörper (Agglutinierende Antikörper, neutralisierende Antikörper, hämmagglutinationshemmende Antikörper, komplementbindende Antikörper)

Markierungsverfahren (z. B. *Radio-Immunopräzipitation)* oder Indikatorsysteme (z. B. *Beladung von Indikatorpartikeln mit Antigen: Erythrozyten, passive indirekte Hämagglutination)* verleihen diesen Testverfahren eine höhere Sensitivität. Sekundäre Tests benötigen meist längere Inkubationszeiten, ihre Auswertung erfolgt mit dem bloßen Auge nach dem Alles-oder-Nichts-Prinzip: Entschieden wird über positiven/negativen Ausfall des Tests bei einer bestimmten Serumverdünnung. Diese Serumverdünnung (Titer) ist ein halbquantitativer Ausdruck für die im Serum durch eine bestimmte biologische Aktivität charakterisierte Antikörpermenge.

Eine Zwischenstellung nimmt die breit einsetzbare *indirekte Immun-Fluoreszenztechnik (IFT)* ein. Die Ag-Ak-Reaktion wird als primäre Reaktion erfaßt, indem die Bindung von Antikörpern an strukturierte Antigene (z. B. auf Objektträgern fixierte Erreger, infizierte Zellen) mit Hilfe von fluoreszenzmarkierten Zweitantikörpern sichtbar gemacht wird. Die Auswertung erfolgt jedoch wie bei den sekundären Tests durch visuelle Beurteilung mit einer Ergebnisangabe in Titern.

Aus dem Dargelegten folgen als praktisch wichtige Schlußfolgerungen für Indikation und Interpretation der Serodiagnostik:

1. Die Serodiagnostik von Infektionen erfordert häufig die Durchführung mehrerer serologischer Verfahren unterschiedlicher Testprinzipien.
2. Unterschiedliche Testprinzipien (primär/sekundär) und unterschiedliche Testmethoden können am selben Patientenserum zu abweichenden Resultaten führen.

III–5 Serologische Testverfahren im Überblick

III–5.1 Agglutinationsreaktionen (Nachweis agglutinierender Antikörper, Widal-Test)

Prinzip: Agglutination von Erregern (Bakterien, Parasiten) durch Serumantikörper; Nachweis von Antigen-Antikörperkomplexen (Agglutinate) visuell mit bloßem Auge (Röhrchen-Agglutination, Agglutination in der Mikrotiterplatte, Objektträger-Agglutination) oder mikroskopisch (Mikroagglutination); Ergebnis-Angabe in Titerstufen.

Anwendung/wichtigste Indikationen:
- Nachweis von gegen O- bzw. H-Antigene von Salmonella typhi gebildeten Serumantikörpern (analog für S. paratyphi A, B, C und – mit eingeschränkter Aussage – für andere S. enteritidis und S. typhi-murium noch üblich)
- Yersinia enterocolitica (O- und OH- antigenspezifisch) – Yersinia pseudotuberculosis
- Listeria monozytogenes (O- und H-antigenspezifisch) – Francisella tularensis
- Brucella abortus (gelegtl. auch als „Langsam-Agglutination" bezeichnet)
- Leptospirose (Mikroagglutination, alte Bezeichnung: Agglutination-Lysis-Reaktion)
- Toxoplasmose (als „Direkte Agglutination/DA" in Kavitäten von Mikrotiterplatten)
- Nachweis von gegen Oberflächen-Antigene von Proteus-Bakterien (Proteus OX-19, OX-2, OX-K) gebildeten Serumantikörpern bei Rickettsiosen.

Charakteristika/wichtige Testparameter:
- relativ unempfindliches Verfahren, Nachweisgrenze um den Faktor 1000 niedriger als ELISA/RIA; geringe Störanfälligkeit; Testdauer 1 Std. (Objektträger-Agglutination) i. d. R. 18–24 Std. (Röhrchen-Agglutination).

Interpretation: Hohe Einzeltiter geben Hinweis auf Infektion; i. d. R. auf Grund von Kreuzreaktionen wegen der Verwendung korpuskulärer Gesamtzell-Antigene jedoch Nachweis einer Serokonversion (Titer-Anstieg um 2 Stufen innerhalb von 7–14 Tagen) notwendig.

III–5.2 Enzym-Immunoassay (EIA), Enzyme Linked Immunosorbent Assay (ELISA)

Prinzip: primärer Multi-Antikörper-Test;

a) indirekter EIA/ELISA: über ein an der festen Phase (Mikrotiterplatte, Plastikkugeln, Plastikstäbchen) adsorbiertes diagnostisches Antigen werden Patientenantikörper gebunden; an den so entstandenen Ag-Ak-Komplex bindet enzymmarkiertes klassenspezifisches Anti-Human-Immunglobulin (Anti-Human-IgG, -IgA, -IgM); das in der nachfolgenden Enzymsubstrat-Reaktion entstandene Substrat wird photometrisch quantifiziert, die Menge des gebildeten Substrats ist proportional der Menge des im Patientenserums vorhandenen gesuchten Antikörpers; meistverwendete Markerenzyme Peroxidase, alkalische Phophatase; bei IgM-Tests ist im indirekten ELISA die vorherige Entfernung des Rheumafaktors durch Absorption (z. B. aggregierte IgG) durchzuführen!

b) Capture-Technik (μ-capture-Test): dient der Ausschaltung des beim indirekten Verfahren zum Nachweis spezifischer IgM-Antikörper interferierenden Rheumafaktors; Bindung von Anti-Human-IgM an die Festphase, nachfolgend Bindung des Patientenserums (aus dem die Antikörper der IgM-Klasse „herausgefangen" werden:
μ-capturing); der erregerspezifische Anteil wird über enzymmarkiertes Antigen oder- bei Verwendung unmarkierten Antigens – über ein markiertes, antigenspezifisches Serum (meist monoklonale Antikörper) wie im indirekten Test nachgewiesen

Indikationen/Einsatz: Anwendung bei nahezu allen Infektionskrankheiten möglich, abhängig von der Verfügbarkeit geeigneter Antigene.

Testparameter: sehr hohe Empfindlichkeit; gute Standardisierbarkeit, hoher Automatisierungsgrad, Dauer der Durchführung i. d. R. 4–6 Stunden; gut eingestellte Tests kommen mit einer Serumverdünnung (ggf. zweite Verdünnungsstufe bei hochpositiven Seren) aus; stufenlose Messung; Angabe der Resultate deshalb in „ELISA-Einheiten" oder, falls internationale Standardseren vorhanden (z. B. Toxoplasmose, Röteln, Tetanus-, Diphterie-Antitoxin) in Internationalen Einheiten.

Interpretation der Ergebnisse: hochpositive Meßwerte sprechen für floride Infektion; dennoch ist im IgG-ELISA Nachweis einer Serokonversion (signifikanter Anstieg) zu fordern; Nachweis von spezifischen Serum IgA oft beweisend für akute Infektion (z. B. Pertussis, Mykoplasma, Influenza, Campylobacter, Salmonella, Shigella, Toxoplasma); Nachweis spezifischer IgM i. d. R. beweisend für akute Infektion (cave: Persistenz von IgM bei Toxoplasmose und Röteln!): Cave: falsch positive IgM-Befunde im indirekten ELISA durch rheumafaktorpositive Seren bei unzureichender Absorption!

Immunosorbent-Tests: Verfahren, die sich das Prinzip der CaptureTechnik zunutze machen, bei denen aber zum Nachweis der gebundenen Antikörper keine enzymmarkierten Anti-Humanseren angewendet werden, z. B. ISAGA: Immunosorbent-Antigen-Assay zum Nachweis von Toxoplasma-IgM-Antikörpern; hochspezifisches und sehr sensitives Testverfahren zur Toxoplasmose-Serodiagnostik.

III–5.3 Hämagglutinations-Hemmtest (HHT)

Prinzip: Nachweis von Serumantikörpern, die die hämagglutinierenden Eigenschaften verschiedener Virusarten unterdrücken: Ausbleiben einer Hämagglutination im virusspezifischen Testsystem bei Vorhandensein der gesuchten Antikörper im Patientenserum; Durchführung heute fast ausschließlich in Mikrotiterplatten.

Anwendung: Bei der Serodiagnostik von Infektionen, die durch hämagglutinierende Viren hervorgerufen werden: wichtigster Test: Röteln-HHT; im Routine-Labor weniger verbreitet: Masern, Influenza (hier: stammspezifisch im Gegensatz zu allen anderen Tests). Testparameter: relativ störungsanfällige Tests, Aussagekraft im Hinblick auf bestehende Immunität/Schutz hoch; Angabe in Titern, Testdauer 2–3 Stunden

Interpretation: Hohe Einzeltiter bei entsprechender klinischer Symptomatik können beweisend sein; i. d. R. Nachweis einer Serokonversion erforderlich.

III–5.4 Immunoblot (Western-Blot)

Prinzip: Nachweis von erregerspezifischen Serumantikörpern durch Bindung an membrangebundene Erreger-Antigene und nachfolgende Sichtbarmachung mittels enzymmarkierten Anti-Human-Immunglobulins (Anti-IgG, -IgM, -IgA); visuelle Bewertung einzelner oder mehrerer sichtbarer Banden; die Besonderheit jedes Immunoblots liegt in der Art und Menge der an die Membran gebundenen Antigene; typischerweise werden Erreger-Proteine (Gesamtprotein, gereinigte Proteine, rekombinante Proteine oder synthetische Peptide) in einer Poly-Acryamid-Gelektrophorese nach ihrem Molekulargewicht aufgetrennt und anschließend im Elektro-Blot-Verfahren auf Nitro-Cellulose-Membranen übertragen; als „dot-blot“ werden Tests bezeichnet, bei denen diese Auftrennung nicht erfolgt ist.

Anwendung: Immunoblot-Verfahren finden zunehmend Anwendung in der Serodiagnostik, meist als Bestätigungs-Tests vorhergehender Suchtests (ELISA): HIV-Serologie; HCV-Serologie; Lyme Borreliose; Yersinia enterocolitica-Infektion.

Testparameter: hohe Spezifität, weil Antikörper gegen Einzelproteine erkannt werden können; Dauer der Durchführung 2–4 Stunden; Ergebnisse können dokumentiert werden.

Interpretation: entsprechend der Testart z. B. „Nachweis virusspezifischer Banden“ (p24,g p160 bei HIV-1) i. d. R. mit beweisendem Charakter.

III–5.5 Indirekte Hämagglutination (Passive Hämagglutination)

Prinzip: Bindung des diagnostischen Antigens an vorbehandelte (Tanninsäure, Formaldehyd für Protein-Antigene) oder nicht-vorbehandelte (Polysaccharid-; Lipopolysaccharid-Antigene) Erythrozyten; Agglutination der Erythrozyten bei Hinzutreten des spezifischen Serumantikörpers; Durchführung heute in Mikrotiterplatten.

Indikationen: Anwendung bei. zahlreichen Infektionen/Infektionskrankheiten; wichtigste Indikation als Treponema-pallidum-hemagglutination-assay (TPHA) in der Lues-Diagnostik; zur Serodiagnostik der Candidiasis; zur Toxoplasmose-Diagnostik

Testparameter: schnelle, einfache Durchführbarkeit, sofern antigenbeladene Erythrozyten als stabiles Reagens vorliegen; hohe Spezifität; hohe Sensitivität (etwa 100fach geringer als ELISA, aber 10fach höher als KBR).

Interpretation: Angabe in Titern; hohe Einzeltiter können für floride Infektion beweisend sein; i. d. R. ist jedoch der Nachweis einer Serokonversion zu fordern.

Passive-Partikel-Agglutination: Anstelle von Erythrozyten können auch andere Trägerpartikel, z. B. Latex oder COWAN-Staphylokokken, zur Antigenbindung eingesetzt werden. Durch Hinzutreten der homologen Serumantikörper sichtbare Agglutination in wenigen Minuten; Anwendung z. B. als orientierende Schnelltests zur Prüfung des Immunstatus bei VZV (Schwangerschaft), Röteln, EBV.

III–5.6 Indirekte Immunfluoreszenz Technik (IFT) (indirekte Fluoreszenz Antikörpertechnik, IFAT)

Prinzip: An das an einer Festphase gebundene Antigen (z. B. ganze Erreger, infizierte Zellen) bindet der im Patientenserum gesuchte Antikörper; an den entstandenen Ag-Ak-Komplex bindet ein fluorochrommarkiertes Anti-Human-IgG (IgM, IgA) (in der Regel Markierung mit FITC: Fluorescein-Isothiocyanat); bei Auswertung im Fluoreszenzmikroskop werden die Ag-Ak-Komplexe als fluoreszierende Strukturen (an der Oberfläche der Erreger in virusinfizierten Zellen) sichtbar.

Anwendung: Die indirekte IFT ist ein weit verbreitetes serodiagnostisches Verfahren; häufigste Indikationen in der Toxoplasmose-Diagnostik; in der Lues-Diagnostik (hierbei Durchführung als Fluoreszenz-Treponema-Antikörper-Absorptions-Tests nach Absorption der Patientenseren mit apathogenen Treponemen zur Entfernung kreuzreagierender Antigene; nach Auftrennung der IgM-Fraktion auch IgM-spezifisch: FTA-ABS-Test; IgM-FTA-ABS-Test); in der Diagnostik der Lyme-Borreliose (nach vorheriger

Absorption der Seren mit Treponema phagedenis); als Bestätigungstest in der HIV -Serologie.

Testparameter: Schnelle Durchführbarkeit (1–2 Stunden); schlechtere Reproduzierbarkeit durch subjektive Auswertung und – je nach Testart- unspezifische Fluoreszenz; Gefahr der Rheumafaktor-Interferenz bei IgM-Tests (vorherige Absorption bei IgM-Tests notwendig).

Interpretation: Angabe der Ergebnisse in Titern; hohe Einzeltiter können für floride Infektion beweisend sein (z. B. Toxoplasmose), i. d. R. jedoch Serokonversion zu fordern.

III–5.7 Komplementbindungsreaktion (KBR)

Prinzip: Sekundärer Test; indirekter Antikörpernachweis, der sich die Änderung der Fc-Anteile von Antikörpern der Klassen IgG und IgM (nicht aber IgA!) zunutze macht, durch die in Gegenwart von Ca^{++}- und Mg^{++}-Ionen die Komplementkaskade aktiviert und Komplement verbraucht wird (1. Phase der KBR); ein Indikatorsystem in Form eines aus Schaferythrozyten und Antikörpern gegen Schaferythrozyten vom Kaninchen („Ambozeptor“) Ag-Ak-Komplexes zeigt den Komplementverbrauch (und damit das Vorhandensein komplementbindender Serumantikörper) der ersten Phase an (Ausbleiben einer Lyse der Schaferythrozyten).

Anwendung: Früher universell eingesetztes Verfahren („Wassermann-Test“ bei Syphilis), jetzt meist ergänzend durchgeführter Test mit ausgewählteren Indikationen z. B. bei CMV-Infektion; Mykoplasma-Infektionen; Toxoplasmose; Enterovirus-Infektionen einschl. Polio; Brucellose, Listeriose.

Testparameter: Gut standardisierbare Testbedingungen; gute Reproduzierbarkeit; Spezifität, meist sehr gut, abhängig von der Qualität der eingesetzten Antigene; keine Differenzierung zwischen IgG- und IgM-Antwort; geringe Sensitivität (1000fach geringer als EIA, aber um den Faktor 5 höher als Agglutination/Widal).

Interpretation: Wegen der geringen Sensitivität der Methode sind hohe KBR-Titer i. d. R. beweisend für eine floride Infektion (z. B. bei Mykoplasmen-Pneumonie, Zytomegalie); i. d. R. ist aber eine Serokonversion zu fordern; zur Frühdiagnostik ist die KBR nicht, für Durchseuchungsstudien nur bedingt, geeignet.

III–5.8 Lysis-Reaktionen

Prinzip: Messung der antikörperabhängigen Auflösung partikulärer Antigene unter Teilnahme von Kofaktoren, meist Komplement; Durchführung z. B. als komplementabhängige Bakteriolyse im Treponema-Pallidum-Immobilisationstest (TPI, „Nelson-Test“ oder als komplementabhängige Hämolyse beim Hämolyse-in-Gel-Test (HIG).

Indikationen: Wichtigste Anwendungen sind

a) der HIG: Nachweis von Röteln-Serumantikörpern der Klasse IgG, wobei die in der frühen Phase der Infektion gebildeten IgG3 weniger zum Tragen kommen, so daß der Test „reife" (hochaffine/avide) Serumantikörper (vor allem IgG1) mit protektiver Funktion erfaßt,
b) der TPI: Patientenserum von Syphilispatienten enthält Antikörper, die in Gegenwart von Komplement und Lysozym lebende (aus Kaninchenhoden zu gewinnende) Treponemen zunächst immobilisieren, dann auflösen.

Testparameter:

a) HIG: einfach durchzuführender, ergänzender Test in der Serodiagnostik der Röteln; Messung von Hämolysezonen, die im Komplement-, Rötelnantigen- und Erythrozyten-haltigen Agarosegel durch Serumantikörper entstehen, insbesondere zur Entscheidung über die Immunitätslage bei niedrigen HHT-Titern geeignet
b) TPI: aufwendiger, Speziallaboratorien vorbehaltener Test, in der Routinediagnostik überflüssig.

Interpretation: Positiv/Negativ-Befundung beim HIG mit Bedeutung für Ja/Nein-Entscheidung zu bestehender Röteln-Immunität.

III–5.9 Neutralisations-Reaktionen (Virusneutralisation: NT; Toxin-Neutralisationstests)

Prinzip:

Im Patientenserum vorhandene Antikörper verhindern

a) den im antikörperfreien Milieu eintretenden zytopathischen Effekt eines Virus in der Zellkultur (Virus-Neutralisation, Neutralisationstest: NT) oder
b) den im antikörperfreien Milieu eintretenden zytopathischen Effekt eines bakteriellen Toxins in der Zellkultur (Diphtherie-NT)
c) die biologische Wirkung eines bakteriellen Toxins (z. B. Hämolyse, DNA-Abbau, Hyaluronsäure-Abbau) oder eines viralen Enzyms (z.B. Neuraminidase der Influenzaviren) bzw.
d) andere, nicht näher zu charakterisierende Effekte (Sabin-Feldmann-Farbtest).

Indikation:

a) Neutralisationstests sind zur Serodiagnostik viraler Infektionen ihres hohen methodischen Aufwands wegen unüblich und bleiben speziellen Fragestellungen vorbehalten, z. B. Impfstoffprüfung; zur Feststellung des Immunstatus gibt es jedoch in einigen Fällen keine Alternativen (z. B. Polio-Immunität!);
b) *Nachweis von Diphtherie-Antitoxin auf VERO-Zellen: Der Test ist der Goldstandard zur Feststellung einer Diphtherie-Immunität*

c) Anwendung zum Nachweis von Antikörpern, die die hämolysierenden Effekte des Streptolysin O von Streptokokken sowie des Staphylolysins von Staphylococcus aureus hemmen im
   - Antistreptolysin-Test (AST)
   - Anti-Staphylolysin-Test (STAL)
   - bzw. die DNA-abbauenden Effekte der Streptokokken-DNAse bzw. Hyaluronidase verhindern (Anti-DNAse, Anti-Hyaluronidase-Test;
   - Neuraminidase Hemmtest zum Nachweis Neuraminidasehemmender Antikörper zur Immunitätsprüfung nach Influenzaschutzimpfung
d) Sabin-Feldmann-Test (SFT, „dye-test"), von der WHO in IU/ml standardisierter IgG-spezifischer Test, zur Toxoplasmose-Diagnostik in der Praxis jetzt überflüssig, beruht auf der durch Antikörper verhinderten Anfärbbarkeit von lebenden Toxoplasmosen (mikroskopische Auswertung).

Testparameter: Die Virus-Neutralisationstests gelten wegen ihrer hohen Spezifität und biologischen Aussage als »golden Standard« für alle Untersuchungen zur Immunität/Immunitätslage, ihre diagnostische Sensitivität ist jedoch nicht groß; Toxin-Neutralisationstests sind spezifisch, sensitiv und mechanisierbar.

Interpretation: AST (Angabe in Titern oder in Units) und ASTAL (Angabe in Units) sind i. d. R. nur bei deutlicher Titerbewegung/signifikantem Anstieg klinisch interpretierbar.

III–5.10 Präzipitations- und Flockungsreaktionen

Prinzip: Nachweis von Serumantikörpern (Präzipitinen), die bei Hinzutreten des homologen Antigens lösliche Ag-Ak-Komplexe bilden; diese Komplexe (Präzipitate) werden sichtbar

a) im flüssigen Milieu: Röhrchenpräzipitation;
b) im Agarosegel als radiale Immundiffusion (Mancini-Technik); zweidimensionale Agargel-Präzipitation (Ouchterlony-Technik); Gegenstromelektrophorese (Counterimmuno-Electrophoresis); Immunelektrophorese (Grabar-Technik).

Anwendung: In der Serodiagnostik bei ausgewählten Fragestellungen, z. B. radiale Immundiffusion zum Nachweis von gegen Aspergillus gerichteten Präzipitinen.

Testparameter: Hohe Spezifität, geringe Sensitivität bei der Mancini-, Ouchterlony-Technik, höher bei der Gegenstromelektrophorese.

Cardiolipin-Flockungs-Reaktion (VDRL: Venereal Diseases Research Laboratory-Test)

In Gegenwart von gegen Lipoid-Antigen gerichteten Serumantikörpern (als Antigen dient Cardiolipin aus Rinderherzen) tritt eine Flockung des kristallinen Antigens auf; abgelesen wird die Endverdünnung eines Serums mit 2+ – Flockung (mikroskopisch mit Lupenvergrößerung in der Mikrotiterplatte); einfacher Syphilis-Suchtest, hohe Sensitivität in der späten Infektionsphase.

Interpretation: Geringe Titerhöhen, meist qualitativer Nachweis ausreichend.

III–5.11 Radioimmunoassay (RIA)

Prinzip: Durchführung meist als kompetitiver Bindungstest: an das an eine feste Phase adsorbierte Antigen bindet zunächst der gesuchte Serumantikörper, anschließend Zugabe eines radioaktiv markierten Antigen-spezifischen Serums; das Ausmaß der noch bindenden Radioaktivität ist umgekehrt proportional zur Menge des gebundenen Serumantikörpers.

Indikation: Wichtigste Anwendungen in der Hepatitis-A- und -B-Serologie; mittlerweile fast überall durch ELISA abgelöst. Testparameter: Sehr hohe Sensitivität (0,05 ng Antikörperprotein ausreichend) Nachteil durch aufwendigen Umgang mit Isotopen.

Interpretation: Meist standardisierte Reagenzien (z. B. Hepatitis-B-Serologie), Angabe in Internationalen Einheiten (IE) mit Bezug zur Immunitätslage.

IV – 1
Malaria-Endemiegebiete

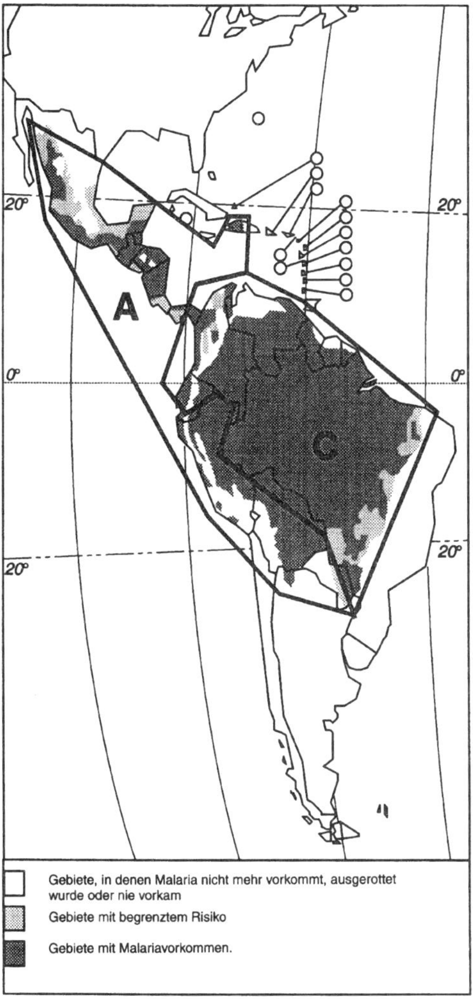

Empfehlungen zur Malaria-Medikamentenprophylaxe nach Regionen – 1996

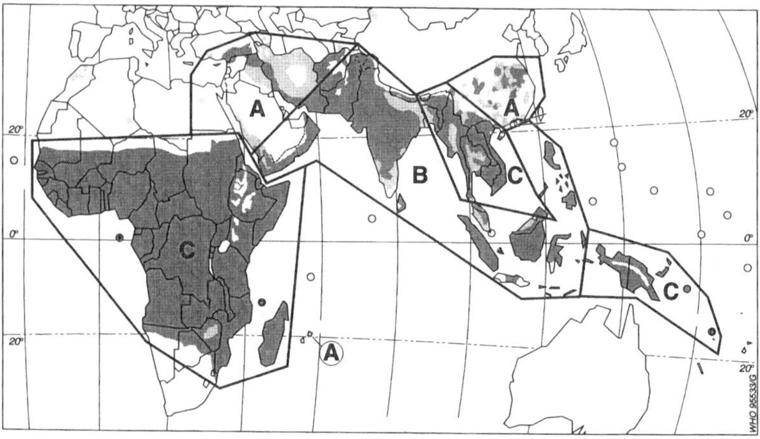

Empfehlungen zur Malaria-Medikamentenprophylaxe nach Regionen – 1996

Zone	Bemerkungen	Empfehlungen zur Prophylaxe	
A	In der Zone A ist das Risiko allgemein gering und saisonbedingt, in vielen Gebieten (z.B. in Stadtgebieten) besteht kein Risiko. P. falciparum-Stämme kommen nicht vor oder sprechen auf Chloroquin an.	*entweder:* *oder:*	Chloroquin-Prophylaxe (bei ganz geringem Risiko) keine Prophylaxe
B	Das Risiko ist in den meisten Teilen der Zone B gering. Chloroquin als Monosubstanz schützt gegen P.vivax. In Kombination mit Proguanil verleiht Chloroquin einen gewissen Schutz gegen P.falciparum und kann den Krankheitsverlauf bei einer Erkrankung trotz Prophylaxe mildern.	**Prophylaxe:** *oder:*	Chloroquin + Proguanil (bei ganz geringem Risiko): keine Prophylaxe
C	In Afrika besteht ein hohes Risiko in den meisten Teilen der Zone C mit Ausnahme einiger hochgelegener Gebiete. In Asien und Amerika ist in den meisten Teilen dieser Zone das Risiko gering, im Amazonasbekken (Siedlungs- und Bergbaugebiete) indessen teilweise hoch. Sulfadoxin/Pyrimethamin-Resistenzen sind in Asien in der Zone C weitverbreitet und in Afrika und Amerika in der Zone C unterschiedlich hoch.	**Prophylaxe:** oder	Erste Wahl - Mefloquin, zweite Wahl – Chloroquin + Proguanil Grenzgebiete Kambodscha/ Myanmar/Thailand – Doxycyclin (bei ganz geringem Risiko) keine Prophylaxe
		Anmerkung DGK: Fansidar® ist in Deutschland nicht mehr im Handel	

IV – 2
Gelbfieber-Endemiegebiete

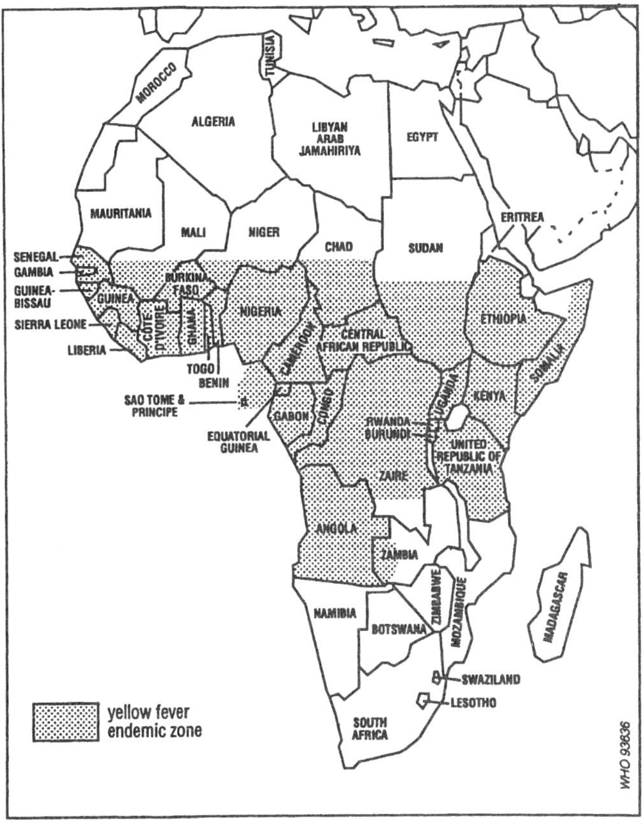

Gelbfieber-Endemiegebiete in Afrika

Zur Beachtung: Die „Gelbfieber-Endemiegebiete" sind Regionen, in denen wegen des Vorkommens des Vektors (bestimmte Stechmückengattungen) und bestimmter Tierarten als Virusreservoir ein potentielles Infektionsrisiko besteht ("Gelbfieber-Endemiezonen"). Einige Länder betrachten diese Regionen als „Infektionsgebiete" und verlangen von Reisenden, die aus solchen Gebieten kommen, eine internationale Bescheinigung über die Schutzimpfung gegen Gelbfieber. Die Abbildungen 1 und 2 sind als diesbezügliche Orientierunghilfe gedacht.

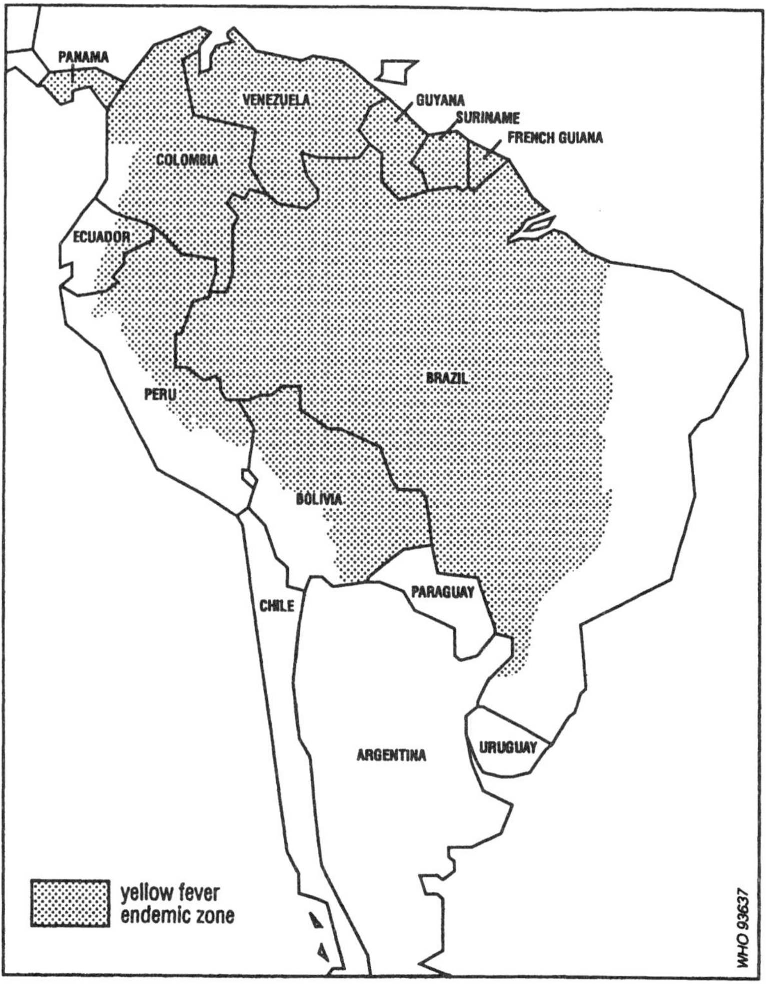

Gelbfieber-Endemiegebiete in Amerika

IV – 3
Gelbfieber-Impfstellen

Bundesrepublik Deutschland

Ort	**Ermächtigte Stelle oder Arzt**
Aachen:	– Abteilung Med. Mikrobiologie der Technischen Hochschule, Pauwelsstr. 30
Alsdorf:	– Dr. Zahn, Albrecht-Dürer-Str. 6
Alzey:	– Dr. P. Przybylski, Hauptstr. 97 a
Aschaffenburg:	– BAD Gesundheitsvorsorge und Sicherheitstechnik GmbH, Dr. Monika Hurm, Heinsestr. 8
Augsburg:	– Dr. Claus Muss, Bahnhofstr. 8
	– Städtisches Gesundheitsamt, Hoher Weg 8
	– Zentralklinikum des Krankenhauszweckverbandes, Stenglinstr. 2
Aurich:	– Staatliches Medizinal-Untersuchungsamt Aurich, Lüchtenburger Weg 24
Bad Berleburg:	– Gesundheitsamt des Kreises Siegen-Wittgenstein, Dr. Eckhard Seidel, An der Odebornskirche 14
Bad Oeynhausen	– Dr. Rätz, Kaiser-Wilhelm-Platz 4
Bad Säckingen:	– Dr. Helge Scheibe, Schönaugasse 7
Bad Tölz:	– Dr. Hartmann, Gesundheitsamt, Rieschstr. 15
Baden-Baden:	– DRK-Blutspendedienst
Baldham:	– Dr. Winfried Groß, Heinrich-Marschner-Str. 70
Bamberg:	– Dr. Bräuninger, Gasfabrikstr. 6
	– Dr. Winfried Strauch, Kapuzinerstr. 23
Bautzen:	– Gesundheitsamt, Reisemed. Impfungen und Beratung, Bahnhofstr. 5
Bayreuth:	– Dr. Wolfgang Krause, Richard-Wagner-Str. 2
	– Medizinische Klinik I am Klinikum Bayreuth, Preuschwitzer Straße 101
	– Dr. Fritz Seiler, Friedrich-von-Schiller-Str. 3 e
Beeskow:	– Kreiskrankenhaus Beeskow, Innere Abteilung, Prof. Dr. Horst Koch, Dr. Horst Richter, Eugen-Richter-Str. 1–3
Bergen:	– Dr. Karl Werner Tiling, Birkenweg 6
Berlin:	– Auswärtiges Amt, Referat 106- Gesundheitsdienst, Werderscher Markt 1
	– Berliner Betrieb für zentrale gesundheitliche Aufgaben (BBGes), Institut für Tropenmedizin, Engeldamm 62–64
	– Bezirksamt Tiergarten von Berlin, Gesundheitsamt, Turmstr. 22
	– Gesundheitszentrum am Potsdamer Platz, Mohrenstr. 6

	– Institut für Hygiene der FU, Hindenburgdamm 27
	– Robert-Koch-Institut, Nordufer 20
	– Dr. Tabel, Wiclefstr. 2
	– Dr. Wirth, Praxis auf dem Flughafen 15232, Block B 26
	– Zentrales Institut des Sanitätsdienstes der Bundeswehr, Dr. Franke, Scharnhorststr. 14
Bernau:	– Dr. Vogel, An der Tränke 18
Bielefeld:	– Dr. Schröder-Lange, Gesundheitsamt, Nikolaus-Dürrkopp-Str. 7
Bochum:	– Hygiene-Institut der Ruhr-Universität, Universitätsstr. 50
Bonn:	– Hygiene-Institut der Universität, Sigmund-Freud-Str. 25
Borken:	– Dr. Ettlinger, Gesundheitsamt, Barloer Str. 93
Bornheim:	– Dr. Schmitt, Rheinstr. 28
Brake:	– Gesundheitsamt des Landkreises Wesermarsch, Rönnelstr. 10
Braunschweig:	– Staatliches Medizinal-Untersuchungsamt Braunschweig, Hallestr. 1
Bremen:	– Hafengesundheitsamt Bremen, Überseehafen, Hafenkopf 2
Bremerhaven:	– Hafengesundheits- und Quarantäneamt Bremerhaven, Geo-Plate-Str. 4
Chemnitz:	– Klinikum Chemnitz GmbH, Krankenhaus Küchwald, Chemnitzer Zentrum für Reisemedizin, Bürgerstr. 2
	– Stadtverwaltung Chemnitz, Gesundheitsamt, Beratungs- und Impfstelle für Reisende, Rathausstr. 12
Cottbus:	– Praxis Heidetraut Griesbach, Görlitzer Str. 15
	– Dr. Lothar Schneider, Berliner Str. 1
Cuxhaven:	– Gesundheitsamt des Landkreises Cuxhaven, Vincent-Lübeck-Str. 2
Deisenhofen:	– Dr. Adrian Schmidt, Bahnhofstr. 14 A
Deggendorf:	– Dr. Hans J. Lehmann, Weidenstr. 3
	– Dr. Georg Meyer beim Berufsgenossenschaftlichen Arbeitsmedizinischen Dienst, Bahnhofstr. 57
Dessau:	– Anhaltinische Diakonissenanstalt Dessau, Klinik für Innere Medizin, Reisemedizinisches Zentrum, Gropiusallee 3
Dortmund:	– Gesundheitsamt, Hövelstr. 8
Dresden:	– Krankenhaus Dresden-Friedrichstadt, Städt. Klinikum, Institut für Tropenmedizin, Sächsisches Referenzzentrum für Reisemedizin, Schäferstr. 49/51
Düren:	– Dr. Heuser, Gesundheitsamt, Marienstr. 19
Düsseldorf:	– Hafen- u. Flughafenärztlicher Dienst, Gesundheitsamt, Kölner Str. 180
	– Institut für Hygiene der Universität, Auf'm Hennekamp 50
	– Prof. Dr. Kröger, Centrum für Reisemedizin, Hansaallee 321

	– Müller-Sacks, Berufsgenossenschaftl. Arbeitsmed. Dienst, Flughafen Terminal 1
Duisburg:	– Dr. Bernsdorff, Gesundheitsamt, Landfermannstr. 1
Ebersberg:	– Dr. Hermann Büchner, Kapellenweg 10
Eberswalde:	– Gesundheitsamt Eberswalde, Dr. Rosemarie Brandt, Dr. Sybille Piaskowski, Heegermühler Str. 75
Eching:	– Dr. Helmut Hübsch, Windachstr. 1
Emden:	– Hafenarzt
Emmerting:	– Dr. Bernd Jaszinski, Nikolaus-Lenau-Str. 16
Erfurt:	– Gesundheitsamt, Impfstelle für Auslandsreisende, Dr. Viol, Turniergasse 17
	– Praxis, Priv.-Doz. Dr. R. Lundershausen, Thälmannstraße 25
Erlangen:	– Dr. Ursula Baars, BAD Zentrum Erlangen, Langfeldstr. 11
	– Dr. Heinz-Jürgen Deuber, KfH-Dialysezentrum, Möhrendorfer Str. 1 c
	– Prof. Dr. Ernst Fink, Spardorfer Str. 38
	– Dr. Martin Grauer, Med. Klinik I der Med. Poliklinik, Krankenhausstr. 12
	– Institut für Klinische Mikrobiologie, Immunologie und Hygiene der Universität, Wasserturmstr. 3
	– Kinder- und Poliklinik der Universität Erlangen, Loschgestr. 15
	– Dr.A.Müller,Poliklinik d. Med.Klinik I der Universität, Krankenhausstr. 12
	– Dr. Wolfgang Weiß, Betriebsärztl. Dienststelle der Siemens AG, Paul-Gossen-Str. 100
	– Dr. Eva Winnik, Sieboldstr. 16
Eschborn:	– Dr. Johannes Wantzen, Dr. Werner Schultheis, Untersuchungsstelle der Deutschen Gesellschaft für Technische Zusammenarbeit GmbH, Dag-Hammarskjöld-Weg 1–5
Essen:	– Institut für med. Virologie und Immunologie des Universitätsklinikums, Hufelandstr. 55
	– Dr. Siggelkow, Mathilde-Kaiser-Str. 18
Ettendorf:	– Dr. Wolfgang Schardt, Römerstr. 14
Euskirchen:	– Dr. Prömse, Gesundheitsamt, Jülicher Ring 32
Flensburg:	– Gesundheitsamt, Nordstr. 58–60
Frankfurt/Main:	– Hygieneinstitut der Universität Frankfurt a. M., Paul-Ehrlich-Str. 40
	– Magistrat der Stadt Frankfurt a. M., Stadtgesundheitsamt, Braubachstr. 18–22
	– Med. Dienst der Deutschen Lufthansa AG, Flughafen-Bereich West

	– Stadtgesundheitsamt, Flughafenklinik Flughafen Ffm., Bereich West
Frankfurt/Oder:	– Dr. Markus, Leipziger Str. 18
Freiburg:	– Dr. P. Schröder, Tennenbacher Str. 42
	– Staatliches Gesundheitsamt
Friedrichshafen:	– Staatliches Gesundheitsamt
Fürth:	– BAD Zentrum Fürth, Dr. Gebhard Kraus, Robert-Koch-Str. 41
Fulda:	– Kreisgesundheitsamt Fulda, Otfrid-von-Veissenburg-Str. 3
Garching:	– Dr. Peter Münchhoff bei BAD Gesundheitsvorsorge u. Sicherheitstechnik GmbH, Botzmannstr.2
Garmisch-Partenk.:	– Dr. Claus Geidner, Bahnhofstr. 13
Gelsenkirchen:	– Prof. Dr. Dickgießer, Hygiene-Institut des Ruhrgebiets, Rotthauser Str. 19
	– Dr. Schubert, Pawikerstr. 30
Gera:	– Klinikum der Stadt Gera, Medizinische Klinik, Abteilung Reisemedizin, OA Pillkahn, Straße des Friedens 122
Germering:	– Dr. Ulrich Bauer, Untere Bahnhofstr. 53
	– Dr. Lutz Tiedtke, Untere Bahnhofstr. 55
Gießen:	– Hygiene-Institut der Universität Gießen, Zentrum für Ökologie, Friedrichstr. 16
Göttingen:	– Tropenmedizinisches Beratungszentrum für Tropenkranke, Werner-Siemens-Str. 10
	– Virologische Abteilung des Hygiene-Instituts der Universität Göttingen, Kreuzbergring 57
Grafenau:	– Dr. Nerowski, Rachelweg 17
Grafing:	– Dr. Ulrich Huntgeburth, Bahnhofstr. 9
Grevenbroich:	– Dr. Laumen, Gesundheitsamt, Auf der Schanze 1
Grimma:	– Gesundheitsamt Grimma, Leipziger Str. 42
Gröbenzell:	– Dr. Peter W. Frank, Augsburger Str. 30
Gütersloh:	– Dr. Bründel, Betriebsarztzentrum, Carl-Bertelsmann-Str. 161
Gummersbach:	– Dr. Nürnberger, Gesundheitsamt, Am Wiedenhof 1–3
Gunzenhausen:	– Dr. J. H. Gutknecht, Sanatorium Hensoltshöhe, Hensoltstr. 58
Haar:	– Dr. Richard Ellersdorfer, Bahnhofsplatz 4 a
	– Dr. Heinz Hofherr, Waldluststr. 35
Hagen:	– Dr. Mariana Clemens, Gesundheitsamt, Grashofstr. 41
Hallbergmoos:	– Dr. Michael Flick, Theresienstr. 38
Halle:	– Gesundheitsamt Halle, Niemeyer Str. 1
Hamburg:	– Bernhard-Nocht-Institut für Tropenmedizin, Klinische Abteilung, Ambulanz, Bernhard-Nocht-Str. 74
	– Hafen- u. Flughafenärztlicher Dienst, Großmannstr. 10

	– Impfzentrum des Hygiene Instituts der Freien und Hansestadt Hamburg, Hinrichsenstr. 1
	– Institut für Med. Mikrobiologie und Immunologie, Universitäts-Krankenhaus Eppendorf, Martinistr. 52
	– Dr. A. Melenkeit, Reimarusstr. 19
Hameln-Pyrmont	– Gesundheitsamt des Landkreises, Hugenottenstr. 6
Hamm:	– Dr. Hartwigk, Heinrich-Reinköster-Str. 8
Hammelburg:	– Sanitätszentrum 606, Dr. Roland Aulbach, Rommelstr. 31
Hannover:	– Gesundheitsamt, Hildesheimer Str. 20
	– Gesundheitsamt, Weinstr. 2
	– Institut für Virologie und Seuchenhygiene an der Med. Hochschule Hannover, Konstanty-Gutschow-Str. 8
	– Staatliches Medizinal-Untersuchungsamt Hannover, Roesebeckstr. 4
Harsewinkel:	– Dr. Scharte, Alter Markt 2
Heide:	– Gesundheitsamt des Kreises Dithmarschen, Neue Anlage 18
Heidelberg:	– Institut für Tropenhygiene und öffentl. Gesundheitswesen am Südasien-Institut der Universität
Heinsberg:	– Dr. Feldhoff, Gesundheitsamt, Valkenburger Str. 45
Herford:	– Dr. Vollnberg, Kreiskrankenhaus Herford, Schwarzenmoorstr. 70
Hilden:	– Dr. Soberger, Warringtonplatz 5
Höchberg:	– Dr. Ulfert Janssen, An den Forstäckern 12
Höxter:	– Dr. Roth, Gesundheitsamt, Moltkestr. 12
Holzminden:	– Landkreis Holzminden, Böntalstr. 32
Husum:	– Gesundheitsamt des Kreises Nordfriesland, Damm 8
Ingelheim:	– Institut für Reisemedizin und Impfwesen, Hamburger Str. 1
Ingolstadt:	– Dr. Jürgen Gutzeit, Leiter Gesundheitsschutz AUDI AG
	– Dr. Matthias Stierle, bei AUDI AG Abt. Gesundheitsschutz
Iserlohn:	– Dr. Diez-Stadtfeld, Gesundheitsamt, Friedrichstr. 70
Ismaning:	– Dr. Erich Abe, Garchinger Str. 6
Jena:	– Klinikum der FSU Jena, Med. Klinik, Pneumologische Abteilung, Dr. Mohorn, Bach-Str. 18
Jugenheim:	– Dr. J. P. Kruppenbacher, Bahnhofstr. 25
Kaiserslautern:	– Gesundheitsamt, Pfaffstr. 40–42
Karlsruhe:	– Staatliches Gesundheitsamt
Karlstein:	– Dr. Alexander Miller, Wetzheimer Str. 19
Kassel:	– Magistrat der Stadt Kassel, Stadtgesundheitsamt, Obere Königstr. 3
Kempten:	– BAD-Zentrum Kempten (Allgäu), Leit. Ärztin Dr. Karin Meischner, Zwingerstr. 18/III
	– Dr. Rudolf Kappes, Salzstr. 40

	– Dr. Victor Waller, Augartenweg 20,
Kiel:	– Klinikum der Christian-Albrechts-Universität, Institut für Immunologie, Michaelisstr. 5
	– Schiffahrtsmedizinisches Institut der Marine, Dr. Boecken, Koppahler Allee 120
Koblenz:	– Zentrales Institut des Sanitätsdienstes der Bundeswehr, Viktoriastr. 11–13
Köln:	– Flugbereitschaft des BMVg, Wahn, Militärischer Flughafen
	– Institut für Virologie der Universität, Fürst-Pückler-Str. 56
	– Luftwaffensanitätsstaffel, Dr. Slomke, Postfach 90 61 10
	– Dr. Norbert Krappitz, Goltsteinstr. 185
	– Dr. Leidel, Gesundheitsamt, Neumarkt 15–21
Krefeld:	– Hygiene-Institut der Städtischen Krankenanstalten, Lutherplatz 40
	– Dr. Menn, Gesundheitsamt, Gartenstr. 30–32
Landshut:	– Dr. Maria E. Fick, Neustadt 452
Laudenbach:	– Dr. Hartmut Döring, Odenwaldstr. 2
Leinsweiler:	– Dr. G. Hentsch, Slevogtstr. 5
Leipzig:	– Städt. Klinikum „St. Georg“, Infektions- und Tropenmedizin, Delitzscher Str. 141
	– Universität Leipzig, Bereich Medizin, Medizinisch-Poliklinisches Institut Abt. Tropenmedizin, Kickerlingsberg 14
Leverkusen:	– Dr. Linstaedt, Gesundheitsamt, Miselohstr. 4
	– Dr. M. Schäfer, Ärztl. Dienste Bayer AG
Lichtenfels:	– Dr. Hartmut Gerding, Farbgasse 2
Lindau:	– Dr. H. J. Schmeisser, Anheggerstr. 4
Lohr-Sackenbach	– Dr. Lorzen Scherg, Lange Heide 22
Lübeck:	– Gesundheitsamt, Sophienstr. 2-8
	– Medizinische Universität, Institut für Immunologie und Transfusionsmedizin, Ratzeburger Allee 160
Lüdenscheid:	– Dr. Walter Wortberg, Obertinsberger Str. 4
Lüneburg:	– Bezirksregierung, Auf der Hude 2
	– Staatliches Medizinal-Untersuchungsamt Lüneburg, Am Alten Eisenwerk 2a
Magdeburg:	– Gesundheitsamt Magdeburg, Lübecker Str. 32
	– Hygieneinstitut Sachsen-Anhalt, Sitz Magdeburg, Walloner Berg 2–3
Mainz:	– Institut f. Medizinische Mikrobiologie, Hochhaus am Augustusplatz
Mannheim:	– Institut für Med. Mikrobiologie und Hygiene des Klinikums
Marburg:	– Dr. F. Holst, Diakoniekrankenhaus, Hebronberg
	– Hygiene-Institut der Universität Marburg, Pilgrimstein 2

	– Dr. Stephan Heinrich Nolte, Alter Kirchhainer Weg 5
Marienheide:	– Dr. Ralf G. Joram, Hauptstr. 51
Marktredwitz:	– Dr. Elisabeth Beer, Fritz-Thomas-Str. 14
Marl:	– Dr. Harry Schröter, Bergstr. 24
Marsberg:	– Dr. Otto, Im Dahl 3–5
Miesbach:	– Dr. M. Wohlfahrt, Mühlaut 2
Minden:	– Manfred Katzer, Gesundheitsamt,Portastr. 13
Mönchengladbach:	– Dr. Feldhoff, Gesundheitsamt, Am Steinberg 55
Moers:	– Dr. Oswald, Zum Schürmannsgraben 30
Montabaur:	– Dr. R. Vogel, Wilhelm-Mangels-Str. 17–19
Mühlhausen:	– Praxis Dr. M. Vogt, Weg zum Eigenheim 10
Mülheim:	– Dr. Geppert, Gesundheitsamt, Ruhrstr. 40–42
München:	– Dr. Tilly Aulinger, Fürstenrieder Str. 49/II
	– Dr. I. Baumann, Dachauer Str. 90
	– Dr. Hans Friedrich, Postfach 15 01 11
	– Dr. Nikolaus Frühwein, Brienner Str. 11
	– Dr. Rudolph von Goeldel, Sonnenstr. 8
	– Dr. Peter Hartmann,Schellingstr.153 b
	– Dr. Folke Hess, Maistr. 46
	– Dr. Werner Höfner, Arnulfstr. 224
	– Dr. Günther Holthausen, Graf-Lehndorff-Str. 11
	– Institut für Infektions- und Tropenmedizin der Universität, Leopoldstr. 5
	– Dr. Günther Kerscher, Landratsamt/Staatliches Gesundheitsamt, Am Neudeck 6
	– Dr. P. N. Kessler, Kornwegerstr. 3
	– Kinder- und Poliklinik der Technischen Universität, Kölner Platz 1
	– Kinderpoliklinik der Universität, Pettenkoferstr. 8 a
	– Dr. Peter Kramer, Gerstäckerstr. 11
	– Ute Lambertz, Maistr. 46
	– Dr. Johann Lugauer, Grenzschutzpräsidium Süd, Infanteriestr. 6
	– Max von Pettenkofer-Institut für Hygiene und Med. Mikrobiologie der Universität, Pettenkoferstr. 9a
	– Medizinischer Dienst der Deutschen Lufthansa AG – Flughafen, Südallee 15
	– Dr. A. J. Meszticzki, Rotbuchenstr. 8
	– Dr. Astrid Reinke, Ledererstr. 4
	– Dr. Haiko Reuter, Wirtstr. 14
	– Dr. Hans H. Ritter, beim BAD-Zentrum München, Deisenhofener Str. 74
	– Dr. J. Schmidt-Garve, Maximilianstr. 6

	– Dr. Valentin Serbu, Plinganserstr. 120 a
	– Dr. Herbert Sommerfeldt, Hedwigstr. 4
	– Dr. Günther Sothmann, Boschetsrieder Str. 140
	– Universitäts-Kinderklinik im Dr. von Haunerschen Kinderspital, Lindwurmstr. 4
	– Zentrales Institut d. Sanitätsdienstes der Bundeswehr, Oberfeldarzt Michael Spiesberger, Ingolstädter Landstr. 102
Münster:	– Hygiene-Institut der Universität, Domagkstr. 10
Neubrandenburg:	– Klinikum Neubrandenburg, II. Medizinische Klinik, CA Dr. Pietruschka, Dr.-Wilhelm-Külz-Str. 13a
Neuburg:	– Dr. Ulrich Storr, Taxistr. 3
	– Dr. Bernhard Schmid, Marienbader Str. 14
Neuendettelsau:	– Dr. Helmut Steinacker, Krankenhaus Neuendettelsau
Neumarkt:	– Dr. Heinz Sperber, Eichendorffstr. 41
Neuötting:	– Dr. Dr. Richard Jander, Pfarrer-Leeb-Str. 1
	– Dr. Bernd Kochanowski, Mikrobiologisches Labor
Neuruppin:	– Gesundheitsamt Neuruppin, Prof. Dr. E. Döhring, Dr. Thomas Münchow, Neustädter Str. 44
Neutraubling:	– Dr. A. Becher, Böhmerwaldstr. 5
Nordhausen:	– Südharz-Krankenhaus GmbH, Med. Klinik, OA Dr. Fessel, Dr.-Robert-Koch-Straße 39
Nürnberg:	– Dr. H. Blenk, Rohrmannstr. 12
	– Hygienisches Institut der Stadt Nürnberg, Flurstr. 17
	– Dr. Günter Lodderstaedt, Rohrmannstr. 12
	– Dr. Gisela Löhberg, Burgstr. 4
	– Dr. Günter Roßmeißl, Werksärztl. Dienst der Robert Bosch GmbH, Zweibrückener Str. 13
	– Dr. Th. Schleich, Rohrmannstr. 12
Oberasbach:	– Dr. H. Kunstmann, Zirndorferstr. 7
Oberhausen:	– Dr. Kromarek-Jaeschock, Gesundheitsamt, Tannenbergstr. 11/13
Oberkotzau:	– Dr. Martina Presch, Hofer Str. 29
Oberschleißheim:	– Dr. Angelika Kirchhelle, Am Fohlengarten 6 b
Offenburg:	– Dr. Joachim Schraeder, Steinstr. 9-11
Öhringen:	– Dr. P. Albrecht, Marktplatz 7
Oldenburg:	– Gesundheitsamt, Rummelweg 18
	– Landes-Hygiene-Institut, Damm 46
Olpe:	– Dr. Reichenbach, Kölner Str. 46
Osnabrück:	– Staatliches Medizinal-Untersuchungsamt Osnabrück, Alte Poststr. 11
Ostermünchen:	– Dr. Christian Auracher, Fritz-Schäffer-Str. 19

Paderborn:	– Dr. Bolle, Gesundheitsamt, Aldegrever Str. 10–14
Pegnitz:	– Dr. Uwe Goering, Rosengasse 2
Peißenberg:	– Dr. Wilhelm Fischer, Hauptstr. 55
Perleberg:	– Gesundheitsamt Perleberg, Dr. Andreas Draeger, Dr. Ursula Laux, Peter Stamer, Wittenberger Str. 45 a
Planegg:	– Dr. Bernhard Hoffmann, Hofmarkstr. 48
Plauen:	– Dr. Volker Köcher, Tropen-, Reise- u. Touristikmedizin, Dobenaustr. 1
Potsdam:	– Gesundheitsamt Potsdam, Gudrun Hennig, Dr. Barbara Rahner, Friedrich-Ebert-Str. 79–81
	– Klinikum „Ernst von Bergmann" Abt. Gastroenterologie/Infektiologie Dr. W. Güthoff, Dr. U. Thietz, Dr. T. Weinke, In der Aue 59-61
Recklinghausen:	– Dr. Hoffmann, Gesundheitsamt, Kurt-Schumacher-Allee 1
Regensburg:	– Institut für Med. Mikrobiologie und Hygiene der Universität, Franz-Josef-Strauß-Allee 11
	– Dr. P. Koch, Boessnerstr. 19
	– Dr. Jutta Seeleitner, Thundorferstr. 10
Rehau:	– Dr. Gerd Ott, Pfarrstr. 1
Remscheid:	– Dr. Sauer-Bröhl, Gesundheitsamt, Hastener Str. 15
Rheine:	– Lothar Holwitt, Gesundheitsamt, Münsterstr. 55
Ringelai:	– Dr. Peter Mayer, Dorfstr. 19
Rosenheim:	– Dr. Dieter Bauer, Graf-Lamberg-Weg 6
Rostock:	– Hansestadt Rostock, Gesundheitsamt Hafenärztlicher Dienst, Dr. Grunwald, Überseehafen
	– Klinik und Poliklinik für Innere Medizin der Universität, OA Dr. Lafrenz, Ernst-Heydemann-Str.
	– Marinestandortsanitätszentrum, Dr. Schwichtenberg, Pressentinstr. 33
Roth:	– Dr. Beate Hildebrandt, Pruppacher Weg 19
	– Dr. Fritz Oberparleiter, Margaritenstr. 29
Rülzheim:	– Dr. Wolf Scharfe, Helle Eichen 5
Saarbrücken:	– Staatliches Gesundheitsamt, Malstatter Str. 17
Salzgitter:	– Gesundheitsamt Salzgitter, Amtl. Gelbfieber- u. Reiseimpfstelle, Joachim-Campe-Str. 14
Samerberg:	– Dr. Heinz-Dieter Setzer, Holzmann 2
Schorndorf:	– Dr. U. Werner, Rodinger Str. 1
Schwabach:	– Dr. Georg Lörner, Bergleite 18
Schweinfurt:	– Dr. Hans Sprenger, Inst. f. Labormed. des Leopoldina-Krankenhauses, Gustav-Adolf-Str. 8
Schwelm:	– Drs. (NL) Lührmann, Am Ochsenkamp 60

Schwerin:	– Landeshygieneinstitut M-V, Außenstelle Schwerin, Bornhövedstr. 78
Siegen:	– Dr. Tropp, Gesundheitsamt, Hauptmarkt 13
Soest:	– Dr. Tigges, Gesundheitsamt, Hoher Weg 1–3
Solingen:	– Dr. Hofbauer, Gesundheitsamt, Dorper Str. 26
Soltau-Fallingbostel:	– Gesundheitsamt des Landkreises, Rühberg 17
Spenge:	– Dr. Krause, Poststr. 40
Stade:	– Staatliches Medizinal-Untersuchungsamt Stade, Heckenweg 4
Steingaden:	– Dr. Peter Stingl, Lechbrucker Str. 10
Stralsund:	– Senat der Hansestadt Stralsund, Gesundheitsamt, Dr. Stahlberg, Knieperdamm 3a
Straubing:	– Dr. Martin Huber, Bahnhofstr. 1
	– Dr. Tilman Matschoss, Frauenhofer Str. 7
Stendal:	– Gesundheitsamt, Wendtstr. 30
Stuttgart:	– Gesundheitsamt, Impfzentrum
Suhl:	– Stadtverwaltung Suhl, Gesundheitsamt, Dr. Medwed, Friedrich-König-Straße 64
Sulzbach-Rosenberg:	– Dr. Martin Pöllath, Obere Gartenstr. 13 A
Traunstein:	– Dr.Herbert Wacker, Axdorferfeld 30
Trier:	– Gesundheitsamt, Paulinstr. 60
Tübingen:	– Tropenklinik, Paul-Lechler-Krankenhaus
	– Tropenmedizinisches Institut der Universität
Ulm:	– Bundeswehrkrankenhaus, Dr. Hubig, Oberer Eselsberg 40
	– Zentrum für Innere Medizin und Kinderheilkunde der Universität, Tropenmedizinische Beratungsstelle
Unna:	– Dr. Retzgen, Gesundheitsamt, Wasserstr. 25
Unterwössen:	– Dr. Dieter Stein, Hauptstr. 64
Veitshöchheim:	– Dr. Werner Küstermann, Thüngersheimer Str. 21–23
Wackersberg:	– Dr. Franz Hartmann, Knapp 6
Wallerfing:	– Dr. Josef Großkopf, Ahornstr. 2
Wermelskirchen:	– Dr. Meyer, Berliner Str. 24
Weßling:	– Dr. Günther Kiesel, Werksärztl. Dienst Dornier Luftfahrt GmbH, Postfach 1103
Wiesbaden:	– Magistrat der Landeshauptstadt Wiesbaden, Stadtgesundheitsamt, Dotzheimer Str. 38–40
Wilhelmshaven:	– Marinestandortsanitätszentrum, Frau/Herrn Sartorius, Heppenser Groden
	– Dr. P. Köbke, Wilhelmshaven-Ölhafen
Wismar:	– Senat der Hansestadt Wismar, Gesundheitsamt, Hafenärztlicher Dienst, Dr. Nauwald, Vogelsang 3

Wolfsburg:	– Gesundheitsamt, Dr. Schuster, Rosenweg 1 A
Wörth:	– Dr. Jürgen Dahm, Marktstr. 6
Wörthsee-Steinebach	– Dr. A. von Schrader-Beielstein, Hauptstr. 8
Würzburg:	– Dr. Joachim Groß bei BAD Gesundheitsvorsorge und Sicherheitstechnik GmbH Kaiserstr. 27
	– Institut für Hygiene und Mikrobiologie der Universität (Luitpoldkrankenhaus), Josef-Schneider-Str. 2
	– Missionsärztliche Klinik, Tropenmedizinische Abteilung, Salvatorstr. 7
	– Dr. Christof Potschka, Bodelschwingstr. 28
	– Dr. Tino F. Schwarz, Juliusspital, Juliuspromenade 19
Wuppertal:	– Dr. Vesper, Kleine Klotzbahn 1
	– Dr. Witting, Erbschlöer Str. 8
Zweibrücken:	– Dr. Gisela Henner, Karlstr. 8

Schweiz:

Basel:	– Schweizerisches Tropeninstitut
Bellinzona:	– Ospedale S. Giovanni, Pronto soccorso
Bern:	– Medizinische Universitäts-Poliklinik
Fribourg:	– Service du médecin cantonal, Département de la Santé publique
Genf:	– Chef du Service médical commun pour les Nations Unies et ses agences spécialisées à Genève – Chief, Joint Medical Service of the United Nations and its specialized agencies in Geneva
	– Institut d'Hygiène
Lausanne:	– Policlinique médicale universitaire
Luzern:	– Kantonsspital
St. Gallen:	– Institut für medizinische Mikrobiologie des Kantons St. Gallen
Zürich:	– Ärztlicher Dienst der Swissair, Kloten
	– Institut für Sozial- und Präventivmedizin der Universität

Österreich:

Bregenz:	– Amt der Voralberger Landesregierung, Medizinische Abteilung
Graz:	– Amt der Steiermärkischen Landesregierung
Innsbruck:	– Amt der Tiroler Landesregierung
Klagenfurt:	– Amt der Kärntner Landesregierung
Linz:	– Amt der Oberösterreichischen Landesregierung
Salzburg:	– Amt der Salzburger Landesregierung

St. Pölten:	– Magistrat St. Pölten, Gesundheitsverwaltung
Wien:	– Flughafenambulanz Flughafen Wien-Schwechat
	– IAEA-UNIDO Joint Medical Service
	– Institut für Sonnen- und Tropenmedizin, Lenaugasse 19
	– Institut für Spezifische Prophylaxe und Tropenmedizin der Universität
	– Magistrat der Stadt, Mag. Abt. 15
Wiener Neustadt:	– Magistrat Wiener Neustadt, Gesundheitsamt
Zwettl:	– Bezirkshauptmannschaft Zwettl, Gesundheitsabteilung

Quelle: DEUTSCHES GRÜNES KREUZ, 1997, Schuhmark 4, D-35037 Marburg, Tel.: 06421/293-0 und WHO, Genf

Mitteilung der Ständigen Impfkommission am Robert Koch-Institut:

IV–4 Impfempfehlungen der Ständigen Impfkommission STIKO) am Robert Koch-Institut Stand: Juli 2001

Die neugefassten Impfempfehlungen der STIKO wurden auf der 42. und 43. Sitzung verabschiedet und gelten nach Eingang der Stellungnahmen ab Juli 2001 als bestätigt. – Sie ersetzen die im Epidemiologischen Bulletin des RKI (Epid. Bull.) 2/2001 veröffentlichten Impfempfehlungen der STIKO/Stand: Januar 2000.

Vorbemerkungen

Impfungen gehören zu den wirksamsten und wichtigsten präventiven Maßnahmen der Medizin. Moderne Impfstoffe sind gut verträglich; bleibende unerwünschte gravierende Arzneimittelwirkungen werden nur in ganz seltenen Fällen beobachtet. Unmittelbares Ziel der Impfung ist es, den Geimpften vor einer Krankheit zu schützen. Bei Erreichen hoher Durchimpfungsraten ist es möglich, einzelne Krankheitserreger regional zu eliminieren und schließlich weltweit auszurotten. Die Eliminierung der Masern und der Poliomyelitis ist erklärtes und erreichbares Ziel nationaler und internationaler Gesundheitspolitik.

In der Bundesrepublik Deutschland besteht keine Impfpflicht. Impfungen von besonderer Bedeutung für die Gesundheit der Bevölkerung können entsprechend § 20 Abs. 3 des Infektionsschutzgesetzes (IfSG) ›öffentlich empfohlen‹ werden. Diese Empfehlungen werden von den obersten Gesundheitsbehörden der Länder ausgesprochen. Versorgung bei Impfschäden durch ›öffentlich empfohlene‹ Impfungen leisten die Bundesländer.

Für einen ausreichenden Impfschutz der von ihm betreuten Personen zu sorgen, ist eine wichtige Aufgabe des Arztes. Dies bedeutet, die Grundimmunisierung bei Säuglingen und Kleinkindern frühzeitig zu beginnen, ohne unnötige Verzögerungen durchzuführen und zeitgerecht abzuschließen. Nach der Grundimmunisierung ist bis zum Lebensende ggf. durch regelmäßige Auffrischimpfungen sicherzustellen, dass der notwendige Impfschutz erhalten bleibt und – wenn indiziert – ein Impfschutz gegen weitere Infektionskrankheiten aufgebaut wird. – Arztbesuche von Kindern, Jugendlichen und Erwachsenen sollten auch dazu genutzt werden, die Impfdokumentation zu überprüfen und im gegebenen Fall den Impfschutz zu vervollständigen.

Die Impfleistung des Arztes umfasst neben der Impfung:

- Informationen über den Nutzen der Impfung und über die zu verhütende Krankheit,
- Hinweise auf mögliche Nebenwirkungen und Komplikationen,
- Erhebung der Anamnese und der Impfanamnese, einschließlich der Befragung über das Vorliegen möglicher Kontraindikationen,
- Feststellen der aktuellen Befindlichkeit zum Ausschluss akuter Erkrankungen,
- Empfehlungen über Verhaltensmaßnahmen im Anschluss an die Impfung,
- Aufklärung über Beginn und Dauer der Schutzwirkung,
- Hinweise zu Auffrischimpfungen,
- Dokumentation der Impfung im Impfausweis bzw. Ausstellen einer Impfbescheinigung.

Impfkalender für Säuglinge, Kinder und Jugendliche

Der Impfkalender für Säuglinge, Kinder und Jugendliche (Abbildung 1) umfasst Impfungen zum Schutz vor **Diphtherie (D/d), Pertussis (aP), Tetanus (T), Haemophilus influenzae Typ b (Hib), Hepatitis B (HB), Poliomyelitis (IPV) sowie gegen Masern, Mumps und Röteln (MMR)**.

In Abbildung 1 sind den empfohlenen Impfungen die Impftermine zugeordnet. Abweichungen vom empfohlenen Impfalter sind möglich und unter Umständen notwendig. Die angegebenen Impftermine berücksichtigen die für den Aufbau eines Impfschutzes notwendigen Zeitabstände zwischen den Impfungen. Die Früherkennungsuntersuchungen für Säuglinge und Kinder, die Schuleingangsuntersuchung, die Jugendgesundheitsuntersuchungen sowie die Untersuchungen nach dem Jugendarbeitsschutzgesetz sollen für die Impfprophylaxe genutzt werden.

Um die Zahl der Injektionen möglichst gering zu halten, sollten nach Möglichkeit Kombinationsimpfstoffe verwendet werden. Ein vollständiger Impfschutz ist nur dann gewährleistet, wenn die vom Hersteller angegebene Zahl von Einzeldosen verabreicht wurde (Packungsbeilage/Fachinformationen beachten).

Die Erfahrung zeigt, dass Impfungen, die später als empfohlen begonnen oder für längere Zeit unterbrochen wurden, häufig nicht zeitgerecht fortgesetzt werden. Bis zur Feststellung und Schließung von Impflücken, z.B. bei der Schuleingangsuntersuchung, verfügen unzureichend geimpfte Kinder nur über einen mangelhaften Impfschutz. Wegen der besonderen Gefährdung in der frühen Kindheit muss es daher das Ziel sein, unter Beachtung der Mindestabstände zwischen den Impfungen **möglichst frühzeitig**, d.h. bis zum Alter von 15 Monaten, die empfohlenen Impfungen durchzuführen. Noch vor Schuleintritt ist für einen vollständigen Impfschutz Sorge zu tragen und spätestens bis zum vollendeten 18. Lebensjahr (d.h. bis zum Tag vor dem 18. Geburtstag) sind bei Jugendlichen versäumte Impfungen nachzuholen.

Unabhängig von den in Abbildung 1 genannten Terminen sollten, wann immer ein Kind dem Arzt vorgestellt wird, die Impfdokumentation überprüft und fehlende Impfungen nachgeholt werden.

Abbildung 1: Impfkalender für Säuglinge, Kinder und Jugendliche. Empfohlenes Impfalter und Mindestabstände zwischen den Impfungen

Impfstoff / Antigen-Kombinationen	Alter in vollendeten Monaten						Alter in vollendeten Jahren	
	Geburt	2	3	4	11 – 14	15 – 23 **siehe 1)**	4 – 5 **siehe 1)**	9 – 17 **siehe 1)**
DTaP *		1.	2.	3.	4.			
DT/Td **							A	A
aP								A
Hib *		1.	siehe 2)	2.	3.			
IPV *		1.	siehe 2)	2.	3.			A
HB *	siehe 3)	1.	siehe 2)	2.	3.			G
MMR ***					1.	2.		

Um die Zahl der Injektionen möglichst gering zu halten, sollten vorzugsweise Kombinationsimpfstoffe verwendet werden. Impfstoffe mit unterschiedlichen Antigenkombinationen von D/d, T, aP, HB, Hib, IPV sind bereits verfügbar. Bei Verwendung von Kombinationsimpfstoffen sind die Angaben des Herstellers zu den Impfabständen zu beachten.

1) Zu diesen Zeitpunkten soll der Impfstatus überprüft und gegebenenfalls vervollständigt werden.

2) Antigenkombinationen, die eine Pertussiskomponente (aP) enthalten, werden nach dem für DTaP angegebenen Schema benutzt.

3) Siehe Anmerkungen ›Postexpositionelle Hepatitis-B-Immunprophylaxe bei Neugeborenen‹ (s. S. 205)

A) Auffrischimpfung: Diese sollte möglichst nicht früher als 5 Jahre nach der vorhergehenden letzten Dosis erfolgen.

G) Grundimmunisierung aller noch nicht geimpften Jugendlichen bzw. Komplettierung eines unvollständigen Impfschutzes

* Abstände zwischen den Impfungen mindestens 4 Wochen; Abstand zwischen vorletzter und letzter Impfung mindestens 6 Monate

** Ab einem Alter von 5 bzw. 6 Jahren wird zur Auffrischimpfung ein Impfstoff mit reduziertem Diphtherietoxoid-Gehalt (d) verwendet.

*** Mindestabstand zwischen den Impfungen 4 Wochen

Anmerkungen zu den im Impfkalender aufgeführten Impfungen

Diphtherie: Ab einem Alter von 5 bzw. 6 Jahren (je nach Angaben des Herstellers) wird bei Auffrischimpfungen und zur Grundimmunisierung ein Impfstoff mit reduziertem Diphtherietoxoid-Gehalt (d) verwendet, in der Regel kombiniert mit Tetanustoxoid oder weiteren Antigenen.

Haemophilus influenzae Typ b (Hib): Nach dem 12. bzw. 15. Lebensmonat (Packungsbeilage beachten) ist eine einmalige Hib-Impfung ausreichend. Ab einem Alter von 5 Jahren ist eine Hib-Impfung nur in Ausnahmefällen indiziert (z.B. funktionelle oder anatomische Asplenie).

Für die einzelnen Impfungen der Grundimmunisierung sollte – wenn möglich – ein Impfstoff mit gleichem Trägerprotein verwendet werden. Wenn jedoch nicht bekannt ist, mit welchem Impfstoff zuvor geimpft worden ist, weil der Handelsname nicht – wie erforderlich – dokumentiert wurde, dann muss die Grundimmunisierung nicht erneut begonnen werden, sondern kann mit jedem Hib-Impfstoff fortgesetzt werden.

Bei Kombinationsimpfstoffen, die außer der Hib-Komponente auch Pertussis-Antigene (aP) enthalten, sind für die Grundimmunisierung vier Impfungen vorgeschrieben.

Hepatitis B (HB): Die WHO hat 1992 empfohlen, dass bis 1997 in allen Ländern die HB-Impfung Bestandteil des Impfprogramms wird. Entsprechend diesem Vorschlag wurde 1995 die HB-Impfung der Säuglinge, Kinder und Jugendlichen in den Kalender der empfohlenen Impfungen aufgenommen. Damit folgte Deutschland dem Beispiel der USA, Kanadas und Frankreichs, die eine mit Deutschland vergleichbare epidemiologische Ausgangslage haben. Serologische Vor- bzw. Nachtestungen zur Kontrolle des Impferfolges sind bei der Regelimpfung im Kindesalter nicht erforderlich.

Postexpositionelle Hepatitis-B-Prophylaxe bei Neugeborenen von HBsAg-positiven Müttern bzw. von Müttern mit unbekanntem HBs-Ag-Status: Entsprechend den Mutterschafts-Richtlinien ist bei allen Schwangeren nach der 32. Schwangerschaftswoche, möglichst nahe am Geburtstermin, das Serum auf HBsAg zu untersuchen. Ist das Ergebnis positiv, dann ist bei dem Neugeborenen unmittelbar post partum, d.h. innerhalb von 12 Stunden, mit der Immunisierung gegen Hepatitis B zu beginnen. Dabei werden simultan die erste Dosis HB-Impfstoff und HB-Immunglobulin verabreicht. Die begonnene HB-Grundimmunisierung wird einen Monat nach der 1. Impfung durch eine 2. und sechs Monate nach der 1. Impfung durch eine 3. Impfung vervollständigt.

Bei Neugeborenen von Müttern, deren HBsAg-Status nicht bekannt ist und bei denen noch vor bzw. sofort nach der Geburt die serologische Kontrolle nicht möglich ist, wird ebenfalls unmittelbar post partum die Grundimmunisierung mit HB-Impfstoff begonnen. Bei nachträglicher Feststellung einer HBsAg-Positivität der Mutter kann beim Neugeborenen innerhalb von 7 Tagen postnatal die passive Immunisierung nachgeholt werden.

Nach Abschluss der Grundimmunisierung von Neugeborenen ist eine serologische Kontrolle erforderlich (s.a. *Epid. Bull.* 10/2000 und 8/2001).

Masern, Mumps, Röteln (MMR): Die Impfung gegen Masern, Mumps und Röteln sollte mit einem Kombinationsimpfstoff (MMR-Impfstoff) durchgeführt werden, in der Regel zwischen dem vollendeten 11. bis 14. Lebensmonat, möglichst bis zum Ende des 2. Lebensjahres, um den frühestmöglichen Impfschutz zu erreichen. Steht bei einem Kind die Aufnahme in eine Kindereinrichtung an, kann die MMR-Impfung auch vor dem 12. Lebensmonat, jedoch nicht vor dem 9. Lebensmonat erfolgen. Sofern die Erstimpfung vor dem 12. Lebensmonat erfolgte, muss die MMR-Impfung bereits im 2. Lebensjahr wiederholt werden, da im 1. Lebensjahr noch persistierende maternale Antikörper die Impfviren neutralisieren können.

Die Eliminierung der Masern ist ein erklärtes Ziel der deutschen Gesundheitspolitik. Masern können eliminiert werden, wenn die Durchimpfungsrate gegen Masern bei Kindern mehr als 95% erreicht. Diesem Ziel sind bisher die Länder nahe gekommen, die eine zweimalige Impfung im Kindesalter empfehlen und durchführen, wie die skandinavischen Länder, Großbritannien, die Niederlande und die USA. Die STIKO empfiehlt eine 2. MMR-Impfung seit 1991. Mit der 2. MMR-Impfung sollen Immunitätslücken geschlossen werden. Die 2. MMR-Impfung kann bereits 4 Wochen nach der 1. MMR-Impfung erfolgen. Es ist dafür Sorge zu tragen, dass die 2. MMR-Impfung so früh wie möglich erfolgt; bei Mädchen wird mit der zweimaligen MMR-Impfung auch der unverzichtbare Schutz vor einer Rötelnembryopathie weitgehend gesichert. Auch bei anamnestisch angegebener Masern-, Mumps- oder Rötelnerkrankung sollte die 2. MMR-Impfung durchgeführt werden. Anamnestische Angaben über eine Masern- oder Rötelnerkrankung sind ohne mikrobiologisch-serologische Dokumentation der Erkrankungen unzuverlässig und nicht verwertbar. Es gibt in der Fachliteratur keine Hinweise auf Nebenwirkungen nach mehrmaligen Masern-, Mumps- oder Rötelnimpfungen. Eine Altersbegrenzung für die MMR-Impfung besteht nicht. Sie kann in jedem Alter erfolgen. Empfehlenswert ist die MMR-Impfung z.B. für alle ungeimpften Personen in Einrichtungen mit erhöhter Infektionsgefahr, wie z.B. in der Pädiatrie, in Kindergärten, Kinderheimen u.ä. (s. Tab. 1).

Eine zusätzliche monovalente Rötelnimpfung für Mädchen ist nicht erforderlich, wenn bereits zwei Impfungen mit MMR-Impfstoff dokumentiert sind. Wenn nur eine MMR-Impfung vorausgegangen ist, dann ist die 2. MMR-Impfung bei allen Kindern und Jugendlichen nachzuholen; bei der Jugendgesundheitsuntersuchung ist sicherzustellen, dass alle Jugendlichen zwei MMR-Impfungen erhalten haben.

Pertussis: In Anbetracht der Pertussis-Situation in Deutschland und der Schwere des klinischen Verlaufs einer Pertussis im Säuglingsalter ist es dringend geboten, die

Grundimmunisierung der Säuglinge und Kleinkinder zum frühestmöglichen Zeitpunkt, d.h. unmittelbar nach Vollendung des 2. Lebensmonats, zu beginnen und zeitgerecht fortzuführen.

Empfohlen werden je eine Impfung mit einem Impfstoff, der Pertussis-Antigene (aP) enthält, ab einem Alter von 2, 3 und 4 Monaten und eine weitere Impfung im Alter zwischen 11 und 14 Monaten. Das Nachholen oder die Vervollständigung der Pertussis-Immunisierung wird im Kindes- und Jugendalter mit einem azellulären Pertussis-Impfstoff empfohlen (Fachinformation beachten). Für bereits viermal gegen Pertussis geimpfte Kinder bzw. Jugendliche wird im Alter von 9 bis 17 Jahren eine weitere Dosis (aP) empfohlen (s.a. *Epid. Bull.* 17/2000).

Poliomyelitis: Der Polio-Lebendimpfstoff, orale Polio-Vakzine (OPV), wird wegen des – wenn auch sehr geringen – Risikos einer vakzineassoziierten paralytischen Poliomyelitis (VAPP) nicht mehr empfohlen. Zum Schutz vor der Poliomyelitis wird ein zu injizierender Impfstoff, inaktivierte Polio-Vakzine (IPV), mit gleicher Wirksamkeit empfohlen. Im Alter von 9 bis 17 Jahren wird für Jugendliche eine Auffrischung mit einem Impfstoff, der IPV enthält, empfohlen. Eine mit OPV begonnene Grundimmunisierung wird mit IPV komplettiert.

Indikations- und Auffrischimpfungen

In Weiterführung des Impfplanes für Säuglinge, Kinder und Jugendliche sollte der Impfschutz gegen bestimmte Infektionskrankheiten in späteren Lebensjahren aufgefrischt (z.B. Diphtherie, Tetanus) oder bislang versäumte Impfungen nachgeholt werden (z.B. Poliomyelitis). Andere Impfungen können bei besonderer epidemiologischer Situation oder Gefährdung für Kinder, Jugendliche und Erwachsene indiziert sein (Indikationsimpfungen). Zu den Indikationsimpfungen gehören auch Reiseimpfungen. Sie können aufgrund der Internationalen Gesundheitsvorschriften (Gelbfieber-Impfung) erforderlich sein oder sie werden zum individuellen Schutz dringend empfohlen.

Die Empfehlung über Art und zeitliche Reihenfolge der Impfungen obliegt dem Arzt, in jedem Einzelfall unter Abwägung der Indikation und gegebenenfalls bestehender Kontraindikationen.

Die in Tabelle 1 genannten Impfungen sind in ihrer Bedeutung unterschiedlich; sie werden in folgende Kategorien eingeteilt:

A Impfung mit breiter Anwendung und erheblichem Wert für die Gesundheit der Bevölkerung

I Indikationsimpfung bei erhöhter Gefährdung von Personen bzw. Angehörigen von Risikogruppen; auch nach Biostoffverordnung bzw. dem G 42

R Reiseimpfungen (von der WHO veröffentlichte Informationen über Gebiete mit besonderem Infektionsrisiko beachten)

Tabelle 1: Indikations- und Auffrischimpfungen

Impfung Gegen	Kategorie	Indikation bzw. Reiseziel	Anwendungshinweise Packungsbeilage/Fachinformationen beachten)
Cholera	R	Auf Verlangen des Ziel- oder Transitlandes; nur noch im Ausnahmefall; eine WHO-Empfehlung besteht nicht.	Nach Angaben des Herstellers
Diphtherie	A	Alle Personen bei fehlender oder unvollständiger Grundimmunisierung, wenn die letzte Impfung der Grundimmunisierung oder die letzte Auffrischimpfung länger als 10 Jahre zurückliegt	Die Impfung gegen Diphtherie sollte in der Regel in Kombination mit der gegen Tetanus (Td) durchgeführt werden. Eine begonnene Grundimmunisierung wird vervollständigt, Auffrischimpfung in 10-jährigen Intervallen.
	I	Bei Diphtherie-Risiko (Gefahr der Einschleppung, Reisen in Infektionsgebiete) Überprüfung der Impfdokumentation; bei fehlendem Impfschutz ist die Impfung besonders angezeigt für • Medizinisches Personal, das engen Kontakt zu Erkrankten haben kann • Personal in Laboratorien mit Diphtherie-Risiko • Personal in Einrichtungen mit umfangreichem Publikumsverkehr • Aussiedler, Flüchtlinge und Asylbewerber aus Gebieten mit Diphtherie-Risiko, die in Gemeinschaftsunterkünften leben, sowie für das Personal dieser Einrichtungen (siehe entsprechende Impfempfehlungen) • Bedienstete des Bundesgrenzschutzes und der Zollverwaltung • Reisende in Regionen mit Diphtherie-Risiko	Nichtgeimpfte oder Personen mit fehlendem Impfnachweis sollten 2 Impfungen im Abstand von 4–8 Wochen und eine 3. Impfung 6–12 Monate nach der 2. Impfung erhalten. Eine Reise in ein Infektionsgebiet sollte frühestens nach der 2. Impfung angetreten werden. Bei bestehender Diphtherie-Impfindikation und ausreichendem Tetanus-Impfschutz sollte monovalent gegen Diphtherie geimpft werden.
	A	Bei Epidemien oder regional erhöhter Morbidität	Entsprechend den Empfehlungen der Gesundheitsbehörden

Impfung Gegen	Kategorie	Indikation bzw. Reiseziel	Anwendungshinweise Packungsbeilage/Fachinformationen beachten)
FSME (Frühsommer-meningo-enzephalitis)	I	Personen, die sich in FSME-Risikogebieten aufhalten oder Personen, die durch FSME beruflich gefährdet sind (z.B. Forstarbeiter, Exponierte in der Landwirtschaft, exponiertes Laborpersonal) **Risikogebiete in Deutschland** sind zur Zeit insbesondere: **Bayern:** südlicher Bayerischer Wald, Niederbayern entlang der Donau ab Regensburg (besonders Region Passau) sowie entlang der Flüsse Paar, Isar (ab Landshut), Rott, Inn, Vils, Altmühl **Baden-Württemberg:** gesamter Schwarzwald (Gebiet zwischen Pforzheim, Offenburg, Freiburg, Villingen, Tübingen, Sindelfingen); Gebiete entlang der Flüsse Enz, Nagold und Neckar sowie entlang des Ober-/Hochrheins, oberhalb Kehls bis zum westlichen Bodensee (Konstanz, Singen, Stockach) **Hessen:** Odenwald, LK Marburg-Biedenkopf **Rheinland-Pfalz:** LK Birkenfeld (Saisonalität beachten: April–November)	Grundimmunisierung und Auffrischimpfungen nach Angaben des Herstellers (Altersbegrenzung beachten) Entsprechend den Empfehlungen der Gesundheitsbehörden; Hinweise zu FSME-Risikogebieten – veröffentlicht im *Epidemiologischen Bulletin* des RKI, Ausgabe 16/2001 – sind zu beachten. Die postexpositionelle Gabe von spezifischem Immunglobulin wird nicht generell empfohlen. Sie kann jedoch bei Erwachsenen und Jugendlichen über 14 Jahren erwogen werden, wenn eine Zeckenexposition sicher nicht länger als 96 Stunden zurückliegt (s.a. *Epid. Bull.* 8/2001).
	R	Aufenthalte in FSME-Risikogebieten außerhalb Deutschlands	
Gelbfieber	R	Entsprechend den Impfanforderungen der Ziel- oder Transitländer (tropisches Afrika und Südamerika mit endemischem Gelbfieber), ferner sind die Hinweise der WHO zu Gelbfieber-Infektionsgebieten zu beachten.	Einmalige Impfung in den von den Gesundheitsbehörden zugelassenen Gelbfieber-Impfstellen; Auffrischimpfung in 10-jährigen Intervallen

Impfung Gegen	Kategorie	Indikation bzw. Reiseziel	Anwendungshinweise Packungsbeilage/Fachinformationen beachten)
Haemophilus influenzae Typ b (Hib)	I	Personen mit anatomischer oder funktioneller Asplenie	
Hepatitis A (HA)	I	1. HA-gefährdetes Personal* medizinischer Einrichtungen, z.B. Pädiatrie und Infektionsmedizin 2. HA-gefährdetes Personal in Laboratorien (z.B. Stuhluntersuchungen) 3. Personal* in Kindertagesstätten, Kinderheimen u.ä. 4. Personal* in psychiatrischen Einrichtungen oder vergleichbaren Fürsorgeeinrichtungen für Zerebralgeschädigte oder Verhaltensgestörte 5. Kanalisations- und Klärwerksarbeiter 6. Homosexuell aktive Männer 7. Personen mit substitutionspflichtiger Hämophilie 8. Kontaktpersonen zu an Hepatitis A Erkrankten (Riegelungsimpfung) 9. Personen in psychiatrischen Einrichtungen oder vergleichbaren Fürsorgeeinrichtungen für Zerebralgeschädigte oder Verhaltensgestörte 10. Personen, die an einer chronischen Lebererkrankung leiden und keine HAV-Antikörper besitzen * Unter ›Personal‹ sind hier medizinisches und anderes Fach- und Pflegepersonal sowie Küchen- und Reinigungskräfte zu verstehen.	Grundimmunisierung und Auffrischimpfung nach Angaben des Herstellers Eine Vortestung auf HA-Antikörper ist bei vor 1950 Geborenen sinnvoll sowie bei Personen, die in der Anamnese eine mögliche HA aufweisen bzw. längere Zeit in Endemiegebieten gelebt haben. Bei einer aktuellen Exposition von Personen, für die eine Hepatitis A ein besonderes Risiko darstellt, kann zeitgleich mit der ersten Impfung ein Immunglobulin-Präparat gegeben werden.
	R	Reisende in Regionen mit hoher Hepatitis-A-Prävalenz	

Impfung Gegen	Kategorie	Indikation bzw. Reiseziel	Anwendungshinweise Packungsbeilage/Fachinformationen beachten)
Hepatitis B (HB)	I	Präexpositionell: 1. HB-gefährdetes medizinisches und zahnmedizinisches Personal; Personal in psychiatrischen Einrichtungen oder vergleichbaren Fürsorgeeinrichtungen für Zerebralgeschädigte oder Verhaltensgestörte; andere Personen, die durch Blutkontakte mit möglicherweise infizierten Personen gefährdet sind, wie z.B. betriebliche bzw. ehrenamtliche Ersthelfer sowie Mitarbeiter von Rettungsdiensten, Polizisten, Sozialarbeiter und Gefängnispersonal mit Kontakt zu Drogenabhängigen 2. Dialysepatienten, Patienten mit häufiger Übertragung von Blut oder Blutbestandteilen (z.B. Hämophile), Patienten vor ausgedehnten chirurgischen Eingriffen (z.B. vor Operationen unter Verwendung der Herz-Lungen-Maschine) 3. Patienten mit chronischen Lebererkrankungen sowie HIV-Positive, die HBsAg-negativ sind 4. Durch Kontakt mit HBsAg-Trägern in der Familie gefährdete Personen 5. Patienten in psychiatrischen Einrichtungen oder Bewohner vergleichbarer Fürsorgeeinrichtungen für Zerebralgeschädigte oder Verhaltensgestörte 6. Besondere Risikogruppen, wie z.B. homosexuell aktive Männer, Drogenabhängige, Prostituierte, länger einsitzende Strafgefangene 7. Durch Kontakt mit HBsAg-Trägern in einer Gemeinschaft (Kindergärten, Kinderheime, Pflegestätten, Schulklassen, Spielgemeinschaften) gefährdete Personen	Hepatitis-B-Impfung nach den Angaben des Herstellers; im Allgemeinen nach serologischer Vortestung bei den Indikationen 1. bis 6.; Kontrolle des Impferfolges ist für die Indikationen unter 1. bis 4. erforderlich. Auffrischimpfung entsprechend dem nach Abschluss der Grundimmunisierung erreichten Antikörperwert (Kontrolle 1–2 Monate nach 3. Dosis): • bei Anti-HBs-Werten < 100 IE/l umgehend erneute Impfung (1 Dosis) und erneute Kontrolle • bei Anti-HBs-Werten = 100 IE/l Auffrischimpfung (1 Dosis) nach 10 Jahren Bei Fortbestehen des Infektionsrisikos Auffrischimpfungen in 10-jährigen Intervallen

Impfung Gegen	Kategorie	Indikation bzw. Reiseziel	Anwendungshinweise Packungsbeilage/Fachinformationen beachten)
	R	Reisende in Regionen mit hoher Hepatitis-B-Prävalenz bei längerem Aufenthalt oder bei zu erwartenden engen Kontakten zur einheimischen Bevölkerung	
	I	Postexpositionell: • Medizinisches Personal bei Verletzungen mit möglicherweise erregerhaltigen Gegenständen, z.B. Nadelstichexposition • Neugeborene HBsAg-positiver Mütter oder von Müttern mit unbekanntem HBsAg-Status	Siehe Immunprophylaxe bei Exposition – S. 383 Siehe Anmerkungen zum Impfkalender – S. 362
Influenza	I	Personen über 60 Jahre Kinder, Jugendliche und Erwachsene mit erhöhter gesundheitlicher Gefährdung infolge eines Grundleidens, wie z.B. chronische Lungen-, Herz-Kreislauf-, Leber- und Nierenkrankheiten, Diabetes und andere Stoffwechselkrankheiten, Immundefizienz, HIV-Infektion Personen mit erhöhter Gefährdung, z.B. medizinisches Personal, Personen in Einrichtungen mit umfangreichem Publikumsverkehr	Jährliche Impfung, vorzugsweise im Herbst (September–November) mit einem Impfstoff mit aktueller, von der WHO empfohlener Antigenkombination
	A	Wenn Epidemien auftreten oder auf Grund epidemiologischer Beobachtungen befürchtet werden	Entsprechend den Empfehlungen der Gesundheitsbehörden
Masern	I	Ungeimpfte bzw. empfängliche Personen in Einrichtungen der Pädiatrie, in Gemeinschaftseinrichtungen für das Vorschulalter und Kinderheimen	Einmalige Impfung, vorzugsweise mit MMR-Impfstoff

Impfung Gegen	Kategorie	Indikation bzw. Reiseziel	Anwendungshinweise Packungsbeilage/Fachinformationen beachten)
		Postexpositionell: Ungeimpfte bzw. einmal geimpfte Kinder mit Kontakt zu an Masern erkrankten Personen; möglichst innerhalb von 3 Tagen nach Exposition	
Meningokokken-Infektionen (Gruppen A, C, W135, Y)	I	Gesundheitlich Gefährdete: Personen mit Immundefekt, insbesondere Komplement-/Properdindefekte, Hypogammaglobulinaemie; Asplenie	Bei Kindern < 2 Jahren konjugierter MenC-Impfstoff (dabei Empfehlungen des Herstellers zum Impfschema beachten) und nach vollendetem 2. Lebensjahr im Abstand von 6–12 Monaten durch 4-valenten Polysaccharid-Impfstoff (PS-Impfstoff) ergänzen. Eine Impfung von Personen nach dem vollendeten 2. Lebensjahr mit konjugiertem MenC-Impfstoff, im Abstand von 6–12 Monaten gefolgt von einer Impfung mit 4-valentem PS-Impfstoff.
	R	Reisende in epidemische/hyperendemische Länder, besonders bei engem Kontakt zur einheimischen Bevölkerung; Entwicklungshelfer (WHO-Hinweise beachten)	Eine Impfung von Personen ab dem vollendeten 2. Lebensjahr mit epidemiologisch indiziertem A,C- oder A,C,W-135,Y-Polysaccharid-Impfstoff. Für Kinder < 2 Jahre steht eine Impfprophylaxe mit konjugiertem Impfstoff zur Verfügung, wenn vor einer Krankheit durch die Serogruppe C geschützt werden soll.
	R	Vor Pilgerreise (Hadj)	Eine Impfung mit 4-valentem PS-Impfstoff (Einreisebestimmungen beachten)

Impfung Gegen	Kategorie	Indikation bzw. Reiseziel	Anwendungshinweise Packungsbeilage/Fachinformationen beachten)
	R	Schüler/Studenten vor Langzeit-Aufenthalten in Ländern mit empfohlener allgemeiner Impfung für Jugendliche oder selektiver Impfung für Schüler/Studenten	Entsprechend den Empfehlungen der Zielländer
	I	Gefährdetes Laborpersonal (bei Arbeiten mit *N.-meningitidis*-Aerosol!)	Impfung mit 4-valentem PS-Impfstoff Indizierte Wiederimpfungen für alle oben angegebenen Indikationen nach Angaben des Herstellers, für PS-Impfstoff im Allgemeinen nach 3 Jahren
	I	Gehäufte Erkrankungen (Cluster) oder Ausbrüche	Auf Empfehlung der zuständigen Gesundheitsbehörde (s. Abschnitt ›Spezielle Hinweise zur Durchführung von Schutzimpfungen‹ – S. 377)
Mumps	I	Ungeimpfte bzw. empfängliche Personen in Einrichtungen der Pädiatrie, in Gemeinschaftseinrichtungen für das Vorschulalter und Kinderheimen Postexpositionell: Ungeimpfte bzw. einmal geimpfte Kinder mit Kontakt zu an Mumps erkrankten Personen; möglichst innerhalb von 3 Tagen nach Exposition	Einmalige Impfung, vorzugsweise mit MMR-Impfstoff
Pertussis	I	Personal in Pädiatrie und Infektionsmedizin sowie in Gemeinschaftseinrichtungen für das Vorschulalter	Einmalige Impfung; bei Vorliegen weiterer Impfindikationen ggf. mit Kombinations-Impfstoff
Pneumokokken-Krankheiten	I	Personen über 60 Jahre	Eine Impfung mit Polysaccharid-Impfstoff; Wiederholungsimpfung im Abstand von 6 Jahren

Impfung Gegen	Kategorie	Indikation bzw. Reiseziel	Anwendungshinweise Packungsbeilage/Fachinformationen beachten)
	I	Kinder (ab vollendetem 2. Lebensmonat), Jugendliche und Erwachsene mit erhöhter gesundheitlicher Gefährdung infolge einer Grundkrankheit: 1. Angeborene oder erworbene Immundefekte, wie z.B.: Hypogammaglobulinaemie, Komplement- und Properdindefekte bei funktioneller oder anatomischer Asplenie bei Sichelzellenanaemie bei Krankheiten der blutbildenden Organe bei neoplastischen Krankheiten bei HIV-Infektion nach Knochenmarktransplantation 2. Chronische Krankheiten, wie z.B.: Herz-Kreislauf-Krankheiten Krankheiten der Atmungsorgane Diabetes mellitus oder andere Stoffwechselkrankheiten Niereninsuffienz/nephrotisches Syndrom Liquorfistel vor Organtransplantation und vor Beginn einer immunsuppressiven Therapie	Kinder (ab vollendetem 2. Lebensjahr), Jugendliche und Erwachsene erhalten eine einmalige Impfung mit Polysaccharid-Impfstoff; bei weiterbestehender Indikation Wiederholungsimpfung im Abstand von 6 (Erwachsene) bzw. frühestens 3 Jahren (Kinder unter 10 Jahren) Säuglinge und Kleinkinder (vom vollendeten 2. Lebensmonat bis zum vollendeten 2. Lebensjahr) erhalten Pneumokokken-Konjugat-Impfstoff nach folgendem Schema: • Säuglinge bis zu einem Alter von 6 Monaten erhalten ab dem vollendeten 2. Lebensmonat 3 Impfungen im Abstand von jeweils 1 Monat, gefolgt von einer 4. Impfung im 2. Lebensjahr • Säuglinge im Alter von 7–11 Monaten erhalten 2 Impfungen im Abstand von 1 Monat, gefolgt von einer 3. Impfung im 2. Lebensjahr • Kinder im Alter von 12–23 Monaten erhalten 2 Impfungen im Abstand von 2 Monaten.

Impfung Gegen	Kate-gorie	Indikation bzw. Reiseziel	Anwendungshinweise Packungsbeilage/Fach-informationen beachten)
	I	Frühgeborene (< 38 W); Kinder mit niedrigem Geburtsgewicht (< 2.500 g); Säuglinge und Kinder mit Gedeihstörungen oder neurologischen Krankheiten, z.B. Zerebralparesen oder Anfallsleiden	Zur Erreichung eines optimalen Schutzes soll die Impfserie möglichst unmittelbar nach Vollendung des 2. Lebensmonats begonnen und zeitgerecht fortgeführt werden. Kinder mit erhöhter gesundheitlicher Gefährdung sollten in Ergänzung der Impfung mit Pneumokokken-Konjugat-Impfstoff im 3. Lebensjahr eine Impfung mit Polysaccharid-Impfstoff erhalten (im Mindestabstand von 2 Monaten nach der letzten Impfung mit Konjugat-Impfstoff).
Poliomyelitis	A	Alle Personen bei fehlender oder unvollständiger Grundimmunisierung	Personen mit drei dokumentierten OPV-Impfungen gelten als vollständig immunisiert. Ungeimpfte Personen erhalten IPV entsprechend den Angaben des Herstellers. Ausstehende Impfungen der Grundimmunisierung werden mit IPV nachgeholt. Eine routinemäßige Auffrischimpfung wird nach dem vollendeten 18. Lebensjahr nicht empfohlen.
	I	Bei Poliomyelitis-Risiko Überprüfung der Impfdokumentation; bei fehlendem Impfschutz ist die Impfung besonders angezeigt für • medizinisches Personal, das engen Kontakt zu Erkrankten haben kann • Personal in Laboratorien mit Poliomyelitis-Risiko • Personen mit engem Kontakt zu Erkrankten	Impfung mit IPV, wenn die Impfungen der Grundimmunisierung nicht vollständig dokumentiert sind oder die letzte Impfung der Grundimmunisierung bzw. die letzte Auffrischimpfung länger als 10 Jahre zurückliegen.

Impfung Gegen	Kategorie	Indikation bzw. Reiseziel	Anwendungshinweise Packungsbeilage/Fachinformationen beachten)
		• Reisende in Regionen mit Infektionsrisiko (die aktuelle epidemische Situation ist zu beachten, insbesondere die Meldungen der WHO) • Aussiedler, Flüchtlinge und Asylbewerber aus Gebieten mit Polio-Risiko, die in Gemeinschaftsunterkünften leben, sowie das Personal dieser Einrichtungen (siehe entsprechende Empfehlungen S. 214)	
	A	Bei Polio-Ausbruch	Riegelungsimpfung mit OPV entsprechend den Anordnungen der Gesundheitsbehörden
Röteln	I	Ungeimpfte bzw. empfängliche Personen in Einrichtungen der Pädiatrie, der Geburtshilfe und der Schwangerenbetreuung sowie in Gemeinschaftseinrichtungen für das Vorschulalter und in Kinderheimen Seronegative Frauen mit Kinderwunsch Postexpositionell: Ungeimpfte bzw. einmal geimpfte Kinder mit Kontakt zu an Röteln erkrankten Personen; möglichst innerhalb von 3 Tagen nach Exposition	Einmalige Impfung – vorzugsweise mit MMR-Impfstoff – bei Frauen mit nachfolgender Kontrolle des Röteln-Impferfolges
Tetanus	A	Alle Personen bei fehlender oder unvollständiger Grundimmunisierung, wenn die letzte Impfung der Grundimmunisierung oder die letzte Auffrischimpfung länger als 10 Jahre zurückliegen	Die Impfung gegen Tetanus sollte in der Regel in Kombination mit der gegen Diphtherie (Td) durchgeführt werden. Eine begonnene Grundimmunisierung wird vervollständigt, Auffrischimpfung in 10-jährigen Intervallen.

Impfung Gegen	Kategorie	Indikation bzw. Reiseziel	Anwendungshinweise Packungsbeilage/Fachinformationen beachten)
	I	Postexpositionell	Siehe Tabelle 3
Tollwut	I	Präexpositionell: Tierärzte, Jäger, Forstpersonal u.a. Personen bei Umgang mit Tieren in Gebieten mit Wildtiertollwut sowie ähnliche Risikogruppen Personal in Laboratorien mit Tollwutrisiko	Dosierungsschema nach Angaben des Herstellers Personen mit weiterbestehendem Expositionsrisiko sollten regelmäßig eine Auffrischimpfung entsprechend den Angaben des Herstellers erhalten. Mit Tollwutvirus arbeitendes Laborpersonal sollte halbjährlich auf neutralisierende Antikörper untersucht werden. Eine Auffrischimpfung ist bei $< 0{,}5$ IE/ml Serum indiziert.
	R	Reisende in Regionen mit hoher Tollwutgefährdung (z.B. durch streunende Hunde)	
	I	Postexpositionell	Siehe Tabelle 4
Tuberkulose		Die Impfung mit dem derzeit verfügbaren BCG-Impfstoff wird nicht empfohlen.	
Typhus	R	Bei Reisen in Endemiegebiete	Nach Angaben des Herstellers
Varizellen	I	1. Seronegative Patienten vor geplanter immunsuppressiver Therapie oder Organtransplantation	Nach Angaben des Herstellers 1 Dosis bei Kindern vor dem vollendeten 13. Lebensjahr; 2 Dosen im Abstand von mindestens 6 Wochen bei Kindern ab 13 Jahren, Jugendlichen und Erwachsenen
	I	2. Seronegative Patienten unter immunsuppressiver Therapie	
	I	3. Seronegative Patienten mit Leukämie	
	I	4. Empfängliche Patienten mit schwerer Neurodermitis	Anmerkung: Impfung nicht unter intensiver immunsuppressiver Therapie durchführen (z.B. in der Anfangsphase der Behandlung), sondern nur unter folgenden Voraussetzungen:
	I	Empfängliche Personen mit engem Kontakt zu den unter Punkt 1 bis 4 Genannten	
	I	Seronegative Frauen mit Kinderwunsch	• klinische Remission ≥ 12 Monate

Impfung Gegen	Kategorie	Indikation bzw. Reiseziel	Anwendungshinweise Packungsbeilage/Fachinformationen beachten)
	I	Ungeimpfte 12- bis 15-jährige Jugendliche ohne Varizellenanamnese	• vollständige hämatologische Remission (Gesamtlymphozytenzahl $\geq$ 1.200/mm^3 Blut) • Unterbrechung der Erhaltungstherapie vor und nach der Impfung eine Woche
	I	Seronegatives Personal im Gesundheitsdienst, insbesondere der Bereiche Pädiatrie, Onkologie, Gynäkologie/Geburtshilfe, Intensivmedizin und der Betreuung von Immundefizienten sowie bei Neueinstellungen in Gemeinschaftseinrichtungen für das Vorschulalter	›Empfängliche Personen‹ bedeutet: anamnestisch keine Windpocken, keine Impfung und bei serologischer Testung kein Nachweis spezifischer Antikörper
		Empfehlungen zur postexpositionellen Varizellen-Prophylaxe Postexpositionelle Varizellen-Prophylaxe durch Inkubationsimpfung: Bei empfänglichen Personen mit Kontakt zu Risikopersonen ist eine postexpositionelle Impfung innerhalb von 5 Tagen nach Exposition* oder innerhalb von 3 Tagen nach Beginn des Exanthems beim Indexfall zu erwägen. Dies ist jedoch keine ausreichende Begründung für den Verzicht auf die Absonderung gegenüber Risikopersonen. * Exposition heißt: • 1 Stunde oder länger mit infektiöser Person in einem Raum • *face-to-face*-Kontakt • Haushaltskontakt	Postexpositionelle Prophylaxe durch passive Immunisierung mit Varizella-Zoster-Immunglobulin (VZIG): Die postexpositionelle Gabe von VZIG wird empfohlen innerhalb von 96 Stunden nach Exposition*, sie kann den Ausbruch einer Erkrankung verhindern oder deutlich abschwächen. Eine postexpositionelle Varizellenprophylaxe mittels VZIG wird empfohlen für varizellenempfängliche Personen mit erhöhtem Risiko für Varizellenkomplikationen, dazu zählen: • ungeimpfte Schwangere ohne Varizellenanamnese, • seronegative immundefiziente Patienten • Neugeborene, deren Mutter 5 Tage vor bis 2 Tage nach der Entbindung an Varizellen erkrankte Für Applikation und Dosierung von VZIG sind die Herstellerangaben zu beachten!

Spezielle Hinweise zur Durchführung von Schutzimpfungen

Impfungen bei gehäuftem Auftreten oder Ausbrüchen von Meningokokken-Erkrankungen

- Unter einem ›**Ausbruch von Meningokokken-Erkrankungen**‹ versteht man 2 oder mehr Erkrankungen der gleichen Serogruppe binnen 4 Wochen in einer Kindereinrichtung, Schulklasse, Spielgruppe, einer Gemeinschaftseinrichtung mit haushaltsähnlichem Charakter (Wohnheim, Internat, Kasernenstube u.a.);
- unter ›**regional gehäuftem Auftreten**‹ versteht man 3 oder mehr Erkrankungen der gleichen Serogruppe binnen 3 Monaten
  - in einem begrenzten Alterssegment der Bevölkerung (z.B. Jugendliche) eines Ortes oder
  - in einer Region mit einer resultierenden Inzidenz von ≥ 10/100.000 der jeweiligen Bevölkerung.

In Ergänzung zur Antibiotikaprophylaxe für enge Kontaktpersonen (siehe Empfehlungen der Deutschen Gesellschaft für Pädiatrische Infektiologie – DGPI – oder des Nationalen Referenzzentrums Meningokokken sowie Ratgeber des RKI) können die zuständigen Gesundheitsbehörden zusätzlich eine Impfprophylaxe empfehlen, sofern das gehäufte Auftreten oder der Ausbruch durch einen impfpräventablen Stamm hervorgerufen wurde. Begründet ist die Impfprophylaxe dadurch, dass die Möglichkeit des Auftretens weiterer Erkrankungen bis zu einigen Monaten nach Beginn der ersten Erkrankungen besteht.

- Einbeziehen kann man bei einem Ausbruch in Analogie zur Antibiotikaprophylaxe die engen Kontaktpersonen in den Haushalten der Erkrankten sowie deren Intimpartner, die engen Kontaktpersonen in Kindereinrichtung, Schulklasse, Spielgruppe sowie in Gemeinschaftseinrichtungen mit haushaltsähnlichem Charakter.
- Bei regional gehäuftem Auftreten ist die Entscheidung der zuständigen Gesundheitsbehörden in Abwägung von epidemiologischen und zeitlichen Zusammenhängen der Erkrankungen, ihrer Altersverteilung, dem Grad der öffentlichen Besorgnis und der Machbarkeit der Maßnahmen zu treffen.

Zur Impfung können die mit der den Ausbruch verursachenden Meningokokken-Serogruppe korrespondierenden zugelassenen Polysaccharid- oder konjugierten Impfstoffe (1 Impfung) eingesetzt werden, für Kinder unter 2 Jahren kommen gegen MenC-Erkrankungen nur konjugierte Impfstoffe in Frage.

Aufklärungspflicht vor Schutzimpfungen

Vor Durchführung einer Schutzimpfung hat der Arzt die Pflicht, den Impfling oder seine Eltern bzw. Sorgeberechtigten über die zu verhütende Krankheit und die Impfung aufzuklären, damit sie über die Teilnahme an der Impfung entscheiden können. Die Aufklärung sollte umfassen: Information über die zu verhütende Krankheit, Behandlungsmöglichkeit der Krankheit, Nutzen der Schutzimpfung für das Individuum und die Allgemeinheit, Art des Impfstoffs, Durchführung der Impfung, Dauer des Impfschutzes, Verhalten nach der Impfung, Kontraindikationen, mögliche Nebenwirkungen und Impfkomplikationen, Notwendigkeit von Auffrischimpfungen.

Für öffentliche Impftermine wird eine vorherige Aufklärung in schriftlicher Form empfohlen. Eine Gelegenheit zu weitergehenden Informationen durch ein Gespräch mit dem Arzt muss aber gegeben sein. Die Deutsche Vereinigung zur Bekämpfung der Viruskrankheiten e.V. und das Robert Koch-Institut haben Aufklärungsmerkblätter für die Impfungen im Kindesalter erarbeitet, die vom Deutschen Grünen Kreuz, Schuhmarkt 4, 35037 Marburg, herausgegeben werden. Ähnliche Merkblätter sind beim perimed Compliance Verlag, Dr. Straube GmbH, Weinstraße 70, 91085 Erlangen, erhältlich. Die Merkblätter enthalten auch einen der jeweiligen Impfung adäquaten Fragebogen zum Gesundheitszustand des Impflings und zu vorausgegangenen Schutzimpfungen. Ergeben sich bei der Beantwortung Unklarheiten, ist in jedem Fall ein Gespräch mit dem Impfling oder den Eltern bzw. Sorgeberechtigten erforderlich. Die Merkblätter enthalten eine Einwilligungserklärung. Bei Minderjährigen ist regelmäßig die Einwilligung der Eltern bzw. Sorgeberechtigten einzuholen. Jugendliche können selbst einwilligen, wenn sie die erforderliche Einsichts- und Entscheidungsfähigkeit besitzen; das ist in der Regel mit 16 Jahren der Fall.

Bei Einzelimpfungen ist die mündliche Form der Aufklärung ausreichend und die Methode der Wahl. Die durchgeführte Aufklärung ist durch den impfenden Arzt in den Patientenunterlagen zu dokumentieren. Wird der mündlichen Aufklärung ein entsprechendes Aufklärungsmerkblatt zugrunde gelegt, sollte der impfende Arzt in seiner Dokumentation darauf verweisen.

Kontraindikationen

Kinder, Jugendliche und Erwachsene mit akuten behandlungsbedürftigen Erkrankungen sollten frühestens 2 Wochen nach Genesung geimpft werden (Ausnahme: postexpositionelle Impfung).

Unerwünschte Arzneimittelwirkungen im zeitlichen Zusammenhang mit einer Impfung sind bis zur Klärung der Ursache eine Kontraindikation gegen eine nochmalige Impfung mit dem gleichen Impfstoff.

Impfhindernisse können Allergien gegen Bestandteile des Impfstoffs sein. In Betracht kommen vor allem Neomycin und Streptomycin sowie in seltenen Fällen Hühnereiweiß. Personen, die nach oraler Aufnahme von Hühnereiweiß mit anaphylaktischen Symptomen reagieren, sollten nicht mit Impfstoffen, die Hühnereiweiß enthalten (Gelbfieber-, Influenza-Impfstoff), geimpft werden.

Im Falle eines angeborenen oder erworbenen Immundefekts sollte vor der Impfung mit einem Lebendimpfstoff der den Immundefekt behandelnde Arzt konsultiert werden. Die serologische Kontrolle des Impferfolges ist bei Patienten mit Immundefizienz angezeigt.

Nicht dringend indizierte Impfungen sollten während der Schwangerschaft nicht durchgeführt werden, dies gilt vor allem für Impfungen mit Lebendimpfstoffen gegen Gelbfieber, Masern, Mumps, Röteln, Varizellen. Eine versehentlich in der Schwangerschaft durchgeführte Impfung mit Lebendimpfstoffen, auch gegen Röteln, ist jedoch keine Indikation für einen Schwangerschaftsabbruch.

Falsche Kontraindikationen

Häufig unterbleiben indizierte Impfungen, weil bestimmte Umstände irrtümlicherweise als Kontraindikationen angesehen werden. Dazu gehören zum Beispiel:

- Banale Infekte, auch wenn sie mit subfebrilen Temperaturen ($\leq$ 38,5 °C) einhergehen
- ein möglicher Kontakt des Impflings zu Personen mit ansteckenden Krankheiten
- Krampfanfälle in der Familie
- Fieberkrämpfe in der Anamnese des Impflings
  (Da fieberhafte Impfreaktionen einen Krampfanfall provozieren können, ist zu erwägen, Kindern mit Krampfneigung Antipyretika zu verabreichen: z.B. bei Totimpfstoffen zum Zeitpunkt der Impfung und jeweils 4 und 8 Stunden nach der Impfung sowie bei der MMR-Impfung zwischen dem 7. und 12. Tag im Falle einer Temperaturerhöhung.)
- Ekzem u.a. Dermatosen, lokalisierte Hautinfektionen
- Behandlung mit Antibiotika oder mit niedrigen Dosen von Kortikosteroiden oder lokal angewendeten steroidhaltigen Präparaten
- Schwangerschaft der Mutter des Impflings
- angeborene oder erworbene Immundefekte bei Impfung mit Totimpfstoffen
- Neugeborenenikterus
- Frühgeburtlichkeit: Frühgeborene sollten unabhängig von ihrem Geburtsgewicht entsprechend dem empfohlenen Impfalter geimpft werden.
- Chronische Erkrankungen sowie nicht progrediente Erkrankungen des ZNS

Indizierte Impfungen sollen auch bei Personen mit chronischen Erkrankungen durchgeführt werden, da diese Personen durch schwere Verläufe und Komplikationen impfpräventabler Krankheiten besonders gefährdet sind. Personen mit chronischen Erkrankungen sollen über den Nutzen der Impfung im Vergleich zum Risiko der Krankheit aufgeklärt werden. Es liegen keine gesicherten Erkenntnisse darüber vor, dass eventuell zeitgleich mit der Impfung auftretende Krankheitsschübe ursächlich durch eine Impfung bedingt sein können.

Impfabstände

Die sich aus Abbildung 1 und Tabelle 1 ergebenden Impfabstände sollten nicht unterschritten werden (Packungsbeilage beachten). Für einen lang dauernden Impfschutz ist von besonderer Bedeutung, dass bei der Grundimmunisierung der erforderliche Mindestzeitraum zwischen vorletzter und letzter Impfung nicht unterschritten wird. Impfreaktionen vorausgegangener Impfungen sollten vor erneuter Impfung vollständig abgeklungen sein.

Es gibt keine unzulässig großen Abstände zwischen Impfungen. Jede Impfung gilt. Auch eine für viele Jahre unterbrochene Grundimmunisierung muss nicht neu begonnen werden!

Für Abstände zwischen unterschiedlichen Impfungen gilt:

- Lebendimpfstoffe (attenuierte, vermehrungsfähige Viren oder Bakterien) können simultan verabreicht werden; werden sie nicht simultan verabreicht, ist bei viralen Lebendimpfstoffen in der Regel ein Mindestabstand von 4 Wochen einzuhalten.
- Bei Schutzimpfungen mit Totimpfstoffen (inaktivierte Krankheitserreger, deren Antigenbestandteile, Toxoide) ist die Einhaltung von Mindestabständen zu anderen Impfungen, auch zu solchen mit Lebendimpfstoffen, nicht erforderlich.

Zeitabstand zwischen Impfungen und Operationen

Bei dringender Indikation kann ein operativer Eingriff jederzeit durchgeführt werden, auch wenn eine Impfung vorangegangen ist. Bei Wahleingriffen sollte nach Gabe von Totimpfstoffen ein Mindestabstand von 3 Tagen und nach Verabreichung von Lebendimpfstoffen ein Mindestabstand von 14 Tagen eingehalten werden.

Weder klinische Beobachtungen noch theoretische Erwägungen geben Anlass zu der Befürchtung, dass Impfungen und operative Eingriffe inkompatibel sind. Um aber mögliche Impfreaktionen und Komplikationen der Operation unterscheiden zu können, wird empfohlen, zwischen Impfungen und Operationen diese Mindestabstände einzuhalten.

Diese Mindestabstände gelten, mit Ausnahme von Impfungen aus vitaler Indikation (z.B. Tetanus-, Tollwutschutzimpfung), auch für die Durchführung von Impfungen nach größeren operativen Eingriffen. Nach Operationen, die mit einer immunsuppressiven Behandlung verbunden sind, z.B. Transplantationen, sind Impfungen in Zusammenarbeit mit dem behandelnden Arzt zu planen.

Umgang mit Impfstoffen und Vorgehen bei der Impfung

Impfstoffe sind empfindliche biologische Produkte und müssen vor allem vor Erwärmung geschützt werden. Besonders empfindlich sind Impfstoffe, die vermehrungsfähige Viren enthalten. Alle Impfstoffe sollen im Kühlschrank bei 2–8 °C gelagert werden. Die Lagertemperatur muss regelmäßig überprüft werden. Impfstoffe, die versehentlich falsch gelagert oder eingefroren wurden, sind zu verwerfen. Impfstoffe dürfen nicht mit Desinfektionsmitteln in Kontakt kommen. Durchstechstopfen müssen trocken sein!

Die Injektionskanüle sollte trocken sein, insbesondere sollte Impfstoff die Kanüle außen nicht benetzen. Dies macht die Injektion schmerzhaft und kann zu Entzündungen im Bereich des Stichkanals führen. Nach Aufziehen des Impfstoffs in die Spritze und dem Entfernen evtl. vorhandener Luft sollte eine neue Kanüle für die Injektion aufgesetzt werden. Vor der Injektion muss die Impfstelle desinfiziert werden. Bei der Injektion sollte die Haut wieder trocken sein.

Für intramuskulär zu injizierende Impfstoffe ist die bevorzugte Impfstelle der M. deltoideus. Solange dieser Muskel nicht ausreichend ausgebildet ist, wird empfohlen, in den M. vastus lateralis (anterolateraler Oberschenkel) zu injizieren. Hier ist die Gefahr einer Verletzung von Nerven oder Gefäßen gering. Bei Injektion von Adsorbatimpfstoffen in das subkutane Fettgewebe kann es zu schmerzhaften Entzündungen und zur Bildung von Granulomen oder Zysten kommen. Darüber hinaus ist bei Injektion in das Fettgewebe der Impferfolg in Frage gestellt.

Dokumentation der Impfung

Im Impfausweis und in der Dokumentation des impfenden Arztes müssen die Chargen-Nummer, Bezeichnung des Impfstoffs (Handelsname), das Impfdatum sowie die Krankheit, gegen die geimpft wurde, eingetragen werden. Ebenfalls zur Impfdokumentation gehören Stempel und Unterschrift des Arztes. Dies gilt für alle Impfstoffe und kann retrospektive Ermittlungen erleichtern, wenn Fragen zu Wirksamkeit und Sicherheit bestimmter Impfstoffe oder einzelner Impfstoffchargen aufkommen sollten. Als Impfausweis kann z.B. das vom Deutschen Grünen Kreuz herausgegebene WHO-gerechte Formular ›Internationale Bescheinigungen über Impfungen und Impfbuch‹ benutzt werden.

Fehlende Impfdokumentation: Häufig ist der Arzt damit konfrontiert, dass Impfdokumente fehlen, nicht auffindbar oder lückenhaft sind. Dies ist kein Grund, notwendige Impfungen zu verschieben, fehlende Impfungen nicht nachzuholen oder eine Grundimmunisierung nicht zu beginnen. Von zusätzlichen Impfungen bei bereits bestehendem Impfschutz geht kein besonderes Risiko aus. Dies gilt auch für Mehrfachimpfungen mit Lebendvirusimpfstoffen. Serologische Kontrollen zur Überprüfung des Impfschutzes sind nur in Ausnahmefällen angezeigt (z.B. Anti-HBsAg bei Risikopersonen, Röteln-Antikörper bei Frauen mit Kinderwunsch); zum Nachweis vorausgegangener Impfungen, z.B. unter dem Aspekt ›unklarer Impfstatus‹, sind sie ungeeignet.

Impfreaktionen

Impfreaktionen wie Rötung, Schwellung und Schmerzhaftigkeit im Bereich der Injektionsstelle oder auch erhöhte Temperaturen werden im Allgemeinen innerhalb der ersten 72 Stunden nach der Impfung beobachtet. Zwischen dem 7. und dem 12. Tag nach der MMR-Impfung kann es zu einer leichten masernähnlichen Symptomatik mit erhöhten Temperaturen kommen. Die prophylaktische Gabe von Antipyretika für den Zeitraum möglicher fieberhafter Impfreaktionen ist zu erwägen.

Neben diesen normalen Impfreaktionen sind schwere unerwünschte Arzneimittelwirkungen äußerst selten. Zeitgleich mit der Impfung auftretende Erkrankungen anderer Genese können als unerwünschte Arzneimittelwirkungen imponieren, deshalb ist ein über die normale Impfreaktion hinausgehendes Vorkommnis unverzüglich differenzialdiagnostisch abzuklären.

Vorgehen bei unerwünschten Arzneimittelwirkungen

Der Verdacht einer über das übliche Ausmaß einer Impfreaktion hinausgehenden gesundheitlichen Schädigung ist umgehend an das Gesundheitsamt zu melden (Meldepflicht nach § 6 Abs.1 Nr. 3 IfSG; Meldeformular beim Gesundheitsamt anfordern). Über unerwünschte Arzneimittelwirkungen ist umgehend die Arzneimittelkommission der Deutschen Ärzteschaft zu unterrichten. Die für diese Meldungen benötigten Formblätter werden regelmäßig im *Deutschen Ärzteblatt* veröffentlicht. Ebenso kann der Hersteller informiert werden. Die für die Klärung einer unerwünschten Arzneimittelwirkung relevanten immunologischen (z.B. zum Ausschluss eines Immundefektes) oder mikrobiologischen Untersuchungen (z.B. zum differenzialdiagnostischen Ausschluss einer interkurrenten Infektion) sollten unverzüglich eingeleitet werden. Dafür notwendige Untersuchungsmaterialien, z.B. Serum oder Stuhlproben, sind zu asservieren. Der Impfling oder seine Eltern bzw. Sorgeberechtigten sind auf die gesetzlichen Bestimmungen zur Versorgung nach Impfschäden hinzuweisen (IfSG §§ 60–64). Der Antrag auf Versorgung ist beim zuständigen Versorgungsamt zu stellen.

Hinweise zur Kostenübernahme von Schutzimpfungen

Für die Kostenübernahme von Schutzimpfungen kommen verschiedene Träger in Frage. Zu diesen zählen der öffentliche Gesundheitsdienst (ÖGD) für ihm zugewiesene

Schutzimpfungen sowie weitere auf Grund gesetzlicher Vorschriften benannte Stellen (z.B. Arbeitgeber). Die gesetzlichen Krankenkassen können die Kostenübernahme für Schutzimpfungen in ihren jeweiligen Satzungen als Kassenleistung vorsehen (§ 23Abs. 9 SGB V). Auch wenn in diesen Satzungsregelungen durch entsprechende Vertragsgestaltung zwischen den kassenärztlichen Vereinigungen und den Krankenkassen auf die von der STIKO empfohlenen Schutzimpfungen Bezug genommen wird, kann nicht generell von einer automatischen Übernahme der Kosten für alle darin empfohlenen Schutzimpfungen ausgegangen werden. Eine Kostenübernahme für Schutzimpfungen, die anlässlich eines nicht beruflich bedingten Auslandsaufenthaltes indiziert sind, ist ausgeschlossen. Ebenso sind die in den STIKO-Empfehlungen mit ›R‹ gekennzeichneten Schutzimpfungen keine Kassenleistungen.

Impfempfehlungen für Aussiedler, Flüchtlinge oder Asylbewerber in Gemeinschaftsunterkünften

Es wird empfohlen, Schutzimpfungen bei Bewohnern von Gemeinschaftsunterkünften möglichst frühzeitig durch den öffentlichen Gesundheitsdienst oder durch vom ÖGD beauftragte Ärzte zumindest zu beginnen. Die Vervollständigung der Grundimmunisierung sollte nach dem Verlassen der Gemeinschaftsunterkünfte durch die am späteren Aufenthaltsort niedergelassenen Ärzte oder durch den ÖGD erfolgen.

Vorliegende Impfdokumentationen sollten nach Möglichkeit berücksichtigt werden; die Empfehlungen der STIKO sollten dem Vorgehen zugrunde gelegt werden.

- Bei Erwachsenen sollten Impfungen gegen Diphtherie und Tetanus (Td-Impfstoff), gegen Poliomyelitis sowie bei seronegativen Personen gegen Hepatitis B durchgeführt werden.
- Bei Kindern sollten Impfungen gegen Diphtherie, Tetanus und Pertussis sowie gegen Poliomyelitis, Masern, Mumps, Röteln und gegen Hepatitis B, bei Kleinkindern auch gegen Hib durchgeführt werden.

Hepatitis-B-Immunprophylaxe bei Exposition mit HBV-haltigem Material

(Als HBV-haltig gilt HBsAg-positives Material – z.B. Blut – oder Material, bei dem eine Kontamination wahrscheinlich, eine Testung aber nicht möglich ist – z.B. Kanüle im Abfall. Empfehlungen dazu auch im *Epidemiologischen Bulletin* des RKI, Ausgabe 1/2000: 1–2.)

Für geimpfte Personen gilt generell:

Keine Maßnahmen notwendig,

- wenn bei exponierter Person Anti-HBs nach Grundimmunisierung ≥ 100 IE/l betrug und die letzte Impfung nicht länger als fünf Jahre zurückliegt, oder
- wenn innerhalb der letzten 12 Monate ein Anti-HBs-Wert von ≥ 100 IE/l gemessen wurde (unabhängig vom Zeitpunkt der Grundimmunisierung).

Sofortige Verabreichung einer Dosis Hepatitis-B-Impfstoff (ohne weitere Maßnahmen),

wenn Anti-HBs nach Grundimmunisierung ≥ 100 IE/l betrug und die letzte Impfung 5 bis 10 Jahre zurückliegt.

Sofortige Testung des ›Empfängers‹,

- wenn Empfänger nicht bzw. nicht vollständig geimpft ist oder
- wenn Empfänger ›Low-Responder‹ ist (Anti-HBs nach Grundimmunisierung < 100 IE/l) oder
- wenn der Impferfolg nie kontrolliert wurde oder
- wenn die letzte Impfung länger als 10 Jahre zurückliegt.

Das weitere Vorgehen ist in diesem Fall vom Testergebnis abhängig und in der folgenden Tabelle dargestellt. ›Non-Responder‹ (Anti-HBs < 10 IE/l nach drei oder mehr Impfungen) und andere gesichert Anti-HBs-Negative erhalten nach Exposition unverzüglich HB-Impfstoff und HB-Immunglobulin.

Tabelle 2: Hepatitis-B-Prophylaxe nach Exposition

Aktueller Anti-HBs-Wert	Erforderlich ist die Gabe von	
	HB-Impfstoff	HB-Immunglobulin
≥ 100 IE/l	Nein	Nein
≥10 ≤ 100 IE/l	Ja	Nein
< 10 IE/l	Ja	Ja
Nicht innerhalb von 48 Stunden zu bestimmen	Ja	Ja

Tetanus-Immunprophylaxe im Verletzungsfall

Tabelle 3: Tetanus-Immunprophylaxe im Verletzungsfall

Vorgeschichte der Tetanus-Immunisierung (Anzahl der Impfungen)	Saubere, geringfügige Wunden		Alle anderen Wunden [1]	
	Td oder DT [2]	TIG [3]	Td oder DT [2]	TIG [3]
Unbekannt	Ja	Nein	Ja	Ja
0–1	Ja	Nein	Ja	Ja
2	Ja	Nein	Ja	Nein[4]
3 oder mehr	Nein[5]	Nein	Nein[6]	Nein

1. Tiefe und/oder verschmutzte (mit Staub, Erde, Speichel, Stuhl kontaminierte) Wunden, Verletzungen mit Gewebszertrümmerung und reduzierter Sauerstoffversorgung oder Eindringen von Fremdkörpern (z.B. Quetsch-, Riss-, Biss-, Stich-, Schusswunden)
   - schwere Verbrennungen und Erfrierungen
   - Gewebsnekrosen
   - septische Aborte
2. Kinder unter 6 Jahren DT, ältere Personen Td (d.h. Tetanus-Diphtherie-Impfstoff mit gegenüber dem DT-Impfstoff verringertem Diphtherietoxoid-Gehalt)
3. TIG = Tetanus-Immunglobulin, im Allgemeinen werden 250 IE verabreicht, die Dosis kann auf 500 IE erhöht werden; TIG wird simultan mit Td/DT-Impfstoff angewendet.
4. Ja, wenn die Verletzung länger als 24 Stunden zurückliegt.
5. Ja (eine Dosis), wenn seit der letzten Impfung mehr als 10 Jahre vergangen sind.
6. Ja (eine Dosis), wenn seit der letzten Impfung mehr als 5 Jahre vergangen sind.

Die Tetanus-Immunprophylaxe ist unverzüglich durchzuführen. Fehlende Impfungen der Grundimmunisierung sind entsprechend den für die Grundimmunisierung gegebenen Empfehlungen nachzuholen.

Die STIKO-Empfehlungen zur Tetanus-Immunprophylaxe im Verletzungsfall wurden den Empfehlungen des Wissenschaftlichen Beirates der Bundesärztekammer angeglichen.

Postexpositionelle Tollwut-Immunprophylaxe

Tabelle 4: Postexpositionelle Tollwut-Immunprophylaxe

Grad der Exposition	**Art der Exposition**		**Immunprophylaxe * (Beipackzettel beachten)**
	durch ein tollwutverdächtiges oder tollwütiges Wild- oder Haustier	**durch einen Tollwut-Impfstoffköder**	
I	Berühren/Füttern von Tieren, Belecken der intakten Haut	Berühren von Impfstoffködern bei intakter Haut	Keine Impfung
II	Knabbern an der unbedeckten Haut, oberflächliche, nicht blutende Kratzer durch ein Tier, Belecken der nicht intakten Haut	Kontakt mit der Impfflüssigkeit eines beschädigten Impfstoffköders mit nicht intakter Haut	Impfung
III	Jegliche Bissverletzung oder Kratzwunden, Kontamination von Schleimhäuten mit Speichel (z.B. durch Lecken, Spritzer	Kontamination von Schleimhäuten und frischen Hautverletzungen mit der Impfflüssigkeit eines beschädigten Impfstoffköders	Impfung **und einmalig simultan** mit der ersten Impfung passive Immunisierung mit Tollwut- Immunglobulin (20 IE/kg Körpergewicht)

* Die einzelnen Impfungen und die Gabe von Tollwut-Immunglobulin sind sorgfältig zu dokumentieren.

Anmerkungen zur postexpositionellen Tollwut-Immunprophylaxe:

- Möglicherweise kontaminierte Körperstellen und alle Wunden sind unverzüglich und großzügig mit Seife oder Detergenzien zu reinigen, mit Wasser gründlich zu spülen und mit 70%igem Alkohol oder einem Jodpräparat zu behandeln; dies gilt auch bei einer Kontamination mit Impfflüssigkeit eines Impfstoffköders.
- Bei Expositionsgrad III wird vom Tollwut-Immunglobulin **soviel wie möglich** in und um die Wunde instilliert und die verbleibende Menge intramuskulär verabreicht. Wunden sollten möglichst nicht primär genäht werden.
- Bei erneuter Exposition einer Person, die bereits vorher mit Tollwut-Zellkulturimpfstoffen geimpft wurde, sind die Angaben des Herstellers zu beachten.
- Bei Impfanamnese mit unvollständiger Impfung oder Impfung mit in der EU nicht zugelassenen Impfstoffen wird entsprechend Tabelle 4 eine vollständige Immunprophylaxe durchgeführt.
- Bei gegebener Indikation ist die Immunprophylaxe unverzüglich durchzuführen; kein Abwarten bis zur Klärung des Infektionsverdachts beim Tier. Wird der Tollwutverdacht beim Tier durch tierärztliche Untersuchung entkräftet, kann die Immunprophylaxe abgebrochen oder als präexpositionelle Impfung weitergeführt werden.
- Zu beachten ist die Überprüfung der Tetanus-Impfdokumentation, bei Notwendigkeit gleichzeitige Tetanus-Immunprophylaxe (siehe Tabelle 3).

Impfung bei HIV-Infektion

Tabelle 5: Impfung bei HIV-Infektion

Impfstoff	**HIV-Infektion**	
	asymptomatisch	**symptomatisch**
Inaktivierte Impfstoffe/Toxoide	empfohlen	empfohlen
Masern-Impfstoff	empfohlen	nicht empfohlen*
Mumps-, Röteln- u.a. Lebendimpfstoffe	empfohlen	nicht empfohlen
Varizellen	möglich**	kontraindiziert
(BCG)	kontraindiziert	kontraindiziert

* Masern können bei HIV-Infizierten einen besonders schweren Verlauf nehmen. Bei erhöhter Masern-Gefährdung ist deshalb eine Masernimpfung indiziert. Eine gleichzeitig durchgeführte IgG-Substitution kann den Impferfolg in Frage stellen. Eine Kontrolle des Impferfolges ist in diesen Fällen angeraten. Im Falle einer akuten Masern-Exposition ist bei nichtimmunen Personen eine IgG-Gabe zu erwägen.

** Die Varizellen-Schutzimpfung kann bei varizellenempfänglichen HIV-infizierten Personen mit noch funktionierender zellulärer Abwehr (≥ 25% der altersentsprechenden $CD4^+$-Zellzahl) erwogen werden.

Anhang

Begründung der STIKO-Empfehlung zur Pneumokokken-Impfung

Bedeutung von Pneumokokken als Ursache von Krankheiten

Laut WHO sind Pneumokokken der weltweit bedeutendste bakterielle Krankheitserreger des Menschen. Rund 1,2 Millionen Kinder unter 5 Jahren sterben jährlich allein an den Folgen einer Pneumokokken-Pneumonie. Auch in industriell entwickelten Ländern wie Deutschland sind Pneumokokken in allen Altersstufen die häufigste Ursache invasiver Erkrankungen wie bakteriämischer Pneumonie, Sepsis oder Meningitis. Lokale Infektionen wie die Pneumonie, Otitis media oder Sinusitis sind ebenfalls zu einem erheblichen Anteil durch Pneumokokken bedingt. Die höchste Inzidenz invasiver Pneumokokken-Infektionen und gleichzeitig deren höchste Letalitätsraten verzeichnen die Altersgruppen der unter 2- und der über 65-jährigen Personen, wobei bestimmte Grundkrankheiten (z.B. Herz-Kreislauf- bzw. Lungenkrankheiten, Diabetes/Stoffwechselkrankheiten, Niereninsuffizienz/nephrotisches Syndrom) und Immunmangelkrankheiten (z.B. angeborene oder erworbene Immundefekte wie HIV-Infektion, A- und Hypogammaglobulinämie, funktionelle – z.B. Sichelzellanämie oder andere Hämoglobinopathien – oder anatomische Asplenie) das Erkrankungsrisiko durch Pneumokokken erhöhen.

In Deutschland rufen Pneumokokken bei Kindern jährlich ca. 220–300 Meningitis-Fälle und ca. weitere 1.300 andere invasive Krankheiten wie Bakteriämie oder Sepsis hervor. Daten einer Kooperation der ›Erhebungseinheit für seltene pädiatrische Erkrankungen in Deutschland‹ (ESPED), des Nationalen Referenzzentrums für Streptokokken und des Robert Koch-Institutes belegen, dass jährlich etwa 20 Kinder an den Folgen einer invasiven Pneumokokken-Infektion sterben sowie jeweils weitere 20 Kinder schwere bleibende Hörschäden oder neurologische Schäden zurückbehalten. In Deutschland sind Pneumokokken in den allermeisten Fällen noch gegen Betalaktam-Antibiotika empfindlich, wenn auch die Makrolidresistenz bereits in der Größenordnung von 30% liegt. Der Trend zeigt eine Zunahme der Resistenzentwicklung von Pneumokokken an. Antibiotika haben keinen Einfluss auf die Erreger-Zirkulation.

Prävention durch Impfung

Polysaccharid-Impfstoffe gegen Pneumokokken sind seit Jahren auf dem Markt und werden zunehmend, allerdings bei weitem noch nicht den Möglichkeiten und Notwendigkeiten entsprechend, angewendet. Polysaccharid-Impfstoffe sind innerhalb der ersten beiden Lebensjahre von ungenügender Immunogenität. Seit kurzem steht ein in Analogie zum konjugierten Haemophilus-influenzae-b-(Hib)-Impfstoff neu entwickelter 7-valenter Pneumokokken-Konjugat-Impfstoff (7VPnC) zur Verfügung. Nachdem Hib-

Impfstoffe invasive Hib-Infektionen erfolgreich zurückgedrängt haben, können jetzt die unter 2-jährigen Kinder mit Pneumokokken-Konjugat-Impfstoffen vor weiteren lebensbedrohlichen bakteriellen Krankheiten geschützt werden.

Zusammensetzung des Pneumokokken-Konjugat-Impfstoffs

Der Impfstoff enthält die Poly- bzw. Oligosaccharide der Serogruppen 4, 6B, 9V, 14, 18C, 19F, 23F von Streptococcus pneumoniae, ferner als Trägerprotein die atoxische Mutante des Diphtherietoxins CRM197 sowie Aluminiumphosphat als Adjuvans. Es ist anzunehmen, dass eine Kreuzimmunität auch gegen die in Deutschland bedeutsamen Serogruppen 6A und 19A besteht. In Deutschland deckt der Impfstoff nach den o.a. Untersuchungen der ESPED ca. 70% der für das Kleinkindalter bedeutsamen Serogruppen ab.

Sicherheit des Pneumokokken-Konjugat-Impfstoffs

In den USA wurden bisher mehr als 12 Millionen Dosen 7VPnC an Säuglinge und Kleinkinder verimpft. Dort wurden mehr als 40.000 Kinder allein im Rahmen klinischer Studien mit dem 7VPnC geimpft. Fieberreaktionen > 38 °C wurden nach den 7VPnC-Dosen 1–4 in folgenden Prozentsätzen berichtet: 15,1; 23,9; 19,1; und 21%, Fieberreaktionen > 39 °C in 0,9; 2,5; 1,7; und 1,3%. Die lokale Reaktogenität wurde auch mit gleichzeitig (seitendifferent) verabreichtem DTaP-Impfstoff verglichen. Sowohl nach der ersten als auch nach den folgenden (2.–3.) Dosen lagen die Angaben zu Schmerzen an der Injektionsstelle bei 7VPnC nur unwesentlich höher als bei DTaP: durchschnittlich 17% gegenüber 15%, relativ am höchsten bei der 4. Injektion 7VPnC mit 23% versus 18%. Systemische Reaktionen wurden zwischen der gleichzeitigen Gabe von 7VPnC und DTaP gegenüber der alleinigen Verabreichung von DTaP bewertet. Die Raten für Fieber > 38 °C (20:13%), Schläfrigkeit (30:25%), Unleidlichkeit (50:45%) und verminderten Appetit (15:10%) lagen bei gleichzeitiger Verabreichung etwas höher als bei alleiniger DTaP-Gabe, differierten jedoch nur um wenige Prozentpunkte. Auch in Deutschland durchgeführte Vergleiche zwischen 7VPnC und 5-valentem Impfstoff (DTaP-Hib-IPV) ergaben ein ähnliches Bild der Reaktogenität.

Bisher sind keine Komplikationen oder bleibenden Schäden bekannt geworden, die ursächlich auf den 7VPnC zurückzuführen wären. Innerhalb von 3 Tagen nach der Impfung wurden – zumeist in Verbindung mit Fieberreaktionen – selten Krampfanfälle beobachtet, die in der Regel folgenlos abklingen.

Immunogenität

Der Impfstoff ist schon im frühen ersten Lebensjahr immunogen. Während Polysaccharid-Impfstoffe T-Zell-unabhängige Antigene sind und deshalb in den ersten 18 bis 24 Lebensmonaten keine schützende Immunantwort hervorrufen, führt die Konjugation des Kapselantigens an ein Trägerprotein zu einem T-Zell-abhängigen Antigenkomplex. Dieser induziert sowohl eine lang dauernde Immunantwort als auch eine Booster-Reaktion nach einer erneuten Applikation. In klinischen Studien entwickelten 92–100% der ab der 9. Lebenswoche geimpften Säuglinge Antikörperkonzentrationen von $\geq$ 0,15 µg/ml (dieser Wert wird in Analogie zu den bei der Hib-Impfung mit konjugierten Impfstoffen gewonnenen Erfahrungen als ›schützend‹ definiert) bzw. 51–90% der Geimpften entwickelten Antikörperkonzentrationen von $\geq$ 1.0 µg/ml gegen die im Impfstoff enthaltenen Serotypen. Die 4. Impfung ruft eine anamnestische Immunantwort gegen alle 7 im Impfstoff enthaltenen Serotypen hervor.

Wirksamkeit

In einer doppel-blind randomisierten Studie mit fast 40.000 Kindern der amerikanischen Kaiser-Permanente-Praxen wurde eine Wirksamkeit von 97,4% gegen jene invasiven Pneumokokken-Infektionen ermittelt, deren Serotypen im Impfstoff enthalten waren. Gegen ›alle Serotypen‹ lag die Wirksamkeit bei 91,7%. Fälle klinisch diagnostizierter Pneumonie wurden um rund 11% reduziert (alle Ätiologien), Pneumonien mit radiologisch dokumentierter Konsolidierung um 73,1%. Arztbesuche wegen Otitis media wurden um 8,9% reduziert, Behandlungen wegen ›gehäufter Otitis media‹ um 9,3% (3 Episoden in 6 Monaten bzw. 4 in 12 Monaten) bis 22,8% (5 Episoden in 6 Monaten oder 6 Episoden in 12 Monaten). Die Zahl der implantierten Paukenröhrchen war bei Kindern in der Verumgruppe um 20,1% reduziert. Die in der Kaiser-Permanente-Studie ermittelten Wirksamkeitsraten sind auch bei Weiterbeobachtung bis zum gegenwärtigen Zeitpunkt unverändert hoch.

In Finnland wurde eine Studie zur Effektivität des Impfstoffs bei akuter Otitis media durchgeführt. Sie ergab eine Wirksamkeit von 57% bei Fällen von Otitis media, die durch Vakzine-Serotypen von S. pneumoniae hervorgerufen werden, von 34% gegen alle durch Pneumokokken verursachten Fälle und von 6% gegen alle Otitis-media-Fälle. Allerdings lag das untere Ende des 95%-Konfidenzintervalls (–4; 16) unter 0, so dass in dieser Studie mit rund 2.500 Probanden die Gesamtzahl der Otitis-media-Fälle durch den Impfstoff nicht signifikant reduziert wurde. Eine der Erklärungsmöglichkeiten hierfür liegt im Studiendesign und in der Falldefinition der ›Otitis media‹ begründet; diese war sehr weit gefasst und damit relativ unspezifisch.

In der finnischen Studie wie auch in einer weiteren Studie bei amerikanischen Indianern wurde auch nachgewiesen, dass die Impfung auf den Schleimhäuten zu einem Replacement führen kann, also zu einem vermehrten Nachweis von nicht im Impfstoff enthaltenen Kapseltypen. Da die Gesamtzahl der durch Pneumokokken bedingten Otitis-media-Fälle aber immerhin um 30% reduziert war, ist die klinische Relevanz dieses Phänomens unbekannt.

Gegenüber den USA ist die Effektivität des 7-valenten Pneumokokken-Konjugat-Impfstoffes wegen der für Deutschland und andere europäische Länder suboptimalen Coverage der im Impfstoff enthaltenen Pneumokokken-Serotypen bezogen auf invasive Infektionen (70–80% bei Kinder bis zum 2. Lebensjahr gegenüber > 90% in den USA) vermindert. Die in einigen Jahren verfügbaren 9- oder 11-valenten Pneumokokken-Konjugat-Impfstoffe könnten die Wirksamkeit um 5–15% erhöhen.

Impfschema und Kompatibilität

Nach den in den klinischen Studien erprobten Impfschemata erhalten Säuglinge und Kleinkinder (vom vollendeten 2. Lebensmonat bis zum vollendeten 2. Lebensjahr) den 7VPnC-Impfstoff nach folgendem Schema:

- Säuglinge bis zu einem Alter von 6 Monaten erhalten 3 Impfungen im Abstand von jeweils 1 Monat, gefolgt von einer 4. Impfung im 2. Lebensjahr
- Säuglinge im Alter von 7–11 Monaten erhalten 2 Impfungen im Abstand von 1 Monat, gefolgt von einer 3. Impfung im 2. Lebensjahr
- Kinder im 2. Lebensjahr erhalten 2 Impfungen im Abstand von 2 Monaten

Da ein Gipfel der Inzidenz invasiver Pneumokokken-Infektionen in Deutschland schon im 7. Lebensmonat liegt, ist es im Sinne optimaler Schutzraten extrem wichtig, die Impfserie unmittelbar nach Vollendung des 2. Lebensmonats zu beginnen und zeitgerecht fortzuführen.

Kinder mit weiter bestehender erhöhter gesundheitlicher Gefährdung sollten in Ergänzung der Impfung mit Pneumokokken-Konjugat-Impfstoff im 3. Lebensjahr eine Impfung mit Polysaccharid-Impfstoff erhalten (im Mindestabstand von 2 Monaten nach der letzten Impfung mit Konjugat-Impfstoff).

Der 7VPnC-Impfstoff ist, wie klinische Studien in anderen Ländern zeigen, bei synchroner (seitendifferenter) Anwendung kompatibel mit verschiedenen Einzel- und Kombinations-Impfstoffen (siehe auch Abschnitt ›Sicherheit‹). In Deutschland wurden Vergleichsuntersuchungen mit Fünffach-Impfstoffen (DTaP-Hib-IPV) durchgeführt, die diese Angaben bestätigen. Untersuchungen zur gleichzeitigen Verabreichung von Sechsfach-Impfstoffen (DTaP-Hib-IPV-HB) sind angelaufen und zeigen gegenwärtig keine davon abweichenden Ergebnisse.

Bewertung und Empfehlung

Der neu zugelassene konjugierte Pneumokokken-Impfstoff (7VPnC) kann eine Lücke in der Impfprävention für Kinder schließen. Nach der Zurückdrängung invasiver Infektionen durch Haemophilus influenzae Typ b kann jetzt einer weiteren lebensgefährlichen bakteriellen Krankheit des Säuglings- und Kleinkindalters (Bakteriämie, Meningitis, Sepsis) durch Impfung vorgebeugt werden. Allerdings ist die Effektivität für ›lokale Pneumokokken-Infektionen‹ wie Otitis media und Pneumonie deutlich geringer. Eine Empfehlung zur generellen Einführung der Impfung in den Impfkalender war jedoch durchaus in Erwägung zu ziehen. Dennoch hat sich die STIKO zum jetzigen Zeitpunkt nur für eine Indikations-Empfehlung ausgesprochen. Auf Grund der weltweit noch begrenzten Erfahrungen mit konjugierten Pneumokokken-Impfstoffen (der Impfstoff wurde erst im Vorjahr in den USA und erst in diesem Jahr in den Ländern der Europäischen Union zugelassen) und ihrer Kompatibilität mit anderen Mehrfach-Impfstoffen sowie des Problems der in Deutschland nicht optimalen Coverage des Impfstoffes und damit eines möglichen Erreger-Replacements durch nicht im Impfstoff enthaltene Serotypen und deren langfristige Virulenzentwicklung erscheint es jedoch sinnvoll, erst einmal die bereits bestehenden Empfehlungen zur selektiven Pneumokokken-Impfung von Risikopersonen (mit Polysaccharid-Impfstoffen) auf die Altersgruppe der unter 2-Jährigen auszuweiten und damit zunächst Kinder mit Risikofaktoren und einem erhöhten Krankheits- und Komplikationsrisiko mit den neuen Konjugat-Impfstoffen zu impfen. Nach dem Vorliegen weiterer Erfahrungen im nationalen und internationalen Maßstab sollte über eine generelle Aufnahme der Impfung in den Impfkalender neu beraten werden.

Diese Analyse der gegenwärtigen Situation und Begründung der Impfempfehlung wurde im Auftrag der STIKO von Herrn Prof. Dr. S. Dittmann erarbeitet.

Literaturhinweise:

1. Global Programme for Vaccines and Immunization. Report of the meeting of the Scientific Group of Experts (SAGE) of the Children's Vaccine Initiative and the Global Programmes for Vaccines and Immunization. World Health Organization, Geneva 1996
2. Recommendations of Advisory Committee on Immunization Practices (ACIP): Preventing pneumococcal disease. MMWR 1997; 46: RR-8, 1–24
3. Reinert RR, Kaufhold A, Schlaeger JJ, Mechery V, Lutticken R: Serotype distribution and antibiotic susceptibility of Streptococcus pneumoniae isolates causing systemic infections among children in Germany, 1992 to 1996. Pediatr Infec Dis J 1997; 16: 244–245
4. Levine OS, Farley M, Harrison LH, Lefkowitz L, McGeer A, Schwartz B: Risk factors for invasive pneumococcal disease in children: A population based case control study in North America. Pediatrics 1999; 103: e28

5. Fedson DS, Musher DM, Eskola J: Pneumococcal vaccine. In: Vaccines (eds.: Plotkin SA, Orenstein WA). 3rd edition. Saunders Philadelphia 1999, pp. 553–607
6. Black S, Shinefield H, Firemann B et al: Efficacy, safety and immunogenicity of heptavalent pneumococcal conjugate vaccine in children. Pediatr Infect Dis 2000; 19: 187–195
7. von Kries R, Siedler A, Schmitt HJ, Reinert RR: Proportion of invasive pneumococcal infections in German children preventable by pneumococcal conjugate vaccines. Clin Infect Dis 2000; 31: 482–487
8. Kilpi T, Palmu A, Leinonen M, Eskola J, Finom SG: Effect of a seven-valent pneumococcal conjugate vaccine (PncOMP) against serotype-specific acute otitis media (AOM) caused by Streptococcus pneumoniae (Pnc). Abstract from 40th ICCAC, September 17–20, 2000, Toronto, Ontario, Canada
9. American Academy of Pediatrics: Policy Statement: Recommendations for the prevention of pneumococcal infections, including the use of pneumococcal conjugate vaccine (Prevnar), pneumococcal polysaccharide vaccine, and antibiotic prophylaxis. Pediatrics 2000; 106: 362–366
10. Recommendations of the Advisory Committee on Immunization Practices (ACIP): Preventing pneumococcal disease among infants and young children. MMWR 2000; 49, Suppl. No. RR-9
11. von Kries R: Epidemiologie von Pneumokokken-Infektionen bei Kindern. In: Schmitt HJ (Hrsg.): Alte und neue Impfstoffe in Deutschland: Grundlagen für künftige Entscheidungen. Infomed-Verlag, Berlin 2000
12. Schmöle Thoma B.: Sieben-valenter Pneumokokken Konjugatimpfstoff (7VpnC-Prevenar): Immunogenität, Reaktogenität und Wirksamkeit. In: Schmitt HJ (Hrsg.): Alte und neue Impfstoffe in Deutschland: Grundlagen für künftige Entscheidungen. Infomed-Verlag, Berlin 2000
13. Eskola J, Kilpi T, Palmu A et al.: Efficacy of a pneumococcal conjugate vaccine against acute otitis media. NEJM 2001; 344: 403–409
14. Volz S, Habermehl P, Zell A, Knuf M: Pneumokokken und Pneumokokken-Konjugat-Impfstoffe – Bedeutung für die Pädiatrie. Monatsschrift Kinderheilkunde 2001; 149: 394–408

Ständige Impfkommission (STIKO) am Robert Koch-Institut

Vorsitzender:
Herr Prof. Dr. H.-J. Schmitt, Kinderklinik der Johannes-Gutenberg-Universität, Mainz

Stellvertretender Vorsitzender:
Herr Prof. Dr. S. Dittmann, Berlin

Sekretär:
Herr Dr. G. Rasch (Anschrift des Sekretariats der STIKO)
Robert-Koch-Institut, FG Präventionskonzepte und Impfprogramme
Stresemannstr. 90–102, 10963 Berlin

IV–5
Impfplan 2001 Österreich

Empfehlungen des Obersten Sanitätsrates (Impfausschuss), Stand 6. März 2001
Erhältlich unter: http://www.gesundheit.bmsg.gv.at/

Vorbemerkungen

Schutzimpfungen gehören zu den wichtigsten und wirksamsten präventiven Maßnahmen, die in der Medizin zur Verfügung stehen. Alle Geimpften können im Regelfall vor der Krankheit geschützt werden. Zudem können Krankheiten, die nur von Mensch zu Mensch übertragen werden (u. a. Poliomyelitis, Hepatitis B, Masern, Keuchhusten) bei einer anhaltend hohen Durchimpfungsrate eliminiert werden.

Vor Erreichen der notwendig hohen Durchimpfungsrate werden Infektionen bei Nichtgeimpften zwar seltener, ereignen sich aber später, da sich die Ausbreitungsgeschwindigkeit der Infektionskrankheit verlangsamt. Da bei manchen Krankheiten, z. B. bei Masern, Erkrankungen mit steigendem Alter schwerer verlaufen, können Nichtgeimpfte, die später infiziert werden, schwerer erkranken.

Es ist daher generell empfehlenswert, die Impfungen rechtzeitig durchzuführen, es sei denn, es liegt eine klare Kontraindikation vor.

Es ist eine wichtige ärztliche Aufgabe, für einen ausreichenden Impfschutz der betreuten Personen (Patienten) zu sorgen. Dazu gehört, dass die Grundimmunisierung bei Säuglingen und Kleinkindern rechtzeitig begonnen, nicht unnötig verzögert und zeitgerecht abgeschlossen wird. Darüber hinaus ist es notwendig, den Impfschutz durch notwendige Auffrischungsimpfungen sicherzustellen.

Laut Empfehlung der WHO soll jeder Arztkontakt dazu genutzt werden, zu prüfen, ob die empfohlenen Impfungen durchgeführt worden sind, und – wo notwendig – fehlende Impfungen nachzuholen. Den Eltern obliegt es, die Schutzimpfungen bei ihren Kindern durchführen zu lassen.

Zur ärztlichen Impfleistung zählt neben der Verabreichung der Impfung:
- Information über die zu verhütende Krankheit und den Nutzen der Impfung
- Hinweise auf mögliche Nebenwirkungen und Komplikationen
- Anamnese inklusive Impfstatus sowie allfälliger Allergiestatus
- Feststellung der Impftauglichkeit
- Empfehlungen über Verhaltensmaßnahmen nach der Impfung
- Angaben über Beginn und Dauer der Schutzwirkung sowie das Impfschema
- Dokumentation der Impfung inklusive Chargennummer im Impfausweis (Klebeetikett) bzw. der ärztlichen Aufzeichnungen (§51 Ärztegesetz)

Wegen der schnellen Entwicklung, in der sich das Impfwesen derzeit befindet, ist geplant, die Impfempfehlungen des Impfausschusses des Obersten Sanitätsrates in Zukunft jährlich zu erneuern und zu adaptieren.

In den letzten Jahren haben sich als wesentlichste Änderungen ergeben:

- Mit dem Impfkonzept des Gesundheitsressorts sind seit 1998 alle allgemein empfohlenen Impfungen von der Geburt bis zum Ende der Schulpflicht kostenfrei erhältlich. In den Bundesländern gibt es zum Teil unterschiedliche Regelungen für die Impfdurchführung.
  Seit 1999 sind nur mehr azelluläre Keuchhustenimpfstoffe anzuwenden, da deren Verträglichkeit besser ist.
  Generell wird empfohlen, alle Impfungen bei gegebener Indikation weitestgehend als Kombinationsimpfungen durchzuführen, um die Zahl der Injektionen zu minimieren.
- Das erfolgreiche Programm der Weltgesundheitsorganisation, die Poliomyelitis weltweit auszurotten, führt derzeit dazu, dass die bewährte orale Poliomyelitis-Impfung wegen der sehr seltenen vakzine-assoziierten Poliomyelitis (ein Fall auf 890.000 Erstimpfungen) für die Grundimmunisierung nicht mehr empfohlen wird. Nach der Polioimpfaktion im Winter 2000/2001 soll nur mehr Polio-Totimpfstoff (IPV) verwendet werden.
  Seit Herbst 1999 wird empfohlen, soweit wie möglich Impfstoffe zu verwenden, die kein quecksilberhaltiges Konservierungsmittel enthalten.
  Die ab 1990 gültige Empfehlung bezüglich der Tuberkuloseimpfung wird aufgehoben. Die BCG-Impfung wird seit Juni 2000 nicht mehr empfohlen.

A. Allgemein empfohlene Impfungen

Aufklärungspflicht

Vor Durchführung der Impfung hat der Arzt die Pflicht, den Impfling und, bei Personen unter 14 Jahren, auch einen Elternteil bzw. die Person, die mit der Pflege und Erziehung betraut ist, über die zu verhütende Krankheit und die Impfung aufzuklären, damit sie über die Teilnahme an der Impfung entscheiden können. Die Aufklärung sollte jedenfalls umfassen: Informationen über die zu verhütende Krankheit, allfällige Behandlungsmöglichkeiten der Infektionskrankheit, Nutzen der Schutzimpfung für den Einzelnen und die Allgemeinheit; Informationen über den Impfstoff, Dauer des Impfschutzes, Verhalten nach der Impfung, Kontraindikationen, mögliche Nebenwirkungen und/oder Komplikationen, Notwendigkeit von Auffrischungsimpfungen.

Für die Aufklärung hilfreich ist die vom Gesundheitsressort kostenlos angebotene Impfbroschüre, die

- telefonisch unter (01) 711 00–4700,
- per E-Mail: gisela.kirchler@bmsg.gv.at oder
- unter der Internetadresse http://www.gesundheit.bmsg.gv.at

angefordert werden kann.

Tabelle 1: Impfkalender für Säuglinge, Kinder und Jugendliche

	ALTER								
	1. Lebensjahr			2. Lebensjahr		Späteres Kindesalter			Jugend /Erw.
	3. Mo	4. Mo	5. Mo	im 2. Lj.	ab 14. Mo	7. Lj.	13. Lj.	14.–15. Lj.	nach 15. Lj.
Hepatitis B	1. HBV[a)]	(2. HBV)	3. HBV	4. HBV			HBV[a) g)]	HBV[h)]	
Diphtherie, Tetanus, Pertussis[b)]	1. DTaP	2. DTaP	3. DTaP	4. DTaP		dT		dT[f)]	dT alle 10 Jahre
H. influenzae B	1. HIB[e)]	(2. HIB[e)])	3. HIB[e)]	4. HIB[e)]					
Poliomyelitis[d)]	1. IPV	2. IPV	3. IPV	4. IPV		IPV[d)]		IPV[d)f)]	IPV alle 10 Jahre
Masern, Mumps, Röteln					1. MMR	2. MMR	Röteln (MMR)[c)]		

Anmerkungen zur Durchführung der Impfungen

a) Die HBV-Impfung kann in jedem Alter nachgeholt werden, sollte aber spätestens zu Beginn des 13. Lebensjahres abgeschlossen sein. Nach Möglichkeit sollte bei im Säuglings- und Vorschulalter Geimpften im 13. Lj. eine Auffrischungsimpfung erfolgen. Wenn die **Mutter eines Neugeborenen HbsAg-positiv** ist, erfolgt die aktive und passive Immunisierung unmittelbar nach der Geburt (vgl. Kommentar zu Hepatitis B).

b) Die DTaP-Impfung kann auch zu einem späteren Zeitpunkt nachgeholt werden, ab dem 7. Lebensjahr aber nur mehr dT verwenden.

c) **Röteln für Mädchen** in Form der 1. und/oder 2. MMR. Für Kinder, die 1x Masern-Mumps und 1x MMR erhalten haben, genügt Nachholen der 2. Rötelnimpfung (monovalent). Wenn ein monovalenter Rötelnimpfstoff nicht zur Verfügung steht, kann auch ein MMR-Impfstoff verwendet werden.

d) Wird IPV als Kombinationsimpfstoff verwendet, erfolgt das Impfschema nach der Fachinformation.

e) Die HIB-Impfung wird in der Regel in Kombination mit der DTaP-HBV-HIB-IPV-Impfung durchgeführt. Wird HIB in einer anderen Kombination verwendet, erfolgt die Impfung lt. Schema der Fachinformation.

f) Zur Aufrechterhaltung des Impfschutzes soll die Diphtherie-Tetanus-Impfung (dT) und die Polioimpfung alle 10 Jahre wiederholt werden, eine Kombinationsimpfung mit einem dT-IPV Impfstoff ist möglich.

g) Auffrischungsimpfung gegen HBV erfolgt im 13. Lebensjahr. Wenn keine Grundimmunisierung im Säuglings- bzw. Vorschulalter erfolgt ist, sollte die Grundimmunisierung gegen Hepatitis B so nachgeholt werden, dass sie zu Beginn des 13. Lebensjahres abgeschlossen ist.

h) Termine für weitere Auffrischungsimpfungen werden, wenn überhaupt notwendig, noch festgesetzt.

Bei unmündigen Minderjährigen (Kinder vor Vollendung des 14. Lebensjahres) ist die Zustimmungserklärung eines Elternteiles bzw. der Person, die mit der Pflege und Erziehung betraut ist, einzuholen. Jugendliche müssen selbst einwilligen, wenn sie die Einsichtsfähigkeit und Urteilsfähigkeit besitzen.

Für den seltenen Fall von Impfschäden wird auf das Impfschadensgesetz verwiesen.

Kontraindikationen

An einer Infektion akut Erkrankte sollen bis zur Genesung von der Impfung zurückgestellt werden. Banale Infekte, auch wenn sie mit Temperaturen unter 38,5°C einhergehen, sind jedoch keine Kontraindikation. Ebenso sollen Kinder mit wiederholten fieberhaften Infekten nach Abklingen der aktuellen Infektion sobald als möglich geimpft werden. Impfhindernisse können bestehende Allergien gegen Inhaltsstoffe des Impfstoffes sein. Bei diesen Kindern soll nach Konsultation einer Fachabteilung eine Impfung erwogen werden.

Bei Personen mit angeborenen oder erworbenen Immundefekten oder Störungen des Immunsystems soll vor der Impfung der den Immundefekt behandelnde Arzt konsultiert werden. Totimpfstoffe können verabreicht werden; es wird empfohlen, den Impferfolg serologisch zu kontrollieren.

Falsche Kontraindikationen

Häufig werden bestimmte Umstände irrtümlich als Kontraindikationen angesehen. Dazu gehören:

- Leichte akute Erkrankung mit niedrigem Fieber oder leichter Durchfall bei einem sonst gesunden Kind
- Antimikrobielle Therapie (Antibiotika) oder Verabreichung niedriger Dosen von Kortikosteroiden oder lokal angewendete steroidhaltige Präparate (unbehandelte Injektionsstelle wählen). Ausnahme: Bakterielle Lebendimpfstoffe
- Rekonvaleszenzphase nach einer Erkrankung
- Frühgeburtlichkeit: Frühgeborene sollen unabhängig von ihrem Geburtsgewicht entsprechend dem empfohlenen Impfalter geimpft werden. Bei extremer Frühgeburtlichkeit wird empfohlen, die betreffende Neonatologieabteilung zu kontaktieren.
- Schwangerschaft der Mutter oder anderer Haushaltsangehöriger. Stillperiode der Mutter ist kein Hindernis, das Kind zu impfen.
- Ein möglicher Kontakt des Impflings zu Personen mit ansteckenden Krankheiten
- Allergien, Asthma oder andere atopische Erkrankungen (siehe Kontraindikationen) oder Allergien in der Verwandtschaft
- Penizillinallergie; kein Impfstoffhersteller verwendet Penizillin in der Produktion.
- Fieberkrämpfe in der Anamnese des Impflings
- Fall von plötzlichem Kindestod in der Familienanamnese
- Neugeborenenikterus
- Chronische Erkrankungen sowie nicht progrediente Erkrankungen des ZNS

Injektionsstelle – Impfabstände – Nachholimpfungen

- **Alle Totimpfstoffe sind intramuskulär zu verabreichen (M. deltoideus oder M. vastus lat.), Lebendimpfstoffe** (wie MMR- und Varizellen-Impfstoff) **subkutan.**
- Lebendimpfstoffe können gleichzeitig, jedoch an verschiedenen Injektionsstellen

verabreicht werden. Ist dies nicht der Fall, so soll ein Mindestabstand von vier Wochen zur Optimierung der Immunantwort eingehalten werden; vorausgesetzt, die vorangegangene Impfung ist ohne Komplikationen verlaufen.

- Bei Totimpfstoffen ist die Einhaltung von Mindestabständen zu anderen Impfungen, auch zu solchen mit Lebendimpfstoffen, nicht erforderlich.
- Wird der empfohlene Impfzeitpunkt versäumt, kann jede der allgemein empfohlenen Impfungen zum ehest möglichen Termin nachgeholt werden.
- Auf der anderen Seite gibt es keine unzulässig großen Abstände zwischen Impfungen. Auch eine für viele Jahre unterbrochene Grundimmunisierung muss nicht neu begonnen werden.
- Patienten mit Gerinnungshemmern oder Haemophiliepatienten können die intramuskulären Impfstoffe subkutan gegeben werden. Cave: Möglicherweise schlechtere Serokonversionsrate, zumindest bei Tollwut- und Hepatitis-B-Impfung.

Impfungen in der Schwangerschaft und Stillperiode

Prinzipiell sollen die empfohlenen Impfungen bereits vor Beginn der Schwangerschaft durchgeführt sein. Eine gute Gelegenheit dazu besteht in gynäkologischen Ordinationen und Ambulanzen (Girlies' Ambulance). Hier soll lange vor der Schwangerschaft überprüft werden, ob eine zweimalige Masern-Mumps-Röteln Impfung durchgeführt worden ist. Fehlende Impfungen sind nachzuholen (auch Diphtherie-Tetanus). Dringend empfehlenswert ist es, die Windpockenimmunität sicherzustellen; bei seronegativen Frauen ist eine Impfung mindestens drei Monate vor Konzeption empfohlen.

Generell können während der Schwangerschaft Impfungen mit Totimpfstoffen durchgeführt werden, jedoch ist ein Verschieben der Impfung in das 2. oder 3. Trimenon als generelle Vorsichtsmaßnahme angezeigt, um theoretischen Bedenken zu entgegnen. Die Schwangerschaft ist eine Kontraindikation für Lebendimpfungen (Masern, Mumps, Röteln, Varizellen), allerdings ist ein Impfrisiko eher theoretisch. Bei versehentlicher Rötelnimpfung während der Schwangerschaft wurde noch kein Fall einer Rötelnembryopathie bekannt; die versehentliche Rötelnimpfung ist keine Indikation für einen Schwangerschaftsabbruch. Das Risiko einer Varizellenimpfung während der Schwangerschaft ist unbekannt.

Obwohl Reisen in Gelbfiebergebiete während der Schwangerschaft bis nach der Entbindung verschoben werden sollen, können Schwangere, deren Reise in ein Gelbfiebergebiet unbedingt erfolgen muss, bei gegebener Empfänglichkeit gegen Gelbfieber geimpft werden.

In der Stillperiode sind alle Impfungen möglich.

Impfungen bei Immundefekten

Bei Personen mit angeborenen oder erworbenen Störungen des Immunsystems gibt es wenig Erfahrung. Für die Anwendung von Totimpfstoffen besteht bei diesen Personen kein Einwand, jedoch sollte nach Möglichkeit der Impferfolg überprüft werden. Die Anwendung von Lebendimpfstoffen ist im Regelfall kontraindiziert, jedoch sollte im Einzelfall individuell vorgegangen werden und eine Fachinstitution kontaktiert werden.

Generell ist damit zu rechnen, dass mit zunehmendem Alter (ab etwa 60 Jahren) bei Erstimmunisierungen der Impferfolg und damit das Ausmaß und die Dauer des Impfschutzes abnimmt und daher Auffrischungsimpfungen eventuell nach einem kürzeren Intervall notwendig sind. Dies ist jedoch kein Argument, auf eine Impfung zu verzichten.

B. Spezielle Impfungen

Die Impfungen können jedem/jeder empfohlen werden, der/die sich oder seine/ihre Angehörigen wegen eines möglichen Erkrankungsrisikos vor der betreffenden Erkrankung schützen will. Manche Impfungen sind auch bei den allgemein empfohlenen Impfungen enthalten, betreffen hier aber andere Gruppen oder Impfalter.

Tabelle 2: Spezielle Impfungen

Impfung gegen	Kategorie	Indikation bzw. Reiseziel	Anwendungshinweise
Diphtherie	Auffrischung, Indikations impfung	Alle Erwachsenen 10 Jahre nach der letzten Auffrischung. Bei Versäumen der Auffrischung wird diese mittels einer einzelnen Dosis nachgeholt. Medizinisches Personal, welches Kontakt mit Infizierten haben kann. Personen mit häufigen Publikumskontakten. Flüchtlinge, Asylanten, Immigranten aus Gebieten mit Diphtherie-Risiko. Personal der Grenzkontrollinstitutionen, diplomatisches Personal.	Alle 10 Jahre Auffrischung mit reduzierter Diphtheriekomponente (d), als Kombinationsimpfstoff dT oder dT-IPV.
	Reiseimpfungen	Reisen bzw. Aufenthalt in Ländern mit erhöhtem Diphtherie-Risiko.	
FSME	Indikationsimpfung	Da Österreich ein Land ist, in dem virusinfizierte Zecken endemisch vorkommen, besteht für Personen, die in Endemiegebieten leben, eine Impfindikation.	Derzeit sind folgende zwei Impfstoffe erhältlich: **1.** Encepur® nach dem 12. Lebensjahr.

Impfung gegen	Kategorie	Indikation bzw. Reiseziel	Anwendungshinweise
	Reiseimpfung	Für alle anderen ist die FSME-Impfung als Reiseimpfung bei möglicher Exposition in FSME-Endemiegebieten empfohlen.	**2.** FSME-IMMUN Inject, Fertigspritze® ab dem vollendeten 1. Lebensjahr. Die Impfung kann jedoch bei strenger Risiko-Nutzen-Abwägung im Einzelfall ausnahmsweise auch schon früher erwogen werden, wenn das Kind einer starken Infektionsgefahr ausgesetzt ist. Bei der ersten Teilimpfung im Rahmen der Grundimmunisierung von Kindern bis zum vollendeten 12. Lebensjahr soll bei FSME Immun Inject Fertigspritze® die halbe Dosis (0,25 ml statt 0,5 ml) verwendet werden. Die zweite und die dritte Teilimpfung soll mit der vollen Dosis erfolgen. Auffrischung: Derzeit alle 3–5 Jahre je nach verwendetem Impfstoff und Alter.
Gelbfieber	Reiseimpfung	Indiziert bei Reisen in die Endemiegebiete des tropischen Afrikas und Südamerikas.	Auffrischung alle 10 Jahre. Siehe auch: Impfungen in der Schwangerschaft. Die Impfung wird nur an dafür autorisierten Gelbfieber-Impfstellen verabreicht.

Impfung gegen	Kategorie	Indikation bzw. Reiseziel	Anwendungshinweise
Hepatitis A (HAV)	Indikationsimpfung	HAV-gefährdetes Personal medizinischer Einrichtungen, auch SchülerInnen und StudentInnen, z.B. Pädiatrie, Infektionsmedizin, Labor (Stuhluntersuchungen), inklusive Küchen- und Reinigungspersonal, generell Personal von Großküchen, Großcatering, Spitalsküchen und vergleichbare Einrichtungen der Gemeinschaftsverpflegung, Personal von Kinderbetreuungseinrichtungen und Einrichtungen für geistig Behinderte, Kanalisations- und Klärwerkpersonal, Personal plasmafraktionierender Unternehmen, Militärpersonal bei möglicher Exposition, speziell unter Feld- oder Übungsbedingungen, Personen mit häufigem Bedarf an Plasmaprodukten (z. B. Haemophile), nicht immune Personen mit chronischer Lebererkrankung wie z.B. HCV-Infizierte und HBV-Carrier, intravenös Drogenabhängige, Kontaktpersonen zu an Hepatitis-A-Erkrankten oder HAV-Ausscheidern, Personen mit Sexualverhalten, welches bezüglich Hepatitis A riskant sein kann,	Grundimmunisierung je nach Impfstoff; ab 1. Lebensjahr, kombinierbar mit HBV-Impfstoff, wenn indiziert. Für Personen älter als 50 Jahre und für Personen mit anamnestischer Hepatitis sowie für Personen, die sich lange in endemischen Regionen aufgehalten haben, wird eine vorherige Antikörperbestimmung empfohlen.
	Reiseimpfung	Reisende (Tourismus, berufliche Reisen, aber auch diplomatischer Dienst und Entwicklungshilfe) in Gebiete mit hoher Hepatitis-A-Verbreitung oder bei Hepatitis-A-Ausbrüchen	
Hepatitis B (HBV)	Indikationsimpfung bei Erwachsenen	Die Impfung ist allen in medizinischen Berufen tätigen Personen zu empfehlen, auch SchülerInnen und StudentInnen dieser Berufe, Personal von Einrichtungen für geistig Behinderte, Personal plasmafraktionierender Unternehmen, Personen mit Infektionsrisiko durch Blutkontakte mit möglicherweise infizierten Personen (Ersthelfer, Polizisten), Personen, die beruflich Injektionsnadeln einsammeln oder entsorgen, Personen mit häufigem Bedarf an Plasmaprodukten (z. B. Haemophile), Dialysepatienten, nicht immune Personen	

Impfung gegen	Kategorie	Indikation bzw. Reiseziel	Anwendungs-hinweise
		mit chronischer Lebererkrankung, Kontaktpersonen zu an Hepatitis B Erkrankten oder HBsAg-Trägern, sofern sie nicht bereits immun oder nicht selbst HbsAG-Träger sind, Personen mit riskantem Sexualverhalten (Sexualpartner von HbsAg-Trägern, häufiger Wechsel von Sexualpartnern), intravenös Drogenabhängigen,	
	Reiseimpfung	Reisende (Tourismus, berufliche Reisen, aber auch diplomatischer Dienst und Entwicklungshilfe) in Gebiete mit hoher Hepatitis B-Verbreitung	
Influenza	Indikationsimpfung	Kinder (ab 7. Lebensmonat), Jugendliche und Erwachsene mit erhöhter Gefährdung infolge eines Grundleidens (chronische Lungen-, Herz-, Kreislauferkrankungen, Erkrankungen der Nieren, Stoffwechselkrankheiten und Immundefekte [angeboren oder erworben]). Ebenso ist die Impfung für Personen > 60 Jahren empfohlen. Betreuungspersonen (z. B. in Spitälern, Altersheimen und im Haushalt) von Risikogruppen (kranke Kinder, Altersheim) sollen ebenfalls geimpft werden. Personal mit häufigen Publikumskontakten	Kinder bis zum vollendeten 8. Lj., die zum ersten Mal geimpft werden, sollten 2 Impfungen im Mindestabstand von 1 Monat erhalten. Kinder bis zum vollendeten 3. Lj. erhalten jeweils die halbe Erwachsenendosis.
	Reiseimpfung	Bei Reisen in Epidemiegebiete für alle Reisenden	
Meningokokken	Indikationsimpfung	In Österreich ist der Anteil der Meningokokken-Typ-C-Erkrankungen vorübergehend angestiegen (ca. 25 %). Eine Impfung kann daher unter Berücksichtigung der Empfehlungen der Sanitätsbehörden bei Epidemien durch im Impfstoff enthaltene Stämme neben der antibiotischen Prophylaxe für gefährdete Personen empfohlen werden. Indiziert auch für exponiertes Personal (Labor, Intensivstation, Pädiatrie).	Tetravalenter Impfstoff (ACW135Y) wird empfohlen. Jeder, der sich schützen will, kann von dieser Impfung Gebrauch machen. Im Jahr 2001 wird ein konjugierter Meningokokken-C-Impfstoff, der ab dem 12. Lebensmonat verwendbar ist, zugelassen werden.
	Reiseimpfung	Als Reiseimpfung in Endemiegebiete	

Impfung gegen	Kategorie	Indikation bzw. Reiseziel	Anwendungs-hinweise
Pneumo-kokken	Indikationsimpfung	Kinder, Jugendliche und Erwachsene mit erhöhter Gefährdung infolge eines Grundleidens (chronische Lungen-, Herz-, Kreislauferkrankungen, Erkrankungen der Nieren und der Blutbildung, Diabetes mellitus, chronischer Alkoholismus, Leberzirrhose, Immunsuppression inkl. HIV-Infektion, Aspleniesyndrom). Ebenso ist die Impfung für Personen > 60 Jahren empfohlen.	Eine Injektion bei Kindern > 2 Jahren, Auffrischung nach 3–5 Jahren. Ab März 2001 steht ein konjugierter Pneumokokken-Impfstoff, der ab dem 2. Lebensmonat verwendbar ist, zur Verfügung.
Poliomyelitis	Auffrischung	Erwachsene alle 10 Jahre mit IPV	Wenn indiziert, ist Auffrischung auch mit Kombinationsimpfstoff dT-IPV möglich.
	Reiseimpfung	auch als Reiseimpfung	
Röteln	Indikationsimpfung bei Erwachsenen	Grundsätzlich sollte der Immunstatus bei allen Frauen vor der Schwangerschaft bekannt sein. Zur Abklärung des Immunstatus soll jeder Arztbesuch genutzt werden, insbesondere gynäkologische Ordinationen, evtl. anlässlich der Verschreibung von Antikonzeptiva. Frauen mit besonders hohem Infektionsrisiko für sich und andere (Lehrerinnen, Kindergärtnerinnen, Krankenpflegerinnen sowie Schülerinnen in diesen Berufen) sollten immun sein, ebenso wie das gesamte geburtshilflich-gynäkologische Personal (Frauen und Männer).	Lebendimpfstoff. Die Rötelnimpfung in der Schwangerschaft ist kontraindiziert. Bei Frauen soll eine Schwangerschaft bei Impfung und drei Monate danach ausgeschlossen werden. Eine versehentliche Rötelnimpfung bei einer Schwangeren stellt keine Indikation für einen Schwangerschaftsabbruch dar.
Tetanus	Auffrischung	Alle Erwachsenen 10 Jahre nach der letzten Auffrischung. Bei Versäumnis der Auffrischung wird diese mittels einer einzigen Dosis nachgeholt.	Alle 10 Jahre Auffrischung mit Tetanus als Kombinationsimpfstoff dT oder dT-IPV
	Indikationsimpfung	Nach Verletzungen siehe Tab. 3	
Tollwut	Indikationsimpfung	Praeexpositionell: für Veterinärpersonal inkl. StudentInnen, Tierpräparatoren, Jäger, Tierhändler. Postexpositionell: Da die Tollwut in Österreich nahezu ausgerottet ist, ist die postexpositionelle Impfung in den seltensten Fällen indiziert. CAVE: Hundeimporte aus endemischen Ländern.	Praeexpositionell: 0, 7, 21 Tage Postexpositionell: 0, 0, 7, 21 Siehe Fachinformation.

Impfung gegen	Kategorie	Indikation bzw. Reiseziel	Anwendungshinweise
	Reiseimpfung	Bei erhöhter Expositionsgefahr durch Reiseart und -land	
Tuberkulose (BCG)		Die Impfung mit dem derzeit verfügbaren BCG-Impfstoff wird nicht empfohlen.	
Typhus	Reiseimpfung	Bei Reisen in Entwicklungsländer und in Länder mit deutlich erhöhtem Typhusrisiko. Bei geplanter oder bereits bestehender Schwangerschaft ist unter Indikationsabwägung dem Vi-Polysaccharidimpfstoff der Vorzug zu geben.	
Varizellen (Windpocken)	Indikationsimpfung	Varizellenimpfstoff kann für alle Kinder verwendet werden, die suszeptibel sind (ab 9 Monaten). Der Impfstoff ist auch geeignet für suszeptible Betreuungspersonen. Für das gesamte suszeptible Personal im Gesundheitswesen, besonders pädiatrische Kliniken (auch SchülerInnen und StudentInnen), pädiatrische Onkologie, Betreuung von Schwangeren und Immundefizienten soll vor Arbeitsaufnahme Immunität durch die Infektion oder durch die Impfung bestehen. Indiziert auch für Personal in Kinderbetreuungseinrichtungen. Besonders für Kinder mit Leukämie, soliden Malignomen, Kinder bei geplanter Immunsuppression wegen schwerer Autoimmunerkrankung, vor Organtransplantation, bei schwerer Niereninsuffizienz, Kinder mit schwerer Neurodermitis. Seronegative Frauen im gebärfähigen Alter.	Lebendimpfstoff. Bei Patienten mit Chemotherapie siehe Fachinformation. Bei Frauen soll eine Schwangerschaft bei Impfung und drei Monate danach ausgeschlossen werden.

Tabelle 3: Tetanusprophylaxe nach Verletzungen

Impfstatus	saubere, kleine Wunden		alle anderen Wunden[1)]	
	dT[2)]	TIG	dT[2)]	TIG
unbekannt oder < 3 Teilimpfungen	Ja	Nein	Ja	Ja
≥ 3 Teilimpfungen	Nein[3)]	Nein	Nein[4)]	Nein

dT = Diphtherie-Tetanus-Toxoid-Impfstoff mit vermindertem Diphtherietoxoid-Gehalt
TIG = Tetanus-Immunglobulin human

1) Kontaminierte Wunden (z. B. mit Erde, Schmutz, Exkrementen etc.), sowie Brandwunden, Schusswunden, Rissquetschwunden
2) Bei Verletzungen in einem Alter, in dem die Kombinationsimpfung laut Impfplan noch nicht vollständig ist, soll diese vorgezogen werden.
3) **Ja, falls mehr als 10 Jahre nach der letzten Impfung vergangen sind**
4) **Ja, falls mehr als 5 Jahre nach der letzten Impfung vergangen sind**

Aus seroepidemiologischen Untersuchungen ist bekannt, dass die Tetanus Prophylaxe in Österreich in der Vergangenheit eher zu häufig angewendet wurde. Um bei den Tetanus-Impfungen immer synchron mit der Diphtherie zu sein, wird nur mehr dT-Impfstoff empfohlen.

Kommentare zu den durch Impfung vermeidbaren Krankheiten:

Diphtherie

In den 90er Jahren gab es in den Staaten der ehemaligen Sowjetunion einen großen Ausbruch an Diphtherie mit über 50.000 Fällen im Jahr 1995 und mit Tausenden Toten. Diese schwere Infektionserkrankung kann jederzeit nach Österreich importiert werden. Auch heute noch sterben 5 bis 20 % der Erkrankten. Eine Durchführung der Impfung ist daher unbedingt notwendig. Besonders wichtig ist hier, nach erfolgter Grundimmunisierung und Auffrischungen auch die Auffrischungsimpfungen im Erwachsenenalter gemäß Impfplan durchzuführen. Die Auffrischungsimpfung soll hier gemeinsam mit der Tetanusimpfung durchgeführt werden. Fest steht, dass in der erwachsenen Bevölkerung erhebliche Impflücken bestehen.

Frühsommermeningoenzephalitis (FSME)

Diese durch Zecken übertragene einst in Österreich häufigste virale Infektionskrankheit mit Enzephalitis ist durch die hohe Durchimpfungsrate zurückgegangen. Jedoch ist die Durchimpfungsrate bei älteren Menschen immer noch unzureichend. Da in Österreich immer noch etwa 100 FSME-Fälle jährlich mit sinkender Tendenz diagnostiziert werden (1999 historisches Tief mit 41 Fällen, 2000: 60 Fälle), sind weitere Anstrengungen notwendig, um diese Zahl weiter zu reduzieren bzw. die hohe Durchimpfungsrate der Bevölkerung aufrecht zu erhalten. Bei entsprechender vollständiger Durchimpfung der Bevölkerung wäre eine jährliche Fallzahl von nur 10 Erkrankungen durchaus erreichbar.

Haemophilus Influenzae B

Vor Einführung der Haemophilus-Impfung Anfang der 90er Jahre war Haemophilus influenzae B (HIB) einer der häufigsten Erreger der eitrigen Meningitis bei Kindern bis zu 5 Jahren. Eines von 420 Kindern erkrankte an dieser lebensgefährlichen Infektion. Durch die Impfung ist diese Krankheit praktisch verschwunden, so wurden im Zeitraum 1997–99 nur mehr 2 invasive Haemophilus-Erkrankungen registriert. Bei Einführung der Impfung konnten zunächst nur monovalente Impfstoffe angeboten werden. Diese wurden nunmehr durch Kombinationsimpfstoffe ersetzt, wodurch die Zahl der Injektionen reduziert werden konnte.

Hepatitis A

Die Hepatitis A nimmt mit zunehmendem Erkrankungsalter an Schwere zu, ab dem 40. Lebensjahr muss mit Todesfällen gerechnet werden. Durch die gute Hygiene in Österreich zirkuliert das HA-Virus bei uns nur in Ausbruchssituationen, vor allem nach Einschleppung nach Auslandsaufenthalten (Urlaub). Es sind mehrere gut verträgliche Impfstoffe zugelassen. Nach derzeitig verfügbaren Daten kann nach Abschluss der Grundimmunisierung mit einem langjährigen Schutz gerechnet werden. Die HAV-Impfung wird jedem empfohlen, der sich und seine Familie vor dieser Erkrankung schützen möchte. Obwohl Kleinkinder in der Regel die Erkrankung subklinisch oder nur mit milder Symptomatik durchmachen, hat die Kinderimpfung insofern eine Bedeutung, als die Kinder eine Infektionsquelle für die Erwachsenen darstellen, welche dann schwerer erkranken können.

Hepatitis B

Hepatitis B ist eine schwere Erkrankung. Weltweit leben mehr als 2 Milliarden Menschen mit bestehender oder abgelaufener Infektion. 350 Millionen Menschen sind chronisch infiziert, in Österreich leben etwa 42.000 chronische Virusträger.

Etwa 1 Million Menschen sterben weltweit pro Jahr an den direkten Folgen einer HBV-induzierten Zirrhose oder durch Leberkrebs.

Globale Statistiken zeigen: 25 % der chronischen Virusträger sterben als Erwachsene an primärem Leberkrebs oder an Zirrhose. HBV verursacht 60–80 % der weltweiten primären Leberkarzinome.

Die WHO hat daher empfohlen, bis Ende 1997 eine generelle Hepatitis-B-Impfung für Kinder anzubieten, um weltweit diese Erkrankung auszurotten.

Das Risiko für Neugeborene HBsAg-positiver Mütter, eine chronische Virushepatitis zu entwickeln, ist mit 90 % besonders hoch, daher sollten diese Kinder sofort nach der Geburt geimpft werden. Danach sinkt das Risiko, nach Infektion chronischer Virusträger zu werden:

Tabelle 4

Infektionsalter	Risiko Virusträger (%)	Infektionsalter	Risiko Virusträger (%)
Geburt	> 90		
1–6 Monate	80	1–4 Jahre	35
7–12 Monate	60	Erwachsene	10

Spätestens zu Beginn des 13. Lebensjahres sollte die Hepatitis-B-Impfung abgeschlossen sein, da das Infektionsrisiko ab diesem Alter wieder steigt. Wann immer ein erhöhtes Infektionsrisiko erkennbar ist, soll die Impfung durchgeführt werden – dies gilt auch für Erwachsene.

Hepatitis B-Prophylaxe der Neugeborenen von HBsAg-positiven Müttern

Seit Mai 1992 wird von der gesetzlichen Krankenversicherung auch das Screening auf Hepatitis-B-Virus (HBV)-Infektion mittels HBsAg (Hepatitis-B-surface-Antigen)-Bestimmung bei Schwangeren bezahlt. Ein positiver Nachweis des HBsAg sollte allerdings durch eine zweite Untersuchung, welche zusätzlich auch HBcAK (Hepatitis-B-core-Antikörper) und HBsAK (Hepatitis-B-surface-Antikörper) erfasst, bestätigt werden. Versäumte Screening-Untersuchungen sollen natürlich an der Entbindungsstation sofort nach Aufnahme nachgeholt werden! Das Screening ist natürlich nur sinnvoll, wenn zur Vermeidung der vertikalen Transmission der Erkrankung auf das Neugeborene **sofort nach der Entbindung – möglichst noch im Kreißsaal – die passive und aktive Immunisierung des Kindes** durchgeführt wird.

Vom HBV-Immunglobulin sollen dem Neugeborenen möglichst bald nach der Geburt mindestens 100 I.E. HBsAK simultan mit dem HBV-Impfstoff (an verschiedenen Injektionsstellen) **verabreicht werden.**

- HBV-Immunglobulin ist derzeit in Österreich als Hepatect® 2 ml = 100 IE iv. (oder als Aunativ 250 IE/ml-Ampulle®; mindestens 40 IE/kg Körpergewicht bei Neugeborenen) verfügbar.
- Als thiomersalfreier monovalenter Impfstoff steht derzeit in Österreich nur Engerix-B 10 µg bis zum 15. Lebensjahr® zur Verfügung.

Bei Neugeborenen von Müttern, deren HBsAg-Status nicht bekannt ist und bei denen eine serologische Kontrolle noch vor bzw. sofort nach der Geburt nicht möglich ist, wird ebenfalls unmittelbar post partum die Grundimmunisierung mit HBV-Impfstoff begonnen. Bei nachträglicher Feststellung einer HBsAg-Positivität der Mutter kann beim Neugeborenen so bald wie möglich (maximal bis innerhalb von 7 Tagen postnatal) die passive Immunisierung nachgeholt werden.

Die zweite Teilimpfung der post partum gegen HBV geimpften Kinder erfolgt nach einem Monat; weitere Impfungen erfolgen im 3. und 5. Monat mit einem zugelassenen, kompatiblen Impfstoff (z.B. Procomvax® in Kombination mit Tetravac®, wobei im 2. Lj. wieder Hexavac® verwendet werden kann).

Nach Abschluss der Grundimmunisierung ist eine serologische Kontrolle erforderlich.

Hepatitis B-Impfung von Risikogruppen

4–6 Wochen nach der 3. Teilimpfung der Grundimmunisierung (GI) erfolgt eine quantitative Bestimmung der HBs-Antikörper. Das weitere Vorgehen ist abhängig von der Höhe der Antikörperspiegel:

Tabelle 5: HBV-Auffrischungsimpfungen nach der Grundimmunisierung

Anti-HBs-Wert in mlE/ml	**Auffrischungsimpfung**
≥ 100	in 10 Jahren*
20–100	innerhalb von 1 Jahr
< 20	innerhalb von 3–6 Monaten** und Fortführung von wiederholten Impfungen entsprechend der Serologie

* ausgenommen Personen, die **bei der ersten Impfung bereits älter als 50 Jahre** sind. In diesem Fall sollte eine **Antikörperkontrolle oder Auffrischungsimpfung bereits nach 5 Jahren** durchgeführt werden.

** Da jetzt keine serologische Vortestung vor der Impfung mehr durchgeführt wird, sollten Personen, die keine nachweisbaren Antikörper nach der Grundimmunisierung gebildet haben, zusätzlich auf HBs-Antigen und HBc-Antikörper untersucht werden, um eine vorliegende HBV-Infektion auszuschließen. Besteht eine HBV-Infektion, sind weitere Impfungen unnötig.

Diese Empfehlungen gelten für gesunde, immunkompetente Personen. Ausgenommen sind immunsupprimierte Personen sowie Personen mit chronischen Nierenerkrankungen, fortgeschrittener Lebererkrankung, Typ-1-Diabetes, Krebs-Patienten und Alkohol-Abusus, bei denen häufigere Kontrollen notwendig sind.

Hepatitis B-Immunprophylaxe im Fall einer möglichen Exposition mit HBV-haltigem Material (Nadelstichverletzungen oder ähnliche Infektionsereignisse)

Für geimpfte Personen gilt generell:
Keine Maßnahmen notwendig, wenn

- bei exponierter Person der Anti-HBs-Wert nach GI ≥ 100 mIE/ml betrug und die letzte Impfung nicht mehr als 5 Jahre zurückliegt oder
- wenn innerhalb der letzten 12 Monate ein Anti-HBs-Wert von ≥ 100 mIE/ml gemessen worden ist (unabhängig vom Zeitpunkt der GI).

Eine **sofortige Boosterimpfung** (ohne weitere Maßnahmen) wird empfohlen,
- wenn der Anti-HBs-Wert nach der Grundimmunisierung ≥ 100 mIE/ml betragen hat und die letzte Impfung 5 bis 10 Jahre zurückliegt (= ähnliches Vorgehen wie bei Tetanus).

Eine **sofortige serologische Testung und aktive Impfung** der exponierten Person wird empfohlen,
- wenn die Person nicht bzw. nicht vollständig geimpft ist oder
- wenn die Person "Non-" oder "Low-Responder" ist (Anti-HBs-Wert nach GI <20 mIE/ml oder <100 mIE/ml) oder
- wenn der Impferfolg nie kontrolliert worden ist oder
- wenn die letzte Impfung länger als 10 Jahre zurückliegt.

Die zusätzliche Gabe von HBV-Immunglobulin – so rasch wie möglich – ist in diesem Fall vom Testergebnis abhängig:

Tabelle 6: Hepatitis B-Prophylaxe nach Exposition

Aktueller Anti-HBs-Wert in mIE/ml	Gabe von HBV-Immunglobulin
≥ 100	nein
20–100	nein
< 20	ja
Nicht innerhalb von 48 h zu bestimmen	ja
Nicht oder unvollständig geimpft	ja

Influenza

Influenzainfektionen sind schwere Atemwegserkrankungen, die besonders bei Menschen über 60 Jahren zu einer erheblichen Übersterblichkeit beitragen. Die Impfung muss wegen der großen Mutationsfreudigkeit des Virus jährlich erneuert werden.

In Österreich ist die Durchimpfungsrate noch viel zu gering – auch bei chronisch kranken Kindern. Da Influenza bei jungen Säuglingen besonders schwer verlaufen kann, ist eine Impfung für Betreuungspersonen (Eltern, Großeltern etc.) angezeigt, solange diese Kinder noch nicht selbst geimpft werden können.

Ebenso muss die Durchimpfungsrate bei Angehörigen der Gesundheitsberufe sowie bei Betreuungspersonen gesteigert werden, damit anvertraute Patienten nicht angesteckt werden können. Personen in Schlüsselberufen sollen geimpft sein.

Auch als Reiseinfektion hat die Influenza beträchtliche Bedeutung, ein Schutz ist daher anzustreben.

Masern

Masern sind eine gefährliche Infektionserkrankung. Weltweit starben 1997 etwa 1.000.000 Kinder an Masern; in der europäischen WHO-Region immer noch 6504 Kinder. Etwa eines von 1000 infizierten Kindern stirbt in Industriestaaten an Masern. Häufige Komplikationen einer Maserninfektion sind Otitis media und Pneumonie. Die Häufigkeit einer Masernenzephalitis beträgt etwa 1–2 pro 1000 Maserninfektionen, davon verlaufen 25 % letal, 1/3 der Überlebenden hat bleibende schwere Folgeschäden.

Während einer Masernepidemie unter Impfgegnern aus religiösen Gründen erkrankten 1999 in den Niederlanden 2300 Personen (97 % ungeimpft). Bei 20 % der Erkrankten gab es ernste Komplikationen: drei Kinder starben, 53 mussten stationär aufgenommen werden (30 mit Pneumonie, 4 mit Enzephalitis, 19 mit anderen Komplikationen). 130 Personen wurden zu Hause wegen Lungenentzündung behandelt, 152 hatten Otitis media und 87 andere Komplikationen (Eurosurveillance Weekly 1, 6.1.2000).

Wird ein Kind nicht gemäß Impfplan geimpft, so bekommt es bei der derzeitigen epidemiologischen Situation in jedem Fall Masern, nur eben später. **Je später das Erkrankungsalter, desto schwerer verläuft die Erkrankung.**

In Österreich ist die Durchimpfungsrate noch viel zu gering, um das Eliminationsziel der WHO zu erreichen. Während 1998 in den USA insgesamt nur etwa 100 Masernerkrankungen diagnostiziert wurden, wird die Häufigkeit in Österreich auf über 1.000 geschätzt (letzte große Epidemie 1995/96), mit vermeidbaren Todesfällen. Die Durchimpfungsrate ist daher unbedingt und nachhaltig auf über 95 % anzuheben. Wird diese Rate nicht erreicht, ist in Österreich, wie in anderen Industrieländern Europas, alle 5 bis 7 Jahre mit dem Auftreten einer neuen Epidemie zu rechnen. Neuestes Beispiel dafür ist Irland, wo zwischen dem 1.1. und 2.9.2000 1479 Masernfälle registriert worden sind; davor war die letzte große Epidemie 1993/94 aufgetreten.

Alle Kinder sollen daher zwei MMR-Impfungen erhalten. Da etwa 3 bis 5 % der Geimpften nach der ersten Impfung keinen Schutz entwickeln, wurde die zweite Masernimpfung eingeführt. Diese soll bevorzugt im 7. Lebensjahr bei Schuleintritt durchgeführt werden. Ist dies nicht erfolgt, so muss später nachgeimpft werden. **Die bisherige Rötelnimpfung bei 13-jährigen weiblichen Jugendlichen soll als Masern-Mumps-Röteln-Impfung durchgeführt werden, wenn die Jugendliche nicht bereits zwei Masern-Mumps-Röteln-Impfungen erhalten hat.** Sind Masern nicht durchgemacht worden bzw. sind nicht zwei Masern-Mumps-Röteln-Impfungen durchgeführt worden, so kann auch im Erwachsenenalter nachgeimpft werden. Dies gilt etwa bis zum 40. Lebensjahr, bei älteren Personen ist es unwahrscheinlich, dass es noch zu keiner Maserninfektion gekommen ist.

Meningokokken

In Europa sind Meningokokkenerkrankungen selten, in Österreich kam es jedoch in den letzten Jahren vorübergehend zu einem Ansteigen der Serogruppe C (etwa 25 %), gegen die es einen Impfstoff gibt. Für eine generelle Impfung besteht aber derzeit keine Indikation. Die Impfung ist in erster Linie als Reiseimpfung bei Reisen in die Meningokokken-Endemiegebiete empfohlen, sowie bei beruflich exponierten Personen (Labor, pädiatrische Intensivabteilungen).

Mumps

Mumps verläuft häufig (etwa 1:400) mit Meningitis. Meningismus (Fieber, Kopfschmerz, Erbrechen) findet sich bei fast 10 % der Infizierten. Während und nach der Pubertät kommt es bei männlichen Patienten in 10–30 % zu einer Hodenentzündung mit zum Teil bleibender Infertilität.

Pertussis (Keuchhusten)

Seit 1999 werden im Rahmen des Impfkonzepts nur mehr azelluläre Kombinationsimpfstoffe verwendet. Diese haben eine ausgezeichnete Verträglichkeit.

Nur durch eine sehr hohe Durchimpfungsrate kann verhindert werden, dass auch noch nicht geimpfte Säuglinge infiziert werden. Diese erkranken besonders schwer.

Wegen des häufigen Vorkommens von Keuchhusten und des schweren Verlaufs einer Pertussisinfektion im Säuglingsalter ist es angezeigt, zum frühestmöglichen Zeitpunkt mit der Impfserie zu beginnen, d. h. unmittelbar nach Vollendung des 2. Lebensmonats.

Pneumokokken

Pneumokokkeninfektionen verursachen schwer wiegende Atemwegserkrankungen. Die Durchimpfungsrate in Österreich ist speziell im geriatrischen Bereich noch viel zu niedrig, dadurch werden Senioren gefährdet und erliegen auch häufig einer Pneumokokkeninfektion. Die Impfung wird daher ab dem 60. Lebensjahr empfohlen. Auch bei Kindern mit u. a. chronischen Atemwegserkrankungen (Asthma, zystische Fibrose etc.) wird diese Impfung noch viel zu wenig eingesetzt. Ab März 2001 steht ein konjugierter Pneumokokken-Impfstoff, der ab dem 2. Lebensmonat verwendbar ist, zur Verfügung.

Poliomyelitis

Das Ausrottungsprogramm der WHO macht weiter gute Fortschritte. Bereits zwei der sechs WHO-Weltregionen sind 1999 frei von Poliomyelitis. Jedoch wurden 2000 noch weltweit 2599 Poliomyelitisfälle gemeldet. Wegen der Behinderung von Impfprogrammen durch kriegsähnliche Konflikte in einigen Regionen konnte das Ziel der WHO, die

Poliomyelitis bis Ende 2000 global auszurotten, nicht verwirklicht werden. Ein neues Ziel ist nunmehr, die Ausrottung bis 2005 zu erreichen. Eine Weiterimpfung ist daher noch einige Jahre erforderlich. Da die sehr erfolgreiche orale Impfung (OPV) als sehr seltene Nebenwirkung (1 Fall auf 890.000 Erstimpfungen) eine Polio-Lähmung hervorruft, wird die gesamte Polioimmunisierung auf Polio-Totimpfstoff (IPV) umgestellt.

Röteln

Bei der Rötelninfektion in den ersten drei Schwangerschaftsmonaten kann es zu schweren Embryopathien kommen. Früher wurden daher 13-jährige Mädchen gegen Röteln geimpft. Durch die Rötelnimpfung beider Geschlechter als Masern-Mumps-Röteln-Impfung soll die Zirkulation des Rötelnvirus weiter zurückgedrängt werden, um das Fehlbildungsrisiko auch bei Kindern von nicht immunen Frauen weiter zu reduzieren.

Tetanus

Der Wert dieser Impfung ist unbestritten. Tetanuserreger kommen weltweit vor, sie befinden sich im Straßenschmutz, in Blumenerde ebenso wie in Ausscheidungen von Nutztieren. Bei Infektion kommt es nach unspezifischem Krankheitsbeginn zu Spasmen der Muskulatur (Kiefersperre). Absolut lebensbedrohlich sind die Lähmungen der Atemmuskulatur. Die Fortschritte der Intensivmedizin haben die Behandlungsmöglichkeiten verbessert, trotzdem sterben noch etwa 20 bis 30 % der an Tetanus Erkrankten.[1]

Tollwut

Die Tollwut, die bei Angehen der Infektion tödlich endet, ist eine Rarität geworden; der letzte Fall in Österreich wurde 1979 diagnostiziert. Durch die Fuchsköderimpfung in Österreich in den 90er Jahren konnte die Tollwut bei Tieren bis auf einen grenznahen Herd im Burgenland (2000: 1 Fuchs) ausgerottet werden. Eine Infektion nach Hundebiss ist daher im Regelfall nicht mehr möglich. Achtung: Importierte Hunde aus Endemiegebieten können aber auch in Österreich noch Menschen gefährden. Obwohl in Österreich noch keine tollwütige Fledermaus diagnostiziert wurde, sind Infektionen bei Fledermäusen möglich. Die Tollwutimpfung ist eine Impfung für Reisende in Endemiegebiete und für beruflich möglicherweise Exponierte geworden.[2]

Windpocken, Feuchtblattern (Varizellen)

Windpocken (Feuchtblattern) sind keine harmlose Infektionserkrankung, da sie nicht selten von schweren Komplikationen begleitet sind. Daher gehört diese Impfung z. B. in den USA bereits zu den allgemein empfohlenen Impfungen. In Europa ist vorgesehen, dass eine allgemein empfohlene Impfung gegen Windpocken erst ab Verfügbarkeit eines Kombinationsimpfstoffes Masern-Mumps-Röteln-Varizellen eingeführt wird.

In seltenen Fällen kann eine Varizellen-Zoster-Virusinfektion innerhalb der ersten 20 Schwangerschaftswochen zu Fehlbildungen beim Feten führen. Daher ist allen seronegativen Frauen im gebärfähigen Alter eine Varizellenimpfung zu empfehlen.[3]

1 Tetanusprophylaxe nach Verletzungen: siehe Tabelle 3.
2 Eine Übersichtsarbeit von W. Maurer und G. Beck zu diesem Thema erschien in der Österreichischen Ärztezeitung 22, 40–45 (25.11.1999).
3 Über die derzeitige Anwendung siehe Tabelle 2.

Mitglieder des Impfausschusses des OSR in der Funktionsperiode 1999–2001:

Bruns	Christine	Stadtphysika, Dr.	01/531 14–87501	bru@m15.magwien.gv.at
Dierich	Manfred	o. Univ.-Prof. Dr.	0512/507–3401	Hygiene@uibk.ac.at
Grubeck-Loebenstein	Beatrix	ao. Univ.-Prof. Dr.	0512/58 39 19	beatrix.grubeck@oeaw.ac.at
Holzmann	Heidemarie	ao. Univ.-Prof. Dr., 1. Stellv. Vorsitz.	01/404 90–79522	heidemarie.holzmann@univie.ac.at
Kollaritsch	Herwig	ao. Univ.-Prof. Dr., 2. Stellv. Vorsitz.	01/403 83 43	herwig.kollaritsch@univie.ac.at
Kremeier	Elisabeth	Oberstadtphysika, Dr., Ld.-San.-Dir	01/531 14–76011	mad@mal.magwien.gv.at
Kunze	Michael	o. Univ.-Prof. Dr.	01/408 56 81	Sozialmedizin@univie.ac.at
Kurz	Ronald	o. Univ.-Prof. Dr.	0316/385–2679	ronald.kurz@kfunigraz.ac.at
Marth	Egon	o. Univ.-Prof. DDr.	0316/380–4360	egon.marth@kfunigraz.ac.at
Maurer	Wolfgang	Mag. DDr.	01/404 00–2146	wolfgang.maurer@akh-wien.ac.at
Mutz	Ingomar	tit. ao. Univ.-Prof. Dr., Vorsitzender	03842/401–2330	ingomar.mutz@lkh-leoben.at
Sedlak	Wilhelm	MR Dr.	0732/25 00 94	Sedlak@lion.cc
Zwiauer	Karl	Prim. ao. Univ.-Prof. Dr.	02742/300–2021	k.zwiauer@kh-st-poelten.at
Beck	Gerhard	Dr. (Koordination BIFA)	01/492 00 70–109	gerhard.beck@bifa.bmg.gv.at
Halbich-Zankl	Helga	MinR Dr. (Koordination BMSG)	01/711 00–4117	helga.halbich-zankl@bmsg.gv.at

IV – 6
Öffentliche Impfempfehlungen Schweiz

Impfplan für routinemässige Schutzimpfungen Stand Dezember 1997

Bundesamt für Gesundheit und Schweizerische Kommission für Impffragen[1)]

Der Schweizerische Impfplan wird von der Schweizerischen Kommission für Impffragen – bestehend aus Pädiatern, Allgemeinmedizinern, Internisten, Infektiologen, Epidemiologen, Vertretern der Kantonsärzte und des Bundesamtes für Gesundheit (BAG) – regelmässig aufgrund neuer Entwicklungen von Impfstoffen, neuer Erkenntnisse über deren Wirksamkeit und Sicherheit, Veränderungen der epidemiologischen Lage in der Schweiz sowie basierend auf den Empfehlungen der WHO-Experten überarbeitet. Die in diesem Plan formulierten Impfempfehlungen zielen auf einen optimalen Impfschutz der Bevölkerung und jedes einzelnen Individuums ab. Der Nutzen verhinderter Infektionen und deren Komplikationen übertrifft die mit den Impfungen verbundenen Risiken in jedem Fall um ein Vielfaches.

Hepatitis-B-Impfung

Neue Impfempfehlungen: (vgl. BAG-Ordner „Infektionskrankheiten: Diagnose und Bekämpfung", Kapitel 1, Supplementum II)

Die generelle Hepatitis-B-Impfung wird allen Jugendlichen im Alter von 11–15 Jahren empfohlen.
Falls es die Umstände erfordern (Migration, Unsicherheit über spätere Durchführung, eingeschränkter Zugang zu Präventionsprogrammen, Wunsch der Eltern, etc), ist die Impfung auch bei jüngeren Kindern indiziert. Sie trägt zu einer verbesserten Durchimpfung bei.
Die Impfung der Risikogruppen wie auch das systematische pränatale HBs-AG-Screening müssen weitergeführt werden.
Die Hepatitis B kann zu einer schweren akuten Erkrankung führen. Die Inzidenz der Neuinfektionen wird jährlich auf rund 2.500 Fälle geschätzt, von denen 750 klinische Symptome aufweisen. Letztere erfordern in beinahe einem Drittel der Fälle (200-250) eine durchschnittlich 7–10-tägige Hospitalisierung. Unter den infizierten Personen kommt es in rund 200 Fällen zu einer chronischen Infektion, dies besonders nach Infek-

[1)] Mitglieder: G. Bachmann, Zürich; C. Bourquin, Bern; U. Candrian, Bern; D. Desgrandchamps, Baar; R. Gamp, Aarau; D. Germann, Bern; U. Hess, Bern; P. Koch, Bern; F. Méan, Lausanne; J. Schöpfer, Escholzmatt; R. Seger, Zürich; C-A. Siegrist, Genf; R. Steffen, Zürich; B. Vaudaux, Lausanne; H. Zimmermann, Bern

IV – 6
Öffentliche Impfempfehlungen Schweiz

Impfplan für routinemässige Schutzimpfungen Stand Dezember 1997

Bundesamt für Gesundheit und Schweizerische Kommission für Impffragen[1)]

Der Schweizerische Impfplan wird von der Schweizerischen Kommission für Impffragen – bestehend aus Pädiatern, Allgemeinmedizinern, Internisten, Infektiologen, Epidemiologen, Vertretern der Kantonsärzte und des Bundesamtes für Gesundheit (BAG) – regelmässig aufgrund neuer Entwicklungen von Impfstoffen, neuer Erkenntnisse über deren Wirksamkeit und Sicherheit, Veränderungen der epidemiologischen Lage in der Schweiz sowie basierend auf den Empfehlungen der WHO-Experten überarbeitet. Die in diesem Plan formulierten Impfempfehlungen zielen auf einen optimalen Impfschutz der Bevölkerung und jedes einzelnen Individuums ab. Der Nutzen verhinderter Infektionen und deren Komplikationen übertrifft die mit den Impfungen verbundenen Risiken in jedem Fall um ein Vielfaches.

Hepatitis-B-Impfung

Neue Impfempfehlungen: (vgl. BAG-Ordner „Infektionskrankheiten: Diagnose und Bekämpfung“, Kapitel 1, Supplementum II)

Die generelle Hepatitis-B-Impfung wird allen Jugendlichen im Alter von 11–15 Jahren empfohlen.
Falls es die Umstände erfordern (Migration, Unsicherheit über spätere Durchführung, eingeschränkter Zugang zu Präventionsprogrammen, Wunsch der Eltern, etc), ist die Impfung auch bei jüngeren Kindern indiziert. Sie trägt zu einer verbesserten Durchimpfung bei.
Die Impfung der Risikogruppen wie auch das systematische pränatale HBs-AG-Screening müssen weitergeführt werden.
Die Hepatitis B kann zu einer schweren akuten Erkrankung führen. Die Inzidenz der Neuinfektionen wird jährlich auf rund 2.500 Fälle geschätzt, von denen 750 klinische Symptome aufweisen. Letztere erfordern in beinahe einem Drittel der Fälle (200-250) eine durchschnittlich 7–10-tägige Hospitalisierung. Unter den infizierten Personen kommt es in rund 200 Fällen zu einer chronischen Infektion, dies besonders nach Infek-

[1)] Mitglieder: G. Bachmann, Zürich; C. Bourquin, Bern; U. Candrian, Bern; D. Desgrandchamps, Baar; R. Gamp, Aarau; D. Germann, Bern; U. Hess, Bern; P. Koch, Bern; F. Méan, Lausanne; J. Schöpfer, Escholzmatt; R. Seger, Zürich; C-A. Siegrist, Genf; R. Steffen, Zürich; B. Vaudaux, Lausanne; H. Zimmermann, Bern

tion im Kindesalter. Vor allem im Falle von chronischen Infektionen ist langfristig mit letalen Komplikationen zu rechnen (Zirrhose, Leberkarzinom). Infektionen durch das Hepatitis-B-Virus verursachen in der Schweiz zur Zeit rund 60 Todesfälle pro Jahr.
Die Hepatitis-B-Impfung ist sehr wirksam. Sie führt bei 90% bis 95% der geimpften Personen zu einem langdauernden Schutz und zeichnet sich durch eine hohe Sicherheit aus; schwere, unerwünschte Nebenwirkungen sind sehr selten.
Hepatitis-B-Infektionen stellen auch in Ländern mit niedriger Prävalenz, wie beispielsweise in der Schweiz, weiterhin ein Problem der öffentlichen Gesundheit dar. Die seit 1982 auf der Impfung von Risikopersonen (Personen mit beruflicher, familiärer oder sexueller Exposition, intravenöser Drogenkonsum) basierende Strategie hatte nur einen beschränkten Einfluss auf die Epidemiologie der Hepatitis B. Einzig das Medizinalpersonal wurde konsequent gegen Hepatitis B geimpft. Das Präventionspotential der Hepatitis-B-Impfung wurde bisher bei weitem zu wenig ausgeschöpft. Die Weltgesundheitsorganisation (WHO) empfiehlt allen Ländern die generelle Hepatitis-B-Impfung. Sie ist in vielen europäischen Ländern bereits eingeführt. Die generelle Hepatitis-B-Impfung ist die einzige Präventionsmaßnahme, die die Hepatitis-B-Infektionen auf ein sehr geringes Niveau zu reduzieren vermag. Zur Zeit wird empfohlen, in erster Linie Jugendliche zu impfen. Junge Erwachsene weisen die höchste Infektionsrate durch ungeschützte sexuelle Kontakte oder anderweitiges Risikoverhalten auf. Die generelle Impfung im Säuglingsalter wird aber, sobald kombinierte Impfstoffe zur Verfügung stehen, eine gleichwertige Alternative darstellen.
Die generelle Hepatitis-B-Impfung ist auch wirtschaftlich gerechtfertigt. Dies hat eine detaillierte schweizerische Studie gezeigt, in der verschiedene Impfstrategien mit der alleinigen Impfung von Risikogruppen verglichen wurden. Die Resultate zeigen, dass sämtliche Strategien, die auf einer generellen Impfung basieren, vom volkswirtschaftlichen Gesichtspunkt aus günstiger sind (8.820 bis 12.380 Franken Investition pro gewonnenem Lebensjahr) als eine Strategie, die auf dem systematischen pränatalen Screening beruht und nur Neugeborene von HBs-AG positiven Müttern impft (23.350 Franken pro gewonnenem Lebensjahr). Sämtliche generellen Impfstrategien sind in gesellschaftlicher Hinsicht, unter Berücksichtigung der indirekten Kosten, gewinnbringend, wobei das Kosten-Nutzen-Verhältnis je nach geimpfter Altersgruppe 1:2,4 bis 1:2,9 beträgt. Beim systematischen pränatalen Screening liegt das Kosten-Nutzen-Verhältnis nur bei 1:1,2.

Masern-, Mumps- und Rötelnimpfung (MMR).

Die MMR-Durchimpfung erreicht in der Schweiz bei den Kleinkindern nur etwa 80%. Der hohe Anteil Ungeimpfter führt zum Weiterbestehen der Wildviruszirkulation und stellt damit nicht nur für Ungeimpfte, sondern auch für die trotz 1. Dosis MMR nicht Geschützten ein Risiko dar. Deshalb wird die Verabreichung einer 2. Dosis bei Schuleintritt empfohlen; sie kann auch später noch nachgeholt werden. Die 2. Dosis führt bei primären Impfversagern (keine Serokonversion nach 1. Dosis), besonders bei Masern, in einem hohen Prozentsatz zur Serokonversion. Bei bereits geschützten Kindern erfolgt eine Erhöhung der Antikörper-Titer. Die Impfung möglichst aller Kinder mit der ersten Dosis muss aber vorderhand das prioritäre Ziel bleiben.

Bei den Impfungen ist folgendes zu beachten:

1. Zeitlicher Abstand zwischen den Impfungen
Die gleichzeitige Verabreichung verschiedener Impfstoffe in einem bestimmten Alter ist aus immunologischen Gründen möglich ohne Erhöhung der Nebenwirkungsrate. Die verschiedenen Impfstoffe, weiche nicht schon als kombinierte Produkte verfügbar sind, sollen an verschiedenen Stellen appliziert werden und dürfen keinesfalls gemischt werden. Sofern ein Intervall zwischen verschiedenen Impfungen gewünscht wird, soll dieses bei Lebendimpfstoffen mindestens 4 Wochen betragen. Bei inaktivierten Impfstoffen ist dieser Abstand nicht nötig.

2. Verspätete Impfungen
Wird mit der DTP/Polio-Impfung nach dem 3. Lebensmonat begonnen, sind drei Dosen im Abstand von 4-8 Wochen und eine vierte Dosis 9-18 Monate später zu geben (Kinder $\leq$ 7 Jahre). Weitere Auffrischimpfungen richten sich nach dem Impfplan. Das Impfschema für über 7jährige Kinder und Erwachsene ist in der zweiten Tabelle aufgeführt. Wegen verstärkten Nebenwirkungen erfolgt die Diphtherie-Impfung bei über 7jährigen mit einer geringeren Toxoiddosis. Die Basisimmunisierung (ausgenommen Pertussis) sollte bei Erwachsenen wiederholt werden, falls nicht sicher ist, ob diese durchgeführt worden ist.
Die Impfung gegen *Haemophilus influenzae* Serotyp b ist bis zum Alter von 5 Jahren indiziert. Für 15 Monate alte und ältere Kinder ist eine Dosis ausreichend. Für jüngere Kinder ist gemäß den Empfehlungen im blauen BAG-Ordner „Infektionskrankheiten: Diagnose und Bekämpfung“, Kapitel 1, Supplementum VII, vorzugehen.
Die MMR-Impfung kann in jedem Alter ab dem 16. Lebensmonat verabreicht werden (inkl. Erwachsene). Der Abstand zwischen der 1. und 2. Dosis sollte mindestens einen Monat betragen. Bei Personen, die die eine oder andere Krankheit schon durchgemacht haben oder dagegen geimpft wurden, ist nicht mit zusätzlichen Impfreaktionen zu rechnen.

3. Für Risikogruppen empfohlene Impfungen
Die Impfungen gegen Tuberkulose, Grippe und Pneumokokken wehen aufgrund der epidemiologischen Situation nur für spezielle Risikogruppen empfohlen (vgl. BAG-Ordner „Infektionskrankheiten: Diagnose und Bekämpfung“, Kapitel I, Supplementum XIII und Schweizerischen Vereinigung gegen Tuberkulose und Lungenkrankheiten (SVTL): Richtlinien für die BCG-Impfung, Bull BAG 1996; Nr. 16: 14-5).

4. Impfungen für Auslandreisende

Für Auslandreisende bestehen internationale Impfvorschriften und Empfehlungen der Schweizerischen Arbeitsgruppe für reisemedizinische Beratung (vgl. BAG-Ordner „Infektionskrankheiten: Diagnose und Bekämpfung“, Kapitel 1, Supplementum VI und IX).

5. Kontraindikationen

Bei hohem Fieber soll vorübergehend von einer Impfung abgesehen werden. Hirnorganische Anfallsleiden stellen nur eine Kontraindikation für die Pertussis-Impfung dar. Die Kontraindikationen für azelulläre und ganzzellige Pertussis-Impfstoffe unterscheiden sich nicht. Lebendimpfstoffe sollten prinzipiell nicht an Personen mit einer Immunschwäche verabreicht wehen. HIV-positiven Patienten und deren Kontaktpersonen wird als Vorsichtsmaßnahme eine Impfung mit dem inaktivierten Polio-Impfstoff (IPV) empfohlen. Die MMR-Impfung ist nur für asymptomatische HIV-Positive empfohlen. Während der Schwangerschaft stellen inaktivierte Impfstoffe und die orale Impfung gegen die Poliomyelitis kein besonderes Risiko dar; eine Impfung sollte aber nur bei klarer Indikation erfolgen.
Überempfindlichkeitsreaktionen können durch Impfstoff-Zusätze ausgelöst werden. Bei Verdacht auf eine Hypersensibilität sind die Angaben des Fabrikanten zu beachten.

6. Nebenwirkungen

Die modernen Impfstoffe sind sicher und wirksam. Lokale Reaktionen werden jedoch regelmäßig beobachtet. Es ist möglich, diese mittels Paracetamol abzuschwächen. Schwere Komplikationen sind äußerst selten. Der Nutzen verhinderter Infektionen und deren Komplikationen übertrifft die mit den Impfungen verbundenen Risiken in jedem Fall um ein Vielfaches.

Meldepflicht:
Um das Auftreten von schwerwiegenden Impfkomplikationen kontinuierlich überwachen und gegebenenfalls die notwendigen Maßnahmen ergreifen zu können, sind diese seit 1987 meldepflichtig (Verordnung über die Meldung übertragbarer Krankheiten). Eine Impfkomplikation muss dann gemeldet werden, wenn sie zu einem Arztbesuch Anlass gegeben hat und üblicherweise innerhalb von 4 Wochen nach Impfung aufgetreten ist.

7. Gebrauchsanweisung

Es wird empfohlen, bezüglich Kontraindikationen, Applikationsart und Aufbewahrung regelmäßig die Packungsbeilagen zu konsultieren, da diese im Verlauf der Zeit ändern können. Hervorzuheben ist, dass die Impfschemata für die *Haemophilus influenzae*-Impfung je nach Fabrikat unterschiedlich sind.

Impfplan für routinemässige Schutzimpfungen Stand Dezember 1997, adaptiert Oktober 1999

(vgl. Neue Empfehlungen zur Poliomyelitisimpfung. Bull BAG 1999; Nr. 43: 809-11)

Empfohlen von der Schweizerischen Kommission für Impffragen, dem Bundesamt für Gesundheit, den Schweizerischen Gesellschaften für Pädiatrie, Allgemeinmedizin und Prävention und Gesundheitswesen.

Alter[1)]	Diphtherie(D) Tetanus (T) Pertussis (P)	Haemophilus influenzae Serotyp b[2)]	Polio-myelitis[3)]	Masern (M) Mumps (M) Röteln (R)	Hepatitis B (HB)
Geburt					[4)]
2 Monate	DTP/DTPa[5)]	Hib	IPV		
4 Monate	DTP/DTPa	Hib	IPV		
6 Monate	DTP/DTPa	Hib	IPV		
15 Monate		Hib		MMR[6)]	
15–23 Monate	DTP/DTPa[7)]		OPV oder IPV		
4–7 Jahre	DTPa[8)]		OPV oder IPV	MMR[6)]	
11–15 Jahre	dT[9)]			[10)]	HB (3 Dosen)[11)]
Erwachsene	dT[12)]		[13)]	[14)]	[15)]

1) Zur Präzisierung des Alters: 4-7 Jahre bedeutet vom 4. Geburtstag bis zum Tag vor dem 8. Geburtstag. Unter 7 Jahre bedeutet bis zum Tag vor dem 7. Geburtstag. Über 7 Jahre bedeutet ab dem 8. Geburtstag.

2) Gegen *Haemophilus influenzae* Serotyp b (Hib) sind verschiedene Impfstoffe verfügbar; bezüglich des Impfschemas ist die Packungsbeilage zu konsultieren. Für nicht geimpfte Kinder im Alter von 15 Monaten bis 5 Jahren ist eine einzelne Dosis für eine schützende Immunität ausreichend; im Alter von 12 bis 14 Monaten : 2 Dosen im Abstand von 2 Monaten (vgl. BAG-Ordner „Infektionskrankheiten: Diagnose und Bekämpfung" Kapitel 1, Supplementum VII).

3) Vgl. Neue Empfehlungen zur Poliomyelitisimpfung. Ergänzung zum Supplementum III vom März 1990. Bull BAG 1999; Nr. 43: 809-11

4) Neugeborene von HBs-AG positiven Müttern (vgl. BAG-Ordner „Infektionskrankheiten: Diagnose und Bekämpfung" Kapitel 1, Supplementum II). Erste Dosis bei Geburt zusammen mit HB-Immunglobulin. Zweite und 3. Dosis mit 1 resp. 6 Monaten.

5) Kombinationsimpfstoff mit ganzzelliger (P) oder azellulärer (Pa) Pertussiskomponente (vgl. BAG-Ordner „Infektionskrankheiten: Diagnose und Bekämpfung" Kapitel I, Supplementum XI).

6) Kombinationsimpfstoff gegen Masern, Mumps und Röteln. Erste Dosis mit 15 Monaten, 2. Dosis mit 4-7 Jahren (spätestens bei Schulaustritt).

7) Es ist möglich, für die 4. Pertussisimpfung einen ganzzelligen Impfstoff zu verwenden, wenn die Grundimmunisierug mit einem derartigen Impfstoff durchgeführt worden ist; aber nur bis zum 24. Le-

bensmonat (wegen allfälliger Nebenwirkungen). Wird für den Booster ein kombinierter Impfstoff DTP/Hib (P oder Pa) verwendet, soll die Impfung vorzugsweise mit 15 Monaten verabreicht werden (Schutz vor Hib-Erkrankung im 2. Lebensjahr). Diese Impfung kann gleichzeitig mit dem MMR-Impfstoff (nicht am selben Injektionsort) und dem Polio-Impfstoff verabreicht werden.

8) Für die 5. Dosis dürfen nur die azellulären Impfstoffe (Pa) verwendet werden. Die Kinder im Alter von 2 bis 5 Jahren, die bisher nur drei Dosen erhalten haben, können sofort eine Nachholimpfung bekommen (Pa) mit einer zweiten Dosis nach 24 Monaten. Im Alter von 6-7 Jahren sollen die Kinder nur eine Nachholimpfung (Pa) bekommen. (vgl. BAG-Ordner „Infektionskrankheiten: Diagnose und Bekämpfung" Kapitel I, Supplementum XI). Zusätzliche Booster für Jugendliche und Erwachsene können aufgrund des derzeitigen Wissens nicht empfohlen werden.

9) Wegen verstärkter Nebenwirkungen erfolgt die Diphterie-Impfung ab dem achten Geburtstag mit einer geringeren Toxoiddosis

10) Zweite Dosis respektive Nachholimpfung.

11) Hepatitis-B-Impfung: 3 Dosen (0, 1, 6 Monate) in erster Linie für Jugendliche im Alter von 11-15 Jahren. Die HB-Impfung kann aber in jedem Alter verabreicht werden. Die Impfung der Risikogruppen und das pränatale Screening müssen weitergeführt werden (vgl. BAG-Ordner „Infektionskrankheiten: Diagnose und Bekämpfung" Kapitel I, Supplementum II). Die Impfstoffdosierung für Kinder beträgt die Hälfte der Erwachsenendosis (Packungsbeilage beachten).

12) Generell wird eine Auffrischimpfung in 10-Jahres-Intervallen empfohlen, bei tetanusgefährdeten Verletzungen sollte die Auffrischimpfung aber ab dem 5. Jahr nach der letzten Dosis erfolgen. Der Kombinatiobsimpfstoff dT wird empfohlen.

13) Eine Poliomyelitis-Auffrischimpfung in 10-Jahres-Intervallen wird nur bei Erwachsenen mit erhöhtem Expositions-Risiko empfohlen. Dies betrifft vor allem Reisende in Endemiegebiete (vgl. BAG-Ordner „Infektionskrankheiten: Diagnose und Bekämpfung" Kapitel I, Supplementa III und VI). Patienten mit Immunschwäche oder anderen Erkrankungen des Immunsystems und deren Kontaktpersonen sowie HIV-Positiven wird der inaktivierte Polioimpfstoff (IPV) empfohlen.

14) Für nicht immune Erwachsene, vor allem Frauen im gebärfähigen Alter, Wöchnerinnen und junge Erwachsene, die nach 1963 geboren wurden, empfiehlt sich die Impfung. Besonders zu empfehlen ist die Impfung für beruflich exponierte Personen, welche diese Infektionen auf Schwangere und andere Risikopatienten übertragen können (z.B. in Frauenspitälern, Kinderkliniken usw.). Die MMR- Impfung darf nicht während der Schwangerschaft verabreicht werden.

15) Bei jungen Erwachsenen und allen Erwachsenen, die einem Risiko ausgesetzt sind (vgl. BAG-Ordner „Infektionskrankheiten: Diagnose und Bekämpfung" Kapitel I, Supplement II).

Impfplan für die routinemäßige Grundimmunisierung für Personen über 7 Jahren Stand Dezember 1997

Intervalle zwischen den Dosen	Diphtherie (d)[1] Tetanus (T)	Poliomyelitis[2]	Masern (M) Mumps (M) Röteln (R)	Hepatitis B (HB)[3]
0	dT	Polio	MMR[4]	HB
4–8 Wochen	dT	Polio		HB
4–8 Wochen		Polio		
6–12 Monate	dT	Polio		HB
Booster	dT[5]	Polio[6]	[4]	

[1] Wegen verstärkten Nebenwirkungen erfolgt die Diphterie-Impfung ab dem achten Geburtstag mit einer geringeren Toxoiddosis

[2] Bei zuvor nicht geimpften Erwachsenen ist für die Grundimmunisierung der inaktivierte Polio-Impfstoff (IPV) zu verwenden, da bei diesen ein erhöhtes Risiko einer Impfpoliomyelitis bei Verwendung des oralen Impfstoffes (OPV) besteht (vgl. BAG-Ordner „Infektionskrankheiten: Diagnose und Bekämpfung" Kapitel I, Supplementum III).

[3] Hepatitis-B-Impfung: 3 Dosen (0, 1, 6 Monate) in erster Linie für Jugendliche im Alter von 11-15 Jahren. Die HB-Impfung kann aber in jedem Alter verabreicht werden. Die Impfung der Risikogruppen und das pränatale Screening müssen weitergeführt werden (vgl. BAG-Ordner „Infektionskrankheiten: Diagnose und Bekämpfung" Kapitel I, Supplementum II). Die Impfstoffdosierung für Kinder beträgt die Hälfte der Erwachsenendosis (Packungsbeilage beachten).

[4] Bis zum Alter von 15 Jahren sind 2 Dosen empfohlen. Die zweite Dosis ist mindestens einen Monat nach der ersten zu verabreichen.

[5] Generell wird eine Auffrischimpfung in 10-Jahres-Intervallen empfohlen, bei tetanusgefährdeten Verletzungen sollte die Auffrischimpfung aber ab dem 5. Jahr nach der letzten Dosis erfolgen. Der Kombinationsimpfstoff dT wird empfohlen.

[6] Eine Poliomyelitis-Auffrischimpfung in 10-Jahres-Intervallen wird nur bei Erwachsenen mit erhöhtem Expositions-Risiko empfohlen. Dies betrifft vor allem Reisende in Endemiegebiete (vgl. BAG-Ordner „Infektionskrankheiten: Diagnose und Bekämpfung" Kapitel I, Supplementa III und VI). Patienten mit Immunschwäche oder anderen Erkrankungen des Immunsystems und deren Kontaktpersonen sowie HIV-Positiven wird der inaktivierte Polioimpfstoff (IPV) empfohlen.

Indikationsimpfungen:

Die BCG-Impfung der Neugeborenen gegen die **Tuberkulose** wird aufgrund der epidemiologischen Situation nur noch für spezielle Risikogruppen empfohlen. Die Indikation zur BCG-Impfung kann den Richtlinien der Schweizerischen Vereinigung gegen Tuberkulose und Lungenkrankheiten entnommen werden (Schweizerischen Vereinigung gegen Tuberkulose und Lungenkrankheiten (SVTL): Richtlinien für die BCG-Impfung, Bull BAG 1996; Nr. 16: 14-5).

Die **Grippeimpfung** ist in erster Linie indiziert für Personen mit einem erhöhten Risiko von Komplikationen durch eine Influenza-Erkrankung (chronische Herz-Lungen-

Krankheiten, chronische Stoffwechselstörungen, Niereninsuffizienz, Immunsuppression, etc.) und für Personen, die eine Grippe auf obengenannte Patienten übertragen können (Medizinal-Personen, Angehörige, etc.), sowie für Personen über 65 Jahre (vgl. BAG-Ordner „Infektionskrankheiten: Diagnose und Bekämpfung", Kapitel I, Supplementum XIII).
Die **Pneumokokken-Impfung** ist in erster Linie indiziert für Personen mit erhöhtem Risiko einer Pneumokokken-Erkrankung (chronische Herz- oder Lungenerkrankung, Diabetes mellitus, Niereninsuffizienz, HIV-Infektion, anatomische oder funktionelle Asplenie etc.), sowie für Personen über 65 Jahre.

Aktueller Schweizer Impfplan 2001

Zeit	DTP	Hib	Polio	MMR	Hep B
Geburt					(1,2,3)
2 Mo	1	1	1		
4 Mo	2	2	2		
6 Mo	3	3	3		
≤ 12 Mo				1	
≤ 15 Mo	4	4	4		
4–7 J	5		5	2	
11–15 J	dT...				1,2,3

IV–7 Biostoffverordnung

Verordnung über Sicherheit und Gesundheitsschutz bei Tätigkeiten mit biologischen Arbeitsstoffen (Biostoffverordnung – BioStoffV)*

vom 27. Januar 1999
(BGBl. I 1999 S. 50), geändert am 18. Oktober 1999 (BGBl. I S. 2059)

§ 1
Anwendungsbereich und Zielsetzung

Diese Verordnung gilt für Tätigkeiten mit biologischen Arbeitsstoffen einschließlich Tätigkeiten in deren Gefahrenbereich. Zweck der Verordnung ist der Schutz der Beschäftigten vor der Gefährdung ihrer Sicherheit und Gesundheit bei diesen Tätigkeiten. Diese Verordnung gilt nicht für Tätigkeiten, die dem Gentechnikrecht unterliegen, soweit dort gleichwertige oder strengere Regelungen bestehen.

§ 2
Begriffsbestimmungen

(1) Biologische Arbeitsstoffe sind Mikroorganismen, einschließlich gentechnisch veränderter Mikroorganismen, Zellkulturen und humanpathogener Endoparasiten, die beim Menschen Infektionen, sensibilisierende oder toxische Wirkungen hervorrufen können. Ein biologischer Arbeitsstoff im Sinne von Satz 1 ist auch ein mit transmissibler, spongiformer Enzephalopathie assoziiertes Agens, das beim Menschen eine Infektion oder eine übertragbare Krankheit verursachen kann.

(2) Mikroorganismen sind alle zellulären oder nichtzellulären mikrobiologischen Einheiten, die zur Vermehrung oder zur Weitergabe von genetischem Material fähig sind.

(3) Zellkulturen sind in-vitro-Vermehrungen von aus vielzelligen Organismen isolierten Zellen.

(4) Tätigkeiten im Sinne dieser Verordnung sind das Herstellen und Verwenden von biologischen Arbeitsstoffen, insbesondere das Isolieren, Erzeugen und Vermehren, das Aufschließen, das Ge- und Verbrauchen, das Be- und Verarbeiten, Ab- und Umfüllen, Mischen und Abtrennen sowie das innerbetriebliche Befördern, das Lagern einschließlich Aufbewahren, das

* Die Biostoffverordnung ist Artikel 1 der Verordnung zur Umsetzung von EG-Richtlinien über den Schutz der Beschäftigten gegen Gefährdung durch biologische Arbeitsstoffe.
Sie dient in Verbindung mit dem Arbeitsschutzgesetz der Umsetzung der EG-Richtlinie 90/679/EWG des Rates vom 26. November 1990 über den Schutz der Arbeitnehmer gegen Gefährdung durch biologische Arbeitsstoffe bei der Arbeit (7. Einzelrichtlinie im Sinne von Artikel 16 Abs. 1 der Richtlinie 83/391/EWG) (ABl. EG Nr. L 374 S. 1), geändert durch die Richtlinie 93/88/EWG des Rates vom 12. Oktober 1993 (ABl. EG Nr. L 268 S. 71), angepaßt durch die Richtlinien der Kommission 95/30/EG vom 30. Juni 1995 (ABl. EG Nr. L 155 S. 41), 97/59/EG vom 7. Oktober 1997 (ABl. EG Nr. L 282 S. 33) und 97/65/EG vom 26. November 1997 (ABl. EG Nr. L 335 S. 17).

Inaktivieren und das Entsorgen. Zu den Tätigkeiten zählt auch der berufliche Umgang mit Menschen, Tieren, Pflanzen, biologischen Produkten, Gegenständen und Materialien, wenn bei diesen Tätigkeiten biologische Arbeitsstoffe freigesetzt werden können und dabei Beschäftigte mit den biologischen Arbeitsstoffen direkt in Kontakt kommen können.

(5) Gezielte Tätigkeiten liegen vor, wenn
1. biologische Arbeitsstoffe mindestens der Spezies nach bekannt sind,
2. die Tätigkeiten auf einen oder mehrere biologische Arbeitsstoffe unmittelbar ausgerichtet sind und
3. die Exposition der Beschäftigten im Normalbetrieb hinreichend bekannt oder abschätzbar ist.

Nicht gezielte Tätigkeiten liegen vor, wenn mindestens eine der Voraussetzungen nach Satz 1 Nr. 1, 2 oder 3 nicht gegeben ist.

(6) Als Kontamination ist die über die gesundheitlich unbedenkliche Grundbelastung hinausgehende Belastung des Arbeitsplatzes mit biologischen Arbeitsstoffen anzusehen.

(7) Eine Schutzstufe umfaßt die technischen, organisatorischen und persönlichen Sicherheitsmaßnahmen, die für Tätigkeiten mit biologischen Arbeitsstoffen entsprechend ihrer Gefährdung zum Schutz der Beschäftigten festgelegt oder empfohlen sind. Sicherheitsmaßnahmen sind besondere Schutzmaßnahmen, die in den Anhängen II und III genannt und der jeweiligen Schutzstufe zugeordnet sind.

(8) Dem Arbeitgeber stehen der Unternehmer ohne Beschäftigte sowie der Auftraggeber und Zwischenmeister im Sinne des Heimarbeitsgesetzes gleich. Den Beschäftigten stehen die in Heimarbeit Beschäftigten sowie Schüler, Studenten und sonst an Hochschulen Tätige gleich. Für Schüler und Studenten gelten die Regelungen dieser Verordnung über die Beteiligung der Personalvertretungen nicht.

§ 3
Risikogruppen für biologische Arbeitsstoffe

Biologische Arbeitsstoffe werden entsprechend dem von ihnen ausgehenden Infektionsrisiko in vier Risikogruppen eingeteilt:
1. Risikogruppe 1: Biologische Arbeitsstoffe, bei denen es unwahrscheinlich ist, daß sie beim Menschen eine Krankheit verursachen.
2. Risikogruppe 2: Biologische Arbeitsstoffe, die eine Krankheit beim Menschen hervorrufen können und eine Gefahr für Beschäftigte darstellen können; eine Verbreitung des Stoffes in der Bevölkerung ist unwahrscheinlich; eine wirksame Vorbeugung oder Behandlung ist normalerweise möglich.
3. Risikogruppe 3: Biologische Arbeitsstoffe, die eine schwere Krankheit beim Menschen hervorrufen können und eine ernste Gefahr für Beschäftigte darstellen können; die Gefahr einer Verbreitung in der Bevölkerung kann bestehen, doch ist normalerweise eine wirksame Vorbeugung oder Behandlung möglich.
4. Risikogruppe 4: Biologische Arbeitsstoffe, die eine schwere Krankheit beim Menschen hervorrufen und eine ernste Gefahr für Beschäftigte darstellen; die Gefahr einer Verbreitung in der Bevölkerung ist unter Umständen groß; normalerweise ist eine wirksame Vorbeugung oder Behandlung nicht möglich.

§ 4
Einstufung biologischer Arbeitsstoffe in Risikogruppen

(1) Für die Einstufung biologischer Arbeitsstoffe in die Risikogruppen 2 bis 4 gilt Anhang III der Richtlinie 90/679/EWG des Rates vom 26. November 1990 (ABl. EG Nr. L 374 S. 1), geändert durch die Richtlinie 93/88/EWG des Rates vom 12. Oktober 1993 (ABl. EG Nr. L 268 S. 71), zuletzt angepaßt durch die Richtlinie der Kommission 97/65/EG vom 26. November 1997 (ABl. EG Nr. L 335 S. 17). Wird Anhang III der Richtlinie 90/679/EWG im Verfahren nach ihrem Artikel 19 an den technischen Fortschritt angepaßt, so gilt er nach Ablauf der in der Anpassungsrichtlinie festgelegten Umsetzungsfrist in der geänderten Fassung. Die geänderte Fassung kann bereits ab Inkrafttreten der Anpassungsrichtlinie angewendet werden.

(2) Werden biologische Arbeitsstoffe nicht nach Absatz 1 erfaßt, hat der Arbeitgeber bei gezielten Tätigkeiten eine Einstufung in die Risikogruppen entsprechend dem Stand von Wissenschaft und Technik vorzunehmen. Im übrigen sind die Bekanntmachungen nach § 17 Abs. 4 zu beachten.

(3) Kommt bei gezielten Tätigkeiten eine Einstufung in mehrere Risikogruppen in Betracht, so ist die Einstufung in die Risikogruppe mit dem höchsten Gefährdungsgrad vorzunehmen.

§ 5
Informationen für die Gefährdungsbeurteilung

(1) Für die Gefährdungsbeurteilung hat der Arbeitgeber ausreichende Informationen zu beschaffen. Insbesondere sind folgende Informationen zu berücksichtigen:

1. die ihm zugänglichen tätigkeitsbezogenen Informationen über die Identität, die Einstufung und das Infektionspotential der vorkommenden biologischen Arbeitsstoffe sowie die von ihnen ausgehenden sensibilisierenden und toxischen Wirkungen,
2. tätigkeitsbezogene Informationen über Betriebsabläufe und Arbeitsverfahren,
3. Art und Dauer der Tätigkeiten und damit verbundene mögliche Übertragungswege sowie Informationen über eine Exposition der Beschäftigten,
4. Erfahrungen aus vergleichbaren Tätigkeiten, Belastungs- und Expositionssituationen und über bekannte tätigkeitsbezogene Erkrankungen sowie die ergriffenen Gegenmaßnahmen.

(2) Ausgehend von den Informationen nach Absatz 1 ist die Zuordnung zu gezielten oder nicht gezielten Tätigkeiten vorzunehmen.

§ 6
Gefährdungsbeurteilung bei gezielten Tätigkeiten

(1) Der Arbeitgeber hat die Gefährdungsbeurteilung bei gezielten Tätigkeiten gemäß Satz 2 und 3 und Absatz 2 auf der Grundlage der Einstufung nach § 4 und der nach § 5 beschafften Informationen durchzuführen. In Gemischen von biologischen Arbeitsstoffen sind die einzelnen biologischen Arbeitsstoffe für sich zu bewerten. Umfaßt eine Tätigkeit mehrere biologische Arbeitsstoffe verschiedener Risikogruppen, ist für die Festlegung nach Absatz 2 die Risikogruppe des biologischen Arbeitsstoffes mit dem höchsten Gefährdungsgrad maßgebend.

(2) Im Rahmen der Gefährdungsbeurteilung sind für alle gezielten Tätigkeiten mit biologischen Arbeitsstoffen die in Betracht kommenden Schutzmaßnahmen zu ermitteln. Es sind immer mindestens die allgemeinen Hygienemaßnahmen der Schutzstufe 1 nach Anhang II oder III festzulegen. Zusätzlich sind für biologische Arbeitsstoffe

1. der Risikogruppe 2 die Sicherheitsmaßnahmen der Schutzstufe 2,
2. der Risikogruppe 3 die Sicherheitsmaßnahmen der Schutzstufe 3,
3. der Risikogruppe 4 die Sicherheitsmaßnahmen der Schutzstufe 4,

nach Anhang II oder III festzulegen. Die dort als empfohlen bezeichneten Sicherheitsmaßnahmen sind festzulegen, wenn dadurch die Gefährdung der Beschäftigten verringert werden kann. Bei der Gefährdungsbeurteilung sind sensibilisierende und toxische Wirkungen zusätzlich zu berücksichtigen und geeignete Schutzmaßnahmen festzulegen.

§ 7
Gefährdungsbeurteilung bei nicht gezielten Tätigkeiten

(1) Der Arbeitgeber hat die Gefährdungsbeurteilung bei nicht gezielten Tätigkeiten gemäß Satz 2 bis 4 und Absatz 2 oder 3 durchzuführen. Dabei ist zu prüfen, ob die nach § 5 beschafften Informationen eine abschließende Gefährdungsbeurteilung und die Zuordnung der Tätigkeit zu einer Schutzstufe nach Anhang II oder III ermöglichen. Treten bei einer Tätigkeit mehrere biologische Arbeitsstoffe gleichzeitig auf, sind die einzelnen biologischen Arbeitsstoffe, soweit dies möglich ist, jeweils für sich zu bewerten. Auf der Grundlage der Einzelbeurteilungen ist eine Gesamtbeurteilung der Infektionsgefährdung vorzunehmen.

(2) Kann die Tätigkeit einer Schutzstufe zugeordnet werden, sind im Rahmen der Gefährdungsbeurteilung für Tätigkeiten, die hinsichtlich der Gefährdung den Tätigkeiten nach § 6 Abs. 2 Satz 3 Nr. 1 bis 3 vergleichbar sind, die in Betracht kommenden Schutzmaßnahmen zu ermitteln und die erforderlichen Sicherheitsmaßnahmen aus der entsprechenden Schutzstufe so auszuwählen und festzulegen, daß die Gefährdung der Beschäftigten dadurch soweit wie möglich verringert wird. Mindestens sind die allgemeinen Hygienemaßnahmen der Schutzstufe 1 nach Anhang II oder III festzulegen. Sensibilisierende und toxische Wirkungen sind zusätzlich zu berücksichtigen und geeignete Schutzmaßnahmen festzulegen.

(3) Kann die Tätigkeit einer Schutzstufe nicht zugeordnet werden, sind nach dem Stand der Technik Art, Ausmaß und Dauer der Exposition der Beschäftigten gegenüber biologischen Arbeitsstoffen zu ermitteln und die Gefährdung zu beurteilen. Die erforderlichen Schutzmaßnahmen sind nach dem Stand der Technik festzulegen. Absatz 2 Satz 2 und 3 gelten entsprechend.

§ 8
Durchführung der Gefährdungsbeurteilung

Die Gefährdungsbeurteilung ist vor Aufnahme der Tätigkeiten durchzuführen und danach

1. bei Änderungen der Arbeitsbedingungen, die zu einer erhöhten Gefährdung der Beschäftigten führen können,
2. bei der Feststellung einer Kontamination des Arbeitsplatzes sowie
3. in den Fällen des § 15 Abs. 3 Satz 1 und des § 15 Abs. 6 Satz 5

zu wiederholen, andernfalls spätestens nach Ablauf eines Jahres zu überprüfen. Der Betriebs- oder Personalrat, der Betriebsarzt oder der Arzt nach § 15 Abs. 5 sowie die Fachkraft für Arbeitssicherheit sind bei der Gefährdungsbeurteilung zu beteiligen. Auch in Betrieben mit zehn oder weniger Beschäftigten müssen Unterlagen nach § 6 Abs. 1 Satz 1 und 2 des Arbeitsschutzgesetzes vorliegen, wenn dort nicht ausschließlich gezielte Tätigkeiten mit biologischen Arbeitsstoffen der Risikogruppe 1 ohne sensibilisierende oder toxische Wirkungen oder hinsichtlich der Gefährdung vergleichbare nicht gezielte Tätigkeiten durchgeführt werden. Die Unterlagen müssen bei gezielten Tätigkeiten ein Verzeichnis der biologischen Arbeitsstoffe enthalten. Bei nicht gezielten Tätigkeiten ist dieses Verzeichnis zu führen, soweit die biologischen Arbeitsstoffe für die Gefährdungsbeurteilung nach § 7 maßgeblich sind.

§ 9
Tätigkeiten mit biologischen Arbeitsstoffen der Risikogruppe 1

Die §§ 10 bis 16, ausgenommen § 10 Abs. 1, 3 und 4 und § 14 Abs. 1, gelten nicht, wenn nach dem Ergebnis der Gefährdungsbeurteilung gezielte Tätigkeiten mit biologischen Arbeitsstoffen der Risikogruppe 1 ohne sensibilisierende oder toxische Wirkungen oder nicht gezielte Tätigkeiten mit vergleichbarer Gefährdung durchgeführt werden.

§ 10
Schutzmaßnahmen

(1) Der Arbeitgeber hat die erforderlichen Schutzmaßnahmen zur Sicherheit und zum Gesundheitsschutz der Beschäftigten entsprechend dem Ergebnis der Gefährdungsbeurteilung und nach den sonstigen Vorschriften dieser Verordnung einschließlich der Anhänge zu treffen. Dabei sind die vom Ausschuß für biologische Arbeitsstoffe ermittelten und vom Bundesministerium für Arbeit und Sozialordnung im Bundesarbeitsblatt bekanntgegebenen Regeln und Erkenntnisse zu berücksichtigen. Sie müssen nicht berücksichtigt werden, wenn gleichwertige Schutzmaßnahmen getroffen werden; dies ist auf Verlangen der zuständigen Behörde im Einzelfall nachzuweisen.

(2) Biologische Arbeitsstoffe, die eine Gesundheitsgefahr für Beschäftigte darstellen, sind, soweit dies zumutbar und nach dem Stand der Technik möglich ist, durch biologische Arbeitsstoffe zu ersetzen, die für die Beschäftigten weniger gefährlich sind.

(3) Zur Heimarbeit dürfen nur biologische Arbeitsstoffe der Risikogruppe 1 ohne sensibilisierende oder toxische Wirkungen überlassen oder verwendet werden. Satz 4 gilt entsprechend für nicht gezielte Tätigkeiten mit vergleichbarer Gefährdung.

(4) Bei allen Tätigkeiten mit biologischen Arbeitsstoffen müssen die allgemeinen Hygienemaßnahmen der Schutzstufe 1 nach Anhang II oder III eingehalten werden.

(5) Beschäftigten dürfen gezielte Tätigkeiten mit biologischen Arbeitsstoffen der Risikogruppe 3 oder 4 nur übertragen werden, wenn sie ausreichend fachkundig und eingewiesen sind. Dies gilt entsprechend für nicht gezielte Tätigkeiten mit vergleichbarer Gefährdung. Der Arbeitgeber hat sich vor Übertragung der Tätigkeiten über die erforderlichen Schutzmaßnahmen fachkundig beraten zu lassen, soweit er nicht selbst über entsprechende Kenntnisse verfügt.

(6) Das Arbeitsverfahren und die technischen Schutzmaßnahmen sind grundsätzlich so zu gestalten, daß biologische Arbeitsstoffe am Arbeitsplatz nicht frei werden. Kann dies nicht vermieden werden oder werden biologische Arbeitsstoffe bestimmungsgemäß freigesetzt, sind

insbesondere folgende technische und organisatorische Schutzmaßnahmen zu treffen, um die Exposition der Beschäftigten so gering wie möglich zu halten:

1. Auswahl und Gestaltung geeigneter und sicherer Arbeitsverfahren für Tätigkeiten mit biologischen Arbeitsstoffen einschließlich deren Entsorgung,
2. Begrenzung der Anzahl der exponierten Beschäftigten entsprechend dem Ergebnis der Gefährdungsbeurteilung.

Darüber hinaus sind folgende weitere Schutzmaßnahmen zu treffen:

1. Kennzeichnung der Arbeitsplätze und Gefahrenbereiche mit dem Symbol für Biogefährdung nach Anhang 1 entsprechend dem Ergebnis der Gefährdungsbeurteilung,
2. Vorkehrungen gegen Unfälle und Betriebsstörungen vor Aufnahme der Tätigkeiten mit biologischen Arbeitsstoffen,
3. Erstellung eines Plans zur Abwendung der Gefahren, die beim Versagen einer Einschließungsmaßnahme durch die Freisetzung biologischer Arbeitsstoffe auftreten können, bei gezielten Tätigkeiten mit biologischen Arbeitsstoffen der Risikogruppe 3 oder 4 sowie bei nicht gezielten Tätigkeiten mit vergleichbarer Gefährdung.

(7) Ist aufgrund außergewöhnlicher Umstände oder bei nicht bestimmungsgemäßem Betrieb einer Anlage mit einer ernsten Gefährdung der Beschäftigten durch biologische Arbeitsstoffe zu rechnen und ist es kurzfristig nicht möglich Art, Ausmaß und Dauer der Exposition zu beurteilen, sind unverzüglich Sicherheitsmaßnahmen nach Anhang II oder III zu ermitteln und zu treffen, die mindestens der Schutzstufe 3 genügen müssen.

(8) Werden Verfahren eingesetzt, bei denen Tätigkeiten mit biologischen Arbeitsstoffen in technischen Anlagen oder unter Verwendung von technischen Arbeitsmitteln durchgeführt werden, hat der Arbeitgeber die zum Schutz der Beschäftigten erforderlichen Maßnahmen und Vorkehrungen nach dem Stand der Technik zu treffen.

(9) Ist die Sicherheitstechnik eines Arbeitsverfahrens fortentwickelt worden, hat sich diese bewährt und erhöht sich die Arbeitssicherheit hierdurch erheblich, ist das Arbeitsverfahren innerhalb einer angemessenen Frist dieser Fortentwicklung anzupassen.

(10) Biologische Arbeitsstoffe sind sicher zu lagern. Es sind nur solche Behälter zur Lagerung, zum Transport oder zur Beseitigung von biologischen Arbeitsstoffen zu verwenden, die hinsichtlich ihrer Beschaffenheit geeignet sind, den Inhalt sicher zu umschließen. Die Behälter sind für die Beschäftigten im Hinblick auf die davon ausgehenden Gefahren in geeigneter Weise deutlich erkennbar zu kennzeichnen. Biologische Arbeitsstoffe dürfen nicht in solchen Behältern gelagert werden, durch deren Form oder Bezeichnung der Inhalt mit Lebensmitteln verwechselt werden kann.

§ 11
Hygienemaßnahmen, Schutzausrüstungen

(1) Auf der Grundlage der Gefährdungsbeurteilung sind die erforderlichen Hygienemaßnahmen zur Desinfektion und Dekontamination zu treffen und persönliche Schutzausrüstungen einschließlich geeigneter Schutzkleidung zur Verfügung zu stellen. Es sind geeignete Vorkehrungen zu treffen, insbesondere die erforderlichen Einrichtungen zu schaffen, damit persönliche Schutzausrüstungen beim Verlassen des Arbeitsplatzes abgelegt und getrennt von anderen Kleidungsstücken gelagert und auf ihren Zustand überprüft werden können. Entspre-

chend dem Ergebnis der Überprüfung müssen die persönlichen Schutzausrüstungen desinfiziert und gereinigt werden. Falls sie schadhaft sind, müssen sie ausgebessert oder ausgetauscht, erforderlichenfalls vernichtet werden.

(2) Um die Kontamination des Arbeitsplatzes und die Exposition der Beschäftigten so gering wie möglich zu halten, sind die Funktion und die Wirksamkeit von technischen Schutzmaßnahmen regelmäßig zu überprüfen. Kann das Freiwerden von biologischen Arbeitsstoffen nicht sicher verhütet werden, ist zu ermitteln, ob der Arbeitsplatz kontaminiert ist. Dabei ist die mikrobielle Belastung in der Luft am Arbeitsplatz zu berücksichtigen.

(3) Beschäftigte dürfen an Arbeitsplätzen, an denen die Gefahr einer Kontamination durch biologische Arbeitsstoffe besteht, keine Nahrungs- und Genußmittel zu sich nehmen. Hierfür sind vor Aufnahme der Tätigkeiten geeignete Bereiche einzurichten.

§ 12
Unterrichtung der Beschäftigten

(1) Auf der Grundlage der Gefährdungsbeurteilung ist vor Aufnahme der Tätigkeiten eine arbeitsbereichs- und stoffbezogene Betriebsanweisung zu erstellen. Darin ist auf die mit den vorgesehenen Tätigkeiten verbundenen Gefahren für die Beschäftigten hinzuweisen. Die erforderlichen Schutzmaßnahmen und Verhaltensregeln sowie Anweisungen über das Verhalten bei Unfällen und Betriebsstörungen und zur Ersten Hilfe sind in ihr festzulegen. Die Betriebsanweisung ist in einer für die Beschäftigten verständlichen Form und Sprache abzufassen und an geeigneter Stelle in der Arbeitsstätte bekanntzumachen und zur Einsichtnahme auszulegen oder auszuhängen.

(2) Beschäftigte, die Tätigkeiten mit biologischen Arbeitsstoffen ausführen, müssen anhand der Betriebsanweisung über die auftretenden Gefahren und über die Schutzmaßnahmen unterwiesen werden. Die Unterweisung ist vor Aufnahme der Tätigkeiten mündlich und arbeitsplatzbezogen durchzuführen sowie in den Fällen des § 8 Satz 1 zu wiederholen. Zeitpunkt und Gegenstand der Unterweisungen sind im Anschluß an die Unterweisung schriftlich festzuhalten und vom Unterwiesenen durch Unterschrift zu bestätigen.

(3) Für Tätigkeiten, bei denen erfahrungsgemäß aufgrund erhöhter Unfallgefahr mit einem Infektionsrisiko oder, als Folge eines Unfalles, mit schweren Infektionen zu rechnen ist, müssen zusätzlich Arbeitsanweisungen zur Vermeidung von Betriebsunfällen am Arbeitsplatz vorliegen. Dies gilt auch für

1. Verfahren für die Entnahme, die Handhabung und die Verarbeitung von Proben menschlichen oder tierischen Ursprungs,
2. Instandhaltungs-, Reinigungs-, Änderungs- oder Abbrucharbeiten in oder an kontaminierten Anlagen, Geräten oder Einrichtungen.

(4) Die im Gefahrenbereich Beschäftigten und der Betriebs- oder Personalrat sind über Betriebsstörungen, die die Sicherheit oder Gesundheit der Beschäftigten gefährden können, und über Unfälle unverzüglich zu unterrichten. Dem Betriebs- oder Personalrat sind die in § 13 Abs. 1 bis 3 genannten Angaben zur Verfügung zu stellen.

§ 13
Anzeige- und Aufzeichnungspflichten

(1) Der Arbeitgeber hat der zuständigen Behörde spätestens 30 Tage vor Aufnahme der Tätigkeiten die erstmalige Durchführung von gezielten Tätigkeiten mit einem biologischen Arbeitsstoff der Risikogruppe 2, 3 oder 4 anzuzeigen. Die Anzeige enthält:
1. Name und Anschrift des Arbeitgebers und der nach § 13 Abs. 1 Nr. 1 bis 3 des Arbeitsschutzgesetzes verantwortlichen Personen,
2. Name und Befähigung der für Sicherheit und Gesundheitsschutz am Arbeitsplatz verantwortlichen Personen,
3. das Ergebnis der Gefährdungsbeurteilung nach § 6,
4. die Art des biologischen Arbeitsstoffes,
5. die vorgesehenen Maßnahmen zum Arbeitsschutz.

(2) Einer erneuten Anzeige bedürfen:
1. für die Sicherheit und Gesundheit der Beschäftigten bedeutsame Änderungen der Tätigkeiten,
2. die Aufnahme von Tätigkeiten mit jedem weiteren biologischen Arbeitsstoff der Risikogruppe 3, soweit dieser nicht in Anhang III der Richtlinie 90/679/EWG in der jeweils geltenden Fassung aufgeführt ist, und
3. die Aufnahme von Tätigkeiten, mit jedem weiteren biologischen Arbeitsstoff der Risikogruppe 4.

(3) Über Beschäftigte, die gezielte Tätigkeiten mit biologischen Arbeitsstoffen der Risikogruppe 3 oder 4 durchführen, ist ein Verzeichnis zu führen, in dem die Art der Tätigkeiten, der verwendete biologische Arbeitsstoff sowie Unfälle und Betriebsstörungen anzugeben sind. Die betroffenen Beschäftigten oder von ihnen bevollmächtigte Personen sind berechtigt, die sie betreffenden Angaben einzusehen.

(4) Das Verzeichnis nach Absatz 3 ist für die Dauer von mindestens zehn Jahren nach Beendigung der Tätigkeit aufzubewahren. Das Verzeichnis ist bis zu 40 Jahre aufzubewahren, wenn es die Art einer Erkrankung oder die Zeitdauer zwischen einer Exposition und dem Auftreten einer möglichen Infektionskrankheit erforderlich machen. Es ist der zuständigen Behörde auf Verlangen zur Verfügung zu stellen. Bei einer Betriebsauflösung ist das Verzeichnis dem zuständigen Unfallversicherungsträger unaufgefordert zur Aufbewahrung zu übergeben.

(5) Die Absätze 1 bis 4 gelten entsprechend für nicht gezielte Tätigkeiten, die hinsichtlich der Gefährdung mit Tätigkeiten nach § 6 Abs. 2 Satz 3 Nr. 2 oder 3 vergleichbar sind.

(6) Lassen sich die für die Anzeige erforderlichen Angaben gleichwertig aus Anzeigen nach anderen Rechtsvorschriften entnehmen, kann die Anzeigepflicht auch durch Übermittlung einer Durchschrift dieser Anzeigen an die zuständige Behörde erfüllt werden.

§ 14
Behördliche Ausnahmen

Die zuständige Behörde kann auf schriftlichen Antrag des Arbeitgebers Ausnahmen von den Vorschriften des § 10 einschließlich der Anhänge II und III erteilen, wenn
1. der Arbeitgeber andere gleichwertige Schutzmaßnahmen trifft oder

2. die Durchführung der Vorschrift im Einzelfall zu einer unverhältnismäßigen Härte führen würde und die Abweichung mit dem Schutz der betroffenen Beschäftigten vereinbar ist.

(2) Die zuständige Behörde kann auf schriftlichen Antrag des Arbeitgebers für Betriebe mit weniger als zehn Beschäftigten eine Ausnahme von der Pflicht zur Dokumentation der Gefährdungsbeurteilung erteilen. Satz 1 gilt nicht für gezielte Tätigkeiten mit biologischen Arbeitsstoffen der Risikogruppen 3 oder 4 sowie für nicht gezielte Tätigkeiten mit vergleichbarer Gefährdung.

§ 15
Arbeitsmedizinische Vorsorge

(1) Der Arbeitgeber hat Beschäftigte vor Aufnahme von Tätigkeiten mit biologischen Arbeitsstoffen nach Anhang IV arbeitsmedizinisch untersuchen und beraten zu lassen. Diese arbeitsmedizinischen Vorsorgeuntersuchungen sind in regelmäßigen Abständen zu wiederholen sowie am Ende der Beschäftigung anzubieten. Der untersuchende Arzt kann bei gesundheitlichen Bedenken arbeitsmedizinische Vorsorgeuntersuchungen in kürzeren Zeitabständen festsetzen.

(2) Beschäftigten sind bei sonstigen gezielten Tätigkeiten mit biologischen Arbeitsstoffen der Risikogruppe 3 und sonstigen nicht gezielten Tätigkeiten mit vergleichbarer Gefährdung vor Aufnahme der Tätigkeiten und danach in regelmäßigen Abständen arbeitsmedizinische Vorsorgeuntersuchungen anzubieten. Satz 1 gilt entsprechend für die Risikogruppe 2, es sei denn, aufgrund der Gefährdungsbeurteilung und der getroffenen Schutzmaßnahmen ist nicht mit einem Gesundheitsschaden zu rechnen.

(3) Beschäftigten, die sich eine Infektion oder eine Erkrankung zugezogen haben, die auf Tätigkeiten mit biologischen Arbeitsstoffen zurückzuführen sein kann, sind unverzüglich arbeitsmedizinische Vorsorgeuntersuchungen anzubieten. Dies gilt für alle Beschäftigten des gleichen Tätigkeitsbereichs, es sei denn, die Infektion oder Erkrankung ist auf eine personenbezogene Schädigung zurückzuführen und eine Übertragung auf andere Beschäftigte ist auszuschließen.

(4) Beschäftigten, die biologischen Arbeitsstoffen ausgesetzt sein können, ist eine Impfung anzubieten, wenn ein wirksamer Impfstoff zur Verfügung steht. Der Arzt hat die Beschäftigten über die zu verhütende Krankheit, über den Nutzen der Impfung und über mögliche Nebenwirkungen und Komplikationen aufzuklären.

(5) Arbeitsmedizinische Vorsorgeuntersuchungen sind durch Ärzte, die die erforderlichen Fachkenntnisse besitzen und von der zuständigen Behörde ermächtigt worden sind, durchzuführen. Dem Arzt sind auf Verlangen die zur Durchführung der Vorsorgeuntersuchungen erforderlichen Auskünfte über die Arbeitsplatzverhältnisse zu erteilen und eine Besichtigung des Arbeitsplatzes zu ermöglichen.

(6) Der Arzt hat den Untersuchungsbefund schriftlich festzuhalten. Er hat die untersuchte Person arbeitsmedizinisch zu beraten und ihr eine Bescheinigung darüber auszustellen, ob und inwieweit gegen die Ausübung der Tätigkeit gesundheitliche Bedenken bestehen (Bescheinigung über das Untersuchungsergebnis). Nur bei Vorsorgeuntersuchungen nach Absatz 1 übermittelt der Arzt dem Arbeitgeber eine Kopie der Bescheinigung über das Untersuchungsergebnis. Halten die untersuchte Person oder der Arbeitgeber das Untersuchungsergebnis für

unzutreffend, entscheidet auf Antrag die zuständige Behörde. Bei gesundheitlichen Bedenken hat der Arzt dem Arbeitgeber zu empfehlen, den Arbeitsplatz zu überprüfen, wenn die Gesundheit des untersuchten Beschäftigten infolge der Arbeitsbedingungen gefährdet erscheint. Hat der Arbeitgeber eine Empfehlung nach Satz 5 erhalten, hat er dies dem Betriebs- oder Personalrat mitzuteilen und die zuständige Behörde zu unterrichten.

(7) Ärztliche Aufzeichnungen über Vorsorgeuntersuchungen nach Absatz 1 sind nach Beendigung der Tätigkeit des Arztes seinem Nachfolger im Amt oder der nach Landesrecht für den medizinischen Arbeitsschutz zuständigen Stelle zu übergeben.

§ 16
Unterrichtung der Behörde

(1) Unbeschadet des § 22 des Arbeitsschutzgesetzes ist die zuständige Behörde auf ihr Verlangen über

1. das Ergebnis der Gefährdungsbeurteilung und die der Beurteilung zugrundeliegenden Informationen,
2. die Tätigkeiten, bei denen Beschäftigte tatsächlich oder möglicherweise gegenüber biologischen Arbeitsstoffen exponiert worden sind, und die Anzahl dieser Beschäftigten,
3. die nach § 13 des Arbeitsschutzgesetzes verantwortlichen Personen,
4. die getroffenen Schutz- und Vorsorgemaßnahmen einschließlich der Betriebs- und Arbeitsanweisungen sowie
5. die nach § 10 Abs. 6 Satz 3 Nr. 2 getroffenen Vorkehrungen und den nach § 10 Abs. 6 Satz 3 Nr. 3 erstellten Plan

zu unterrichten.

(2) Die zuständige Behörde ist unverzüglich über jeden Unfall und jede Betriebsstörung bei Tätigkeiten mit biologischen Arbeitsstoffen der Risikogruppe 3 und 4 oder bei nicht gezielten Tätigkeiten mit vergleichbarer Gefährdung zu unterrichten, die zu einer Gesundheitsgefahr der Beschäftigten führen können. Krankheits- und Todesfälle, die auf Tätigkeiten mit biologischen Arbeitsstoffen zurückzuführen sind, sind der zuständigen Behörde unverzüglich unter Angabe der Tätigkeit mitzuteilen.

§ 17
Ausschuß für biologische Arbeitsstoffe

(1) Zur Beratung in allen Fragen des Arbeitsschutzes zu biologischen Arbeitsstoffen wird beim Bundesministerium für Arbeit und Sozialordnung der Ausschuß für biologische Arbeitsstoffe gebildet, in dem sachverständige Mitglieder der öffentlichen und privaten Arbeitgeber, der Gewerkschaften, der Länderbehörden, der Träger der gesetzlichen Unfallversicherung, der Hochschulen und der Wissenschaft angemessen vertreten sein sollen. Die Gesamtzahl der Mitglieder soll 16 Personen nicht überschreiten. Die Mitgliedschaft im Ausschuß für biologische Arbeitsstoffe ist ehrenamtlich.

(2) Das Bundesministerium für Arbeit und Sozialordnung beruft die Mitglieder des Ausschusses und für jedes Mitglied einen Stellvertreter. Der Ausschuß gibt sich eine Geschäftsordnung und wählt den Vorsitzenden aus seiner Mitte. Die Geschäftsordnung und die Wahl des Vorsitzenden bedürfen der Zustimmung des Bundesministeriums für Arbeit und Sozialordnung.

(3) Zu den Aufgaben des Ausschusses gehört es:
1. den Grundsätzen des § 4 des Arbeitsschutzgesetzes entsprechende Regeln und Erkenntnisse für Tätigkeiten, mit biologischen Arbeitsstoffen sowie Regeln und Erkenntnisse zu der Einstufung nach § 4 Abs. 1 und 2 Satz 1 zu ermitteln,
2. zu ermitteln, wie die in dieser Verordnung gestellten Anforderungen erfüllt werden können,
3. dem jeweiligen Stand von Wissenschaft, Technik und Medizin entsprechende Vorschriften vorzuschlagen,
4. das Bundesministerium für Arbeit und Sozialordnung in allgemeinen Fragen der biologischen Sicherheit zu beraten.

(4) Das Bundesministerium für Arbeit und Sozialordnung kann die vom Ausschuß für biologische Arbeitsstoffe nach Absatz 3 Nr. 1 ermittelten Regeln und Erkenntnisse sowie die nach Absatz 3 Nr. 2 ermittelten Verfahrensregeln im Bundesarbeitsblatt bekanntgeben.

(5) Die Bundesministerien sowie die zuständigen obersten Landesbehörden können zu den Sitzungen des Ausschusses Vertreter entsenden. Diesen ist auf Verlangen in der Sitzung das Wort zu erteilen.

(6) Die Geschäfte des Ausschusses führt die Bundesanstalt für Arbeitsschutz und Arbeitsmedizin.

§ 18
Ordnungswidrigkeiten und Straftaten

(1) Ordnungswidrig im Sinne des § 25 Abs. 1 Nr. 1 des Arbeitsschutzgesetzes handelt, wer vorsätzlich oder fahrlässig
1. entgegen § 6 Abs. 1 Satz 1 oder § 7 Abs. 1 Satz 1 eine Gefährdungsbeurteilung nicht, nicht richtig oder nicht vollständig oder nicht nach den in § 8 Satz 1 Nr. 2 oder 3 genannten Voraussetzungen durchführt,
2. entgegen § 11 Abs. 1 Satz 3 oder 4 persönliche Schutzausrüstungen nicht, nicht richtig oder nicht rechtzeitig desinfiziert, reinigt, ausbessert, austauscht oder vernichtet,
3. entgegen § 11 Abs. 2 die Wirksamkeit von technischen Schutzmaßnahmen nicht regelmäßig überprüft,
4. entgegen § 11 Abs. 3 Satz 2 dort genannte Bereiche nicht oder nicht rechtzeitig einrichtet,
5. entgegen § 12 Abs. 1 Satz 1 oder 4 eine Betriebsanweisung nicht, nicht richtig, nicht vollständig, nicht in der vorgeschriebenen Weise oder nicht rechtzeitig erstellt, nicht oder nicht rechtzeitig bekanntmacht oder nicht oder nicht rechtzeitig auslegt oder nicht oder nicht rechtzeitig aushängt,
6. entgegen § 12 Abs. 2 Satz 1 oder 3 Beschäftigte nicht, nicht in der vorgeschriebenen Weise oder nicht rechtzeitig unterweist oder den Zeitpunkt oder den Gegenstand der Unterweisung nicht, nicht in der vorgeschriebenen Weise oder nicht rechtzeitig festhält,
7. entgegen § 12 Abs. 4 Satz 1 über Betriebsstörungen oder Unfälle nicht, nicht richtig, nicht vollständig oder nicht rechtzeitig unterrichtet,
8. entgegen § 13 Abs. 1 Satz 1 eine Anzeige nicht, nicht richtig, nicht vollständig oder nicht rechtzeitig erstattet,
9. entgegen § 13 Abs. 3 Satz 1 ein Verzeichnis nicht, nicht richtig oder nicht vollständig führt,

10. entgegen § 13 Abs. 4 ein Verzeichnis nicht oder nicht für die vorgeschriebene Dauer aufbewahrt, nicht oder nicht rechtzeitig zur Verfügung stellt oder nicht oder nicht rechtzeitig übergibt,
11. entgegen § 15 Abs. 1 arbeitsmedizinische Vorsorgeuntersuchungen nicht oder nicht rechtzeitig veranlaßt oder anbietet,
12. entgegen § 15 Abs. 2 Satz 1 arbeitsmedizinische Vorsorgeuntersuchungen nicht oder nicht rechtzeitig anbietet,
13. entgegen § 15 Abs. 3 Satz 1 oder Abs. 4 Satz 1 eine arbeitsmedizinische Untersuchung oder eine Impfung nicht oder nicht rechtzeitig anbietet,
14. entgegen § 15 Abs. 5 Satz 2 eine Besichtigung des Arbeitsplatzes nicht oder nicht rechtzeitig ermöglicht,
15. entgegen § 16 Abs. 1 oder 2 Satz 1 die zuständige Behörde nicht, nicht richtig, nicht vollständig oder nicht rechtzeitig unterrichtet oder
16. entgegen § 16 Abs. 2 Satz 2 eine Mitteilung nicht, nicht richtig, nicht vollständig oder nicht rechtzeitig macht.

(2) Ordnungswidrig im Sinne des § 32 Abs. 1 Nr. 1 des Heimarbeitsgesetzes handelt, wer vorsätzlich oder fahrlässig entgegen § 10 Abs. 3 Satz 1, auch in Verbindung mit Satz 2, einen biologischen Arbeitsstoff überläßt oder verwendet.

(3) Wer durch eine in Absatz 1 bezeichnete vorsätzliche Handlung Leben oder Gesundheit eines Beschäftigten gefährdet, ist nach § 26 Nr. 2 des Arbeitsschutzgesetzes strafbar.

(4) Wer durch eine in Absatz 2 bezeichnete vorsätzliche Handlung in Heimarbeit Beschäftigte in ihrer Arbeitskraft oder Gesundheit gefährdet, ist nach § 32 Abs. 3 oder 4 des Heimarbeitsgesetzes strafbar.

§ 19
Übergangsvorschrift

Anzeigepflichtige Tätigkeiten, die bei Inkrafttreten der Verordnung bereits aufgenommen sind, müssen der zuständigen Behörde innerhalb von sechs Monaten nach Inkrafttreten der Verordnung angezeigt werden. § 13 Abs. 1 Satz 2 gilt entsprechend.

Anhang I

Symbol für Biogefährdung

Ausführung der Kennzeichnung: Schwarzes Symbol auf gelbem Grund

Anhang II
Sicherheitsmaßnahmen bei Tätigkeiten mit biologischen Arbeitsstoffen in Laboratorien und laborähnlichen Einrichtungen

(1) Die Schutzstufe 1 umfaßt allgemeine Hygienemaßnahmen entsprechend den vom Ausschuß für biologische Arbeitsstoffe festgelegten technischen Regeln.

(2) Die Schutzstufen 2, 3 und 4 umfassen die nachfolgenden Sicherheitsmaßnahmen:

A	B Schutzstufen		
Sicherheitsmaßnahmen	2	3	4
1. Der Arbeitsplatz ist von anderen Tätigkeiten in demselben Gebäude abzutrennen	nein	verbindlich, wenn die Infizierung über die Luft erfolgen kann	verbindlich
2. Zu- und Abluft am Arbeitsplatz müssen durch Hochleistungsschwebstoff-Filter oder eine vergleichbare Vorrichtung geführt werden	nein	verbindlich für Abluft	verbindlich für Zu- und Abluft
3. Der Zugang ist auf benannte Beschäftigte zu beschränken	verbindlich	verbindlich	verbindlich mit Luftschleuse
4. Der Arbeitsplatz muß zum Zweck der Desinfektion hermetisch abdichtbar sein	nein	empfohlen	verbindlich
5. Spezifische Desinfektionsverfahren	verbindlich	verbindlich	verbindlich
6. Am Arbeitsplatz muß ein Unterdruck aufrechterhalten werden	nein	verbindlich, wenn die Infizierung über die Luft erfolgen kann	verbindlich
7. Wirksame Vektorkontrolle, z.B. Nagetiere und Insekten	empfohlen	verbindlich	verbindlich
8. Wasserundurchlässige und leicht zu reinigende Oberflächen	verbindlich für Werkbänke	verbindlich für Werkbänke und Böden	verbindlich für Werkbänke, Wände, Böden und Decken
9. Gegen Säuren, Laugen, Lösungs- und Desinfektionsmittel widerstandsfähige Oberflächen	empfohlen	verbindlich	verbindlich

A Sicherheitsmaßnahmen	B Schutzstufen 2	3	4
10. Sichere Aufbewahrung eines biologischen Arbeitsstoffes	verbindlich	verbindlich	verbindlich unter Verschluß
11. Der Raum muß mit einem Beobachtungsfenster oder einer vergleichbaren Vorrichtung versehen sein, damit die im Raum anwesenden Personen bzw. Tiere beobachtet werden können	empfohlen	verbindlich	verbindlich
12. Jedes Laboratorium muß über eine eigene Ausrüstung verfügen	nein	empfohlen	verbindlich
13. Der Umgang mit infiziertem Material, einschließlich aller Tiere, muß in einer Sicherheitswerkbank oder einem Isolierraum oder einem anderen geeigneten Raum erfolgen	wo angebracht	verbindlich, wenn die Infizierung über die Luft erfolgt	verbindlich
14. Verbrennungsofen für Tierkörper	empfohlen	verbindlich, zugänglich	verbindlich vor Ort

Anhang III
Sicherheitsmaßnahmen bei gezielten und nicht gezielten Tätigkeiten, die nicht unter Anhang II fallen

(1) Die Schutzstufe 1 umfaßt allgemeine Hygienemaßnahmen entsprechend den vom Ausschuß für biologische Arbeitsstoffe festgelegten technischen Regeln.

(2) Die Schutzstufen 2, 3 und 4 umfassen die nachfolgenden Sicherheitsmaßnahmen:

A Sicherheitsmaßnahmen	B Schutzstufen 2	3	4
1. Arbeiten mit lebensfähigen Organismen müssen verbindlich in einem System durchgeführt werden, das den Prozeß physisch von der Umwelt trennt	verbindlich	verbindlich	verbindlich

A	B Schutzstufen		
Sicherheitsmaßnahmen	2	3	4
2. Abgase aus dem abgeschlossenen System müssen so behandelt werden, daß:	das Freiwerden minimal gehalten wird	das Freiwerden verhütet wird	das Freiwerden verhütet wird
3. Sammlung von Proben, Hinzufügung von Werkstoffen zu einem abgeschlossenen System und Übertragung lebensfähiger Organismen in ein anderes abgeschlossenes System müssen so durchgeführt werden, daß:	das Freiwerden minimal gehalten wird	das Freiwerden verhindert wird	das Freiwerden verhindert wird
4. Kulturflüssigkeiten dürfen nicht aus dem abgeschlossenen System genommen werden, wenn die lebensfähigen Organismen nicht:	durch erprobte Mittel inaktiviert worden sind	durch erprobte chemische oder physikalische Mittel inaktiviert worden sind	durch erprobte chemische oder physikalische Mittel inaktiviert worden sind
5. Der Verschluß der Kulturgefäße muß so ausgelegt sein, daß:	ein Freiwerden minimal gehalten wird	ein Freiwerden verhütet wird	ein Freiwerden verhütet wird
6. Abgeschlossene Systeme müssen innerhalb kontrollierter Bereiche angesiedelt sein	empfohlen	empfohlen	verbindlich
a) Biogefahrenzeichen müssen angebracht werden	empfohlen	verbindlich	verbindlich
b) der Zugang muß ausschließlich auf das dafür vorgesehene Personal beschränkt sein	empfohlen	verbindlich	verbindlich über Luftschleuse
c) das Personal muß Schutzkleidung tragen	verbindlich	verbindlich	vollständige Umkleidung
d) Dekontaminations- und Waschanlagen müssen für das Personal bereitstehen	verbindlich	verbindlich	verbindlich
e) das Personal muß vor dem Verlassen des kontrollierten Bereiches duschen	nein	empfohlen	verbindlich

A Sicherheitsmaßnahmen	B Schutzstufen 2	 3	 4
f) Abwässer aus Waschbecken und Duschen müssen gesammelt und vor der Ableitung inaktiviert werden	nein	empfohlen	verbindlich
g) der kontrollierte Bereich muß entsprechend belüftet sein, um die Luftverseuchung auf einem Mindeststand zu halten	empfohlen	verbindlich, wenn die Infizierung über die Luft erfolgen kann	verbindlich
h) der kontrollierte Bereich muß stets in atmosphärischem Unterdruck gehalten werden	nein	empfohlen	verbindlich
i) Zu- und Abluft zum kontrollierten Bereich müssen durch Hochleistungsschwebstoff-Filter geführt werden	nein	empfohlen	verbindlich
j) der kontrollierte Bereich muß so ausgelegt sein, daß er ein Überlaufen des gesamten Inhalts des abgeschlossenen Systems abblockt	nein	empfohlen	verbindlich
k) der kontrollierte Bereich muß versiegelt werden können, um eine Begasung zuzulassen	nein	empfohlen	verbindlich
l) Abwasserbehandlung vor der endgültigen Ableitung	inaktiviert durch erprobte Mittel	inaktiviert durch erprobte chemische oder physikalische Mittel	inaktiviert durch erprobte chemische oder physikalische Mittel

Anhang IV
Verpflichtende arbeitsmedizinische Versorgung nach § 15 Abs. 1 Satz 1

1. Gezielte Tätigkeiten mit biologischen Arbeitsstoffen der Risikogruppe 4 oder hinsichtlich der Gefährdung vergleichbare nicht gezielte Tätigkeiten.
2. Tätigkeiten (Spalte 1) bei denen biologische Arbeitsstoffe (Spalte 2) entsprechend der nachstehenden Tabelle eingesetzt werden oder vorkommen können:

Spalte 1	Spalte 2	
Tätigkeiten	Biologischer Arbeitsstoff	
a) in der Human-, Zahn-, Wohlfahrtspflege sowie in Notfall- und Rettungsdiensten	Hepatitis-B-Virus (HBV) Hepatitis-C-Virus (HCV)	
in Kinderabteilungen zusätzlich		Bordetella pertussis Corynebacterium diphtheriae Hepatitis-A-Virus (HAV) Masernvirus Mumpsvirus Rubivirus Varizella-Zoster-Virus (VZV)
in Infektionsstationen und Stuhllaboratorien zusätzlich		Hepatitis-A-Virus (HAV)
in Tuberkuloseabteilungen und anderen pulmologischen Einrichtungen zusätzlich		Mycobacterium tuberculosis Mycobacterium bovis
in der Pathologie (Obduktion, Sektion) zusätzlich		Hepatitis-D-Virus (HDV) Mycobacterium tuberculosis Mycobacterium bovis
b) in der Medizinprodukte- und Arzneimittelherstellung		
bei allen nicht gezielten Tätigkeiten mit Blutprodukten	Hepatitis-B-Virus (HBV) Hepatitis-C-Virus (HCV)	
bei gezielten Tätigkeiten mit einem der nebenstehend genannten biologischen Arbeitsstoffen	Hepatitis-B-Virus (HBV) Hepatitis-C-Virus (HCV) Bordetella pertussis Corynebacterium diphtheriae Frühsommermeningoenzephalitis-(FSME)-Virus Hepatitis-A-Virus (HAV) Hepatitis-D-Virus (HDV) Masernvirus Mumpsvirus Mycobacterium tuberculosis Mycobacterium bovis Rubivirus Tollwutvirus Varizella-Zoster-Virus (VZV)	
c) in der Veterinärmedizin bei Tätigkeiten mit tollwutverdächtigen Tieren	Tollwutvirus	

Spalte 1 Tätigkeiten	Spalte 2 Biologischer Arbeitsstoff
d) bei Tätigkeiten in Endemiegebieten in der Land-, Forst- und Holzwirtschaft, im Gartenbau, Tierhandel, der Jagd und in Bereichen mit tierischen und pflanzlichen Rohstoffen für Nichtlebensmittelzwecke einschließlich Lehr- und Versuchsanstalten sowie sonstigen Bereichen der Wissenschaft	Frühsommermeningoenzephalitis-(FSME)-Virus

IV–8 Erregerverzeichnis

Bei jedem Erreger ist die Einstufung gemäß **Biostoffverordnung** bzw. **EG-Richtlinie 90/ 679/EWG** verzeichnet.

Erreger	Einstufung
Bakterien und ähnliche Organismen	
Actinobacillus actinomycetemcomitans	2
Actinomadura madurae	2
Actinomadura pelletieri	2
Actinomyces gerencseriae	2
Actinomyces israelii	2
Actinomyces pyogenes	2
Actinomyces spp	2
Arcanobacterium haemolyticum (Corynebacterium haemolyticum)	2
Bacillus anthracis	3
Bacteroides fragilis	2
Bartonella bacilliformis	2
Bartonella (Rochalimaea) spp	2
Bartonella quintana (Rochalimaea quintana)	2
Bordetella bronchiseptica	2
Bordetella parapertussis	2
Bordetella pertussis	2
Borrelia burgdorferi	2
Borrelia duttonii	2
Borrelia recurrentis	2
Borrelia spp	2
Brucella abortus	3
Brucella canis	3
Brucella melitensis	3
Brucella suis	3
Burkholderia mallei (Pseudomonas mallei)	3
Burkholderia pseudomallei (Pseudomonas pseudomallei)	3

Erreger	Einstufung
Campylobacter fetus	2
Campylobacter jejuni	2
Campylobacter spp	2
Cardiobacterium hominis	2
Chlamydia pneumoniae	2
Chlamydia trachomatis	2
Chlamydia psittaci (aviaere Stämme)	3
Chlamydia psittaci (sonstige Stämme)	2
Clostridium botulinum	2
Clostridium perfringens	2
Clostridium tetani	2
Clostridium spp	2
Corynebacterium diphtheriae	2
Corynebacterium minutissimum	2
Corynebacterium pseudotuberculosis	2
Corynebacterium spp	2
Coxiella burnetii	3
Edwardsiella tarda	2
Ehrlichia sennetsu (Rickettsia Sennetsu)	2
Ehrlichia spp	2
Eikenella corrodens	2
Enterobacter aerogenes/cloacae	2
Enterobacter spp	2
Enterococcus spp	2
Erysipelothrix rhusiopathiae	2
Escherichia coli (außer nichtpathogene Stämme)	2
Escherichia coli, verotoxinbildende Stämme (z.B. 0157: H7 oder 0103), (EHEC)	3 (**)

Erreger	Einstufung	Erreger	Einstufung
Flavobacterium meningosepticum	2	Mycoplasma caviae	2
Fluoribacter bozemanae (Legionella)	2	Neisseria gonorrhoeae	2
Francisella tularensis (Typ A)	3	Neisseria meningitidis	2
Francisella tularensis (Typ B)	2	Nocardia asteroides	2
Fusobacterium necrophorum	2	Nocardia brasiliensis	2
Gardnerella vaginalis	2	Nocardia farcinica	2
Haemophilus ducreyi	2	Nocardia nova	2
Haemophilus influenzae	2	Nocardia otitidiscaviarum	2
Haemophilus spp	2	Pasteurella multocida	2
Helicobacter pylori	2	Pasteurella spp	2
Klebsiella oxytoca	2	Peptostreptococcus anaerobius	2
Klebsiella pneumoniae	2	Plesiomonas shigelloides	2
Klebsiella spp	2	Porphyromonas spp	2
Legionella pneumophila	2	Prevotella spp	2
Legionella spp	2	Proteus mirabilis	2
Leptospira interrogans (alle Serotypen)	2	Proteus penneri	2
Listeria monocytogenes	2	Proteus vulgaris	2
Listeria ivanovii	2	Providencia alcalifaciens	2
Morganella morganii	2	Providencia rettgeri	2
Mycobacterium africanum	3	Providencia spp	2
Mycobacterium avium/intracellulare	2	Pseudomonas aeruginosa	2
Mycobacterium bovis (außer BCG-Stamm)	3	Rhodococcus equi	2
Mycobacterium chelonae	2	Rickettsia akari	3 (**)
Mycobacterium fortuitum	2	Rickettsia canada	3 (**)
Mycobacterium kansasii	2	Rickettsia conorii	3
Mycobacterium leprae	3	Rickettsia montana	3 (**)
Mycobacterium malmoense	2	Rickettsia typhi (Rickettsia mooseri)	3
Mycobacterium marinum	2	Rickettsia prowazekii	3
Mycobacterium microti	3 (**)	Rickettsia rickettsii	3
Mycobacterium paratuberculosis	2	Rickettsia tsutsugamushi	3
Mycobacterium scrofulaceum	2	Rickettsia spp	2
Mycobacterium simiae	2	Salmonella Arizonae	2
Mycobacterium szulgai	2	Salmonella Enteritidis	2
Mycobacterium tuberculosis	3	Salmonella Typhimurium	2
Mycobacterium ulcerans	3 (**)	Salmonella Paratyphi A, B, C	2
Mycobacterium xenopi	2	Salmonella Typhi	3 (**)
Mycoplasma pneumoniae	2	Salmonella (sonstige Serovarietäten)	2
Mycoplasma hominis	2	Serpulina spp	2
		Shigella boydii	2
		Shigella dysenteriae (Typ 1)	3 (**)

Erreger	Einstufung
Shigella dysenteriae außer Typ 1	2
Shigella flexneri	2
Shigella sonnei	2
Staphylococcus aureus	2
Streptobacillus moniliformis	2
Streptococcus pneumoniae	2
Streptococcus pyogenes	2
Streptococcus spp	2
Streptococcus suis	2
Treponema carateum	2
Treponema pallidum	2
Treponema pertenue	2
Treponema spp	2
Vibrio cholerae (einschließlich El Tor)	2
Vibrio parahaemolyticus	2
Vibrio Spp	2
Yersinia enterocolitica	2
Yersinia pestis	3
Yersinia pseudotuberculosis	2
Yersinia spp	2
Parasiten	
Acanthamoeba castellani	2
Ancylostoma duodenale	2
Angiostrongylus cantonensis	2
Angiostrongylus costaricensis	2
Ascaris lumbricoides	2
Ascaris suum	2
Babesia divergens	2
Babesia microti	2
Balantidium coli	2
Brugia malayi	2
Brugia pahangi	2
Capillaria philippinensis	2
Capillaria spp	2
Clonorchis sinensis	2
Clonorchis viverrini	2
Cryptosporidium parvum	2
Cryptosporidium spp	2
Cyclospora cayetanensis	2
Dipetalonema streptocerca	2

Erreger	Einstufung
Diphyllobothrium latum	2
Dracunculus medinensis	2
Echinococcus granulosus	3 (**)
Echinococcus multilocularis	3 (**)
Echinococcus vogeli	3 (**)
Entamoeba histolytica	2
Fasciola gigantica	2
Fasciola hepatica	2
Fasciolopsis buski	2
Giardia lamblia (Giardia intestinalis)	2
Hymenolepis diminuta	2
Hymenolepis nana	2
Leishmania brasiliensis	3 (**)
Leishmania donovani	3 (**)
Leishmania ethiopica	2
Leishmania mexicana	2
Leishmania peruviana	2
Leishmania tropica	2
Leishmania major	2
Leishmania spp	2
Loa loa	2
Mansonella ozzardi	2
Mansonella perstans	2
Naegleria fowleri	3
Necator americanus	2
Onchocerca volvulus	2
Opisthorchis felineus	2
Opisthorchis spp	2
Paragonimus westermani	2
Plasmodium falciparum	3 (**)
Plasmodium spp (des Menschen und von Affen)	2
Sarcocystis suihominis	2
Schistosoma haematobium	2
Schistosoma intercalatum	2
Schistosoma aponicum	2
Schistosoma mansoni	2
Schistosoma mekongi	2
Strongyloides stercoralis	2
Strongyloides spp	2
Taenia saginata	2

Erreger	Einstufung
Taenia solium	3 (**)
Toxocara canis	2
Toxoplasma gondii	2
Trichinella spiralis	2
Trichuris trichiura	2
Trypanosoma brucei brucei	2
Trypanosoma brucei gambiense	2
Trypanosoma brucei rhodesiense	3 (**)
Trypanosoma cruzi	3
Wuchereria bancrofti	2
Pilze	
Acremonium falciforme	2
Acremonium kiliense	2
Acremonium recifei	2
Ajellomyces capsulatus (teleomorph)	
Histoplasma capsulatum var. capsulatum (anamorph)	3
Ajellomyces dermatitidis (teleomorph)	
Blastomyces dermatitidis (anamorph)	3
Apophysomyces elegans	2
Arthroderma benhamiae (teleomorph)	
Trichophyton mentagrophytes (anamorph)	2
Arthroderma simii (teleomorph)	
Trichophyton simii (anamorph)	2
Arthroderma vanbreuseghemii	
Trichophyton mentagrophytes (anamorph)	2
Arthrographis kalrae (anamorph)	
Eremomyces langeronii (teleomorph)	2
Aspergillus flavus	2
Aspergillus fumigatus	2
Basidiobolus haptosporus	2
Blastomyces dermatitidis (anamorph)	
Ajellomyces dermatitidis (teleomorph)	3

Erreger	Einstufung
Candida albicans	2
Candida tropicalis	2
Cladophialophora bantiana (vormals Xylohypha bantiana, Cladosporium bantianum oder C. trichoides)	3
Cladophialophora carronii	2
Coccidioides immitis	3
Conidiobolus coronatus	2
Cryptococcus neoformans var. neoformans (anamorph)	
Filobasidiella neoformans (teleomorph)	2
Cryptococcus neoformans var. gattii (anamorph)	
Filobasidiella bacillispora (teleomorph)	2
Dipodascus capitatus (teleomorph)	
Geotrichum capitatum (anamorph)	2
Emmonsia parva var. parva	2
Emmonsia parva var. crescens	2
Epidermophyton floccosum	2
Eremomyces langeronii (teleomorph)	
Arthrographis kalrae (anamorph)	2
Exophiala castellanii	2
Exophiala dermatitidis	2
Exophiala spinifera	2
Filobasidiella bacillispora (anamorph)	
Cryptococcus neoformans var. gattii (anamorph)	2
Filobasidiella neoformans (teleomorph)	
Cryptococcus neoformans var. neoformans (anamorph)	2
Fonsecaea compacta	2
Fonsecaea pedrosoi	2
Geotrichum capitatum (anamorph)	
Dipodascus capitatus (teleomorph)	2
Geotrichum calvatum	2

Erreger	Einstufung
Histoplasma capsulatum var. capsulatum (anamorph)	
Ajellomyces capsulatus (teleomorph)	3
Histoplasma capsulatum var. duboisii	3
Hortaea werneckii	2
Leptosphaeria senegalensis	2
Leptosphaeria thompkinsii	2
Loboa loboi	2
Madurella grisea	2
Madurella mycetomatis (mycetomi)	2
Malassezia furfur	2
Microsporum audouinii	2
Microsporum canis (anamorph)	
Nannizzia otae (teleomorph)	2
Microsporum duboisii	2
Microsporum equinum	2
Microsporum ferrugineum	2
Microsporum fulvum (anamorph)	
Nannizzia fulva (teleomorph)	2
Microsporum gallinae	2
Microsporum gypseum (anamorph)	
Nannizzia gypsea (teleomorph)	2
Microsporum nanum (anamorph)	
Nannizzia obtusa (teleomorph)	2
Microsporum persicolor (anamorph)	
Nannizzia persicolor (teleomorph)	2
Microsporum praecox	2
Microsporum spp.	2
Nannizzia fulva (teleomorph)	
Microsporum fulvum (anamorph)	2
Nannizzia gypsea (teleomorph)	
Microsporum gypseum (anamorph)	2
Nannizzia obtusa	
Microsporum nanum (anamorph)	2
Nannizzia otae	
Microsporum canis (anamorph)[3)]	2
Nannizzia persicolor (teleomorph)	
Microsporum persicolor (anamorph)	2
Neotestudina rosatii	2
Ochroconis gallopava	2
Ophiostoma stenoceras (teleomorph)	
Sporothrix schenckii (anamorph)	2
Paracoccidioides brasiliensis	3
Penicillium marneffei	2
Phialemonium curvatum	2
Phialemonium dimorphosporum	2
Phialemonium obovatum	2
Phialophora verrucosa	2
Pneumocystis carinii	2
Pseudallescheria boydii (teleomorph)	
Scedosporium apiospermum (anamorph)	2
Pythium insidiosum	2
Rhinosporidium seeberi	2
Saksenaea vasiformis	2
Sarcinomyces phaeomuriformis	2
Scedosporium apiospermum (anamorph)	
Pseudallescheria boydii (teleomorph)	2
Scedosporium prolificans (inflatum)	2
Sporothrix pallida	2
Sporothrix schenckii (anamorph)	
Ophiostoma stenoceras (teleomorph)	2
Trichophyton concentricum	2
Trichophyton equinum	2
Trichophyton erinacei	2
Trichophyton gallinae	2
Trichophyton gourvilii	2
Trichophyton megninii	2
Trichophyton mentagrophytes (anamorph)	
Arthroderma benhamiae (teleomorph)	

Erreger	Einstufung
Arthroderma vanbreuseghemii (teleomorph)	2
Trichophyton rubrum	2
Trichophyton schoenleinii	2
Trichophyton simii (anamorph)	
Arthroderma simii (teleomorph)	2
Trichophyton soudanense	2
Trichophyton tonsurans	2
Trichophyton verrucosum	2
Trichophyton violaceum	2
Trichophyton yaoundei	2
Trichophyton spp.	2
Trichosporon asahii	2
Trichosporon cutaneum	2
Trichosporon mucoides	2
Trichosporon ovoides	2

Viren

Arenaviridae

Das Verzeichnis wird laufend überarbeitet und dem neuesten Stand der entsprechenden Erregerlisten angepasst. Aus „historischen" Gründen werden die Bunyaviridae weiterhin unterteilt (Bunyaviren, Hantaviren etc.). Trotz des Hinzutretens neuer Erreger wurde das Prinzip der alphabetischen Listung soweit es ging beibehalten.

Erreger	Einstufung
Adenoviridae	2
Humanes Adenovirus	2
LCM-LASV-Komplex (Altwelt-Arenaviren)	
Lassa-Virus	4
lymphozytäre Choriomeningitis, Virus der (neurotrope Stämme)	3
lymphozytäre Choriomeningitis, Virus der (sonstige Stämme)	2
Mopeia-Virus	2
sonstige LCM-LASV-Komplexviren	2
Tacaribe-Virus-Komplex (Neuwelt-Arenaviren)	
Flexal-Virus	4
Guanarito-Virus	4
Junin-Virus	4
Machupo-Virus	4
Sabia-Virus	4
sonstige Tacaribe-Komplex-Viren	2
Astroviridae	
Astroviridae	2
Humanes Astrovirus	2
Bunyaviridae (s. auch bei den dazugehörenden Bunyaviren, Hantaviren, Nairoviren, Phleboviren)	
Bunyaviren (Familie Bunyaviridae)	
Batai-Virus	2
Bunyamwera-Virus	2
Germiston-Virus	2
Jamestown-Canyon-Virus	2
Kalifornische Enzephalitis, Virus der	2
La-Crosse-Virus	2
Oropouche-Virus	3
Tahyna-Virus	2
Caliciviridae	
Hawaii-Cirus	2
Hepatitis-E-Virus	3 (**)
Montgomery-Country-Virus	2
Mountain-Virus	2
Norwalk-Virus	2
Snow-Mountain-Virus	2
Taunton-Virus	2
Sonstige Caliciviridae	2
Coronaviridae	
Coronaviridae	2
Humanes Coronavirus	2
Filoviridae	
Ebola-Virus	4
Ebola-Virus, Reston	2
Ebola-Virus, Sudan	4
Ebola-Virus, Zaire	4
Marburg-Virus	4

Erreger	Einstufung
Flaviviridae	
Murray-Valley-Enzephalitis-Virus (Australische X-Enzephalitis)	3
Zentraleuropäisches Zeckenenzephalitis-Virus	3 (**)
Absettarov-Virus	3
Hanzalova-Virus	3
Hepatitis-G-Virus	3 (**)
Hypr-Virus	3
Kumlinge-Virus	3
Dengue-Virus, Typ 1-4	3
Hepatitis-C-Virus	3 (**)
Japan-B-Enzephalitis-Virus	3
Kyasanur-Forest-Virus	3
Louping-ill-Virus	3
Negishi-Virus	3
Neudörfl-Virus	3 (**)
Omsker-Hämorrhagisches Fieber, Virus des	3
Powassan-Virus	3
Rocio-Virus	3
Russische Frühsommer-Zeckenenzephalitis, Virus der	3
St.-Louis-Enzephalitis-Virus	3
Gelbfiebervirus	3
Wesselbron-Virus	3 (**)
West-Nil-Fieber-Virus	3
Sonstige als pathogen bekannte Flaviviren	2
Hantaviren (Familie Bunyaviridae)	
Dobrava-Belgrade-Virus	3
Hantaan-Virus	3
Prospect-Hill-Virus	2
Puumala-Virus	2
Seoul-Virus	3
Sin-Nombre-Virus (Muerto-Canyon-Virus, Four-Corners-Virus, Pulmonary-Syndrome-Virus)	3
Sonstige Hantaviren	3

Erreger	Einstufung
Hepadnaviridae	
Hepatitis-B-Virus	3 (**)
Hepatitis-D-Virus (Deltavirus) *(mittlerweile korrekt als „unklassifiziertes Virus“ gelistet)*	3 (**)
Herpesviridae	
Cytomegalievirus (Zytomegalievirus, HHV 5)	2
Epstein-Barr-Virus (HHV 4)	2
Humanes Herpesvirus 7	2
Humanes Herpesvirus 8 (Kaposivirus)	2
Herpesvirus simiae (Herpes-B-Virus)	3
Herpes-simplex-Virus Typ 1 und 2 (HHV 1 und 2)	2
Varizella-Zoster-Virus (HHV 3)	2
Human B-lymphotropic-virus (HHV6)	2
Nairoviren (Familie Bunyaviridae)	
Hazara-Virus	2
Nairobi-Sheep-Disease-Virus	3
Orthomyxoviridae	
Influenzaviren Typ A und B	2
Influenzavirus Typ C	2
Dhori-Virus	2
Thogoto-Virus	2
Papovaviridae	
BK-Virus	2
Humanes Papipllomavirus	2
JC-Virus	2
Sinian Virus 40	2
Paramyxoviridae	
Masernvirus	2
Mumpsvirus	2
Parainfluenzavirus Typ 1 und 3	2
Parainfluenzavirus Typ 2, 4a und 4b	2

Erreger	Einstufung
Newcastle-Disease-Virus	2
Respiratory-Syncytial-Virus	2
Parvoviridae	
Parvovirus des Menschen (B 19-Virus)	2
Phleboviren (Familie Bunyaviridae)	
Arabia-Virus	2
Alequer-Virus	2
Bhanja-Virus	2
Candiru-Virus	2
Chagres-Virus	2
Corfou-Virus	2
Papatacifieber-Virus (Phlebotomusfieber-Virus)	2
Punta-Toro-Virus	2
Rifttalfieber-Virus	2
Sandfly-Naples-Virus	2
Sandfly-Sicilian-Virus	2
Toscana-Virus	2
Uukuniemi-Virus	2
Picornaviridae	
Acute-haemorrhagic-conjunctivitis-virus (AHC)	2
Bläschenkrankheit des Schweins, Virus der	2
Coxsackievirus	2
ECHO-Virus	2
Hepatitis-A-Virus	2
Enterovirus	2
Enzephalomyokarditisvirus	2
Maul- und Klauenseuche-Virus	2
Poliomyelitits-Virus	2
Rhinovirus	2
Poxviridae	
Affenpockenvirus	3
Büffelpockenvirus	2
Elefantenpockenvirus	2
Kaninchenpockenvirus	2

Erreger	Einstufung
Kuhpockenvirus	2
Melkerknoten-Virus	2
Molluscum-contagiosum-Virus	3
Orf-Virus	2
Parapoxvirus bovis (Stomatitis-papulosa-Virus)	2
Pferdepocken-Virus	2
Tanapocken-Virus	2
Vacciniavirus	2
Variola-Alastrim-Virus	4
Yaba-Affentumor-Virus (variola virus)	2
Yatapoxvirus	2
Reoviridae	
Changuinolavirus	2
Colorado-Zeckenfieber-Virus	2
Coltiivirus	2
Corripata-Virus	2
Kemerovovirus	2
Lebombovirus	2
Orbivirus	2
Orungovirus 1–4	3
Reovirus	2
Rotavirus	2
Retroviridae	
Haarzelleukämie, Virus der (HTLV 2)	3 (**)
Humane adulte T-Zell-Leukämie, Virus der (HTLV 1)	3 (**)
Humanes Spumavirus (Humanes Foamyvirus)	2
Immundefizienz-Virus des Menschen (HIV)	3 (**)
Immundefizienz-Virus des Affen (SIV)	3 (**)
Spumavirus	2
Rhabdoviridae	
Tollwutvirus (Serotyp 1)	3 (**)
Chandipura-Virus	2

Erreger	Einstufung
Duvenhage-Virus (Serotyp 4)	3 (**)
Europäisches Fledermauslyssavirus Typ 1 und 2	3 (**)
Lagos-Bat-Virus (Serotyp 2)	3
Mokala-Virus (Serotyp 3)	3
Piry-Virus	3
Stomatitis vesikularis, Virus der	2
Stomatitis vesikularis, Alagoas, Virus der	2
Stomatitis vesikularis, Indiana, Virus der	2
Stomatitis vesikularis, New Jersey, Virus der	2
Togaviridae	
Bebaruvirus	2
Chikungunyavirus	3 (**)
Eastern-Equine-Encephalitis-Virus	3
Everglades-Virus	3 (**)
Mayaro-Virus	3
Mucambo-Virus	3 (**)
Ndumuvirus	3
O'nyong-nyong-Virus	2
Ross-River-Virus	2
Semliki-Forest-Virus	2
Sindbis-Virus	2

Erreger	Einstufung
Tonatevirus	3 (**)
Venezolanische Pferdeenzephalitis, Virus der	3
Western-Equine-Encephalitis-Virus	2
Sonstige bekannte Alphaviren	2
Rubellavirus	2
Unklassifizierte Viren	
Equine morbillivirus	4
Noch nicht identifizierte Hepatitis-Viren	3 (**)
(Hepatitis-D-Virus siehe Hepadnaviridae)	
Unkonventionelle Agenzien, die assoziiert sind mit Transmissiblen Spongiformen Enzephalopathien (TSE)	
Creutzfeldt-Jakob-Krankheit	3 (**)
Variante der Creutzfeldt-Jakob-Krankheit	3 (**)
Bovine Spongiforme Enzephalopathie (BSE) und andere verwandte tierische TSE (I)	3 (**)
Gerstmann Sträussler-Scheinker-Syndrom	3 (**)
Kuru	3 (**)

IV–9
Mitteilung der Deutschen Vereinigung zur Bekämpfung der Viruskrankheiten e.V.

IV–9.1
Empfehlungen zur Verhütung der Übertragung von Hepatitis-B-Virus durch infiziertes Personal im Gesundheitsdienst

Im Gesundheitsdienst Tätige sind einem aufgabenspezifischen HBV-, HCV- und HIV-Infektionsrisiko ausgesetzt. Auf der anderen Seite ist auch die Übertragung des Hepatitis-B-Virus vom infektiösen Beschäftigten im Gesundheitsdienst auf Patienten in der international zugänglichen Fachliteratur auf der Basis von mehr als 40 medizinisch Tätigen, die mehr als 300 Patienten infiziert haben, gut dokumentiert. Auf Grund der bislang bekanntgewordenen Umstände der entsprechenden Infektionen und unter Berücksichtigung der vor allem im angelsächsischen Raum üblichen Verfahrensweisen gibt die Deutsche Vereinigung zur Bekämpfung der Viruskrankheiten die nachfolgenden Empfehlungen, die in erster Linie für operativ tätiges medizinisches und zahnmedizinisches Personal gelten. Zur Verhinderung der Übertragung von HBV durch Personal (auch durch unbekannte HBV-Träger) sind zum einen notwendige generelle Maßnahmen zu empfehlen. Zum anderen werden Empfehlungen zum Einsatz von HBV-infizierten (HBsAg-positiven) Personen im Gesundheitsdienst gegeben.

Folgende **Maßnahmen** sind zu treffen:

- kontinuierliche **arbeitsmedizinische Betreuung** einschließlich **Überprüfung des HBV-Serostatus und der Hepatitis-B-Impfung aller nichtimmunen Tätigen** gemäß § 15 BiostoffV und G 42 sowie aller nichtimmunen Medizin- und Zahnmedizinstudenten;
- regelmäßige **Unterweisung des Personals** insbesondere im Hinblick auf die konsequente Durchführung der erforderlichen Hygiene- und Vorsichtsmaßnahmen, z. B.
  - das Tragen doppelter Handschuhe bei operativen Eingriffen,
  - den Gebrauch von Schutzkleidung, Schutzbrille, Maske und Visier (BGV C8; § 7, BioStoffV),
  - die Verwendung adäquater Gefäße zur Entsorgung von infektiösem Material und infektiösen Gegenständen (z. B. Kanülenabwurfbehälter);
- das schnelle **Umsetzen neuer Erkenntnisse zur Reduzierung des Infektionsrisikos** für Patienten wie für Personal (z. B. Anwendung handschuhschonender Techniken);

- besondere **Vorsichtsmaßnahmen bei Tätigkeiten mit erhöhter Übertragungsgefahr** („verletzungsträchtige Tätigkeiten") wie z. B.
  - Operationen in beengtem Operationsfeld,
  - Operieren mit unterbrochener Sichtkontrolle,
  - Operationen mit langer Dauer,
  - Operationen, bei denen mit den Fingern in der Nähe scharfer/spitzer Instrumente gearbeitet wird,
  - Operationen mit manueller Führung bzw. Tasten der Nadel,
  - Verschluß der Sternotomie

und vergleichbare verletzungsträchtige Tätigkeiten.

Zu Tätigkeiten mit erhöhter Übertragungsgefahr sollten nur Personen herangezogen werden, die Immunität gegen HBV besitzen, entweder als Folge einer ausgeheilten Infektion oder nach erfolgreicher HB-Schutzimpfung. Sie sollten zunächst nicht von Personen mit Nachweis von Markern der HBV-Infektiosität ausgeübt werden. HBsAg-positive Personen sind akut oder chronisch mit HBV infiziert. Ihr Blut bzw. Serum muß als potentiell infektiös angesehen werden. Der Grad der Infektiosität kann in weiten Bereichen schwanken. Hochinfektiös sind im allgemeinen HBeAg-positive Personen bzw. Personen mit hochpositivem HBV-DNA-Nachweis in einem Test mit angemessener Nukleinsäure-Amplifikationstechnik.

Die bei Tätigkeiten mit erhöhter Übertragungsgefahr zu treffenden Maßnahmen zur Infektionsprävention sollten durch ein Gremium vor Ort definiert und überwacht werden, das auch zur Einsatzmöglichkeit der HBV-infizierten Person Stellung nimmt. Diesem Gremium sollten beispielsweise angehören:

- der Krankenhaushygieniker,
- der Betriebsarzt,
- die Fachkraft für Arbeitssicherheit,
- ein Infektiologe, medizinischer Mikrobiologe oder klinischer Virologe,
- der behandelnde Arzt des betroffenen Mitarbeiters und
- der Amtsarzt sowie
- ein Vertreter des Arbeitgebers/der ärztlichen oder ggf. der Pflegedienstleitung (je nach Zuständigkeit).

Außerhalb der stationären Versorgung kann die Einsatzmöglichkeit einer HBV-infizierten Person durch eine Kommission bei der Landesärztekammer oder im Rahmen der Ermittlungspflicht durch die öffentliche Gesundheitsbehörde festgelegt werden. In Zweifelsfällen kann der Ausschuß „Arbeit, Hygiene und Infektionsschutz" der Deutschen Vereinigung zur Bekämpfung der Viruskrankheiten (Anschrift des Vorsitzenden Prof. Dr. Dr. F. Hofmann s. u.) eingeschaltet werden.

Wichtig sind die regelmäßige **Verlaufskontrolle** und die adäquate **Beratung des Betroffenen** über moderne Methoden der Hepatitis-B-Therapie einschließlich der etwaigen Einleitung von **Behandlungsmaßnahmen** zur Therapie der chronischen HBV-Infektion.

Zum Schutz von Patienten bzw. ihres Umfelds sind **Rückverfolgungsuntersuchungen („look back")** bei den Patienten zu initiieren, die von potentiellen HBV-Überträgern behandelt wurden. In allen Fällen eines bekanntgewordenen HBV-Infektionsrisikos empfiehlt es sich, das zuständige Gesundheitsamt zu informieren.
Die **Verantwortung** für die konsequente Umsetzung aktueller Erkenntnisse über sichere Arbeitsmethoden und Maßnahmen zur Verhütung nosokomialer Infektionen obliegt dem Arbeitgeber bzw. der ärztlichen Leitung einer Einrichtung. Jeder Beschäftigte muß sich jedoch stets entsprechend den bestehenden Regeln und Vereinbarungen verhalten.
Wir danken der DVV (Präsident: Prof. Dr. med. H. W. Doerr) und Herrn Prof. Dr. Dr. F. Hofmann, Ausschuß „Arbeit, Hygiene und Infektionsschutz" der DVV für die rasche Übersendung dieser Empfehlungen, die nachfolgend in weiteren Zeitschriften veröffentlicht werden sollen. An der unmittelbaren Erarbeitung der Empfehlungen waren beteiligt: H. Bußmann, R. Gensch, W. H. Gerlich, K.-O. Habermehl, F. Hofmann, W. Jilg, H.-G. Koch, N. Kralj, R. Lütticken, Frau H. Martiny, A. Nassauer, H. Rabenau, Frau M. A. Rieger, Frau A.-L. Wesirow, H. Zeichhardt.

Die DVV und das RKI stehen für Hinweise oder Anfragen zu dieser Problematik zur Verfügung. Anfragen, die sich direkt auf die vorstehenden Empfehlungen beziehen, bitte an:
Herrn Prof. Dr. rer. nat. Dr. med. F. Hofmann
Bergische Universität Wuppertal
FB 14/Lehrstuhl für Arbeitsphysiologie, Arbeitsmedizin
und Infektionsschutz
Gaußstr. 20, 42097 Wuppertal
Tel: 0202/439-2069, Fax: 0202/439-2068

Zum Themenkreis nosokomialer HBV-Infektionen und damit zusammenhängender Entscheidungssituationen in der betriebsärztlichen Tätigkeit sei noch auf den Diskussionsbeitrag von A. Nassauer „Der Betriebsarzt im Spannungsfeld zwischen Schweigepflicht und Meldepflicht" in der Zeitschrift „Bundesgesundheitsblatt – Gesundheitsforschung – Gesundheitsschutz" 6/99, S. 481–485 hingewiesen.

IV–9.2 Empfehlungen zur Verhütung der Übertragung von Hepatitis-C-Virus durch infiziertes Personal im Gesundheitsdienst

Bei den Beschäftigten im Gesundheitsdienst besteht bezüglich der Grundsätze der Prävention gerade bei den HCV-Infektionen ein erheblicher Informations- und Regelungsbedarf. Es gibt verbreitet Erkenntnis- und Wissenslücken, zudem fehlen bei dieser Infektion eine Immunprophylaxe und eine ausreichende Therapie. Aus dem RKI waren aufgrund vieler Anfragen schon 1999 in einer ersten Stellungnahme Empfehlungen zur Verhütung von HCV-Übertragungen durch infiziertes Personal im Gesundheitsdienst publiziert worden.[1] Inzwischen hat der Ausschuss für Arbeit, Hygiene und Infektionsschutz der DVV diese Problematik in dankenswerter Weise weiter bearbeitet und jetzt – wie angekündigt – seine Empfehlungen vorgelegt. Diese werden seitens des Robert Koch-Instituts sehr begrüßt, weil eine gute Übereinstimmung mit den bisherigen Überlegungen besteht und einheitliche Positionen unter deutschen Fachleuten dokumentiert sind. Hier die Empfehlungen der DVV:

Im Gesundheitsdienst Tätige sind einem aufgabenspezifischen HBV-, HCV- und HIV-Risiko ausgesetzt. Dabei ist das HBV-Infektionsrisiko sowohl für die Übertragung des Erregers vom Patienten auf den Mitarbeiter als auch vom Mitarbeiter auf den Patienten am höchsten. Auf der anderen Seite ist aber auch die Übertragung des Hepatitis-C-Virus vom infektiösen Beschäftigten im Gesundheitsdienst auf Patienten in der international zugänglichen Fachliteratur gut dokumentiert worden.[2–8] Auf Grund der bislang bekannt gewordenen Umstände der entsprechenden Infektionen und unter Berücksichtigung der vor allem im angelsächsischen Raum üblichen Verfahrensweisen gibt die Deutsche Vereinigung zur Bekämpfung der Viruskrankheiten die nachfolgenden Empfehlungen, die in erster Linie für operativ/invasiv tätiges ärztliches Personal und für zahnärztlich Beschäftigte gelten. Zur Verhinderung der Übertragung von HCV auf Patienten bzw. der Infektion von Mitarbeitern durch Patienten sind folgende Maßnahmen notwendig:

- kontinuierliche arbeitsmedizinische Betreuung einschließlich Überprüfung des HCV-Serostatus bei Medizin- und Zahnmedizinstudenten und allen übrigen Mitarbeitern gemäß § 15 BiostoffV und G 42,
- regelmäßige Unterweisung des Personals, insbesondere im Hinblick auf die konsequente Durchführung der erforderlichen Hygiene- und Vorsichtsmaßnahmen, z. B.
  - das Tragen doppelter Handschuhe (z. B. mit Indikator) bei operativen/invasiven Eingriffen,
  - die Verwendung „sicherer" Instrumente (z. B. Verwendung von blunt needles u .ä.), bei denen das Risiko einer Verletzung durch die Berücksichtigung der Sicherheitstechnik in der Konstruktion minimiert wird,

- den Gebrauch von Schutzkleidung, Schutzbrille, Maske und Visier (BGV C8, § 7 BiostoffV),
- die Verwendung adäquater Gefäße zur Entsorgung von infektiösem Material und infektiösen Gegenständen (z. B. Kanülenabwurfbehälter),
- eine nach sicherheitstechnischen Grundsätzen ausgerichtete Arbeitsorganisation,
- die Meldung einer jeden Verletzung mit Infektionsrisiko an die zuständige Stelle (v. a. Betriebsarzt),

• das schnelle Umsetzen neuer Erkenntnisse zur Reduzierung des Infektionsrisikos für Patienten wie für Personal,
• besondere Vorsichtsmaßnahmen bei Tätigkeiten mit erhöhter Übertragungsgefahr (verletzungsträchtige Tätigkeiten), wie z.B.
  - Operationen in beengtem Operationsfeld,
  - Operieren mit unterbrochener Sichtkontrolle,
  - Operationen mit langer Dauer,
  - Operationen, bei denen mit den Fingern/Händen in der Nähe scharfer/spitzer Instrumente gearbeitet wird,
  - Operationen mit manueller Führung bzw. Tasten der Nadel,
  - Verschluss der Sternotomie

und vergleichbare verletzungsträchtige Tätigkeiten.

Zu Tätigkeiten mit erhöhter Übertragungsgefahr sollten nur HCV-RNA-negative Personen herangezogen werden. HCV-RNA-positive Personen sind akut oder chronisch mit HCV infiziert. Ihr Blut bzw. Serum muss als potenziell infektiös angesehen werden. Der Grad der Infektiosität kann in weiten Bereichen schwanken.

Die Bestimmung der HCV-RNA sollte mit einem Nukleinsäureamplifikationsverfahren mit angemessener Empfindlichkeit (untere Nachweisgrenze von wenigstens 1.000 Kopien/ml) durchgeführt werden. Dabei ist zu beachten, dass die HCV-RNA-Konzentration bei chronischen HCV-Trägern deutlich fluktuieren kann. Um eine verlässlichere Aussage zu erhalten, sollte bei Anti-HCV-positiven Personen eine HCV-RNA-Bestimmung wenigstens dreimal im Abstand von zwei bis drei Monaten durchgeführt werden. Das gilt insbesondere auch für die Personen, bei denen der erste Test negativ ausfiel.

Die bei Tätigkeiten mit erhöhter Übertragungsgefahr zu treffenden Maßnahmen sollten durch ein Gremium vor Ort definiert und überwacht werden, das auch zur Einsatzmöglichkeit der HCV-infizierten Person Stellung nimmt. Diesem Gremium sollten beispielsweise angehören:

- der Krankenhaushygieniker,
- der Betriebsarzt,
- die Fachkraft für Arbeitssicherheit
- ein Infektiologe, medizinischer Mikrobiologe oder klinischer Virologe

- der behandelnde Arzt des Betroffenen und
- ein Arzt des ÖGD sowie
- ein Vertreter des Arbeitgebers/der ärztlichen oder ggf. der Pflegdienstleitung.

Außerhalb der stationären Versorgung kann die Einsatzmöglichkeit einer HCV-infizierten Person durch eine Kommission bei der Landesärztekammer oder im Rahmen der Ermittlungspflicht durch die Gesundheitsbehörde festgelegt werden. In Zweifelsfällen kann der Ausschuss „Arbeit, Hygiene und Infektionsschutz“ der Deutschen Vereinigung zur Bekämpfung der Viruskrankheiten (Anschrift des Vorsitzenden Prof. Dr. Dr. F. Hofmann s. u.) eingeschaltet werden.

Zum Schutz von Patienten bzw. ihres Umfelds sind Rückverfolgungsuntersuchungen (*look back*) bei den Patienten in Erwägung zu ziehen, die von potenziellen HCV-Überträgern invasiv behandelt worden sind. In allen Fällen eines bekannt gewordenen HCV-Infektionsrisikos für Patienten empfiehlt es sich, das zuständige Gesundheitsamt zu informieren.

Die Verantwortung für die konsequente Umsetzung aktueller Erkenntnisse über sichere Arbeitsmethoden und Maßnahmen zur Verhütung nosokomialer Infektionen obliegt dem Arbeitgeber bzw. der ärztlichen Leitung einer Einrichtung. Jeder Beschäftigte muss sich jedoch entsprechend der ihm bekannten Regeln und Vereinbarungen verhalten

Wichtig sind die regelmäßige Verlaufskontrolle und die adäquate Beratung des Betroffenen über moderne Methoden der Hepatitis-C-Therapie einschließlich der etwaigen Einleitung von Behandlungsmaßnahmen zur Therapie der chronischen HCV-Infektion.

Literatur

1. RKI: Zur Verhütung von Hepatitis-C-Infektionen im Gesundheitsdienst. Epid Bull 35/99: 261–262
2. Esteban JI, Gomez J, Martell M, et al.: Transmission of hepatitis C virus by a cardiac surgeon. N Engl J Med 1996; 334: 555–560
3. Duckworth GJ, Heptonstall J & Aitken C: Transmission of hepatitis C virus from a surgeon to a patient. Communicable Disease and Public Health 1999; 2: 188–192
4. Brown P: Surgeon infects patients with hepatitis C. British Medical Journal 1999; 319: 1219
5. UK Department of Health: 4,5000 patients notified of potential exposure to infection. Press Release, 30th March 2000
6. Garfein RS, Cody S, Nainan OV, et al.: Provider-to-patient hepatitis C virus (HCV) transmission from an HCV-infected anaesthesiologist. Antiviral Therapy 2000; 5 (Supplement 1): 58
7. Ross RS, Viazov SO, Gross T, Hofmann F & Roggendorf M: Molecular epidemiologi-

cal studies of hepatitis C virus transmission: a unique case of hospital infections caused by a viremic member of medical staff. Antiviral Therapy 2000; 5 (Supplement 1): 59
8. Bosch X: Newspaper apportions blame in Spanish hepatitis scandal. Lancet 2000; 355: 818

Wir danken der Deutschen Vereinigung zur Bekämpfung der Viruskrankheiten (Präsident: Prof. Dr. med. H.W. Doerr) und Herrn Prof. Dr. Dr. F. Hofmann, Vorsitzender des Ausschusses „Arbeit, Hygiene und Infektionsschutz“ der DVV, für die Übersendung dieser Empfehlungen, die hier erstmalig publiziert werden und nachfolgenden in weiteren Zeitschriften veröffentlicht werden sollen. An der unmittelbaren Erarbeitung der Empfehlungen waren beteiligt: W.H. Gerlich, F. Hofmann, W. Jilg, N. Kralj, J. Leidel, Frau H. Martiny, H. Rabenau, S. Ross.

Die DVV und das RKI stehen für Hinweise oder Anfragen zu dieser Problematik zur Verfügung. Anfragen, die sich direkt auf die vorstehenden Empfehlungen beziehen, bitte an:

Herrn Prof. Dr. med. Dr. rer. nat. F. Hofmann
Bergische Universität Wuppertal
FB 14 / Lehrstuhl für Arbeitsphysiologie, Arbeitsmedizin
und Infektionsschutz
Gaußstraße 20, 42097 Wuppertal
Tel.: 02 02 . 439–20 69, Fax: 02 02 . 439–20 68

IV–10 Beschluss des Ausschusses für Biologische Arbeitsstoffe (ABAS)

IV–10.1 Spezielle Maßnahmen zum Schutz der Beschäftigten vor Infektionen durch BSE-Erreger

(Beschluss des ABAS GOZ)

Der Ausschuss für biologische Arbeitsstoffe (ABAS) hat zur Konkretisierung der Verordnung über Sicherheit und Gesundheitsschutz bei Tätigkeiten mit biologischen Arbeitsstoffen (BioStoffV) zum Schutz der Beschäftigten vor Infektionen durch BSE-Erreger folgende Erkenntnisse ermittelt und spezielle Maßnahmen beschlossen.
Der Beschluss dient als vorläufige Hilfestellung für Arbeitgeber und Aufsichtsbehörden und wird durch eine neu eingesetzte Projektgruppe des ABAS fortlaufend aktualisiert (s. auch Nummer 4).

1 Allgemeines

Aufgrund der aktuellen Entwicklung muss derzeit auch in der Bundesrepublik Deutschland davon ausgegangen werden, dass Rinder mit BSE-Erregern infiziert sein können. Zur Klärung der aktuellen Gefährdungssituation von Beschäftigten bei der Arbeit hat am 14. Dezember 2000 eine Expertenanhörung beim Bundesministerium für Arbeit und Sozialordnung stattgefunden. Dabei wurde eine Beurteilung der für den Arbeitsschutz relevanten Tätigkeitsbereiche nach dem derzeitigen Stand der wissenschaftlichen Erkenntnisse vorgenommen.

2 Gefährdungssituation

2.1 Risikomaterialien

Es wird davon ausgegangen, dass eine Gefährdung der Beschäftigten nur bei Kontakt mit den sogenannten spezifizierten Risikomaterialien (SRM) des Rindes vorliegen kann.
Risikomaterialien sind dabei diejenigen Organe und Gewebe, in denen der BSE-Erreger bei infizierten oder erkrankten Tieren zum Teil in sehr hohen Konzentrationen festzustellen ist. Es handelt sich dabei um

- den Schädel einschließlich Gehirn und Augen,
- die Mandeln,
- das Rückenmark und
- den Darm

von Rindern, die älter als 12 Monate sind. Diese Festlegungen entsprechen § 16b der Tierkörperbeseitigungsanstaltenverordnung (TierKBAnstV).

2.2
Übertragungswege

Generell wird beim Rind die orale Aufnahme als Hauptübertragungsweg für BSE-Erreger angesehen. Dieser gilt auch als vermuteter Übertragungsweg auf den Menschen (neue Variante der Creutzfeld-Jakob-Erkrankung – vCJK). Ferner ist bei Exposition der Beschäftigten tätigkeitsabhängig eine Aufnahme
- über die Schleimhäute des Mundes und der Nase,
- über die Schleimhäute der Augen,
- durch Verschlucken und
- bei Verletzungen der Haut (insbesondere Schnitt- und Stichverletzungen)

im Bereich des Möglichen.

2.3
Beurteilung der Infektionsgefährdung

(1) Die Infektionsgefährdung von Beschäftigten durch biologische Arbeitsstoffe wird u.a. bestimmt durch die Wahrscheinlichkeit des Auftretens des Krankheitserregers und dessen Konzentration im jeweiligen Gewebe. Inzwischen sind in Deutschland mehrere Fälle von BSE-infizierten bzw. erkrankten Rindern festgestellt worden. Dennoch besteht hinsichtlich der BSE-Gefährdung die Expertenmeinung, dass die Wahrscheinlichkeit eines Kontakts von Beschäftigten mit den Erregern aufgrund der derzeitigen Datenlage als gering angesehen werden kann.

(2) Ebenso kann nach dem derzeitigen Wissensstand davon ausgegangen werden, dass die im Rahmen der Herstellung und thermischen Verwertung von Tiermehlen in der Bundesrepublik Deutschland aus tierseuchenhygienischen Gründen und zum Verbraucherschutz getroffenen Maßnahmen zur Inaktivierung und Entsorgung der spezifizierten Risikomaterialien ausreichen, um die Gefährdung in diesen Bereichen zu minimieren.

(3) Der ABAS hält für einzelne Arbeitsbereiche, bei denen Beschäftigte mit spezifizierten Risikomaterialien in Kontakt kommen können, aus präventiver Sicht die in diesem Beschluss festgelegten, speziellen Schutzmaßnahmen für erforderlich.

3
Schutzmaßnahmen

Der Arbeitgeber hat die erforderlichen Schutzmaßnahmen einschließlich der Schutzeinrichtungen im Rahmen der Gefährdungsbeurteilung festzulegen und zu treffen (§ 5 Arbeitsschutzgesetz i.V.m. §§ 5 bis 8 BioStoffV). Die Beschäftigten haben die erforderlichen Schutzmaßnahmen einzuhalten und Schutzvorrichtungen sowie die persönlichen Schutzausrüstungen bestimmungsgemäß zu verwenden (§ 15 Arbeitsschutzgesetz).

3.1
Landwirtschaft

Aus der Landwirtschaft sind derzeit keine Tätigkeiten bekannt, bei denen Landwirte in Kontakt mit spezifizierten Risikomaterialien kommen. Es kann deshalb davon ausgegangen werden, dass die Anforderungen der TRBA 230 ausreichen.

Sollten Hausschlachtungen von Rindern vorgenommen werden, gelten die gleichen zusätzlichen Anforderungen wie in Schlachthöfen.

3.2
Schlachthöfe

(1) Beschäftigte in Schlachthöfen können mit Risikomaterialien insbesondere an folgenden Arbeitsplätzen in Kontakt kommen:
- Schussbetäubung,
- Kopfabsetzen,
- Rückenmarksentnahme und
- Tierhalbierung.

Ob darüber hinaus weitere Arbeitsplätze betroffen sind, ist vom Arbeitgeber im Rahmen der Gefährdungsbeurteilung zu überprüfen. Dies kann beispielsweise bei der Verpackung und den Vorbereitungen zum Transport der Risikomaterialien der Fall sein.

(2) Zusätzlich zu den sonstigen nach BioStoffV zu treffenden Schutzmaßnahmen und den Bestimmungen zur Lebensmittelhygiene hat der Arbeitgeber an den relevanten Arbeitsplätzen folgende persönliche Schutzausrüstung zur Verfügung zu stellen:
- feuchtigkeitsdichte und feuchtigkeitsabweisende Schutzhandschuhe an allen Arbeitsplätzen, an denen Kontaktmöglichkeit mit Risikomaterial besteht. An Arbeitsplätzen, an denen mit scharfen Werkzeugen, wie z.B. Handmesser, Rückenmarkhohlmesser, Rückenmarkfräse, umgegangen wird, sind diese **unter** dem schnitthemmenden Handschuh zu tragen;
- geeigneter Gesichtschutz (z.B. Spritzschutz, Visier), wenn die Möglichkeit besteht, dass Spritzer von Risikomaterialien auftreten können. Dies gilt insbesondere für die Arbeitsplätze „Schussbetäubung“, „Tierhalbierung“ und „Rückenmarksentnahme“ sowie ggf. für Reinigungsarbeiten.
  Bei der Auswahl des Gesichtsschutzes sind die Beschäftigten zu beteiligen, um die gewünschte Akzeptanz zu erhöhen.
- Geeignete Schutzkleidung.

(3) Werden im Rahmen eines Schlachtvorganges oder während eines Schlachttages Tiere geschlachtet, die einem BSE-Schnelltest unterzogen werden, ist die gebrauchte persönliche Schutzausrüstung einschließlich der Schutzkleidung bis zum Vorliegen der Ergebnisse der Tests getrennt und identifizierbar sicher aufzubewahren. Dies gilt nicht für die Bestandteile der persönlichen Schutzausrüstung, die z.B. durch Wasserstrahl ausreichend gesäubert werden können. Bei negativen Testergebnissen kann die Schutzausrüstung wie üblich gereinigt und desinfiziert werden.
Sollte Einwegschutzkleidung verwendet werden, ist diese nach Gebrauch wie Risikomaterial zu behandeln und zu entsorgen.

(4) Wird im Rahmen der durchgeführten BSE-Schnelltests ein infiziertes Rind erkannt, ist die aufbewahrte Schutzausrüstung ebenfalls wie Risikomaterial zu behandeln. Darüber hinaus sind im Schlachthof die hierfür speziell festgelegten, weitergehenden Maßnahmen zu treffen.

(5) Die o.g. Anforderungen für Schlachthöfe gelten auch für Schlachtungen in Metzgereibetrieben.

3.3
Durchführung diagnostischer Arbeiten im Rahmen der epidemiologischen BSE- und Scrapie-Überwachungsprogramme sowie der Untersuchung konkreter Verdachtsfälle

Zu den Tätigkeiten gehören die Entnahme der Proben, deren Versendung sowie die Untersuchung und Entsorgung.
Die erforderlichen Arbeitsschutzmaßnahmen, die in einer entsprechenden Empfehlung der Bundesforschungsanstalt für Viruskrankheiten der Tiere festgelegt und vom ABAS (ABAS-Beschluss 603) beschlossen wurden, sind einzuhalten.

3.4
Tierkörperbeseitigungsanstalten/Entsorgung von Risikomaterialien

(1) Zu den Risikomaterialien gehören die unter Nummer 2.1 genannten Organe und Gewebe von Rindern. Ebenso zählen dazu tote Rinder, denen diese Körperteile nicht entnommen wurden.

(2) Arbeitsschutzrelevante Tätigkeiten kommen beispielsweise vor:
- beim Transport zur Tierkörperbeseitigungsanstalt, insbesondere dem Be- und Entladen der Transportfahrzeuge,
- bei Reinigungs- und Desinfektionsarbeiten,
- bei der Beseitigung von Störungen beim Transportfluss der Materialien innerhalb der Anlage.

Welche konkreten Arbeitsplätze betroffen sind, hat der Arbeitgeber im Rahmen der Gefährdungsbeurteilung zu überprüfen.

(3) An diesen Arbeitsplätzen sind den Beschäftigten zur Verfügung zu stellen:
- feuchtigkeitsdichte und feuchtigkeitsabweisende Schutzkleidung einschließlich Schutzhandschuhe an allen Arbeitsplätzen, an denen Kontaktmöglichkeit mit Risikomaterial besteht;
- geeigneter Gesichtschutz, wenn die Möglichkeit besteht, dass Spritzer von Risikomaterialien auftreten können.

(4) Nach der thermischen Behandlung entsprechend dem in Deutschland vorgeschriebenen Verfahren (§ 5 TierKBAnstV) und der dadurch erfolgten Inaktivierung möglicher BSE-Erreger wird davon ausgegangen, dass keine erkennbare Infektionsgefährdung mehr besteht.

3.5
Thermische Verwertung/Beseitigung von Tiermehlen

(1) Das in der Bundesrepublik Deutschland vorgeschriebene Verfahren (§ 5 TierKBAnstV) bei der Herstellung von Tiermehlen stellt nach dem heutigen Stand der Erkenntnisse die Inaktivierung potenziell vorhandener BSE-Erreger sicher. Bei der thermischen Verwertung (Verbrennung) der vorschriftsmäßig hergestellten Tiermehle sind deshalb neben den bereits geltenden (Arbeitsschutz-)Regelungen keine speziellen, zusätzlichen Schutzmaßnahmen erforderlich. Auf die grundsätzlich geltende Forderung einer Staubminimierung sowie auf die Gefahr der Neubesiedlung mit biologischen Arbeitsstoffen durch das hohe Nährstoffangebot und die Restfeuchte des Tiermehls bei der Lagerung wird besonders hingewiesen.

(2) Absatz 1 gilt auch für importierte Tiermehle bei denen – z.B. durch ein entsprechendes Zertifikat – bestätigt wird, dass sie mindestens entsprechend dem in der Bundesrepublik Deutschland vorgeschriebenen Verfahren nach § 5 TierKBAnstV hergestellt wurden.

(3) Bei importierten Tiermehlen, bei denen kein Nachweis entsprechend Absatz 2 vorliegt, ist davon auszugehen, dass die Inaktivierung der BSE-Erreger nicht sicher gewährleistet ist. In diesen Fällen ist sicherzustellen, dass Beschäftigte Tiermehlen nicht ausgesetzt sind.

(4) So weit das Verbrennungsverfahren dies zulässt, ist pelletiertes Tiermehl zu verwenden. Schüttware ist nur im geschlossenen System oder als Sackware (auf Dichtheit achten, Säcke mitverbrennen) einzusetzen.

(5) Auf den vom Bundesministerium für Umwelt, Naturschutz und Reaktorsicherheit derzeit in Erarbeitung befindlichen Leitfaden zur thermischen Verwertung von Tiermehlen wird hingewiesen.

4
Weiteres Vorgehen

Der ABAS hat im Auftrag des Bundesministeriums für Arbeit und Sozialordnung eine Projektgruppe eingerichtet, die insbesondere folgende Aufgaben hat:

1. Prüfung der in der Expertenanhörung offen gebliebene Fragen:
   - Sind die Arbeitsverfahren im Rahmen der Schlachtung hinsichtlich einer Herabsetzung der möglichen Expositionen von Beschäftigten zu ändern?
   - Sind die bestehenden Schutzmaßnahmen in Schlachthöfen und Tierkörperbeseitigungsanlagen ausreichend? Welche Anforderungen sind in diesen Bereichen an Schutzkleidung und Reinigung zu stellen?
   - Kann bei Tätigkeiten in der Landwirtschaft, bei der Häutung von Rindern und der Lederherstellung sowie der Tierfettherstellung und -verarbeitung eine Gefährdung der Beschäftigten bestehen?
   - Können geeignete Desinfektionsmaßnahmen insbesondere für Schlachthöfe und Tierkörperbeseitigungsanlagen sowie Transport- und Lagereinrichtungen festgelegt werden?
2. Neue Erkenntnisse aufzugreifen und auf ihre Relevanz für den Arbeitsschutz hin zu untersuchen, auch hinsichtlich eines potentiellen Übertragungsrisikos durch andere Nutztiere auf den Menschen.
3. Festzustellen, ob die Notwendigkeit neuer, einheitlicher EU-Regelungen besteht und dem Bundesministerium für Arbeit und Sozialordnung entsprechende Vorschläge zu unterbreiten.

   Die Projektgruppe wird den vorliegenden Beschluss fortlaufend dem Stand des Wissens anpassen und dem ABAS regelmäßig Bericht erstatten.

IV–10.2 Empfehlung der Bundesforschungsanstalt für Viruskrankheiten der Tiere für die Probenentnahme und die Durchführung diagnostischer Arbeiten im Rahmen der epidemiologischen BSE- und Scrapie-Überwachungsprogramme sowie der Untersuchung konkreter Verdachtsfälle

(Beschluss des ABAS 603)

1 Allgemeines

(1) Entsprechend der kodifizierten Fassung (2000/54/EG) der Richtlinie 90/679/EWG des Rates über den Schutz der Arbeitnehmer gegen Gefährdung durch biologische Arbeitsstoffe sind BSE-Erreger in die Risikogruppe 3**)[1] eingestuft, und für Laborarbeiten mit BSE-Erregern werden Schutzmaßnahmen wie bei anderen Tätigkeiten mit Organismen der Risikogruppe 3**) empfohlen.

(2) Die EG-Richtlinie ist durch die Verordnung über Sicherheit und Gesundheitsschutz bei Tätigkeiten mit biologischen Arbeitsstoffen (Biostoffverordnung, BioStoffV) in nationales Recht umgesetzt worden. Konkrete Sicherheitsmaßnahmen für gezielte Tätigkeiten mit biologischen Arbeitsstoffen der Risikogruppe 3**) enthält die Technische Regel TRBA 105 „Sicherheitsmaßnahmen bei Tätigkeiten mit biologischen Arbeitsstoffen der Risikogruppe 3**)".

(3) Bei der Untersuchung von:

- Schlachttieren (Routineuntersuchungen klinisch unauffälliger Tiere)
- verendeten, not- oder krankgeschlachteten Tieren im Rahmen des Überwachungsprogramms
- Tieren mit konkretem klinischen BSE- oder Scrapie-Verdacht

handelt es sich um nicht gezielte Tätigkeiten mit biologischen Arbeitsstoffen im Sinne der BioStoffV. Die Untersuchung umfasst die Entnahme der Proben, deren Versenden, die diagnostischen Arbeiten und die Entsorgung.
Im Folgenden sind die mindestens anzuwendenden Schutzmaßnahmen differenziert nach Tätigkeiten aufgeführt.

2 Schutzmaßnahmen bei der Entnahme der Hirnproben

Die Zuständigkeiten bei der Entnahme der Proben wird von den oberen Landesbehörden geregelt. Die mit der Durchführung beauftragten Personen müssen in Bezug auf die Entnahme der geeigneten Hirnproben geschult werden. Die Entnahme hat mit einem Entnahmelöffel durch das Foramen magnum zu erfolgen. Für die Probenahme sind Arbeitsanweisungen ent-

[1] Biologische Arbeitsstoffe der Risikogruppe 3, die nicht über den Luftweg übertragen werden, sind mit **) gekennzeichnet. Für diese biologischen Arbeitsstoffe sind bestimmte Sicherheitsmaßnahmen der Schutzstufe 3, wie z.B. Unterdruck und Schleuse, nicht erforderlich.

sprechend § 12 Abs. 3 BioStoffV zu erstellen. Darüber hinaus müssen die Beschäftigten in die Sicherheitsmaßnahmen beim Umgang mit potenziell BSE- oder Scrapie-kontaminiertem Material unterwiesen sein. Diese Unterweisung ist regelmäßig, mindestens jedoch einmal jährlich, zu wiederholen; über die Schulungen und Unterweisungen sind Aufzeichnungen zu führen (§ 10 Abs. 5 und § 12 Abs. 1 – Abs. 3 BioStoffV).
Die Probengefäße müssen beschriftet und eindeutig dem jeweiligen Schlachttier zuzuordnen sein (z.B. Bar-Code). Die Beschriftung muss deutlich und wasserfest erfolgen.
Hinweis: Generell sind die Transportregelungen zum Gefahrgutrecht – M96 zur ADR – zu beachten (Innenverpackung – auslaufsicheres, wasserdichtes Gefäß –, wasserdichte Zweitverpackung, dazwischen absorbierendes Material, sowie Außenverpackung).

2.1 Untersuchung von Schlachttieren

Die Entnahme von Probenmaterial bei klinisch unverdächtigen Schlachttieren kann im Rahmen der Schlachtung erfolgen unter:

- Beachtung der TRBA 500 „Allgemeine Hygienemaßnahmen: Mindestanforderungen" einschließlich Reinigung und Desinfektion von Händen und verschmutzter Schutzkleidung (siehe auch Nr. 3.2 Beschluss 602 des ABAS) und
- Einsatz von Persönlicher Schutzausrüstung, wie
  - Tragen von feuchtigkeitsdichten und feuchtigkeitsabweisenden Handschuhen
  - Tragen von Gesichtsschutz (Spritzschutz, Visier)

Alle Instrumente, die für die Entnahme der Hirnstammproben bestimmt sind, dürfen ausschließlich zu diesem Zweck verwendet werden. Dieses Besteck ist nach jeder einzelnen Probenentnahme mechanisch (durch Abspülen oder Abwischen) zu reinigen und nach Abschluss der Arbeiten durch mindestens einstündiges Einlegen in 2 M NaOH oder Natriumhypochloritlösung mit mindestens 2% freiem Chlor[2)] zu dekontaminieren. Auf das Tragen von Augenschutz bei Tätigkeiten mit diesen Lösungen wird hingewiesen.

2.2 Untersuchung von verendeten, not- und krankgeschlachteten Tieren

Bei der Entnahme von Proben im Rahmen des jährlichen Überwachungsprogramms (Anhang IV 2.2 der Entscheidung 2000/374/EG) sind folgende Sicherheitsmaßnahmen einzuhalten:

- Die Entnahme kann in den zur Sektion bzw. Zerlegung solcher Tiere zur Verfügung stehenden Räumen an der TKBA oder am Schlachthof durchgeführt werden.
- Bei der Entnahme sind stets Einmal-Schutzhandschuhe (Laborhandschuhe) zu tragen. Diese sind bei Beschädigung des Handschuhmaterials sofort zu wechseln.
- Es finden die unter Nr. 2.1 genannten Maßnahmen der allgemeinen Hygiene Anwendung.
- Das Aufsägen der Schädel ist auf ein Mindestmaß zu beschränken. Sollte es im Einzelfall dennoch notwendig sein, muss dies unter größtmöglichem Schutz vor Aerosolen geschehen, beispielsweise durch das Tragen von Gesichtsschutz.

[2)] Natriumhypochloritlösung: durch 1:5-Verdünnung einer 13%igen Stammlösung wird ein Gehalt an aktivem Chlor von 2,6% erreicht. Zum Erhalt der Wirksamkeit ist ein Gehalt von mindestens 2% aktiven Chlors notwendig. Daher ist es wichtig, die Lösung mindestens alle 4 Wochen zu erneuern.

- Als Desinfektionsmittel kann NaOH oder Natriumhypochloritlösung nach Nr. 2.1 Verwendung finden. Bei der Entnahme dieser Proben müssen die Instrumente nach jeder einzelnen Probe einem Dekontaminationsschritt (NaOH oder Natriumhypochloritlösung nach Nr. 2.1) unterzogen werden.

2.3 Untersuchung von Tieren mit konkretem BSE- oder Scrapie-Verdacht

(1) Die Probenentnahme bei Tieren, die unter klinischem Verdacht getötet wurden, erfolgt unter Verwendung von Schutzkleidung, feuchtigkeitsdichten und feuchtigkeitabweisenden Schutzhandschuhen sowie Gesichtsschutz. Diese Schutzausrüstung ist bei positivem Befund einer chemischen (NaOH oder Natriumhypochloritlösung nach Nr. 2.1) oder thermischen (nach Nr. 3.1) Behandlung zur Inaktivierung des BSE-Erregers zu unterziehen. Die Probenentnahme und Untersuchung in solchen Fällen sind in der Arbeitsanleitung der BFA[3] zur Diagnostik von BSE und Scrapie geregelt.
Alle flüssigen Abfälle müssen generell einer chemischen (nach Nr. 2.1) oder thermischen (nach Nr. 3.1) Behandlung zur Inaktivierung des Erregers unterzogen werden.

(2) Da bei der Schnelltest-Untersuchung von autolytischem Material falsch-positive Ergebnisse entstehen können, müssen die Proben dem zuständigen Untersuchungsamt alsbald nach dem Tod der Tiere zugeleitet werden. Die Hirnproben müssen einzeln in **auslaufsicheren Einmalgefäßen** aufbewahrt und so beschriftet werden, dass eine individuelle Zuordnung jederzeit möglich ist.

3 Schutzmaßnahmen bei der Durchführung diagnostischer Arbeiten

Labortätigkeiten im Rahmen der BSE-Diagnostik sind der Schutzstufe 3 nach BioStoffV zuzuordnen. Dabei kommen die reduzierten baulichen und technischen Schutzmaßnahmen der TRBA 105 zum Tragen. Darüber hinaus sind die nachfolgend beschriebenen Schutzmaßnahmen einzuhalten. Entsprechend § 13 BioStoffV sind die Tätigkeiten der für den Arbeitschutz zuständigen Behörde anzuzeigen.

3.1 Schutzmaßnahmen bei Tätigkeiten mit Probenmaterial nach Nr. 2.1 und Nr. 2.2

(1) Die Anlieferung von Schlachthofproben muss in äußerlich sauberen Gefäßen erfolgen (diese sind ggf. am Schlachthof abzuspülen und ggf. zu desinfizieren).

(2) Folgende Maßnahmen sind bei der Durchführung der diagnostischen Arbeiten einzuhalten:
- Diese Tätigkeiten dürfen ausschließlich in einem eigens dafür bestimmten Laboratorium durchgeführt werden, welches gemäß BioStoffV zu kennzeichnen ist.
- Vor dem Betreten des Untersuchungsraumes müssen ein geschlossener Laborkittel sowie Überschuhe (ggf. ein gesondertes Schuhpaar) angezogen werden.
- Der Zutritt zu diesem Laboratorium ist auf das darin arbeitende Personal zu beschränken.

[3] Bundesanzeiger Jg. 52, Nr. 172a vom 12. September 2000, S. 64 bis 67.

- Sämtliche Gerätschaften dürfen ausschließlich in diesen Laboratorium verwendet werden.
- Das Personal (einschließlich Reinigungs- und Wartungspersonal) muss regelmäßig in die besonderen Sicherheitsmaßnahmen beim Umgang mit BSE- und Scrapie-Erregern eingewiesen sein.
- Alle zur BSE-Untersuchung benutzten Geräte gelten bis zum Abschluss der Untersuchungen als potenziell kontaminiert und dürfen nur mit Handschuhen angefasst werden!
- Bei der Bearbeitung von Proben ist darauf zu achten, dass es nicht zur Bildung von Aerosolen kommt.
- So weit möglich, sind alle Arbeiten in einer **mikrobiologischen Sicherheitswerkbank der Klasse 2** durchzuführen.
  - Generell ist mit Hirnmaterial nur in einer Sicherheitswerkbank zu arbeiten.
  - Das **Homogenisieren** der Proben muss grundsätzlich in dieser Sicherheitswerkbank geschehen, selbst wenn geschlossene Homogenisationssysteme verwendet werden.
    Achtung:
    Auch Ribolyser-Tubes können beim Homogenisieren im Gerät zerbrechen, deshalb empfiehlt der Hersteller das Öffnen des Ribolysers ebenfalls unter einer Sicherheitswerkbank. Zur Homogenisierung von Hirnmaterial dürfen keine Spritzen und Kanülen verwendet werden!
  - Beim Verlassen der Sicherheitswerkbank sind stets die Handschuhe zu wechseln.
  - Bei Anwendung der ELISA-Methode zum Schnelltest sind alle Arbeiten bis zum ersten Waschen der ELISA-Platte mittels automatischem Plattenwaschgerät unter der Sicherheitswerkbank durchzuführen.
  - Bei Anwendung des Western Blot-Verfahrens zum Schnelltest sind alle Arbeiten bis zur Beschickung der Gele unter der Sicherheitswerkbank durchzuführen.
  - Bei allen Arbeiten an der Sicherheitswerkbank müssen zusätzlich Einmal-Ärmelschoner getragen werden.
- Bei allen Arbeiten muss so weit wie möglich Einwegmaterial aus Kunststoff verwendet werden. Glaswaren bergen ein Verletzungsrisiko und lassen sich mitunter nur umständlich säubern und desinfizieren.
- Alle Geräte, die mit den Proben in Berührung gekommen sind, müssen mindestens 1 Stunde (besser über Nacht) bei Raumtemperatur in NaOH oder Natriumhypochloritlösung (nach Nr. 2.1) eingelegt werden, oder wie z.B. das Plattenwaschgerät mit den entsprechenden Lösungen gespült werden (Arbeitsschutz beachten, Schutzbrille tragen!).
- Einwegmaterial (Ribolyser-Tubes, Handschuhe, Papierhandtücher etc.) und Flüssigkeitsabfall (z.B. Elektrophoresepuffer, Waschlösungen) müssen bis zum Diagnosebefund verschlossen gelagert werden.
- Bei **negativem Befund** können diese Materialien und Abfälle, wie sonst üblich, durch 20-minütiges Autoklavieren bei 121°C inaktiviert und entsorgt werden.
- Bei **positivem Befund** muss der gesamte Abfall unter erhöhten Sicherheitsanforderungen dekontaminiert werden, entweder:
  - chemisch (nach Nr. 2.1) oder
  - durch Autoklavieren in der Dampfphase bei 136°C für $>$ 1 Stunde oder
  - durch fraktioniertes Autoklavieren in der Dampfphase bei 133°C für 2×1 Stunde.

  Es wird jedoch empfohlen, allen bei der Testdurchführung entstehenden Abfall (fest und flüssig) zu autoklavieren.

Hinweis: Beim Autoklavieren von natriumhypochlorithaltigen Lösungen entstehen sehr giftige Dämpfe! Alkohol- oder Xylolhaltige Lösungen dürfen ebenfalls nicht autoklaviert werden.
- **Dampfautoklaven** müssen mit einem handelsüblichen **Aerosol-Filter** ausgestattet sein.

(3) Rindergehirn gehört nach der Entscheidung 2000/418/EG vom 29.6.2000 zum spezifizierten Risikomaterial und muss gemäß § 16d Tierkörperbeseitigungsanstalten-Verordnung durch Verbrennen unschädlich beseitigt werden.
- Unabhängig vom Ausgang der Untersuchungen müssen die Arbeitsflächen regelmäßig, mindestens jedoch nach Beenden jeder Untersuchung, durch die im Labor arbeitenden Personen dekontaminiert werden. Die Dekontamination ist entsprechend Nr. 2.1 durchzuführen.
- Die Reinigung und Dekontamination des Laboratoriums darf nur nach Absprache mit der verantwortlichen Person nach entsprechender Vorbereitung (Einwirken von NaOH- oder Natriumhypochloritlösung über Nacht nach Nr. 2.1) erfolgen.

3.2
Schutzmaßnahmen bei Tätigkeiten mit Probenmaterial nach Nr. 2.3

Konkrete Verdachtsfälle dürfen nach der Entscheidung 2000/374/EG ausschließlich mit von der O.I.E. empfohlenen Testmethoden untersucht werden. Dies umfasst für die Untersuchungsämter die histologische und immunhistochemische Untersuchung. Diese Untersuchungen von im Schnelltest positiven oder fraglichen Proben sowie von konkreten klinischen Verdachtsfällen müssen in einem für die TSE-Diagnostik ausgewiesenen Labor stattfinden, das mindestens die Bedingungen nach Nr. 3.1 erfüllt.
Die Proben sind vor der Färbung einer Ameisensäurebehandlung (1 Stunde 98%ige Ameisensäure) und die Schnitte einer 10-minütigen Ameisensäurebehandlung zu unterziehen.
Hinweis: Bestehende Hautverletzungen wie Schnitte, Abschürfungen und Hautläsionen sind wasserdicht zu verbinden. Bei Stich- oder Schnittverletzungen verbunden mit Kontakt zu Probenmaterial sollte nach intensivem Spülen mit Wasser die Wunde mit 2,5% Natriumhypochlorit für 5 Minuten desinfiziert werden.

V Weiterführende Literatur

(1) Beck, E.G., Th. Eikmann: Hygiene in Krankenhaus und Praxis, Loseblattwerk, ecomed verlagsgesellschaft, Landsberg/Lech, 1995 ff.

(2) Bloom, B.R.: Tuberculosis.Pathogenesis.Protection, and Control. ASM Press, Washington, 1994

(3) Brandis, H., H.J.Eggers, W.Köhler, G.Pulverer; Lehrbuch der Medizinischen Mikrobiologie, 7.Auflage, Gustav Fischer, Stuttgart 1994

(4) Burkhard, F.: Mikrobiologische Diagnostik. Georg Thieme, Stuttgart, 1992

(5) Daschner, F.:Antibiotika am Krankenbett.Springer Verlag. Berlin 1998

(6) Deutsche Gesellschaft für Pädiatrische Infektiologie (DGPI) (Hrsg.) :Handbuch 1997: Infektionen bei Kindern und Jugendlichen. Futuramed Verlag. München, 1997

(7) Evans, A.S., R.A.Kaslow (Eds.) : Viral Infections of Humans. Plenum Medical Book Company, New York 1997

(8) Fenner, Th.: Therapie von Infektionen.Behandlungsschemata für Klinik und Praxis. Schattauer Verlag, Stuttgart 1997

(9) Fields, B.N., D.M.Knipe, P.M.Howley (Eds.) Fields Virology.Lippincott Raven, Philadelphia 1996, Vol.1 and Vol.2

(9a) Freunek, K et al.: Rattenbißfieber. Monatsschr. Kinderheilkd. 145 (1997) 473–476

(10) Garcia, L.S., D.A.Bruckner: Diagnostic Medical Parasitology.American Society for Microbiology. Washington 1993

(11) Ghannoum, M.A., J.H.Rex and J.N.Gaggiani: Susceptibility Testing of Fungi: Current Status of Correlation of In Vitro Data with Clinical Outcome. J.clin.Microbiol. 24 (1996) 489–495

(11a) Guerrant, R.L., D.H. Walker, P.F. Weller (Eds.): Tropical Infectious Diseases: Principles, Pathogens & Practice. Churchill Livingstone. Philadelphia 1999; Vol. 1 and 2

(12) Hofmann, F.: Infektionsschutz bei Kindern und Jugendlichen, ecomed verlagsgesellschaft, Landsberg/Lech, 1998

(13) Hofmann, F., R. Jäckel: Biologische Arbeitsstoffe, Loseblattwerk, ecomed verlagsgesellschaft, Landsberg/Lech, 2000 ff.

(14) Hofmann, F., W. Jilg: Nosokomiale Übertragung von HBV, HCV und HIV – Gefährdung durch infiziertes Personal, ecomed verlagsgesellschaft, Landsberg/Lech, 1998

(15) Hofmann, F.: Infektiologie.Diagnostik, Therapie, Prävention. Handbuch und Atlas für Klinik und Praxis. Loseblattwer, ecomed verlagsgesellschaft, Landsberg/Lech, 1992 ff.

(16) Jäger, H.(Hrsg.) : Virus Load und AIDS. Georg Thieme Verlag, Stuttgart 1997

(17) Jilg, W.: Schutzimpfungen, ecomed verlagsgesellschaft, Landsberg/Lech, 1996

(18) Knobloch, J.: Tropen- und Reisemedizin, Gustav Fischer, Stuttgart-Jena-Lübeck-Ulm 1996

(19) Lang, W. (Hrsg.) : Tropenmedizin in Klinik und Praxis. Georg Thieme Verlag, Stuttgart 1993

(20) Long, S.S., L.K.Pickering, C.G.Prober (Eds.) : Pediatric Infectious Diseases. Churchill Livingstone, New York 1997

(21) Maass, G.: Impfreaktionen, Impfkomplikationen – 40 Jahre DVV, Kilian, Marburg 1995

(22) Mandell, G.L., J.E.Bennett, R.Dolin (Eds.) : Mandell, Douglas and Bennettś Principles and Practice of Infectious Diseases. Churchill Livingstone, New York 1995; Vol.1 and Vol.2

(23) Manson-Bahr, P.E.C., D.R.Bell: Mansonsś Tropical Diseases. 19th Ed., Bailliere Tindall, Lomdon, 1987

(23a) Marre, R., Th. Mertens, M. Trautmann, E. Vanek (Hrsg.): Klinische Infektiologie. Urban & Fischer, München, 2000

(24) Mehlhorn, H., D.Eichenlaub, T.Löscher, W.Peters: Diagnostik und Therapie der Parasitosen des Menschen.Gustav Fischer, Stuttgart 1995

(25) Mims, C.A., N.J.Dimmock, A.Nash, J.Stephen: Mim's Pathogenesis of Infectious Disease. 4th Edition, Academic Press, London 1995

(26) Milatovic, D., I.Braveny: Infektionen.Praktische Hinweise zur antimikrobiellen Therapie und Diagnostik. MMV Medizin Verlag, München1997

(27) Modrow, S., D.Falke: Molekulare Virologie.Spektrum Verlag. Heidelberg.1997

(28) Oschmann, P., P.Kraiczy:Lyme-Borreliose und Frühsommer-Meningoenzephalitis. Uni-Med Verlag, Bremen 1998

(29) Plotkin, S.A., E.A.Mortimer: Vaccines, W.B.Saunders Co. Philadelphia-London-Toronto-Montréal-Sydney-Tokyo 2. Auflage, 1994

(30) Reischl, U., H.Wolf: The use of molecular methods in infectious diseases.Biotest Bull. 6 (1998) 3 – 20

(31) Remington, J.S., J.O.Klein (Eds.) : Infectious Diseases of the Fetus and Newborn Infant. W.B.Saunders, Philadelphia, 1995

(32) Richman, D.D., R.J.Whitley, F.G.Hayden (Eds.) : Clinical Virology. Churchill Livingstone, New York 1997

(33) Robert-Koch-Institut: Infektionsepidemiologische Forschung, Sonderheft A, 1998: Bedeutung der Resistenzbestimmung für die antiretrovirale Therapie.

(34) Rotbart, H.A.(Ed.) Human Enterovirus Infection, ASM Pres, Washington 1995

(35) Scheld, W.M., R.J.Whitley, D.T.Durack (Eds.) : Infections of the Central Nervous System. Lippincott Raven, Philadelphia 1997

(36) Schlievert, P.M., A.P.Assimacopoulos, P.P.Cleary: Severe invasive group A streptococcal disease: Clinical description and mechanisms of pathogenesis. J.Lab.Clin.Med.127 (1996) 13 – 22

(37) Steuer, W.: Hygiene und Technik im Krankenhaus – Methoden, Maßnahmen, Erfahrungen, expert, Ehningen, 2. Auflage 1991

(38) Simon, C., W.Stille: Antibiotika-Therapie in Klinik und Praxis. Schattauer, Stuttgart, 10. Auflage 2000

(38a) Theuretzbacher, Seewald: Mikrobiologie im klinischen Alltag. Kohlhammer Verlag Stuttgart, 1. Auflage 1999

(39) Thomas. L.(Hrsg.) Labor und Diagnose.TH-Books Verlagsgesellschaft. Frankfurt/ Main, 1998

(40) Tiller, F.-W.: Diagnostic Gene Amplification in Infectious Diseases-Present Issues and Future Challenges. Clin.Lab 9 (1995) 643 – 652

(41) Vaneechoutte, M.: DNA Fingerprinting Techniques for Microorganisms. Molec.Biotechnol. 6 (1996) 115 -142

(42) Vogel, F., K.G. Naber, H.Wacha u.a.: PEG Empfehlungen: Parenterale Antibiotika bei Erwachsenen. Chemother.J. 8 (1999) 3 – 49

(43) Wiedbrauk, D.L., D.H.Farkas: Molecular Methods for Virus Detection. Academic Press, San Diego 1995

(44) Wormser.G.(Ed.) : AIDS and Other Manifestations of HIV Infection. Lippincott-Raven, Philadelphia, 1997

Stichwortverzeichnis